WISSENSCHAFTLICHE FORSCHUNGSBERICHTE

WISSENSCHAFTLICHE FORSCHUNGSBERICHTE
NATURWISSENSCHAFTLICHE REIHE
HERAUSGEGEBEN VON
DR. RAPHAEL ED. LIESEGANG, FRANKFURT A. M.

BAND 52

PSYCHOLOGIE
DIE ENTWICKLUNG IHRER GRUNDANNAHMEN
SEIT DER EINFÜHRUNG DES EXPERIMENTS

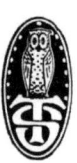

SPRINGER-VERLAG BERLIN HEIDELBERG GMBH

PSYCHOLOGIE
DIE ENTWICKLUNG IHRER GRUNDANNAHMEN SEIT DER EINFÜHRUNG DES EXPERIMENTS

VON

Dr. WOLFGANG METZGER

PROFESSOR, GESCHÄFTSF. DIREKTOR DES PSYCHOLOGISCHEN INSTITUTS
DER UNIVERSITÄT FRANKFURT A. M.

MIT 42 ABBILDUNGEN

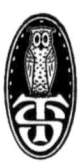

SPRINGER-VERLAG BERLIN HEIDELBERG GMBH

ISBN 978-3-642-53354-9   ISBN 978-3-642-53395-2 (eBook)
DOI 10.1007/978-3-642-53395-2

ALLE RECHTE VORBEHALTEN,
COPYRIGHT 1941 BY SPRINGER-VERLAG BERLIN HEIDELBERG
URSPRÜNGLICH ERSCHIENEN BEI THEODOR STEINKOPFF DRESDEN UND LEIPZIG 1941
SOFTCOVER REPRINT OF THE HARDCOVER 1ST EDITION 1941

Buchdruckerei Albert Hille, Dresden N

Zweck und Ziel der Sammlung

Nur sehr wenigen ist es möglich, das Wichtigste aus der Buch- und Zeitschriftenliteratur ihres Gebietes auf Grund eines Studiums der Originale zu verfolgen. Selbst das Durcharbeiten der verschiedenen Zentralblätter erfordert nicht allein viel Zeit, sondern auch ein gutes Wahlvermögen, denn Spreu ist vom Weizen zu sondern.

Diese „Wissenschaftlichen Forschungsberichte" sollen das Zurechtfinden in Teilgebieten der Naturwissenschaften und in Grenzgebieten der Medizin durch Zusammenfassung der wichtigsten Ergebnisse etwa des letzten Jahrzehnts erleichtern. Bei jüngeren Wissenschaftsgebieten ist das Ganze dargestellt.

Die reichlichen Angaben über das Schrifttum zeigen den Weg zur Auffindung von Einzelheiten.

Lehrbücher sollen hierdurch nicht ersetzt, sondern ergänzt werden. Die „Wissenschaftlichen Forschungsberichte" lassen auch nicht die persönliche Meinung des Verfassers in den Vordergrund treten, sondern sie berichten von den sich oft widerstreitenden Meinungen verschiedener Forscher.

Die Möglichkeit, immer neue Berichte erscheinen zu lassen, läßt erkennen, daß dieses Unternehmen Anklang gefunden hat.

Der Verleger:	**Der Herausgeber:**
Theodor Steinkopff	Raphael Ed. Liesegang
Dresden-Bl.	Kolloid-Institut der Universität
	Frankfurt a. M.

VORWORT

Wer heute von einem „Versagen" der experimentellen Psychologie spricht, beweist damit, daß seine Ansichten über die Problemlage und die Leistungen dieser Wissenschaft mittelbar oder unmittelbar aus schon etwas vergilbten philosophischen Abhandlungen und nicht aus eigenem Einblick in die inzwischen geleistete Forschungsarbeit stammen.

Denn während man vom grünen Tisch die Meinung verbreitete, die befremdlichen Behauptungen der psychologischen Lehrbücher einer verflossenen Zeit seien das Ergebnis experimenteller Untersuchungen (und überhaupt die Folge der Anlehnung an die Naturwissenschaften), und daher allenfalls in Randbereichen, aber nicht im Kerngebiet des Seelischen gültig, — gelang der experimentellen Forschung selbst der Nachweis, daß diese — tatsächlich zunächst unbesehen aus der vorexperimentellen empiristischen Philosophie übernommenen — befremdlichen Behauptungen einfach sachlich falsch sind. Und zwar auch in den Randgebieten selbst: daß also auch der von manchen Theoretikern bis zum heutigen Tag geforderte — und übrigens nicht weniger befremdliche — Schnitt zwischen einem naturwissenschaftlich erforschbaren und einem ganz andersartigen, den Geisteswissenschaften vorbehaltenen Bereich des Seelischen sachlich unbegründet und überflüssig ist.

Eine ganze Reihe von allgemeinsten Sätzen, die so selbstverständlich schienen, daß man sich mit ihrer Formulierung kaum je abgegeben hatte, wurde hierbei erstmals ins Licht gerückt, an geeigneten Beispielsfällen der experimentellen Entscheidung unterworfen, als falsch oder nur bedingt gültig befunden und durch neue ersetzt, die im Kreuzfeuer des Versuchs besser bestanden. Es handelt sich um Sätze, die in jeder Sachwissenschaft eine Rolle spielen, die überhaupt mit komplexen Gegenständen zu tun hat: Um Sätze über das Verhältnis der Eigenschaften eines Ganzen zu denen seiner Teile, über den Zusammenhang, die Gliederung und Begrenzung, den Ort und das Maß, Rangstufung und Gewichtsverteilung, Form und Ordnung, Abhängigkeit, Verursachung und Entwicklung.

Der Vergleich mit den Bemühungen um die Klärung derselben Grundannahmen, die zu gleicher Zeit auch in den Nachbarwissenschaften:

der Physiologie, Biologie, Soziologie, der Sprach-, Literatur- und Kunstwissenschaft im Gang waren und noch sind, fällt für die experimentelle Psychologie durchaus günstig aus. Denn nirgends ist bisher derselbe Grad an begrifflicher Schärfe und grundsätzlicher Strenge der Entscheidung erreicht worden: teils blieb man an Einzelheiten hängen, teils machte man auf halbem Weg halt oder vermengte logisch unabhängige Teilgrundsätze, oder man schüttete das Kind mit dem Bade aus, indem man auf den Anschluß an die von den Naturwissenschaften in Jahrhunderten gesicherten Erkenntnisse und auf Objektivität im Sinne sorgfältiger Sicherung und klarer Entscheidbarkeit verzichten zu müssen glaubte.

Die Früchte der Klärungsarbeit, die von der experimentellen Psychologie geleistet wurde, werden daher den Nachbarfächern, sowohl den naturwissenschaftlichen wie den geisteswissenschaftlichen, ebenfalls zugute kommen, und auch die Philosophie wird auf die Dauer kaum davon unberührt bleiben.

Wenn diese Klärungsarbeit bisher nicht in dem Maße bekannt wurde, das ihrer Bedeutung entsprochen hätte, so liegt das wohl vor allem daran, daß eine unter dem Gesichtspunkt der grundsätzlichen Entscheidungen getroffene und geordnete Auswahl und Übersicht der Ergebnisse dieser Arbeit, die auch für den Nichtpsychologen leicht zugänglich ist und zugleich nicht allzuviel Fachkenntnisse voraussetzt, bisher nicht zur Verfügung steht. Diese Lücke auszufüllen, ist die Aufgabe des folgenden Berichts.

Das ist der Grund, warum einerseits viele Untersuchungsergebnisse aus dem überblickten halben Jahrhundert unerwähnt bleiben — alle diejenigen nämlich, die zwar zu einer Erweiterung unserer Kenntnisse, aber nicht zur Berichtigung der theoretischen Grundannahmen beigetragen haben —, während auf der anderen Seite vieles, was schon in den neueren Lehrbüchern steht, nochmals eingehend behandelt wird — sofern es nämlich in der lehrbuchmäßigen Darstellung nur als zusätzliches Tatsachenmaterial, aber nicht in seiner grundsätzlichen Bedeutsamkeit vorgetragen ist.

Aus demselben Grund ist die Darstellung nicht in der gewohnten Weise nach Sachgebieten geordnet, sondern nach Problemen, die jeweils durch möglichst sämtliche Sachgebiete verfolgt werden. Jedes dieser Probleme tritt nämlich in sämtlichen Teilgebieten der Psychologie (und, wie schon angedeutet: nicht nur der Psychologie) auf und kann grundsätzlich in jedem Teilgebiet gelöst werden. Daß strenge Entscheidungen meist im Gebiet der Wahrnehmungslehre zuerst gelangen, hängt mit der besonders leichten Zugänglichkeit gerade dieses Gebiets zusammen. Dies macht es vielleicht auch dem Außenstehenden verständlich, warum dieses — scheinbar so „äußerliche" und wenig anziehende — Teilgebiet der Lehre vom Seelischen den psychologischen Theoretiker so sehr zu fesseln vermag: Die grundsätzlichen Entscheidungen, die hier fielen und nirgend anders so streng geführt werden konnten, gelten für die gesamte Psychologie, auch für ihre uns allen mehr am Herzen liegenden, aber der Forschung sehr viel schwerer zugänglichen Gebiete.

* * *

Für die besondere Aufgabe dieses Berichts erwies es sich als zweckmäßig, eine Reihe schon feststehender Tatsachen neu zu benennen; wobei, soweit möglich, die Vermehrung des Bestands an wissenschaftlichem Küchenlatein vermieden wurde. Bei der Klärung der Wirklichkeitsbegriffe, die zu dem in der experimentellen Arbeit Selbstverständlichen und bisher nicht systematisch Behandelten gehört, ist die Gegenüberstellung des „Angetroffenen" und des „Vergegenwärtigten" nicht gewohnter Sprachgebrauch. Noch nicht allgemein üblich ist die Scheidung der Gestalt-Eigenschaften in solche des „Wesens", des „Gefüges" und der „Beschaffenheit". Beim Problem des Zusammenhangs ist neu die Bezeichnung „Bindegliedstheorie" und „Kettentheorie", beim Problem der Bezugssysteme die Unterscheidung zwischen „Gebieten" und „Gerüsten". Auch das noch wenig bearbeitete Problem der Zentrierung konnte nicht ohne einige begriffliche Scheidungen behandelt werden, die übrigens in den vorliegenden Untersuchungen durchweg angelegt sind. Ebenfalls neu ist der Vorschlag, den Unterschied zwischen (physiologischem) „Reiz" und (biologischem) „Anreiz" durch diese besonderen Namen festzuhalten und den Ausdrücken „Mikrokosmos" und „Makrokosmos" einen neuen, klaren und angemessenen Inhalt zu geben, für den zur Zeit noch verschiedene andere, aber durchweg mißverständliche Bezeichnungen im Gebrauch sind. — Die Kapitel 2—5 und 7 der folgenden Darstellung sind in den Jahren 1936—1938, die Kapitel 6, 8—10 und 1 im Sommer 1940 entstanden. Um dem Leser bei dem augenblicklichen Stand der theoretischen Auseinandersetzung eine rein sachliche Stellungnahme zu ermöglichen, wurde die Nennung von Namen (abgesehen von der pflichtgemäßen Herkunftsbezeichnung einiger Abbildungen) auf geschichtliche und außerhalb des augenblicklichen Meinungsstreites der Psychologie stehende Persönlichkeiten beschränkt. Was der Verfasser als eigenen Untersuchungsbefund beansprucht, ist im Text angegeben. Im übrigen sei auf die am Schluß angeführten Gesamtdarstellungen und Schrifttumsverzeichnisse verwiesen, in denen alle zu Grunde gelegten Einzeluntersuchungen leicht zu finden sind.

Frankfurt a. M., den 9. Oktober 1940.

Wolfgang Metzger.

INHALTSVERZEICHNIS

Vorwort VII

1. Kapitel. Die augenblickliche Lage der Psychologie.

§ 1. Die große Umwälzung 1
§ 2. Die Mannigfaltigkeit der „geographischen" Erneuerungsversuche . 2
§ 3. Die Mannigfaltigkeit der grundsätzlichen Erneuerungsversuche . . 3
§ 4. Mißverständnisse und bedeutungsgleiche Namen 4
§ 5. Ganzheitspsychologie und Gestalttheorie 5
§ 6. Geistesgeschichtliche Schlußbemerkung 7

2. Kapitel. Das Problem des seelisch Wirklichen.

§ 1. Der eleatische Grundsatz 8
§ 2. Der „Psychologismus" als Folge des eleatischen Grundsatzes . . . 10
§ 3. Das sachgemäße Verhalten bei der Erforschung des unmittelbar Gegebenen 11
§ 4. Sinn und Unsinn des eleatischen Grundsatzes 13
§ 5. Erster und zweiter Sinn von Wirklichkeit: physikalische oder erlebnisjenseitige und anschauliche oder erlebte Welt; ihre Vermengungen in der Psychologie 14
§ 6. Dritter Sinn von Wirklichkeit: das Angetroffene im Gegensatz zum bloß Vergegenwärtigten 18
§ 7. Das Angetroffene und die „Empfindung"; die genetische Bedingung der „Antreffbarkeit" in der älteren Wahrnehmungslehre: ihr „Physiologismus" 21
§ 8. Die deskriptive Bedingung der „Antreffbarkeit" in der älteren Wahrnehmungslehre: Die „Materialistische Voraussetzung" 23
§ 9. Der Bestand an „Nicht-antreffbarem" der älteren Wahrnehmungslehre 24
§ 10. Die Ablösung von dem materialistischen und dem physiologistischen Vorurteil; die Rolle des „Urteils" im Erleben 25
§ 11. Die funktionale Wirksamkeit des Angetroffenen im Vergleich mit der des Vergegenwärtigten 27
§ 12. Vierter Sinn von Wirklichkeit: „Etwas" und „Nichts"; „voll" und „leer" 29
§ 13. Unwahrnehmbar Vorhandenes 31
§ 14. Die funktionale Wirksamkeit des unwahrnehmbar Vorhandenen . 34
§ 15. Fünfter Sinn von Wirklichkeit: anschaulich Wirkliches im Gegensatz zum anschaulichen Schein 35

§ 16. Wirklichkeitscharakter des Verhaltens, des Vergegenwärtigten und der Innenwelterlebnisse 37
§ 17. Grundlagen, Eigentümlichkeiten und funktionale Folgen des Wirklichkeitscharakters 40
§ 18. Zur erkenntnistheoretischen Bedeutung des Wirklichkeits- und Scheincharakters 43
§ 19. Anhang: „Ding an sich" und „Erscheinung" bei Kant 45

3. Kapitel. Das Problem der Eigenschaften.

§ 1. Die atomistische Voraussetzung 48
§ 2. Anwendungen des atomistischen Grundsatzes in der Psychologie .. 48
    1. In der Lehre vom Charakter 48
    2. In der Lehre von den Gruppen 48
    3. In der Lehre vom Verhalten 49
    4. In der Lehre vom Bewußtsein 49
§ 3. Zur Frage der Fruchtbarkeit des atomistischen Grundsatzes in der Psychologie 50
§ 4. Die ersten Schwierigkeiten des atomistischen Grundsatzes in der Wahrnehmungslehre: die Übereinstimmung transponierter Gestalten 52
§ 5. Der erste Ansatz zu einer nicht-atomistischen Wahrnehmungslehre: das „Verschmelzungsprodukt" und das „Produktionsprinzip der Identifikation". Vier Arten des Eingehens von Komponenten in Ganze 52
§ 6. Die Gestaltqualität (Gestalttheorie der Eigenschaften, erster Teil) 57
§ 7. Der Beziehungsatomismus und seine Überwindung 58
§ 8. Die drei Arten von Ganzeigenschaften 60
    1. Die Struktur oder das Gefüge 60
    2. Die Ganzqualität oder -beschaffenheit 61
    3. Das „Wesen" 61
§ 9. Das gegenseitige Verhältnis der Wesens- und der Gefügeeigenschaften, der Beschaffenheiten und der Sinnesqualitäten 62
    1. Beschaffenheit und Gefüge 62
    2. Wesen und Gefüge; Prägnanz 62
    3. Weitere Erörterung der Prägnanz 62
    4. „Gestaltqualität" und „Komplexqualität" 64
    5. Wesenseigenschaften von einfachen Sinnesqualitäten...... 65
    6. Wesenseigenschaft und erworbener Bedeutungsgehalt 66
    7. Der genetische und anschauliche Vorrang der Wesenseigenschaft 66
    8. Der methodische Vorrang der Gefügeeigenschaften 68
    9. Gefühle als Wesenseigenschaften 69
§ 10. Ungeklärte Fragen; Konstanzannahme und Urteilstäuschungshypothese 70
§ 11. Die Ganzbestimmtheit der Teile und Stellen (Gestalttheorie der Eigenschaften, zweiter Teil) 72
§ 12. Weitere Erörterung der Ganzbestimmtheit; zur Frage der Beständigkeit anschaulicher Gebilde 73

§ 13. Vorläufige Stellungnahme zu zwei naheliegenden Erklärungen . . . 75
§ 14. Anwendung des Satzes von der Ganzbestimmtheit auf das Verhältnis zwischen Spurenschatz und anschaulichem Erleben 76
§ 15. Anwendung des Satzes von der Ganzbestimmtheit auf das Verhältnis zwischen Beobachter und Beobachtetem 78
§ 16. Die Anwendbarkeit des Satzes von der Ganzbestimmtheit auf körperliche Vorgänge 80
§ 17. Die Ganzbestimmtheit als „Wechselwirkung von Elementen" . . 82
§ 18. Die Rolle oder Funktion der Teile im Ganzen; ihre Bedeutung in der Wahrnehmung (Gestalttheorie der Eigenschaften, dritter Teil) . . 83
§ 19. Weitere Erörterung der Rolle der Teile 89
§ 20. Die allgemeine Bedeutung der Rolle der Teile; experimentelle und „geisteswissenschaftliche" Psychologie 90
§ 21. Methodologische Schlußbemerkung 92

4. Kapitel. Das Problem des Zusammenhangs.

§ 1. Der Grundsatz der Kontingenz oder Beliebigkeit 92
§ 2. Unabhängigkeit des Grundsatzes der Kontingenz vom atomistischen Grundsatz 93
§ 3. Anlässe des Zusammenschlusses nach der Beliebigkeitslehre; Begriff der Assoziation und der „Erfahrung" 94
§ 4. Wandlungen der Assoziationslehre; die Theorie des „Bindeglieds" 96
§ 5. Erste Ansätze zu einer Überwindung des Beliebigkeitssatzes; die „innere Assoziation" und die „Kohärenzfaktoren" der Aufmerksamkeitstheorien . . . . : 98
§ 6. Die Bedeutung der sachlichen Beschaffenheit (Gestalttheorie des Zusammenhangs, erster Satz) 102
§ 7. Die Bedeutung des „Zueinander" (Gestalttheorie des Zusammenhangs, zweiter Satz) 102
§ 8. Kettentheorie und Prägnanztheorie des Zusammenschlusses; die speziellen Gestaltgesetze des Zusammenhangs (Gestalttheorie des Zusammenhangs, dritter Satz) 104
§ 9. Erläuterungen zum Prägnanzsatz 105
   1. Das Zusammenwirken mehrerer Zusammenhangsfaktoren . . . 105
   2. Der Widerstreit verschiedener Zusammenhangsfaktoren; fünf Möglichkeiten 105
   3. Der Begriff der Prägnanz nicht ersetzbar durch die Begriffe der Homogenität oder Monotonie 107
   4. Abschließende Erörterung der Kettentheorie 107
§ 10. Die Ganzbedingtheit des Zusammenschlusses in Teilbereichen (Gestalttheorie des Zusammenhangs, vierter Satz) 108
§ 11. Die Verhältnisse bei Widersprüchen zwischen dem engeren und dem umfassenderen Bereich (Gestalttheorie des Zusammenhangs, fünfter Satz) 109
§ 12. Ganzbedingtheit auch der „Elemente"; Gruppierungsgesetze und Schwellengesetze (Gestalttheorie des Zusammenhangs, sechster Satz) 110

§ 13. Ganzbedingtheit der anschaulichen Verwirklichung von Beziehungen 112
§ 14. Die „summenhafte Mannigfaltigkeit" in der Wahrnehmung 113
§ 15. Funktionale Begleiterscheinungen anschaulichen Zusammenschlusses und anschaulicher Abgrenzung 114
§ 16. Geltungsbereich der Zusammenhangsgesetze 117
    1. Andere Sinne, andere Lebewesen, andere Dimensionen 117
    2. Andere Zusammenhangskategorien: Identität und Kausalität . 119
    3. Gedächtnis; „Assoziation", Erkennung, Suchen und Finden, Einfall, „Apperzeption" 121
    4. Zusammenschluß von Menschen zu Gruppen 124
§ 17. Zur Frage der Übereinstimmung des anschaulichen und des (im ersten Sinn) wirklichen Zusammenhangs 125

5. Kapitel. Das Problem des Bezugssystems (des Ortes und des Maßes).

§ 1. Der Grundsatz der punktuellen Ortsbestimmtheit 127
§ 2. Die Durchführung des Grundsatzes: die konkreten Maßgrundlagen 128
    1. Außerseelische Verankerung. 128
    2. Innerseelische Maßgrundlagen 129
§ 3. Die Konstanzannahme und die Urteilstheorie. 130
§ 4. Die Transformationsannahme 131
§ 5. Schwierigkeiten der Transformationsannahme: Gebiete ohne Normalzuordnung; eine grundsätzliche Folgerung 132
§ 6. Der Grundsatz der Relativität; eine Grundregel anschaulichen Erlebens, die mit ihm unvereinbar ist 133
§ 7. Gestalttheorie der Bezugssysteme; Grundsätze 135
    1. Die Bedeutung der Bezugssysteme 135
    2. Die Struktur der Bezugssysteme 136
    3. Die Ausbildung der Bezugssysteme 136
§ 8. Erläuterungen zum ersten Satz: von der Bedeutung der Bezugssysteme 136
    a) Umfang des Begriffs. 136
    b) Systembedingte Eigenschaften von anschaulichen Gebilden ... 136
    c) Abgrenzung gegen das Verhältnis zwischen Ganzem und Teil; das „Durchgehen" des Bezugssystems 137
    d) Die Unscheinbarkeit des Bezugssystems 139
    e) Folgen der Unscheinbarkeit in der theoretischen Behandlung, dargelegt an einer Frage des Charakters 139
§ 9. Erläuterungen zum zweiten Satz: von der Struktur der Bezugssysteme 140
    1. Zahl der Bezugspunkte. 140
    2. Dimensionszahl 140
    3. Zahl der Rangstufen. 140
§ 10. Erläuterungen zum zweiten Satz, Fortsetzung. — Zu 1. Einheit oder Vielheit der Bezugspunkte; „Gebiete" und „Gerüste"; Beispiele von Gerüsten 140

§ 11.	Erläuterungen zum zweiten Satz, Fortsetzung. — Zu 2. Die Dimensionszahl	142
§ 12.	Erläuterungen zum zweiten Satz, Fortsetzung. — Zu 3. Die Stufenzahl der einander untergeordneten weiteren und engeren Systeme	144
§ 13.	Erläuterungen zum zweiten Satz, Schluß. — Näheres über seelische Gebiete: Lage und Kennzeichen des Bezugspunktes	145
§ 14.	Erläuterungen zum dritten Satz: von den Ursachen der Ausbildung bestimmter Bezugssysteme	148
	a) Das Labyrinth als bezugssystem-bildendes Organ	148
	b) Das Fehlen besonderer Organe für andere Bezugssysteme und seine theoretische Bedeutung	149
	c) Gestaltgesetze der Bildung von Bezugssystemen	150
§ 15.	Einige Folgerungen aus den Gesetzen der Bildung von Bezugssystemen: die Feldgrößensätze; Wechsel des Systems	153
§ 16.	Gestaltgesetze des Maßes und der Nullpunktslage in „Gebieten"	155
	1. Der Zug des Nullpunkts nach der Mitte als Grundvorgang der „Eingewöhnung"	155
	2. Die gegensinnigen Nachwirkungen als Zeichen unvollkommener Rückgewöhnung	157
	3. Gekoppelte Maßstäbe	159
§ 17.	Anwendung auf die Frage der euklidischen Struktur des Wahrnehmungsraumes	160
§ 18.	Zwei Arten der Nullpunktsverschiebung	161
§ 19.	Die Adaptation oder Umstimmung	162
§ 20.	Die Beständigkeit der Wahrnehmungsdinge unter wechselnden Reizbedingungen; der Grundsatz der gegabelten Wirkung	163
§ 21.	Zur Frage der Bestimmtheit der Einzelkomponenten; Gestaltbedingungen und Gestaltgesetze der Wirkungsgabelung	166

6. Kapitel. Das Problem der Zentrierung.

§ 1.	Die Bedeutung der Zentrierungsverhältnisse in der Wahrnehmung	168
§ 2.	Die Mannigfaltigkeit der möglichen Rangstufenverhältnisse innerhalb eines Ganzen in der Wahrnehmung	170
	a) Die Mannigfaltigkeit der Gesichtspunkte	170
	b) Die Menge der Rangstufen	170
§ 3.	Fortsetzung. — c) Spielarten des Wesens der Stufung, erörtert an dem Verhältnis zwischen Haupt- und Nebenteil	171
	1. Notwendiges und Überflüssiges	171
	2. Verdichtungsbereiche	171
	3. Tragender und getragener Bestandteil	172
	4. Erweiterung auf Eigenschaftsmannigfaltigkeiten beliebiger Art	172
	5. Erläuterung: Wichtigkeit und Wirklichkeit	173
§ 4.	Fortsetzung. — d) Der Begriff des Gestaltschwerpunkts	173
	1. Massenmittelpunkt	174
	2. Verankerungspunkt (Quellpunkt)	174
	3. Leitende Stelle	176

§ 5. Funktionale Begleiterscheinungen der anschaulichen Zentrierung 177
  1. An dem fraglichen Ganzen 177
  2. An Teilen davon 177
  3. In seiner Umgebung, besonders am Betrachter 178
§ 6. Gesetze der Gewichtsverteilung und Schwerpunktslage 179
  1. Herkömmliche Auffassung (Grundsatz der Ranglosigkeit) ... 179
  2. Grundlagen der anschaulichen Gewichtsverteilung 179
  3. Gestaltfaktoren bezüglich Haupt- und Nebenteil in gegliederten Ganzen 182
  4. Bemerkungen über die Grundlagen des Eigenschaftsreliefs und des Eigenschaftsgefüges 182
  5. Gestaltgesetze der Lage des Verankerungspunkts 183
  6. Der Einfluß des Betrachters 183
§ 7. Zusammenfassung: Grundsatz der Rangstufung 184
§ 8. Die Bedeutung der Zentrierungsverhältnisse beim Denken 185
§ 9. Zentrierungsverhältnisse des anschaulichen Gesamtfelds 186
§ 10. Zentrierungsprobleme in der Lehre von der Person, vom Charakter und vom Zusammenleben 188
  1. Zur Frage des „eigentlichen" Ich 188
  2. Zum Aufbau des Charakters 188
  3. Dominanzverhältnisse beim Zusammenleben; „Machttrieb" und „Folgetrieb" 189
§ 11. Zentrierungserscheinungen im physiologischen Geschehen..... 190

7. Kapitel. Das Problem der Ordnung.

§ 1. Der Grundsatz der Unordnung des Natürlichen 190
§ 2. Anwendungen des Grundsatzes 191
  1. Seine Bedeutung in der exakten Naturwissenschaft 191
  2. Der Grundsatz der Unordnung als gemeinsame Voraussetzung der mechanistischen Auffassung und des Vitalismus in der Biologie 191
  3. Der Grundsatz der Unordnung als gemeinsame Voraussetzung der mechanistischen Auffassung (in ihrer nativistischen und empiristischen Form) und der Aufmerksamkeitstheorien in der Psychologie 193
§ 3. Ansätze zu einer Kritik des Grundsatzes 194
  1. Die Gegenüberstellung von „Lösung" und „Bindung", von „natürlicher" und „erzwungener" Ordnung in der Seelenheilkunde und Kulturphilosophie 194
  2. Die Unabhängigkeit der Geschehensstruktur von der anatomischen Struktur bei den Vorgängen im Nervensystem 195
§ 4. Die Überwindung des Grundsatzes der Unordnung in der Wahrnehmungslehre; die Prägnanztendenz 196
§ 5. Der Grundsatz der natürlichen Ordnung 199
§ 6. Erläuterungen zum Grundsatz der natürlichen Ordnung 200
  1. Der Grundsatz in seiner konkreten Anwendung 200
  2. Geltungsbereich des Grundsatzes 201

§ 7. Typen spontaner Verbesserung von Anschauungsgebilden.
  A. Die Erscheinungen bei gelockerter Reizbindung 203
    1. In der Wahrnehmung. 203
    2. Im Gedächtnis. 203
§ 8. Typen spontaner Verbesserung von Wahrnehmungsgebilden.
  B. Die Erscheinungen bei unvollständiger äußerer Festlegung der Wahrnehmungsgestalt 205
    1. Überzählige Dimension im Wahrnehmungsfeld 206
    2. Ordnungsgesichtspunkte, die in der Reizmannigfaltigkeit fehlen 210
    3. Unversorgte Teilgebiete des Wahrnehmungsfelds 211
    4. Wirkungsgabelung 212
    5. Das Zusammenfallen von Erregungsganzen bei mehrfacher Reizgrundlage 213
§ 9. Die Erscheinungsweise des Unprägnanten und ihre psychologische Bedeutung. 215
    1. Das Gesicht einer Wahrnehmungswelt ohne ordnende Kräfte . . 215
    2. Das tatsächliche Gesicht der Wahrnehmungswelt als Beweis des Vorhandenseins ordnender Kräfte 217
    3. Prägnanzstufe und Begriff 218
§ 10. Das Wesen der Prägnanztendenz und der Prägnanz 219
§ 11. Unprägnanz als Forderung und Anlaß zur Tätigkeit. 221
§ 12. Erste Art der durch Unprägnanz veranlaßten Tätigkeit: der Auffassungswechsel 222
    1. Die Vertuschung (Verdrängung). 223
    2. Das Eindringen in den Sachverhalt 224
§ 13. Zweite Art der durch Unprägnanz veranlaßten Tätigkeit: das handelnde Eingreifen; Sachlichkeit und Gehorsam 226
§ 14. Die formale Entsprechung von Verstehen und Bessern; Wahrheit und Wirklichkeit 228

8. Kapitel. Das Problem der Wirkung.

§ 1. Fragestellung: Die Möglichkeit nicht-erzwungener Ordnung. . . . 231
§ 2. Die Behauptung der Naturfremdheit des Seelischen; „Erklären" und „Verstehen". 231
§ 3. Das vermeintliche Ausschließungsverhältnis zwischen Einmaligkeit und Gesetzmäßigkeit 233
§ 4. Fehlen des Verursachungszusammenhanges im Seelischen? 235
§ 5. Entwicklungsstufen des Ursachbegriffs 236
    1. Der substanzielle Ursachbegriff 236
    2. Der Auslösungsbegriff 238
    3. Die Selbsttätigkeit des Subjektes; Grundsatz der Vieldeutigkeit der Reizmannigfaltigkeit 238
    4. Systembedingungen und Randbedingungen 239
§ 6. Finalität gegen Kausalität 240
§ 7. Die Bedingungen frei geordneten Geschehens 242
    1. Der makroskopische Einzelstoß als Urbild der Kraftübertragung 242

2. Der Gesichtspunkt der Fernwirkung 243
   a) Stoß als Fernkraft 243
   b) Anziehung als Grundlage eindeutiger Zielbestimmtheit ... 243
   c) Bedeutung der Anziehung für den inneren Zusammenhalt . 243
3. Das Fortdauern der Wirkung von Fernkräften als Grundlage alles freien Kräftespiels 244
4. Geschichtliche Schlußbemerkung: deutsche und westliche Naturphilosophie 245

§ 8. Die Natur der Ganzbestimmtheit in der Wahrnehmung: Überlagerung oder Wechselwirkung 246
   1. Konstanzannahme 246
   2. Auffassungsbedingte unmittelbare Beziehungen 247
   3. Überlagerungsannahme 247
   4. Annahme von Wechselbeeinflussungen durch Querkräfte ... 248

§ 9. Diffusion und Gestaltzusammenhang 251
   1. Die Mischung als vorläufiges Bild der „Ganzheitlichkeit". ... 251
   2. Die wechselseitige Getragenheit als Grundmerkmal echter Ganzheit 251
   3. Das Sachverhältnis zwischen Sich-Tragen und Mischung ... 252
   4. Die Natur der Umkreiswirkung 252
   5. Vorgangssummation und Feldstärkensummation 253
   6. Materialverschiebung und Zustandsfortpflanzung 253

§ 10. Einige Anwendungen der Annahme dynamischer Wechselbeziehungen 254
§ 11. Der Feldbegriff in der Lehre vom Verhalten 258
   1. Erste Ansätze 258
   2. Augenblicklicher Stand und Anwendungsbeispiele: zur Theorie des Gewissens und des Willens 258
   3. Allgemeine Analyse des strebenden und wertenden Verhaltens . 259
   4. Der Widerstand der Physiologie und seine Wurzel 261
   5. Beispiel einer dynamischen Erklärung einer einfachen gerichteten Reaktion 262

9. Kapitel. Das Leib-Seele-Problem.

§ 1. Der Widersinn des Innen und Außen 264
§ 2. Rückschluß- und Rückverlegungshypothese („exzentrische Projektion" und „Somatisierung") 264
§ 3. Verzicht auf Zusammenschau des phänomenologischen und des physiologischen Befunds? 265
§ 4. Auflösung des Widerspruchs. 266
   1. Die Wirkungsreihe vom physikalischen Objekt zum Anschauungsding;·der psychophysische als allein bewußtseinsfähiger Prozeß; Zweiheit von physikalischem Objekt und psychophysischem Dingkomplex 266
   2. Die Wirkungsreihe vom physiologischen Organismus zum psychophysischen Körper-Ich-Komplex; ihre Zweiheit; Bewußtseinsunfähigkeit des Organismus 268
   3. Das räumliche Verhältnis der psychophysischen Außenwelt- und Körper-Ich-Prozesse 269

4. Seine Gestaltidentität mit dem anschaulichen Außen-Innen-Erlebnis 270
5. Anschauliche und physiologische Welt-Subjekt-Beziehung nicht im Widerspruch 271

§ 5. Folgerungen. — 1. Probleme des anschaulichen Außenweltbereichs 272
1. Die Möglichkeit geistiger Eingriffe in die Außenwelt 272
2. Die Mitbestimmtheit der Außenwelterscheinungen vom augenblicklichen Zustand des Organismus 272
3. Die Natur des Lebewesens allgemein bestimmend für die Bildungsgesetze seiner Welt; der Grundirrtum der Aufmerksamkeitstheorien und der Aktpsychologie 273
4. Seelische Eigenschaften in der Außenwelt; Außenlage der Träume, Gesichte, Vorstellungen und Denkgegenstände; der Begriff der „Introspektion" 273

§ 6. Folgerungen. — 2. Probleme des anschaulichen Ichbereichs ... 274
1. Gegenständlichkeit, Räumlichkeit, Zeitlichkeit 274
2. Ichgrenze und Ichzugehörigkeit; die Objektivierungshypothese . 275
3. Ausrichtung und Bewegungszustand des eigenen Körpers ... 276
4. Wirkungszusammenhang („Integration") zwischen Ich und Umwelt 277

§ 7. Klärung der nervösen Vorgänge zwischen Organismus und Körper-Ich: Die Vorgänge beim Empfang von Einwirkungen 277

§ 8. Fortsetzung: Die Vorgänge beim eigenen Wirken 278
1. Der motorisch-sensorische Erregungskreis 278
2. Schlußbemerkung: Gestalt und Gestaltkreis 281

§ 9. Biologische Folgerungen. — 1. Zur Frage des Reizbegriffs ... 282
1. Übertragung auf die Tierpsychologie; Belanglosigkeit der Bewußtseinsfrage; das Tier-Umwelt-Verhältnis nach der neuen Annahme 282
2. Unklarheiten und Widersprüche des Reizbegriffs in der Biologie: die Variabilität der spezifischen Reize 283
3. Scheidung des physiologischen und des biologischen Reizbegriffs: Reiz und Anreiz 284

§ 10. Biologische Folgerungen. — 2. Zur Frage des Reaktionsbegriffs . 285
1. Widersprüche und Unklarheiten des biologischen Reaktionsbegriffs: die Variabilität der spezifischen Abläufe 285
2. Scheidung des physiologischen und des biologischen Reaktionsbegriffs: Innervationsablauf und Tätigkeit 285

§ 11. Zur Frage des Verhältnisses zwischen psychophysischem Prozeß und anschaulichem Erlebnis 286
1. Grundlagen der „Einsetzung": Annahme der Isomorphie; Sensorium commune; funktionelle Koordinaten 286
2. Der Sinn zentralphysiologischer Annahmen in der Psychologie; „physiologische" und „psychologische" Erklärungen; „Physikalismus" 287

§ 12. Beziehungen zu geläufigen Annahmen über das Leib-Seele-Verhältnis 289
1. Zur Frage des Parallelismus; kortikaler Vorgang und anschauliches Erlebnis als zwei Ansichten Desselben 289
2. Stelle und Rolle von Verursachungszusammenhängen 289
3. Die Bedeutung der Gestaltverwandtschaft 291

4. Die anschaulichen Mikrokosmen als Teilbezirke des physikalischen Makrokosmos; Ablehnung monadologischer Deutungen 292
5. Schlußbemerkung zur „Umweltlehre" 293
§ 13. Seele und Welt 294

10. Kapitel. Die Probleme des Werdens.

§ 1. Einleitung 295
§ 2. Die Stellung zur Wirklichkeit in ihrer Entwicklung 295
   1. Die vor-eleatische Welt: Das Zeugnis der Anschauung 295
   2. Die Stellung des Vergegenwärtigten 297
   3. Folgen der Gleichsetzung von Wirklichkeit und Stofflichkeit . 297
   4. Der anschauliche Schein 298
§ 3. Die Eigenschaften in ihrer Entwicklung 298
   1. Der genetische Vorrang der Wesenseigenschaften 298
   2. Die Ganzbestimmtheit der Teile 301
   3. Die Funktion der Teile im Ganzen 301
§ 4. Die Zusammenhangsverhältnisse in ihrer Entwicklung 303
   1. Gegenstandszusammenhang: Die Zusammensetzungsannahme . 303
   2. Übergang zur Ausgliederungsannahme 303
   3. Bestätigungen der Ausgliederungsannahme 305
   4. Fortsetzung: Die Rolle der Identität im frühmenschlichen Weltbild 306
   5. Fortsetzung: Die Entwicklung des Verursachungsbegriffs . . . 308
   6. Geltungsbereich der Ausgliederungsannahme 309
   7. Stellung der Ausgliederungsannahme im Aufbau der Psychologie 312
§ 5. Bezugssystem 312
   1. Die Theorie der „unkorrigierten Empfindungsmannigfaltigkeit" und ihre Widerlegung 312
   2. Beispiele tatsächlicher Entwicklungsvorgänge an seelischen Systemen 314
§ 6. Zentrierung 315
   1. Vermutete und tatsächliche Entwicklung 315
   2. Das Gewicht des Ichbereichs 316
§ 7. Ordnung 316
   1. Die Theorie des Urchaos und die Tatsachen: Der Weg von der freien Ordnung zur Zwangsordnung 317
   2. Die Zunahme der Verwickeltheit 317
   3. Die Vermehrung der Prägnanzstufen 318
§ 8. Wirkung 320
   1. Die Rolle der Kraft im frühmenschlichen Weltbild 320
   2. Zwei Arten von Übung 321
§ 9. Mikrokosmos und Seele 322
Zusammenfassende Darstellungen und Übersichten 323
Sach- und Namenverzeichnis 324

1. KAPITEL.
Die augenblickliche Lage der Psychologie.

§ 1. Die große Umwälzung.

In der Psychologie hat sich im Verlauf eines halben Jahrhunderts eine Umwälzung vollzogen, die sich in ihrer Tragweite mit den größten wissenschaftlichen Umwälzungen der Vergangenheit vergleichen läßt. Freilich hat sie sich als wissenschaftliches Ereignis so sehr in der Stille abgespielt, daß sie nicht einmal allen Angehörigen des Faches recht bewußt, für die Nachbarfächer und vollends für die Außenwelt aber nur in einigen Schlagworten, wie „Struktur", „Gestalt", „Ganzheit", bemerklich wurde, denen aber nicht ohne weiteres anzusehen ist, ob sie mehr als eine literarische Modeströmung anzeigen.

Die ersten Schritte dieses Vorganges sind gegen 1890 festzustellen; ein großer Teil der Klärung war vor Ausbruch des Weltkrieges erreicht; wesentliche weitere Schritte erfolgten unmittelbar danach. Seine ausführliche Darstellung macht den Inhalt dieses Buches aus. Es wäre verlockend, ihn gleich in den Zusammenhang anderer geistiger Erneuerungsbewegungen der Gegenwart und darüber hinaus unserer geistigen Gesamtentwicklung durch die Jahrhunderte zu stellen; doch kann hier nur einiges wenige kurz angedeutet werden: Es handelt sich um den Abschluß eines wichtigen Ausschnitts aus der Auseinandersetzung mit dem Geist des Westens, der seine Blüte im 17. und 18. Jahrhundert erlebte, und der in der Philosophie seinen schärfsten Ausdruck im mechanistischen Weltbild der Franzosen und im englischen Empirismus gefunden hat. Die Auseinandersetzung mit diesem Geist wurde in der experimentellen Psychologie besonders dramatisch dadurch, daß die Argumente und Thesen, die inzwischen von *Kant* und seinen Nachfolgern gegen ihn vorgebracht waren, ohne aber seine Grundvoraussetzungen ernstlich zu erschüttern, den deutschen Gründern unserer Wissenschaft nicht genügend vertraut waren, so daß der Bestand an psychologischen Grundgesetzen zunächst unbesehen aus der englischen Schule übernommen wurde: für die Lehre vom Bewußtsein das Assoziationsgesetz, für die Lehre vom Verhalten außerdem das Lustprinzip — beides übrigens nicht Grundannahmen, sondern, wie wir sehen werden, schon Anwendungen von solchen. Die Neugründung der Psychologie in unserer Zeit erfolgt also sinngemäß in unmittelbarer Auseinandersetzung mit *Descartes, Hobbes, Locke, Hume* und *Berkeley*, und bringt damit einen geistigen Kampf erst endgültig zum Abschluß, der eigentlich schon in der Kritik der reinen Vernunft anhebt, aber dort, ohne die Waffe des Experiments, nur zu einer Zurückdrängung, aber nicht zur völligen Überwindung des gegnerischen Grundansatzes geführt hat.

§ 2. Die Mannigfaltigkeit der „geographischen" Erneuerungsversuche.

Das Bild, das der Außenstehende von der theoretischen Lage in der Psychologie erhält, sieht freilich im Augenblick nicht so einfach und einheitlich aus, wie es hier behauptet wird. Das ist aber gar nicht anders zu erwarten.

Zunächst sieht nicht jeder Angehörige des Fachs sich mit gleicher Schärfe auf die Fragwürdigkeit der bisher als gültig vorausgesetzten Grundannahmen gestoßen. Die übrigen — zweifellos die große Mehrheit — sehen zunächst wohl die Unzulänglichkeit des bisher Erreichten, nicht aber ihren Grund; und jeder macht sich darüber seine eigenen Gedanken. Soviel Vermutungen, soviel Vorschläge und Programme, soviel „neue Psychologien". Der eine sucht den Fehler im Untersuchungsverfahren, und er schlägt andere vor: man soll z. B. nicht mehr, wie die Naturforscher, experimentieren, künstliche Apparate benutzen und Berechnungen anstellen, sondern lieber Lebensbeschreibungen, Bekenntnisse und geistige Schöpfungen studieren (geisteswissenschaftliche Erneuerungsprogramme). Andere glauben, das Verfahren sei wohl richtig gewesen, aber man habe seine Aufmerksamkeit auf unwesentliche, aufschlußarme Gebiete gerichtet; diese fordern dann den Übergang zu anderen Fragegebieten: Statt der Empfindungen, Vorstellungen und Gedanken soll man lieber die empfindenden, wahrnehmenden und denkenden Tätigkeiten des Subjekts untersuchen (Aktpsychologisches Erneuerungsprogramm). Da bei diesem Vorschlag nicht viel herauskam, versuchte man es mit anderen: Statt der Wahrnehmung und des Gedächtnisses sollte man lieber die Triebe und Leidenschaften (das „Unbewußte"), oder statt des Bewußtseins, über das man von anderen nur durch Befragen mittelbare und unzuverlässige Auskunft erhalten kann, lieber das unmittelbar von außen beobachtbare Verhalten untersuchen (Psychoanalyse und Behaviorismus bzw. Reflexologie). Eine dritte große Gruppe, die durch die Zeitverhältnisse neuen Antrieb erhalten hat, glaubt das Versagen mit dem Widerspruch zwischen der Mannigfaltigkeit der Einzelmenschen und der Allgemeingültigkeit wissenschaftlicher Gesetze begründen zu können; nach ihrer Meinung war es falsch, nach psychologischen Gesetzen überhaupt zu suchen, und die einzige mögliche Aufgabe der Psychologie soll es sein, die Mannigfaltigkeit der Charaktere und ihrer Gruppen zu untersuchen und zu ordnen (Typologie bzw. Anthropologie als „Nachfolgerin" der Psychologie).

Wir sind heute vielleicht eher fähig als noch vor kurzer Zeit, zu sehen, daß es sich bei diesen „geographischen Lösungen" eigentlich immer um Rückzüge handelt, um die Suche nach neuen Kriegsschauplätzen, auf denen der bisher ausgebliebene Erfolg hoffentlich doch noch eintritt. Die Fragwürdigkeit solchen Bemühens ist schon durch das Negative der methodischen Forderungen gekennzeichnet: Es werden gewisse Untersuchungsgebiete und -wege, auf denen man bisher nicht zum Ziel gelangt ist, mit Verbotstafeln behängt: Wer dennoch auf ihnen geht, verrät damit, daß er die neueste Wissenschaftstheorie nicht kennt, die doch „bewiesen" hat, daß dort „kein Durchgang" ist, und erweist sich dadurch als „hoffnunglos rückständig".

§ 3. Die Mannigfaltigkeit der grundsätzlichen Erneuerungsversuche.

Aber auch wo man die Wurzel des Übels erkannt hat, wo man sich klar darüber geworden ist, daß der Fehler in den allgemeinen Voraussetzungen über die Natur des Seelischen liegt, in Voraussetzungen, die alle Teilfragen der Psychologie gleichermaßen betreffen, — wo man also das Heil nicht mehr im Gebietswechsel sucht, da sind wieder zahlreiche Vermutungen über die Art des Fehlers möglich. Ja selbst wenn man dem tatsächlichen Fehler schon auf der Spur ist, so kann man über sein eigentliches Wesen zunächst noch sehr verschiedener Ansicht sein. Schon gegen Ende der achtziger Jahre des vorigen Jahrhunderts wurde es klar, daß die damals anerkannten psychologischen Grundgesetze auf einer unzutreffenden Auffassung von dem Verhältnis der Ganzen und ihrer Teile beruhten. Eine der ersten daraufhin umfassend durchgeführten Vermutungen war, daß im Seelischen nicht, wie das Assoziationsgesetz voraussetzt, das Ganze aus dem Einzelnen, sondern umgekehrt das Einzelne aus dem Ganzen entsteht; das Ergebnis war eine neue Auffassung über den Gang der seelischen Entwicklung. Fast gleichzeitig erscheint die Vermutung und kurz darauf der Nachweis, daß das Ganze eigene Eigenschaften hat, die nicht in den Eigenschaften seiner Bestandteile vorgebildet sind, daß das Ganze „mehr ist als die Summe seiner Teile"; — ein Gesichtspunkt, der, wie man sieht, von dem vorigen logisch unabhängig ist. Dazu kommt drittens die von den beiden vorigen ebenfalls unabhängige Erkenntnis, daß der Zusammenschluß zu Ganzen (bzw. die Aussonderung der Teile, je nach dem angenommenen Entwicklungsgang) weder zufällig ist, wie die Assoziationstheorie voraussetzt, noch willkürlich, wie es manchen Richtungen der Aktpsychologie anzunehmen nahe lag, sondern nach besonderen sachlichen Gesetzen, nach „Gestaltgesetzen" erfolgt. Und endlich unter anderen die wieder von allen vorigen logisch unabhängige Einsicht, daß derselbe Wahrnehmungsinhalt, derselbe seelische Vorgang, wenn er Teil eines Ganzen ist, andere Eigenschaften hat, als wenn er als

Einzelinhalt vorliegt. Aus jedem einzelnen dieser Befunde kann man eine neue Psychologie aufzubauen versuchen, solange es noch nicht klar ist, daß der Fehler in den Grundvoraussetzungen gar nicht einfach ist, sondern in eine ganze Reihe von falschen Teilvoraussetzungen zerfällt, die zwar innerlich zusammengehören, aber nicht einfach identisch sind.

Aus der mehr oder weniger gewaltsamen Ausweitung und Verallgemeinerung solcher und anderer, zum Teil noch speziellerer Einzelbefunde ergibt sich wieder eine ganze Reihe von Möglichkeiten der „Ganzheitspsychologie", in denen beispielsweise die Herstellung von Gleichgewichtszuständen, oder der Schließungsvorgang, oder das Figur-Grund-Verhältnis die Rolle eines allgemeinen Erklärungsprinzips spielt.

Eine weitere Möglichkeit der Spaltung liegt dann in der Frage, wie die Bedeutung des Ganzen zu erklären sei. Man kann, wie die vitalistischen „Ganzheitslehren" der Biologie, einfach behaupten, daß es dabei nicht mit natürlichen Dingen zugehen könne. Man kann aber auch, wie die Gestalttheorie, das Geschehen in der außerseelischen Natur daraufhin untersuchen, ob es denn wirklich im Sinn der alten psychologischen Grundvoraussetzungen verläuft; und man wird das mit besonderer Sorgfalt und Eindringlichkeit tun, wenn man, wie wir heute, von der Fragwürdigkeit aller Lehren überzeugt ist, die im Wesen des Menschen und insbesondere im menschlichen Geist ein außernatürliches, übernatürliches oder auch widernatürliches Prinzip sehen.

§ 4. Mißverständnisse und bedeutungsgleiche Namen.

Dazu kommt die Mannigfaltigkeit der ganz gewöhnlichen Mißverständnisse. So sollte beispielsweise die Gestalttheorie eine Lehre vom Sehen von Formen und Bewegungen, ihr Verdienst also die Erschließung eines neuen Teilgebiets der Wahrnehmungslehre sein. Nach Anderen war sie eine Lehre von „physiologischen Kurzschlüssen". Und nach der Meinung, die sich schließlich festgesetzt hat, wäre sie eine psychophysische Theorie, die um jeden Preis alles Seelische aus bekannten physikalischen Gesetzen erklären will und nur das sieht, was mit mehr oder weniger Mühe mit ihnen in scheinbaren Einklang gebracht werden kann.

Wäre das so, dann bestünde selbstverständlich die Aufgabe, solch unzulängliche Theorien durch bessere zu ersetzen; und dies ist oft genug versucht worden. Dabei ergab sich eine weitere Möglichkeit wenigstens scheinbarer Vervielfältigung psychologischer Annahmen. Thesen, die schon von anderer Seite aufgestellt waren, wurden unter neuen Namen zum zweiten und dritten Mal vorgebracht, und gehen nun in den Darstellungen der Psychologie als verschiedene, obgleich ihr Inhalt genau derselbe ist. Beispielen dieser rein sprachlichen Vielfalt werden wir wiederholt begegnen. Auf die Klärung der bedeutungsgleichen Ausdrücke haben wir besonderen Wert gelegt.

Ein besonders schlimmes Mißverständnis ist die Meinung, die Ausdrücke „Ganzes", „Ganzheit", „Gestalt" und „Struktur" seien eine Art von Zauberworten, wie die „Entelechie" oder das „Psychoid" der Vitalisten; man nennt das Zauberwort, und alle Rätsel sind gelöst. Es mag genügsame Zeitgenossen geben, die durch den bloßen Hinweis auf die „Ganzheit" des Lebewesens oder der Seele irgend etwas erklärt zu haben glauben. Wenn dies wirklich die Erklärungsweise der Ganzheitspsychologie und -biologie wäre, dann hätten die Kritiker recht, die einen anständigen atomistischen Erklärungsversuch trotz aller seiner zugegebenen Unzulänglichkeit vorziehen.

§ 5. Ganzheitspsychologie und Gestalttheorie.

Aber was ist nun Ganzheitspsychologie? Welches sind ihre Erklärungsgrundsätze, und worin unterscheiden sie sich von den althergebrachten? Die Antwort findet sich in den folgenden 9 Kapiteln. Denn Einfachheit ist zwar das Zeichen der Wahrheit, — aber gleichwohl ist die Wahrheit nicht immer so einfach, daß man sie in einem Satz sagen kann; und selbst wenn man es könnte, so würde nur der diesen Satz verstehen, der sie schon kennt.

Es wird im folgenden eine Reihe von Grundvoraussetzungen der überlieferten Psychologie erörtert. Es werden dann die Tatsachen und Befunde kurz beschrieben, durch welche sie unhaltbar geworden sind, und es wird gezeigt, wie Schritt für Schritt die neuen Voraussetzungen entwickelt wurden, welche die Grundannahmen der Ganzheitspsychologie darstellen.

Beim ersten Teil unserer Aufgabe befinden wir uns in einer eigenartigen Lage: Der Vertreter der klassischen Psychologie wird — wie das tatsächlich oft genug geschehen ist — immer wieder versucht sein, einzuwenden, solches habe er nie behauptet. Wir können ihm das nicht bestreiten, und trotzdem müssen wir bei unserer Darstellung bleiben; denn es handelt sich um die gewöhnlich unausgesprochenen Obersätze, deren Hinzufügung die Enthymeme seiner wissenschaftlichen Erörterungen erst zu vollständigen Syllogismen macht. Mit Enthymemen, das heißt zumeist: mit stillschweigenden Obersätzen, kann man nur arbeiten, solange über diese Obersätze allgemeine und selbstverständliche Übereinstimmung herrscht. Da dies in der Psychologie heute ganz und gar nicht der Fall ist, müssen wir für eine Weile zu dem etwas lästigen Brauch der alten Schuldisputation zurückkehren, in vollständigen Schlußfiguren, mit Obersatz, Untersatz und Conclusio zu argumentieren, und unseren wissenschaftlichen Gegner auch darum bitten, oder es selbst für ihn besorgen.

Nicht nur weil die meisten zufällig da und dort, und besonders in Nachbargebieten, friedlich weiterleben, sondern weil es auf das Grundsätzliche ankommt, werden wir uns gelegentlich auch mit längst überholten Einzelannahmen auseinandersetzen, wenn sie das Gemeinte besonders deutlich zeigen. Aus demselben Grund verschmähen wir es auch nicht, Überlegungen und Erklärungsversuche von Außenseitern in unsere Erörterung einzubeziehen, weil diese in ihrer Ahnungslosigkeit und Unbekümmertheit häufig die Grundvoraussetzungen deutlicher erkennen lassen als die verklauselten Theorien der Fachmänner. Ferner gehen wir auch auf oberflächliche und kleinliche Einwände ein; denn wir setzen keinen Leser voraus, der mit der Sache soweit vertraut ist, daß er das Gewicht jedes Arguments ohne Anleitung richtig abzuschätzen und sich so selbst zu helfen vermag.

In ihrem positiven Teil beschreiben die folgenden Kapitel den Begriffsapparat und das System von allgemeinsten Erklärungsgesichtspunkten, das die Ganzheitspsychologie bisher entwickelt hat und heute zur Verfügung stellt, nicht nur für diejenigen Teilgebiete der Psychologie, in denen sie gefunden, abgeleitet und gesichert wurden, sondern ebenso für alle übrigen, und insbesondere auch für ihre geisteswissenschaftlichen und naturwissenschaftlichen Grenz- und Nachbargebiete.

Die Befunde und Belege werden genommen, wo sie zu haben sind, entstammen also nicht etwa ausschließlich dem Arbeitsbereich einer bestimmten Schule. In den theoretischen Formulierungen dagegen ist eine solche Weitherzigkeit nicht möglich. Hier kommt alles auf den höchsten erreichbaren Grad von Schärfe, Bestimmtheit und gegenseitiger Abhebung der verschiedenen logisch trennbaren Teilgesichtspunkte an, und darauf, daß jeder Ausdruck, soweit es geht, in seiner eigentlichen Bedeutung gebraucht wird[1]). Die Arbeit der begrifflichen Klärung ist — zugleich mit der höchsten Steigerung der Ansprüche an die Strenge der experimentellen Sicherung — am weitesten in derjenigen, schon öfters genannten, Richtung der Ganzheitspsychologie vorgetrieben worden, die unter dem Namen „Gestalttheorie" bekannt ist. Es ist darum kein Wunder, daß diese Richtung häufigeren und heftigeren Angriffen und Einwendungen ausgesetzt gewesen ist als irgendeine andere. Die Strenge und Umständlichkeit der Originaluntersuchungen, zusammen mit der Leichtfüßigkeit vieler Kritiker, haben die seltsame, in der Geschichte der Wissenschaft wohl nicht häufige Folge gehabt, daß in einer breiteren, über das Fach hinausgehenden Öffentlichkeit die Gestalttheorie fast nur aus ihren „Widerlegungen" bekannt und demgemäß schon oft genug totgesagt worden ist. Was dann an ihrer Stelle in Vorschlag gebracht wird, sieht freilich nicht immer vertrauenerweckend aus. Wenn nicht einfach dieselben Sätze unter neuen Namen (s. o.), werden uns außer vagen Programmen, geistreichem Nebel und neuen Zauberworten ohne klaren Inhalt auch positivistische Materialsammlungen und theoretische Laden-

---

[1]) Wir werden also nicht, wie das kürzlich erst geschah, beispielsweise vom „Stromkreis der Nerven" sprechen, wenn wir weder einen Strom, noch einen Kreis, noch die Nerven, sondern die Gewalt eines leiblichen Bedürfnisses meinen.

hüter, deren Geburtsstätte man mit ziemlicher Sicherheit im Umkreis der französischen Enzyklopädisten suchen kann, als neueste Offenbarungen des deutschen Geistes angeboten. Der Experimentator und Tatsachenforscher zwängt indessen nach wie vor seine Befunde in einen alten Begriffsapparat, dessen Unzulänglichkeit er durchaus zugibt — nur weil er von dem bereits vorhandenen Besseren nicht oder wenigstens nicht zutreffend unterrichtet ist: wie die wichtigsten und ergebnisreichsten neueren Beiträge zur Lehre von der Koordination und vom Instinktverhalten beweisen.

Wir hoffen im folgenden zu zeigen, daß das Veralten auch in diesem Gebiet keine einfache Funktion der Zeit ist.

§ 6. Geistesgeschichtliche Schlußbemerkung.

Wenn wir für die hier vertretene Ansicht vom Wesen des Seelischen und des Lebens überhaupt allen Einwänden zum Trotz die Bezeichnung „Gestalttheorie" beibehalten, so hat dies gute sachliche, sprachliche und geschichtliche Gründe. Weder ist die Wahl dieses Namens willkürlich, noch ist es ein Zufall, daß der damit bezeichnete Gedanke auf deutschem Boden gefaßt und entwickelt wurde. Von vielen vorliegenden Zeugnissen z. T. ehrwürdigen Ursprungs und Alters sei nur ein einziges angeführt, das nicht nur dem Sinne nach, sondern bis in den Wortlaut hinein den Kern dessen enthält, was wir heute in der Psychologie unter Gestalt im Gegensatz zum summenhaften Haufen verstehen. Daß es aus einem scheinbar gänzlich abliegenden Fachgebiet stammt, ändert nichts an seiner grundsätzlichen Bedeutung, sondern beleuchtet vielmehr die Allgemeinheit der gewonnenen Stellung:

„Je nachdem man die absolute Gestalt des Krieges oder eine davon mehr oder weniger entfernte wirkliche im Auge hat, entstehen zwei verschiedene Vorstellungen von dem Erfolge desselben.
Bei der absoluten Gestalt des Krieges, wo alles aus notwendigen Gründen geschieht, alles rasch ineinandergreift, kein, wenn ich so sagen darf, wesenloser neutraler Zwischenraum entsteht, gibt es wegen der vielfältigen Wechselwirkungen, die der Krieg in sich schließt, ... nur einen Erfolg, nämlich den Enderfolg. Bis dahin ist nichts entschieden: nichts gewonnen, nichts verloren ... In dieser Vorstellung ist also der Krieg ein unteilbares Ganzes, dessen Glieder (die einzelnen Erfolge) nur in Beziehung auf das Ganze Wert haben. ...
Dieser Vorstellung von dem Zusammenhange der Erfolge im Kriege, welche man als eine äußerste betrachten kann, steht eine andere äußerste gegenüber, nach welcher derselbe aus einzelnen für sich bestehenden Erfolgen zusammengesetzt ist, bei denen wie im Spiel bei den Partien die vorhergehenden keinen Einfluß auf die nachfolgenden haben, hier kommt es also nur auf die Summe der Erfolge an, und man kann jeden einzelnen wie eine Spielmarke zurücklegen.
. . .
Halten wir uns an die erste dieser beiden Vorstellungsarten, so müssen wir die Notwendigkeit einsehen, daß ein jeder Krieg von Hause aus als ein Ganzes

aufgefaßt werde, und daß beim ersten Schritt vorwärts der Feldherr schon das Ziel im Auge habe, zu welchem hin alle Linien laufen. Lassen wir die zweite Vorstellungsart zu, so können untergeordnete Vorteile um ihrer selbst willen verfolgt und das übrige den weiteren Ergebnissen überlassen werden.

Da keine dieser beiden Vorstellungsarten ohne Resultat ist, so kann die Theorie auch keine derselben entbehren. Der Unterschied aber, den sie im Gebrauch derselben macht, besteht darin, daß sie fordert, die erstere als die Grundvorstellung auch überall zugrunde zu legen und die letztere nur als eine Modifikation zu gebrauchen, die durch die Umstände gerechtfertigt wird."[1])

Man wird bemerken, daß auch der Feldherr nur für die erste der beiden äußersten Vorstellungsarten seines Gegenstandes, die er selbst als die Grundvorstellung bezeichnet, den Ausdruck „Gestalt" (und zugleich den Ausdruck „unteilbares Ganzes") gebraucht, während er die zweite, abgeleitete, „Summe" nennt; entsprechend bezeichnet er lediglich die Teile des ersten Falls, „die nur in Beziehung auf das Ganze Wert haben", als „Glieder", während er die „einzelnen für sich bestehenden" Teile des zweiten mit „Spielmarken" vergleicht. Wie weit sonst die Übereinstimmung, besonders in der dynamischen, auf übernatürliche Prinzipien durchaus verzichtenden Auffassung des Wesens der „Gestalt" in Kriegswissenschaft und psychologischer Gestalttheorie geht, möge der Leser nach Kenntnisnahme des Folgenden selbst beurteilen. Über die Bedeutung der *v. Clausewitz*schen Gestalttheorie des Krieges hat es nie Streit gegeben. Die Bedeutung der hundert Jahre jüngeren Gestalttheorie des Seelischen wird, soweit das noch nötig ist, die Zukunft erweisen.

2. KAPITEL.

Das Problem des seelisch Wirklichen.

§ 1. Der eleatische Grundsatz.

Von den Grundvoraussetzungen, die im überlieferten psychologischen Denken auf Schritt und Tritt als gültig und wirksam aufzuweisen sind, versuchen wir zunächst eine der allgemeinsten in Worte zu fassen:

Das schlußfolgernde Denken ist unfehlbarer Richter über Sein und Nichtsein. Nichts unmittelbar Gegebenes darf ohne weiteres als wirklich hingenommen werden, alles muß erst „begründet" werden. Nur das Erklärbare ist wirklich. Was man nicht in widerspruchsfreie Aussagen fassen kann, das gibt es nicht. Daß der Widerspruch durch Mängel der Begriffe verursacht sein könnte, steht außerhalb jeder Erörterung.

---

[1]) *Clausewitz*, Vom Kriege, Skizzen zum 8. Buch: Kriegsplan, erster Abschnitt.

Wir nennen diese Voraussetzung den eleatisch-rationalistischen Grundsatz. Er liegt dem dogmatischen Rationalismus und dem agnostischen Skeptizismus gleichermaßen zugrunde, und übrigens auch dem Irrationalismus in seiner äußersten, dem Sinne seines Namens in aller Strenge entsprechenden Form; denn auch dieser setzt voraus: Wo man keine Gesetze aussprechen kann, da sind keine — nur daß er verehrt, was die anderen leugnen oder verachten. Im Sinne dieses Grundsatzes ist man in der neueren Psychologie unermüdlich beschäftigt, zu „beweisen" oder auf Anderes, ebensowenig bewiesenes „zurückzuführen", was des Beweises oder der Zurückführung weder fähig noch bedürftig ist, vielmehr zunächst einmal einfach als Gegebenheit hingenommen werden muß. Man denke daran, wie etwa die gesehene Form auf die getastete und zur Abwechslung die getastete Form auf die gesehene „zurückgeführt" wurde. Selbstverständlich ist die Frage, ob gewisse Tatbestände auf andere zurückführbar sind, auch im Bereich des Seelischen durchaus sinnvoll und notwendig, solange sie klar als genetische Frage gestellt ist: als Frage nach einer bestimmten Art von Abhängigkeitsverhältnis zweier Sachverhalte, die beide gleichermaßen als wirklich anerkannt werden. Sie hört aber auf es zu sein, wenn der genetische Gesichtspunkt mit dem erkenntnistheoretischen bzw. ontologischen, ob etwas als wirklich anerkannt werden dürfe oder nicht, verquickt und verwechselt und dann mit der Zurückführbarkeit — oder ein andermal auch mit der Nicht-Zurückführbarkeit — auf Anderes zugleich die Scheinbarkeit, die Nichtwirklichkeit, die Uneigentlichkeit des fraglichen Tatbestandes behauptet wird. Nur infolge dieser Verwechslung kann es dazu kommen, daß man nicht nur fragwürdige Vermutungen, sondern auch handgreifliche Tatsachen aus allerlei Gründen einfach hinwegbeweist: weil man in seinem System der Psychologie, oder der Wissenschaften überhaupt, ohne sie auszukommen glaubt; weil darin kein Platz für sie vorgesehen ist; weil sie gewisse, mehr oder weniger willkürliche Voraussetzungen nicht erfüllen[1]). Das heißt: man behandelt unleugbare Tatsachen des unmittelbaren Erlebens, als ob sie nur Annahmen wären, die man irgendwelchen Grundsätzen, z. B. der Sparsamkeit oder der Wiederholbarkeit, zuliebe einfach „fallen lassen" kann und sogar soll.

Es sei hier an die Erörterung der Gestalteigenschaften[2]) erinnert oder an den „Beweis" älterer Psychologen, daß es unbewußtes Seelisches nicht geben könne, da dies ein „Widerspruch in sich" sei, und an sein ebenso tief begründetes Gegenstück, den „Beweis" der Behavioristen, daß es gar kein Bewußtsein gebe und daß selbst wenn es eines gäbe, die Psychologie als objektive Wissenschaft sich damit nicht befassen könne und dürfe.

Aber ebenso unbefangen zaubert man Erscheinungen herbei, die es

---
[1]) Ein Beispiel einer solchen Voraussetzung werden wir in § 7 dieses Kapitels kennenlernen.
[2]) Kap. 3, § 6ff.

gar nicht gibt, nur weil sie durch irgendwelche willkürlichen Voraussetzungen gefordert werden.

Hierher gehören die sagenhaften, aus unseren Lehrbüchern aber immer noch nicht endgültig getilgten Augenbewegungs-, Vestibular- und Innervations- „Empfindungen", zu deren Annahme man (unter anderem) von der durch nichts begründeten Voraussetzung aus gelangte, daß jedem nervösen Empfangsorgan auch eine besondere Sinnesqualität zugeordnet sein müsse[1]).

§ 2. Der „Psychologismus" als Folge des eleatischen Grundsatzes.

Wo diese wissenschaftliche Einstellung sich auf geistige Haltungen und Schöpfungen (wissenschaftliche Erkenntnisse, künstlerische Werke usw.) oder auf entscheidende, den ganzen Menschen ergreifende und formende Erlebnisse bezieht, entsteht das, was in den Geisteswissenschaften Psychologismus genannt wird: Man ist überzeugt, daß über solche Tatbestände das Wichtigste bzw. das wissenschaftlich allein Faßbare gesagt sei, wenn man über irgend etwas hinter ihnen Liegendes, ihre Herkunft, die Bedingungen und Anlässe ihrer Entstehung, den Ort und die Art möglicherweise beteiligter Organe, Triebe, Gewohnheiten, Begegnungen einiges Einleuchtende vermutet habe. Das heißt: man glaubt wissenschaftlich vorgegangen zu sein und etwas gewonnen zu haben, wenn man Bestimmtes und Sicheres auf Verschwommenes und nur Wahrscheinliches, unmittelbar verständliche Gesetze auf unverstanden induzierte Regeln und ungenügend geprüfte Annahmen, einsichtig als innerlich notwendig Erfaßbares auf den blinden Zufall häufigen Vorkommens und dadurch entstandener Gewohnheiten „zurückführt". Man erweckt dabei in unklarer Weise den Eindruck, daß das eigentlich Wirkliche an den fraglichen Tatbeständen eben jene — vermuteten — Triebe, Gewohnheiten usw. seien, und vernachlässigt das Bemühen um Eigenart, Sinn und Wesen der Sache selbst.

Es kann nicht ausbleiben, daß sich gegen diese bequeme Art „psychologischer" Erklärungen Mißtrauen erhebt. Der Kampf gegen den Psychologismus beginnt; aber, wie gewöhnlich, geht er weit über das Ziel hinaus. Aus einer völlig verkehrten Auslegung ihrer „Naturwissenschaftlichkeit" entsteht das schwindsüchtige Bild einer Psychologie, die nur zu solchem „Erklären" fähig und befugt sein soll, während die Beschäftigung mit dem eigentlichen Wesen ihres Gegenstandes nicht mehr Psychologie heißen darf, sondern mit allerlei anderen wohlklingenden Namen, wie Phänomenologie oder neuerdings Anthropologie, ausgezeichnet wird. Es handelt sich da keineswegs um einen abgetanen Streit. Man glaubt vielfach noch heute, der Fehler des Psychologismus bestehe in der Anwendung spezifisch psychologischer Verfahren: etwa darin, daß man psychologisch zu erklären versuche, was in Wirklichkeit seine Wurzeln außerhalb des Seelischen hat,

---

[1]) Vgl. auch § 8 dieses Kapitels.

oder daß man Erklärungsweisen, die innerhalb der Psychologie bewährt seien, ohne Prüfung ihrer Übertragbarkeit in anderen Gebieten anwende, oder gar, daß dieselbe Behauptung in den niederen Sphären der Psychologie richtig und gleichwohl in den höheren Sphären der Geisteswissenschaften und der Anthropologie falsch sein könne — wobei der Psychologe sich lebhaft an die alte Lehre über das Verhältnis zwischen Offenbarung und „bloßer" Vernunft erinnert fühlt. Der Kampf gegen den Psychologismus konnte unter diesen Voraussetzungen nur in dem Versuch bestehen, das Übel auf seinen vermeintlichen Ursprungsort zurückzudämmen.

Heute weiß der Psychologe, daß der eigentliche Gegenstand der Ablehnung, dieses rasch fertige, sachblinde „Zurückführen", zum Wesen der Psychologie nicht mehr und nicht weniger gehört als zu dem irgendeiner anderen Wissenschaft, daß er nur deshalb hier besonders günstigen Boden fand, weil es sich um den jüngsten und daher am wenigsten gefestigten Zweig echter Forschung handelte, um eine Wissenschaft, die bereit war, der neu erhobenen Forderung nach Strenge und Entscheidbarkeit auch unter den größten Opfern zu genügen, ohne jedoch über den eigentlichen Sinn dieser Forderung noch recht im klaren zu sein. Er weiß damit zugleich, daß diese Art zu verfahren in der Psychologie nicht weniger verfehlt und unangebracht ist als anderswo. Erst damit sind die Voraussetzungen für ihre endgültige Überwindung gegeben. So ist es nicht verwunderlich, daß der Psychologe oft empfindlicher gegen „psychologistische" Übereilungen ist als seine wissenschaftlichen Nachbarn, und daß der Kampf gegen den Psychologismus, der vor Jahrzehnten in der Philosophie begann, nur von der Psychologie selbst zu Ende geführt werden kann.

§ 3. Das sachgemäße Verhalten bei der Erforschung des unmittelbar Gegebenen.

Der eleatische Grundsatz betrifft nicht besondere Eigenschaften des Wirklichen, sondern den Zugang zu ihm, die Art, wie man sich seiner versichert. Er ist eine allgemeinste Verfahrensvorschrift, kein Lehrsatz sachlichen Inhalts. Er läßt sich daher auch nicht durch besondere Tatsachenfeststellungen bestätigen oder widerlegen. Über seine Berechtigung entscheidet nur die größere oder geringere Fruchtbarkeit der Forschung, im ganzen genommen. Wer mit der neueren experimentellen Psychologie, von der in diesen Kapiteln berichtet wird, einigermaßen vertraut ist, für den ist diese Entscheidung schon eindeutig gefallen.

Die Psychologie, soweit sie Lehre vom unmittelbar Gegebenen ist[1]), erfordert ein Verhalten zu ihrem Gegenstand, das der eleatischen Forderung ziemlich genau entgegengesetzt ist. Es ist mit wenigen Worten beschrieben,

---

[1]) Sie ist es keineswegs ausschließlich; vgl. hierzu § 5 dieses Kapitels.

die überdies alles andere als neu sind, die man ähnlich bei *Hamann, Lichtenberg, Goethe, Schopenhauer* und *Klages* so gut finden kann wie in dem taoistischen Märchen von der Harfe. — Freilich ist die Forderung dort meist in erster Linie an den Künstler, und außer bei *Goethe* erst in der phänomenologischen Schule der Philosophie ausdrücklich auch an den Forscher gerichtet. Sie lautet:

> Das Vorgefundene zunächst einfach hinzunehmen, wie es ist; auch wenn es ungewohnt, unerwartet, unlogisch, widersinnig erscheint und unbezweifelten Annahmen oder vertrauten Gedankengängen widerspricht. Die Dinge selbst sprechen zu lassen, ohne Seitenblicke auf Bekanntes, früher Gelerntes, „Selbstverständliches", auf inhaltliches Wissen, Forderungen der Logik, Voreingenommenheiten des Sprachgebrauchs und Lücken des Wortschatzes. Der Sache mit Ehrfurcht und Liebe gegenüberzutreten, Zweifel und Mißtrauen aber gegebenenfalls zunächst vor allem gegen die Voraussetzungen und Begriffe zu richten, mit denen man das Gegebene bis dahin zu fassen suchte[1]).

Wenn wir eben auf die Voreingenommenheiten des Sprachgebrauchs besonders hinwiesen, so hat dies seinen Grund in einer gewissen Neigung unserer gegenwärtigen philosophierenden Psychologie, oder richtiger: um psychologische Fragen bemühten Philosophie, anstatt der Sachen ihre Namen zu untersuchen. Dachte man im Psychologismus an der Sache vorbei, ohne sich nach ihr umzusehen, so ist man in diesem neuen Etymologismus ständig in Gefahr, schon beim ersten besten Wegweiser zu ihr stehen zu bleiben. „Man bedenkt nicht, daß Sprechen, ohne Rücksicht von was, eine Philosophie ist", die sich von den jüngeren philosophischen Systemen hauptsächlich nur dadurch unterscheidet, „daß sie im Besitz der Deklinationen und Konjugationen ist", die aber, wenn sie auch noch so viele wertvolle Hinweise auf Tatbestände bietet, und trotz ihres unvergleichlich viel ehrwürdigeren Alters, so wenig als Offenbarung, als bevollmächtigte Vertreterin der Dinge hingenommen werden darf wie irgendeine ihrer jüngeren Schwestern.

Nicht ohne Zögern schreibt man solche oft gehörten Dinge nieder. Aber sie teilen das Schicksal aller Verhaltensforderungen, daß ihre Kenntnis nicht genügt, um ihre Ausübung zu verbürgen. Auch heute sind wir noch nicht sicher vor schwersten Rückfällen in das eleatische Verfahren.

Selbst einer der unerbittlichsten lebenden Bekämpfer des eleatischen Geistes erweist sich noch tief in ihn verstrickt, wenn er in diesem Kampf in die überholte altgriechische Fragestellung hineingerät, ob das Werden oder das beharrende Sein das eigentlich Wirkliche sei, sich dabei mit *Heraklit* für das Werden entscheidet und die handfesten, dauernden Dinge — also, wenn man Ernst damit macht, den Boden, der uns trägt, das Dach, das uns schützt, und die Waffe, mit der wir uns verteidigen — als Trug und Erfindung des lebensfeindlichen

---

[1]) Wieweit diese Forderung auch außerhalb der Psychologie gilt, wird hier nicht erörtert.

Geist-Willens aus der ursprünglichen Wahrnehmung und aus der Welt überhaupt hinaus beweisen zu können vermeint.

Das ist kein Einzelfall. Noch ein jüngst erschienenes Buch — freilich das erste psychologische eines in anderen Fächern verdienten Verfassers — hebt an mit dem „Beweis", daß es so etwas wie Zeit in Wirklichkeit nicht gebe, und mit einem raschen Federstrich durch ziemlich die ganze bisherige Psychologie, die ohne Kenntnis von dieser umstürzenden Entdeckung natürlich keine brauchbaren Ergebnisse erzielen konnte. Wo bei ernsthaften Forschern noch solche ungeheuerlichen Verstöße gegen die Forderung der Ehrfurcht vor dem unmittelbar Gegebenen möglich sind, erübrigt sich der Aufweis der kleineren und weniger folgenreichen, von denen man auch aus neueren Einzeluntersuchungen eine ansehnliche Musterschau zusammenbringen könnte.

Zur Vermeidung von Mißverständnissen sei bemerkt: Die oben ausgesprochene Forderung enthält nicht etwa ein Gebot, wie es schon gelegentlich von psychologischen Programmatikern ausgesprochen wurde, sich mit der Beschreibung des unmittelbar und ohne besondere Anstalten Gegebenen zu begnügen und auf darüber hinaus führende Vermutungen und deren Prüfung durch experimentelle Veranstaltungen, durch Messung und Zählung zu verzichten. Sie behauptet nur, dies aber sehr begründeter Weise, daß es sinnlos ist und zu Fehlansätzen führen muß, wenn man zu Annahmen und Untersuchungen über Ursachen und über Wirkungen des zunächst Gegebenen übergeht, ohne dieses überhaupt recht zu kennen. Und sie gibt an, wie man sich verhalten müsse, um es erst einmal wirklich kennenzulernen.

§ 4. Sinn und Unsinn des eleatischen Grundsatzes.

Um die ungeheure Wirksamkeit der eleatischen Forderung zu verstehen, muß man sich vergegenwärtigen, was sie eigentlich besagt, und was sie für die Geschichte des menschlichen Denkens bedeutet hat. Sie verlangt, wie schon angedeutet, alles unmittelbar Gegebene, also ausnahmslos alles uns täglich Begegnende, die greifbaren Dinge, die wirkenden Wesen und die unentrinnbaren Geschehnisse: nicht nur einen Farbfleck, sondern auch einen Vulkanausbruch, nicht mehr als die Wirklichkeit selbst, sondern als bloßen „Schein" aufzufassen und gedanklich damit umzugehen, als ob es sich nur um Annahmen über das eigentlich Wirkliche handelte — Annahmen, die als solche „richtig" und „falsch" sein können, und die jedenfalls einer Bewährung bedürfen, um vor einem Geist zu bestehen, dem es auf das eigentlich Wirkliche ankommt. Wie man leicht sieht, ist diese, die Unschuld der natürlichen Weltauffassung zunächst durchaus zerstörende Forderung das Ferment für die ganze einzigartige Entwicklung der Naturwissenschaft und Naturbeherrschung von den Griechen bis zum heutigen Tag.

Trotz alledem ist natürlich die eleatische Forderung sinnlos und unangebracht in einer Wissenschaft, die sich die Aufgabe stellt, das unmittelbar Gegebene selbst als besondere, von dem etwa durch es angezeigten „eigentlich" Wirklichen verschiedene, Wirklichkeit eigener Art zu erforschen. Nachdem man aber so lange und mühsam geübt hat, als Forscher das unmittelbar Gegebene nur als teils mehr, teils weniger verläßliches und je nach dieser Verläßlichkeit bewertetes Anzeichen für Anderes zu nehmen, ist es kein Wunder, wenn in dem Augenblick, wo es selbst zum Gegenstand der Forschung wird, über die grundsätzlichen Folgen dieses Wechsels nicht sogleich volle Klarheit besteht, und man zunächst auch als Psychologe fortfährt, innerhalb des unmittelbar Gegebenen die Unterscheidung zwischen wissenschaftlich Verläßlichem und Unverläßlichem zu versuchen und nach eigentlich Wirklichem zu fahnden. Das Ergebnis ist bekannt. Es ist u. a. die noch keineswegs ganz abgetane Legende von den „reinen" und „einfachen" Empfindungen.

Das ist die verquere Behauptung, daß etwas entweder gar nicht oder nur unter den künstlichsten Vorkehrungen Beobachtbares, und sich dann durch keinerlei sachliche Besonderheiten von verwandten, alltäglich beobachtbaren Erscheinungen Auszeichnendes, jedenfalls aber für das Seelenleben höchst Belangloses das seelisch eigentlich Wirkliche sei und den Ausgangspunkt der psychologischen Forschung zu bilden habe. Es ist die völlige Verdrehung und Vertauschung der Begriffe des Wichtigen und Unwichtigen, die die experimentelle Psychologie in ihren Anfängen kennzeichnet und für die Beurteilung dieser Wissenschaft in der Öffentlichkeit noch heute weithin bestimmend ist.

Um zu verstehen, wie es dazu kommt, bedarf es freilich etwas gründlicherer Überlegungen[1]).

§ 5. Erster und zweiter Sinn von Wirklichkeit: physikalische oder erlebnisjenseitige und anschauliche oder erlebte Welt; ihre Vermengungen in der Psychologie.

Auch nachdem das unmittelbar Gegebene selbst: die heute so genannte phänomenale oder anschauliche Welt mit allem ihrem Inhalt, zum Gegenstand der Forschung geworden ist[2]), besteht die Frage nach dem Unterschied von Schein und Wirklichkeit als echte Frage fort; aber jetzt in so völlig anderem Sinn, daß es zunächst ganz klar werden muß, in welchem Sinn sie nicht mehr besteht.

Bei der naturwissenschaftlichen Forschung hatte sie gelautet: welchen Verhältnissen oder Beziehungen der anschaulichen Welt (der Welt des „Scheins") entsprechen möglichst sich mit ihnen deckende Verhältnisse der physikalischen bzw. allgemein erlebnisjenseitigen Welt (der Wirklichkeit im ersten Sinn). Es handelte sich um die Herausarbeitung des „zuverlässi-

---
[1]) Vgl. §§ 7, 8, 15, 18 dieses Kapitels.
[2]) Diese Erweiterung des Forschungsbereichs auf das scheinbar Außerseelische ist nicht etwa, wie manche Kritiker der letzten Zeit anzunehmen scheinen, ein neues und fragwürdiges Unternehmen der Gestaltpsychologie: sie war grundsätzlich vollzogen in dem Augenblick, wo man optische Täuschungen, Farbkontrast u. dgl. psychologisch zu untersuchen begann.

gen" Scheins aus der Unmasse des unzuverlässigen, d. h. des unmittelbar ins Erlebnisjenseitige „übersetzbaren" Scheins von demjenigen, bei welchem diese „Übersetzung" entweder nur unter erheblichen Abänderungen oder überhaupt nicht möglich ist. — Genau dieselbe Aufgabe besteht übrigens für diejenigen Teilgebiete der Psychologie, die sich nicht mit dem unmittelbar Gegebenen selbst, sondern mit solchen Tatbeständen befassen, die, wie die physikalischen, auch in die eigene Anschauungswelt nur in bestimmter Weise hineinwirken: also u. a. mit den Gedächtnisspuren, mit dem (wirklichen) Charakter eines Menschen, aber auch mit augenblicklichen Neigungen und Abneigungen, Strebungen, Einstellungen und sonstigen seelischen Zuständen aller Art, sofern sie sich uns nicht unmittelbar in bestimmten Gefühlen offenbaren, sondern uns nur aus gewissen eigenen Verhaltensweisen (Gedanken, Erwägungen, Handlungen) oder aus Änderungen unserer Umwelt als („unbewußt") wirklich erschließbar sind.

Hierher gehören Fragen wie die nach der Echtheit von Gefühlen, nach den wahren Motiven eines Tuns, nach den Selbsttäuschungen und dem Selbstbetrug, ebenso von der Ausdruckskunde derjenige Teil, der sich über die Gestaltanalyse hinaus mit der Frage nach dem Zusammenhang zwischen den Gemütszuständen und ihren Äußerungen und nach der Zuverlässigkeit der Ausdruckscharaktere befaßt. Vor allem gilt das Gesagte für die ganze Lehre von dem anschaulich Gegebenen anderer Wesen bzw. den psychischen oder physiologischen Strukturen, die in diesen Wesen (etwa in bestimmten Tierarten) am Platz und in der Rolle unserer eigenen anschaulichen Erlebnisse angenommen werden müssen.

Soweit aber die Psychologie die anschauliche Welt selbst erforscht, ist alles in dieser Vorkommende für sie einfach ein durch nichts wegzubringender Tatbestand: ein negatives Nachbild, eine Geistererscheinung, ein Traum, eine Ahnung und ein unbestimmtes Gefühl nicht weniger als der Tisch, auf dem ich schreibe, und die Menschen, mit denen ich mich unterhalte; und die guten und schlechten Launen dieser Menschen und ihre Forderungen und Erwartungen, die ich, auch wenn sie nicht sprechen, von ihnen ausgehen spüre, nicht weniger als ihr Leib und ihre Glieder. Als solcher Tatbestand ist alles überhaupt anschaulich Erlebbare eine Gesamtheit von echt Wirklichem, das genau die gleiche Würde wie das physikalisch Wirkliche besitzt; wir nennen es Wirklichkeit im zweiten Sinn. Die Zuerkennung dieser Würde drückt sich u. a. darin aus, daß die Frage der wissenschaftlichen Zuverlässigkeit des Gegebenen (die natürlich nicht mit der Frage nach der Zuverlässigkeit seiner Beschreibung und Mitteilung verwechselt werden darf) hier überhaupt nicht auftritt, sondern ersetzt ist durch die Frage nach den besonderen Gesetzen des Zusammenhangs dieses zweiten Wirklichkeitsbereichs mit dem ersten, physikalischen. Die „Verläßlichkeit" im physikalisch-erkenntnistheoretischen Sinn liegt vor, wo dieser Zusammenhang in bestimmter Hinsicht besonders einfach und beständig ist.

Die Anerkennung des anschaulich Gegebenen als zweiten Wirklichkeitsbereichs erforderte einen schwierigen Prozeß des Umdenkens, der auch innerhalb der Fachwissenschaft heute noch nicht abgeschlossen ist. Es gibt systematische Behandlungen der Psychologie, voll von verwickelten Problemen, die nur daraus entstehen, daß dieses Umdenken auf halbem Wege stehen geblieben ist.

In einem fort werden da anschauliche Dinge mit physikalischen Objekten verwechselt. So, wenn man meint, wegen der „Enge des Anschauungsraumes" kleiner Kinder könnten Licht- oder Schallreize, deren Quelle mehr als ein paar Meter von ihnen entfernt ist, keine Wirkung auf sie ausüben.

Unter der Herrschaft des physikalischen Wirklichkeitsbegriffs werden ferner die anschaulichen Gegebenheiten („physischen Phänomene") als „blind geglaubte Unwirklichkeiten", ihre Wahrnehmung als „Wirklichkeitssuggestion" u. dgl. bezeichnet. — Oder es wird das Verhältnis der anschaulichen Welt zur physikalischen in einer Sprache geschildert, die nur auf das durch jene vermittelte Verhältnis des erkennenden Menschen zur physikalischen Welt anwendbar ist. „Die Wahrnehmung" tritt da in der Rolle eines zweiten erkennenden Subjekts auf, das gewissermaßen als vorgeschobener Posten vor dem eigentlichen Beobachter steht, das „Material" der Reize vorläufig „auswertet" und die dabei gewonnenen „Erkenntnisse" dem eigentlichen Beobachter nach hinten „durchgibt". Dieses „Vorsubjekt" ist freilich viel weniger begabt als jener. Es „berücksichtigt" nur einen engen Kreis von „Kriterien", fernerliegende läßt es „unverwertet"; es besitzt keine „umfassende Einsicht", „vermengt" Gegenstände, begeht „voreilige Verallgemeinerungen" und „fällt" daher auf gefälschte Kriterien „herein". Man sage nicht, das seien bloß bildliche Ausdrücke; in diesen Bildern äußert sich eine Auffassungsweise, die ein wirkliches Verständnis der Wahrnehmung von vornherein ausschließt.

Gegenüber allen derartigen Vermengungen ist streng daran festzuhalten: Es gibt nur ein beobachtendes Subjekt, und das heißt „ich"; und nur eine beobachtbare Welt, das ist die unmittelbar anschauliche. Diese selbst beobachtet aber nicht ihrerseits wieder die physikalische (oder die Reize), sondern sie steht zu dieser[1]) in einem rein sachlich zu beschreibenden Abhängigkeitsverhältnis, auf Grund dessen sie vom Subjekt als Hinweis darauf genommen werden kann. Hierbei verwertet der Beobachter bestimmte Merkmale der anschaulichen Welt als Hinweise auf bestimmte Eigenschaften des physikalisch Wirklichen; und er kann sich in ihrer Wahl und Deutung vergreifen. Das „Wahrnehmungssystem" selbst aber wählt nicht und vergreift sich nicht; es „verwertet" die Reize so wenig, wie die photographische Platte die kurzwelligen Lichtstrahlen „verwertet", von denen sie schwarz wird, und die langwelligen, die sie nicht angreifen, „unverwertet läßt"; und es fällt auf „falsche Reize" so wenig herein, wie die Platte auf eine chemische Substanz „hereinfällt", von der sie zum Leidwesen des Photographen ebenso geschwärzt wird wie von den Lichtstrahlen.

Es wird noch nicht allgemein gesehen, daß der in der Phänomenologie

---

[1]) Wir behaupten nicht: nur zu dieser. — Dies für die um die Einflußmächtigkeit des Subjekts in der Wahrnehmung besorgten Zeitgenossen.

der Wahrnehmung neu gewonnene Bereich von Wirklichem großenteils nur ein wiedergewonnener ursprünglicher ist: Er deckt sich weithin mit der greifbaren, dinglichen, „physikalischen" Wirklichkeit, wie sie sich dem unbefangenen Menschen, dem „naiven Realisten", vor der Berührung mit eleatischen Zweifeln und mit sinnesphysiologischen Untersuchungen darstellt, und in der wir alle, die Erkenntnistheoretiker sämtlicher Schulen eingeschlossen, leben und uns bewegen, wenn wir unseren täglichen Beschäftigungen und Pflichten nachgehen, — ja bei Licht besehen, selbst dann noch, wenn wir Erkenntnistheorie und Wahrnehmungspsychologie treiben. Den vollen Sinn dieser Feststellung hat man erst erfaßt, wenn man sich klar gemacht hat: Es gibt nicht außer den Leuten und Sachen, die wir um uns vorfinden und mit denen wir umzugehen haben, noch besondere „Empfindungs-" bzw. „Wahrnehmungskomplexe", die auf jene „hinweisen", sie „meinen" oder „intendieren", oder von denen unser Verstand auf die wirklichen Dinge „zurückschließt"; es gibt für uns nur die wirklichen Leute und Sachen selbst, wie sie vor uns hintreten und in Wechselwirkung mit uns stehen. Und diese wirklichen Gegenstände, Leute und Dinge selbst, unsere eigene Person eingeschlossen, sind die Wahrnehmungskomplexe oder -bilder, deren Entstehungsbedingungen zu untersuchen eine der Aufgaben der Psychologie ist. Als solche können sie allerdings zwar ihrem Sosein, insbesondere ihrer Struktur nach, aber niemals ihrem Dasein nach dasselbe sein wie die ebenso benannten physikalischen Gebilde, die ihre für den lebendigen Umgang jeweils wichtigste Teilursache bilden, — und noch weniger daseinsmäßig dasselbe sein wie die etwa durch sie hindurch sich äußernden fremden Iche[1]). Aber es muß noch einmal in aller Schärfe gesagt werden: Obwohl die Dinge und Wesen unserer unmittelbaren Umgebung demnach tatsächlich zu den im ersten Sinn wirklichen Gegenständen in der Beziehung eines Bildes zu dem darin Abgebildeten stehen, haben sie, falls sie nicht zufällig Bilder im gewöhnlichen Sinn (in einem Bilderbuch) sind, anschaulich nicht den Charakter eines Bildes, werden sie keineswegs als auf ein anderes, eigentlich Wirkliches hinweisend, es „bedeutend", erlebt, wie dies bei den Vorstellungen und Begriffen im strengen Sinn der Fall ist, — sondern als die letzte und eigentliche, ich-unabhängige Wirklichkeit selbst.

Man kann nicht behaupten, daß diese Einsicht unter den Psychologen heute schon weit verbreitet wäre. Ihr Fehlen äußert sich weniger in ausdrücklichen Behauptungen als in der eigenartigen Zaghaftigkeit, mit der die Befunde der neueren Wahrnehmungslehre in ihrer allgemeinen Bedeutung erkannt werden. Aus technischen Gründen sind diese Befunde — etwa die Zusammenhangsgesetze des Kap. 4 — größtenteils zunächst an Lichtflecken, Tuschepunkten, Kreidestrichen, ausgestanzten Papierscheiben u. dgl. gewonnen und gesichert, also an Gebilden, die nicht besonders handfest sind und leicht als „bloße Bilder" auf-

---

[1]) Vgl. ferner Kap. 9.

gefaßt werden[1]). Wenn man nun zur Abwechslung dieselben Gesetze an Tischen und Bänken, an Tieren und Menschen nachweist, wird das vielfach als etwas grundsätzlich Neues aufgenommen — wie wenn diese Gesetze vorher nicht für Gebilde der Umwelt nachgewiesen wären, sondern für irgend etwas ganz anderes, in einem gewissen Sinn weniger Wirkliches, in einem anderen aber zugleich Wirklicheres; was das sein soll, kann aber erst später ohne Umstände gesagt werden[2]).

§ 6. Dritter Sinn von Wirklichkeit: das Angetroffene im Gegensatz zum bloß Vergegenwärtigten.

Wie schon gesagt, hat trotz allem die Frage nach dem Wirklichen auch in der Psychologie, und zwar auch in der Lehre vom unmittelbar Gegebenen, einen guten Sinn. Der nun schon in zwei Bedeutungen (als physikalische bzw. allgemein erlebnisjenseitige Welt und als anschauliche oder erlebte Welt) gebrauchte Ausdruck „Wirklichkeit" kommt noch in drei anderen, nunmehr klar phänomenologischen Bedeutungen vor.

Innerhalb des Erlebbaren, d. h. innerhalb der Wirklichkeit im 2. Sinn, wird unterschieden zwischen den Dingen, Wesen, Ereignissen, Taten selbst und deren Vergegenwärtigungen, also zwischen von uns Angetroffenem, Vorgefundenem, leibhaft uns Begegnendem (oder leibhaft von uns Gewirktem), uns selbst also in diesem Sinn Gleichrangigem einerseits — und von uns bloß Gedachtem, Vorgestelltem, Vermutetem, Geahntem, Erinnertem, Erwartetem, begrifflich Gewußtem, Geplantem, Beabsichtigtem andererseits (Wirkliches und Nichtwirkliches im 3. Sinn. Die Vergegenwärtigungen nun haben tatsächlich häufig (ob immer, bleibt trotz allem fraglich) den vielberufenen Charakter der „Intentionalität", der Mittlerschaft oder Bildhaftigkeit; sie werden dann als „hinweisend auf" dasjenige Wirkliche oder Mögliche, das sie vorstellen oder bedeuten, unmittelbar erlebt; während dies bei den leibhaft angetroffenen Anschauungsgegenständen, wie gesagt, nicht der Fall ist. Das Wirkliche, auf das sie hinweisen, ist — das muß ausdrücklich gesagt werden — im unbefangenen Erleben durchaus die Wirklichkeit im 3. Sinn, also die Welt der antreffbaren Anschauungsgegenstände; erst nachdem der Begriff einer Wirklichkeit im 1. Sinn gefaßt ist, können sie sich auch unmittelbar auf diese beziehen; diese unmittelbare Beziehung bleibt aber ganz auf bestimmte Bereiche des theoretisch-wissenschaftlichen Denkens beschränkt. — Wenn von manchen Verfassern allen „Bewußtseinsinhalten" Intentionalität zugeschrieben wird, so ist dabei sichtlich nur das Vergegenwärtigte als „Bewußtseinsinhalt", das Angetroffene (die Wirklichkeit im 3. Sinn) dagegen als außerseelisch betrachtet, das heißt: mit der Wirklichkeit im ersten Sinn verwechselt.

---
[1]) Vgl. § 15 dieses Kapitels.
[2]) Vgl. §§ 15 und 18 dieses Kapitels.

Geträumtes, echt Halluziniertes und recht lebhaft „Eingebildetes" (etwa bei einer gut ausgewachsenen Hypochondrie oder bei dem Beziehungswahn) gehört selbstverständlich zur Klasse des Angetroffenen; ebenso die sog. assimilativen Reproduktionen (beim Übersehen von Druckfehlern usw.), bei denen vorgefundene Dinge Eigenschaften aufweisen, die nur aus dem Spurenschatz des Beobachters stammen können — im Gegensatz zu den sog. additiven, bei denen das Reproduzierte zumeist durchaus mit dem Charakter des Vergegenwärtigten auftritt. Dagegen gehören so unzweifelhaft bestehende Dinge wie das eigene Herz und überhaupt sämtliche innere Organe für den Gesunden (und ihre Gestalt auch für den Kranken, der ihr Vorhandensein schmerzhaft spürt) nicht zu der Klasse des anschaulich Angetroffenen, sondern zum nur Gewußten.

Wenn uns diese Feststellungen nicht selbstverständlich sind, wenn wir geneigt sind, uns dagegen zu sträuben, so beruht das wiederum darauf, daß wir nicht streng am dritten Sinn von Wirklichkeit festgehalten haben, sondern unvermerkt in den ersten zurückgeglitten sind, in welchem der lebhafteste Traum und die unentrinnbarste Halluzination zu dem unverläßlichen, weil kein Gegenstück im Physikalischen besitzenden, das blasseste Wissen um Ort und Art eines verborgenen Organs dagegen zu dem verläßlichen „Schein" gehören. Daß man so leicht abgleitet, hat seinen guten Grund. Das Verhältnis zwischen dem (anschaulich oder gedanklich) vergegenwärtigten und dem anschaulich wirklichen, d. i. angetroffenen Gegenstand ist von je her das Vorbild für die erkenntnistheoretischen Annahmen über das Verhältnis zwischen dem anschaulich wirklichen, d. i. angetroffenen, und dem physikalisch wirklichen Gegenstand gewesen[1]). Die Ähnlichkeit dieser beiden Beziehungen hat aber immer wieder dazu verführt, sie zu vermengen. Wenn etwa von der Wahrnehmung eines unmittelbar gegenwärtigen Dinges die Rede ist, wird dann dem anschaulichen Ding in unklarer Weise die Rolle des physikalischen zugeschrieben. Auf der seelischen Seite entsteht dadurch eine Lücke. In diese wird dann der schon oben genannte „Empfindungskomplex" als ein geistiger Doppelgänger (als ein „Bild") des Dinges hineinbehauptet, von dem im tatsächlichen Wahrnehmen niemals etwas vorzufinden ist. Prüft man die diesbezüglichen Behauptungen etwas genauer, so stellt es sich regelmäßig heraus, daß da einfach das, was wir aus physikalischen, anatomischen und physiologischen Untersuchungen von den Reizmannigfaltigkeiten auf den äußeren Sinnesflächen wissen, ins Seelische hinübergedichtet wird[2]). Es ist an der Zeit, daß das so entstandene Fabelwesen aus den Darstellungen der Wahrnehmungslehre verschwindet.

Der größte Teil des vorliegenden theoretisch-psychologischen und erkenntnistheoretischen Schrifttums, nicht erst das erste Buch von *Schopenhauers* Hauptwerk

---

[1]) Vgl. § 4.
[2]) Über die „Konstanzannahme", die in dieser Konstruktion als Voraussetzung enthalten ist, vgl. Kap. 3, § 10, Kap. 5, § 3 und Kap. 8, § 8,1.

und nicht nur die umfangreiche neuere Literatur über die sog. intentionalen Akte, ist wegen der besprochenen Vermengung und der hervorragenden Rolle, die der frei erfundene Doppelgänger des Anschauungsdinges darin spielt, in entscheidenden Punkten wertlos. Dies gilt enttäuschenderweise auch für eine eben erst erschienene Untersuchung über die philosophischen Grundlagen der Gestaltpsychologie.

Übrigens wäre es falsch, zu meinen, das in diesem Sinn Angetroffene sei einfach dasselbe wie die „Außenwelt" und das Vergegenwärtigte dasselbe wie die „Innenwelt". Wie schon früher bemerkt, kann rein Vergegenwärtigtes, das man — vom Standpunkt des fremden Zuschauers mit einem gewissen Recht — üblicherweise zur Innenwelt rechnet, sehr wohl seinen Ort an bestimmten Stellen zwischen den außer uns angetroffenen Dingen haben. Daneben besteht bekanntlich die Möglichkeit von willkürlichen, rein geistigen Eingriffen in die kategoriale Formung des draußen Angetroffenen im Sinne mitgebrachter — zunächst nur gedachter oder vorgestellter — Auffassungsweisen. Aber auch reine Vorstellungs- und Denkgegenstände, die keine bestimmte Stelle im Dingraum einnehmen, erscheinen für den Denkenden selbst trotzdem durchaus nicht eigentlich in seinem Innern, von wo sie unter Umständen hervorgerufen und gehalten werden; sondern auch sie stehen ihm, wie ihr Name richtig besagt, in eigenartiger Weise gegenüber. Ja, wenn ein Nachdenkender bestimmte Gebiete seines Wissens oder seiner Erinnerung nach einer bestimmten Tatsache absucht, so ist es angemessener zu sagen: er habe sich in diese — im 3. Sinn ganz unwirklichen — Gebiete hineinbegeben und bewege sich darin umher, — als zu behaupten: sie seien in ihm. Es handelt sich um Sachverhalte, auf die schon die erste sorgfältige Analyse der Vorstellungstätigkeit vor Jahrzehnten führte. Daß es so schwer fällt, sie anzuerkennen und die grundsätzlichen Folgerungen daraus zu ziehen, hat seine Ursache wiederum darin, daß man den außer uns angetroffenen anschaulichen Dingen unvermerkt wieder die Rolle von im ersten Sinn wirklichen Objekten erteilt hat, zwischen denen von den eigenen Gedanken des Betrachters oder von unmittelbaren Wirkungen derselben natürlich niemals etwas zu finden sein kann. — Jedenfalls ist das meiste Vergegenwärtigte nicht „innen", sondern „außen"; und das meiste wirklich Innere nicht vergegenwärtigt, sondern angetroffen: Man denke an die eigenen Gefühle, Stimmungen, Strebungen, Neigungen usw., vom Hunger und Durst bis zur Begeisterung und Seligkeit.

Wohl gibt es hier bezeichnende Übergangsfälle, z. B. den „guten Vorsatz", der kaum faßbar zwischen dem Charakter eines bloßen, wenn auch oft lebhaften Vergegenwärtigens dessen, was man eigentlich wollen sollte oder möchte, und dem einer als wirklich vollzogen erlebten Willensänderung schillert; — wobei auch im zweiten Fall, wie das Sprichwort von dem Weg zur Hölle besagt, seine Wirklichkeit im 1. Sinn nicht feststeht, sondern nur aus den Früchten zu erschließen ist. Schwierig ist auch die Entscheidung, ob vom eigenen Charakter etwas anzutreffen, unmittelbar zu spüren ist, oder ob eigene Charakterzüge nur erschlossen, nur in Meinungen, Vermutungen, Überzeugungen vergegenwärtigt werden können[1]). Aber dergleichen Grenzfälle zwischen Vergegenwärtigtem und Angetroffenem gibt es auch in der Außenwelt: gewisse noch ungefestigte Einbildungen, die (seltenen) willkürlichen Halluzinationen, die schwellennahen Erscheinungen im sog. Objektivierungsversuch, das eidetische Anschauungsbild, und vor allem die eigenartige, zwischen Dasein und Vergegenwärtigtsein schwebende Gegebenheitsweise des unmittelbar Vergangenen und des eben Bevorstehenden. Man denke an die eben verklungenen Worte eines längeren, noch nicht zu Ende gesprochenen Satzes, oder die eben bevorstehenden eines bekannten Gedichts, das man aufsagen hört. — Solche Grenzfälle ändern jedoch nichts am Sinn und Wert der dargelegten Unterscheidung, durch die im Reich der Erlebniswirklichkeit ein engeres Reich des eigentlich Wirklichen sich aussondert.

§ 7. **Das Angetroffene und die „Empfindung"; die genetische Bedingung der „Antreffbarkeit" in der älteren Wahrnehmungslehre: ihr „Physiologismus".**

Offenbar hat man bei der Heraushebung dessen, was im Sinn des eleatischen Grundsatzes seelisch eigentlich wirklich sein sollte: der „reinen Empfindung", eine Richtung eingeschlagen, die im ersten Herangehen auf das Vorfindbare, Antreffbare, nicht bloß Vergegenwärtigte zielt. Und wie man leicht vielfach belegen kann, zeigt die theoretische Behandlung im einzelnen deutlich, daß der unmittelbar anschauliche Gegensatz zwischen Vorgefunden und Vergegenwärtigt der eigentlich gemeinte Unterscheidungsgrund ist, der die „reine Empfindung" aus der Gesamtheit des Erlebbaren herausheben sollte. Was in der überkommenen Lehre tatsächlich als „reine Empfindung" herausgehoben wurde, fällt aber schließlich nicht entfernt mehr mit dem unmittelbar anschaulich Vorgefundenen zusammen. Wenn nicht seine Vorfindbarkeit überhaupt bezweifelt wird, umfaßt es nur einen ganz geringen Bruchteil des bei unbefangener Betrachtung Vorfindbaren, oder richtiger: nur gewisse Züge daran. Damit wird freilich zugleich behauptet, daß das meiste von dem, was dem unvoreingenommenen und unverbildeten Betrachter begegnet, „eigentlich" bloß vergegenwärtigt sei; mehr, daß das meiste von dem, was wir ständig im Original anzutreffen meinen, überhaupt nicht antreffbar sei, da es grundsätzlich und von vornherein nur in Vergegenwärtigung, als Wissen, als Urteilsinhalt, Vermutung, Annahme auftreten könne. Wie man sieht, ist hier der ursprüngliche, einfache phänomenologische Sinn der Unterscheidung zwischen Angetroffenem und Vergegenwärtigtem zerstört. Andere Gesichtspunkte müssen sich an seine Stelle gedrängt haben. Es handelt sich im wesentlichen

---

[1]) Daß der Inhalt des so oder so Gegebenen zu der Wirklichkeit im 1. Sinn im äußersten Gegensatz stehen kann, und daß im Bewußtsein — genau wie vom eigenen Körper und seinem Befinden — auch vom eigenen Charakter um so weniger vorhanden sein wird, je besser und je länger er schon in Ordnung ist, daran sei hier nur nebenbei erinnert.

um zwei miteinander verwandte Gesichtspunkte, einen genetischen und einen beschreibenden, sachlich inhaltlichen, von denen der zweite sicher nicht zufällig schon bei den Eleaten eine Rolle spielt. Einen dritten, weniger wichtigen, werden wir später kennenlernen[1]).

Der genetische Gesichtspunkt wäre etwa so zu fassen:

Antreffbar und in diesem Sinn seelisch wirklich sind nur solche Inhalte, für deren Übermittlung eine besondere Reizart oder -eigenschaft und zu deren Aufnahme ein besonderes Organ bzw. in dem zuständigen Organ eine besondere körperliche Grundlage vorhanden ist.

Wenn hier eine objektiv greifbare Aufnahmevorrichtung gefordert wird, so erweist sich darin deutlich, daß die anschauliche Antreffbarkeit und die Verläßlichkeit im Sinn des Hinweisens auf physikalisch Wirkliches vermengt werden.

Das nächstliegende Anwendungsbeispiel ist wohl die noch vor kurzem ernsthaft vertretene Lehre, die Tiefe des Sehraums könne nicht „empfunden", sondern nur vorgestellt sein, weil die Aufnahmeorgane in der Netzhaut der Augen nur zweidimensional ausgebreitet sind. Und es ist bemerkenswert, daß tatsächlich einmal ein Theoretiker die anschaulich unbezweifelbare Unmittelbarkeit (Empfundenheit) der Sehtiefe dadurch zu „begründen" hoffte, daß er eine, wenn auch noch so geringfügige, Tiefenstaffelung der Sehzellen oder ihrer lichtempfindlichen Teile nachzuweisen versuchte. Hierher gehört es auch, wenn man aus der Kenntnis der verschiedenen Lage der Sinnesorgane und ihrer zentralen Einzugsgebiete schließt, daß jeder raumvermittelnde Sinn ursprünglich seinen eigenen Raum haben müsse, und fragt, wie hinterher diese Räume (z. B. der „Sehraum" und der „Tastraum") miteinander „verknüpft" würden.

Weitere Beispiele dieses Brauchs, aus peripher-physiologischen Tatsachen zu folgern, wie davon mitbestimmte seelische Erscheinungen beschaffen sein müßten, welcherlei Eigenschaften sie haben dürften und welcherlei andere nicht, werden wir noch öfters begegnen[2]). Er hat in der Psychologie bis heute eine solche Rolle gespielt, daß es sich lohnt, ihn mit einem besonderen Namen zu kennzeichnen. Wir nennen ihn „Physiologismus"; wobei hoffentlich klar genug geworden ist, daß damit nicht jede vernünftige Vermutung über physiologische Bedingungen und Korrelate psychischer Erscheinungen, sondern nur dieser ganz bestimmte, im übrigen auch mit den tatsächlichen anatomisch-physiologischen Verhältnissen im Nervensystem unvereinbare Fehlansatz gemeint ist[3]).

---
[1]) Am Schluß von § 15 dieses Kapitels.
[2]) Vgl. bes. das 3. und 5. Kapitel.
[3]) An sich wäre wegen der Rolle, die dem Sinnesorgan zugeschrieben wird, der Ausdruck Sensualismus angemessen; da er aber in der Erkenntnislehre in etwas anderer Weise festgelegt ist, würde das leicht zu Verwirrung führen.

§ 8. Die deskriptive Bedingung der „Antreffbarkeit" in der älteren Wahrnehmungslehre: Die „materialistische Voraussetzung".

Bei dem deskriptiven Gesichtspunkt zur Kennzeichnung des „Antreffbaren" (Empfundenen) handelt es sich um eine Voraussetzung, die auch außerhalb der Psychologie eine erhebliche Rolle gespielt hat. Sie lautet etwa:

Nur Stoffliches kann wirklich sein; was man nicht anfassen, abwiegen, auf Flaschen füllen und wegtragen kann, das ist gar nichts. Und demgemäß: die wesentlichen und unterscheidenden Eigenschaften jeglicher Erscheinung sind diejenigen ihres Stoffs, ihres materiellen Substrats.

Diese, im eigentlichen Sinn „materialistische", Auffassung, die — wahrscheinlich nicht erst seit *Parmenides* — das Seiende (τὸ ὄν) und den raumfüllenden Stoff (τὸ πλέον) ausdrücklich als dasselbe erklärt[1]), die das ganze Denken des Altertums durchzieht und sich z. B. in der Auffassung des ordnenden Geistes als allerfeinsten, alles durchdringenden Stoffes ausspricht, lebt in der Psychologie bis an die Schwelle unserer Zeit fort: In der Alltagspsychologie als die kaum ausrottbare Ansicht von der Seele als zweitem, stofflichem Etwas, das mit dem Körper während des Lebens „verbunden" sei, in ihm wohne, entweder in einem bestimmten Organ „untergebracht", oder den Körper wie Blut und Gewebsflüssigkeit durchtränkend[2]); — in der Fachpsychologie als die selbstverständliche Auffassung des eigentlich Wirklichen (Antreffbaren), d. h. der „Empfindungen", als Materialqualitäten oder Arten von Sinnesstoffen, wie es etwa die Farben tatsächlich sind. Wie man leicht sieht, ist hier die Quelle der Erwartung, zu jedem nervösen Empfangsorgan eine besondere Sinnesqualität zu finden[3]). Nicht zufällig sind unter den Fabelgebilden der neueren Psychologie Materialarten besonders zahlreich vertreten.

Die schon genannten „Bewegungsempfindungen", die „Vestibularempfindungen", die optischen „Lokalzeichen" sind durchweg zunächst als sozusagen stoffliche Qualitäten von der Art einer Farbe gedacht. Nur aus dieser Identifikation des „Seienden" und des „Erfüllenden" ist die Wichtigkeit zu verstehen, die man seinerzeit der Entdeckung einer „Glasempfindung" beimaß: Die Tiefe des Sehraums galt, wie man aus dem psychologischen Schrifttum der letzten Jahrzehnte leicht belegen kann, als eine zweifelhafte und nicht recht anerkennungswürdige Angelegenheit bis zu dem Augenblick, wo man einen besonderen Stoff entdeckt zu haben glaubte, der sie erfüllt; — und zwar, wie man sofort weiter anzunehmen bereit war, sie auch in den viel zahlreicheren Fällen erfüllt,

---
[1]) Vgl. auch § 12, wo dieselbe Auffassung unter einem anderen Gesichtspunkt besprochen wird.
[2]) Man denke auch an die alten Auseinandersetzungen über die Göttlichkeit Christi.
[3]) Siehe oben § 1.

wo man nichts von ihm „bemerkt". Dieselbe Voraussetzung spürt man hinter den angestrengten Bemühungen um die Frage, ob den Gefühls- und besonders den Willenserlebnissen je eine besondere Art von Bewußtseins-„Element" zuzuordnen sei. Und ohne diese Voraussetzung wäre das Gefühl umwälzender Erkenntnis nicht zu begreifen, mit dem die Feststellung der Würzburger Schule begrüßt wurde, daß das Gewebe der Gedanken nicht aus dem Stoff der Vorstellungsbilder, sondern aus einem besonderen, unanschaulichen Stoff bestünde. Man erkennt ihre Spuren auch heute noch in dem Brauch, von Orts-, Richtungs-, Lage-, Bewegungs-„Empfindungen" zu sprechen, wo der unbefangen Aufmerkende nichts als Orte, Richtungen, Lagen und Bewegungen von Gegenständen (Lichtern, Dingen, eigenen Gliedern), aber eben keine besonderen, mit diesen „verknüpften" „Empfindungen" im qualitativen Sinn vorfindet; — ferner in der Tatsache, daß zur Erklärung gegenseitiger Beeinflussung seelischer Gebilde und Eigenschaften das Bild des „Abfärbens", also des Durchsickerns eines stofflichen Etwas, sich immer wieder als nächstliegendes darbietet[1]).

§ 9. Der Bestand an „Nicht-antreffbarem" nach der älteren Wahrnehmungslehre.

Wir versuchen einen kurzen Überblick zu gewinnen über den Umfang des im Erleben des unverbildeten Menschen jeden Augenblick selbstverständlich Vorfindbaren, dem von der älteren Psychologie, soweit sie folgerecht vorging, ebenso selbstverständlich die Vorfindbarkeit (die Wirklichkeit im 3. Sinn) abgesprochen wurde. Er umfaßt, wie wir sehen werden, fast alles irgendwie Wesentliche. Außer den charakteristischen Eigenschaften von umfassenden Bereichen und Mannigfaltigkeiten und von Teilen organisierter Ganzer sind hier vor allem zu nennen die verschiedenen Arten des Zusammenhangs: der Dingzusammenhang (die Einheit), die Fortdauer („Substanz", Identität), der Wirkungszusammenhang (Wechselwirkung und Verursachung), Maß und Bezogenheit; ferner Feldkräfte und Spannungen (Anziehungen und Abstoßungen); die Leere (Stille, Dunkelheit) und das „unsichtbar Vorhandene" (Verdeckte usw.), wovon noch in diesem Kapitel zu sprechen sein wird; Form (Stil, Charakter), Ordnung, Gewichtigkeit (außer der in kg meßbaren und durch Druck- und Spannungsempfindungen vermittelten), Rang, Schönheit und überhaupt alle sog. Werteigenschaften und aller Sinn.

Für alle diese Tatbestände sind beide besprochenen Bedingungen der „Antreffbarkeit" unerfüllt: Sie sind keine Stoffe bzw. nicht stoffartig (§ 8), und außerdem können auch keine besonderen, sie vermittelnden Reizarten und keine besonders für sie bestimmten Aufnahmeeinrichtungen (§ 7) nachgewiesen werden. Sie sollten demnach — und diese Ansicht war zeitweilig Gemeingut der wissenschaftlichen Psychologie — ihrer Natur nach nur vergegenwärtigt (vermutet, angenommen, gedacht) und niemals angetroffen werden können. Sie wurden demgemäß als

---

[1]) Vgl. auch Kap. 8, § 9. — Fortsetzung der Erörterung des alten Empfindungsbegriffs siehe unten § 15 dieses Kapitels.

„Urteilsinhalte" bezeichnet, und ihre Abweichungen von der Wirklichkeit im 1. Sinn als „Urteilstäuschungen". In den von der Psychologie abhängigen Nachbarwissenschaften beherrscht diese Darstellungsweise heute noch das Feld. Völlig folgerecht, wenn auch im klaren Widerspruch zu den jederzeit beobachtbaren Tatsachen, wird häufig weiter gefolgert, daß die Möglichkeit kategorialer Formung des Gegebenen auf solche Wesen beschränkt sein müsse, die mit bloßen Begriffen und ihren Beziehungen umzugehen verstehen, die also in irgendeiner Weise der Vergegenwärtigung eines Gegenstandes fähig sind; mit anderen Worten: daß diese Möglichkeit auch den höchsten Tieren abzusprechen sei.

Wenn schon so auffallenden und wesentlichen, immerhin noch der rein dinglichen Welt angehörigen, zum Teil geradezu handgreiflichen Sachverhalten wie der Form und dem Zusammenhang die Antreffbarkeit (Wirklichkeit im 3. Sinn) abgesprochen wird, so ist es nicht verwunderlich, daß die viel weniger greifbaren und ausnahmslos irgendwie durch dingliche Daten der eben erwähnten Art nur vermittelten, besonderen Eigentümlichkeiten der uns umgebenden lebendigen Welt, die Gemütszustände, die Strebungen und der Charakter unserer Mitwesen, erst recht von diesem Schicksal getroffen werden. Es gehört zu den selbstverständlichen Sätzen der älteren Psychologie, daß wir von dergleichen Sachverhalten nur in „Annahmen", „Vermutungen", „Analogieschlüssen" Kenntnis haben könnten. Auch in der sogenannten Einfühlungstheorie wird ihre Antreffbarkeit im Grunde noch nicht zugestanden.

§ 10. Die Ablösung von dem materialistischen und dem physiologistischen Vorurteil; die Rolle des „Urteils" im Erleben.

Die Ablösung von den beiden Vorurteilen, dem deskriptiven sowohl wie dem genetischen, vollzieht sich unauffällig in dem Maß, in dem man unbefangen sehen und Gesehenes achten lernt. Der erste, noch unsichere Schritt erfolgt wohl zwischen 1885 und 1890. Wie schwer er war, dafür ist bezeichnend, daß in der ersten, bahnbrechenden Abhandlung über Gestaltqualitäten diejenigen Eigenschaften, die ausgedehnte Gebilde über ihren Baustoff hinaus besitzen, zunächst wieder nur in der Art von sich neu bildenden stofflichen Beschaffenheiten, eben als Gestalt-„Qualitäten" gefaßt waren, was vielen dieser Eigenschaften ganz unangemessen ist[1]. Die Ablösung ist endgültig und im Bewußtsein ihrer grundsätzlichen Bedeutung vollzogen in der neueren Ausdruckslehre, mit ihrer entschiedenen Betonung der „Wirklichkeit der Bilder", und vor allem in der neueren Lehre von der Gestalt. Ihre Folgen sind unabsehbar; die ganzen folgenden Kapitel handeln von Tatbeständen, die nach den genannten Voraus-

---
[1]) Vgl. Kap. 3, § 8, 1; § 18ff.

setzungen nichts seelisch Wirkliches im Sinn des Vorfindbaren, sondern nur Gedachtes, Gewußtes, Gemeintes sein dürften.

In der neueren Lehre vom Charakter, wo die physiologistische Voraussetzung, wenn man von älteren und neueren phrenologischen Dilettanten, Elektrodiagnostikern usw. absieht, nie eine beherrschende Rolle gespielt hatte, ist die Ablösung von der materialistischen Voraussetzung weniger ausdrücklich, aber ebenfalls durchaus deutlich: Während die ältere Temperamentslehre eine verschiedene „Mischung" bestimmter Grundqualitäten (Säfte) annimmt, sieht die neuere das Wesentliche immer mehr in Struktureigenschaften, z. B. in der verschiedenen Gewichtsverteilung und in dem verschiedenen Grad des Wirkungszusammenhanges (der „Integration") verschiedener seelischer Systeme, besonders der Innen- und Außenwelt, oder auch in dem verschiedenen Rhythmus des Lebensverlaufs. Aber auch wo statt dessen eine Anzahl von „Grundfunktionen" unabhängig variabler Stärke angenommen wird, um die verschiedenen Anlagetypen zu verstehen, erweist die nähere Analyse sogleich, daß das alte Bild von der „Mischung" verschiedener „Substanzen" auf sie nicht mehr anwendbar ist.

Der angedeutete Wechsel in den Voraussetzungen des psychologischen Denkens konnte sich freilich endgültig erst vollziehen, nachdem mit einer weiteren, nämlich der atomistischen Voraussetzung gebrochen war, mit der wir uns im nächsten Kapitel beschäftigen.

Wie schon angedeutet, sind durch die Anerkennung von nicht stoffartigen und auch nicht durch bekannte Sonderorgane vermittelten Gegebenheiten als seelischer Wirklichkeit im 3. Sinn die Grenzen zwischen dem Vorgefundenen und dem Vergegenwärtigten (z. B. nur Gewußten) wieder an die Stelle gerückt, die sie im ursprünglichen Erleben einnehmen. Die wissenschaftlichen Begriffe des Vorgefundenen und des Vergegenwärtigten decken sich wieder mit denen der Alltagssprache, und damit wird auch die Verständigung zwischen dem Forscher und dem erkenntnistheoretisch unverbildeten Laien seit den Zeiten der Aufklärungsphilosophie zum erstenmal wieder möglich[1]). Es wird also streng unterschieden nicht nur zwischen vorgefundenem und physikalischem (bzw. allgemein erlebnisjenseitigem), sondern ebenso streng auch zwischen vorgefundenem und nur angenommenem Zusammenhang, vorgefundener und nur angenommener Identität, Verursachung, Wechselwirkung oder sonstiger Bezogenheit. Die Untersuchung der kategorialen Geformtheit des Vorgefundenen, in der dieses sich dem Menschen vor aller Denkarbeit unmittelbar darstellt, ist so zu einer der vordringlichsten Aufgaben der Wahrnehmungslehre geworden. Wenn dort z. B. von „Realrelation" die Rede ist, so ist eben jene angetroffene im Gegensatz zu der nur gedachten oder denkbaren (und allenfalls unter anderen inneren und äußeren Bedingungen auch antreffbaren) gemeint.

---

[1]) Andererseits wird sie um so schwieriger mit der gerade unter Technikern und Naturwissenschaftlern verbreiteten Gruppe psychologischer Laien, die sich von der Psychologie und Erkenntnislehre der Aufklärung, in der sie groß wurden, nicht mehr losreißen können.

Sobald diese Unterscheidung streng und allgemein durchgeführt ist, bestehen keine Schwierigkeiten mehr, auch den Tieren bestimmte kategoriale Geformtheiten ihrer Welt zuzusprechen, die je nach der Art verschieden sein werden, — was in Anbetracht der schon bekannten Tatsachen gar nicht zu umgehen ist; man braucht ihnen damit nun nicht mehr zugleich auch die Fähigkeit zum Umgang mit Begriffen anzudichten.

Ferner gibt diese Unterscheidung auch dem Urteil seinen natürlichen Platz im Gebäude des Erkennens zurück: als gedanklicher Stellungnahme darüber, ob das Angetroffene und seine vorgefundene kategoriale Geformtheit mit den vorauszusetzenden entsprechenden Sachverhalten und Geformtheiten des Wirklichen im 1. Sinn übereinstimmt. Bekanntlich kommt es unter bestimmten Umständen vor, daß das Angetroffene selbst sich unter dem Druck und im Sinn solcher Urteile ändert. Die Unterscheidung zwischen angetroffenen und angenommenen Geformtheiten verliert dadurch nicht an Bedeutung: Ein abweichendes Urteil hat durchaus nicht immer, und auch unter günstigen Umständen nur selten sogleich, den Wechsel der fraglichen vorgefundenen Geformtheit zur Folge. Das heißt: eine bestimmte anschauliche oder erlebnismäßige Gegebenheit und eine durchaus „ablehnende", ganz Anderes an ihrer Statt als wirklich fordernde Stellungnahme können unter Umständen ohne gegenseitige Beeinflussung nebeneinander bestehen; wie das jede beliebige durchschaute und doch fortbestehende Sinnestäuschung beweist: etwa die scheinbare Knickung eines Stabes, den man schräg ins Wasser taucht, oder — soweit unsere Kenntnis reicht — auch die Unheimlichkeit eines Ortes, an dem kurz zuvor ein Mord verübt wurde. Inwiefern die anschauliche Gegebenheit nach der ablehnenden Stellungnahme, ohne sich inhaltlich in deren Sinn zu ändern, doch etwas anderes ist als vorher, werden wir später[1]) besprechen.

§ 11. Die funktionale Wirksamkeit des Angetroffenen im Vergleich mit der des Vergegenwärtigten.

Man ist bei dem Nachweis des Unterschieds zwischen Angetroffenem und Vergegenwärtigtem nicht ausschließlich auf anschaubare Merkmale angewiesen. Es hat sich vielmehr schon in zahlreichen Fällen nachweisen lassen, daß Gegebenheiten der ersten Art darüber hinaus im Haushalt des Seelischen eine oft auffallende Wirksamkeit besitzen, die den inhaltlich entsprechenden der zweiten Art durchaus fehlt. Das sei an einem besonders gut bekannten und leicht herstellbaren Beispiel erläutert.

Zu den Tatsachen, die man früher aus den besprochenen Gründen allgemein für nur als „Wissen" (Urteilsinhalt) erlebbar hielt, während sie tatsächlich ebensogut angetroffen werden können, gehört der Unterschied

---
[1]) § 16f. dieses Kapitels.

zwischen Körperfarbe und Beleuchtung. Wir müssen also unter gegebenen Umständen streng unterscheiden zwischen dem Wissen um bestimmte Beleuchtungsverhältnisse und dem wirklichen anschaulichen Vorhandensein derselben Beleuchtungsverhältnisse. Bekanntlich hängt nun die anschauliche Farbbeständigkeit der Sehdinge[1]) beim Wechsel der Beleuchtung davon ab, daß die Beleuchtung und ihr Wechsel „berücksichtigt" wird. Dabei geht es aber insofern merkwürdig her, als man über die tatsächlich (im 1. Sinn) herrschenden Beleuchtungsverhältnisse noch so gut unterrichtet sein kann, ohne daß dies einem ihre „Berücksichtigung" im mindesten ermöglicht, falls die anschaulich vorgefundenen Beleuchtungsverhältnisse nicht mit den als tatsächlich herrschend bekannten einigermaßen übereinstimmen. Diese Unabhängigkeit des anschaulich Vorgefundenen vom besseren Wissen ist gemeint, wo von der „Autonomie" der Wahrnehmung die Rede ist. Ich kann genau wissen, daß ich ein hell beleuchtetes dunkelgraues Papier vor mir habe, und trotzdem unter Umständen nicht das geringste daran ändern, daß ich dieses Papier als ein schwach beleuchtetes weißes vorfinde. Das bloße Wissen um die Beleuchtungsverhältnisse hat keinen Einfluß auf die anschaulich vorgefundene Farbe der Dinge; es ist nicht imstande, anschauliche Farbbeständigkeit herzustellen, während dies die anschaulich herrschende, d. h. im 3. Sinn wirkliche, Beleuchtung — falls sie mit der (im 1. Sinn) tatsächlichen Beleuchtung genügend übereinstimmt — aufs vollkommenste auch bei denjenigen Lebewesen (Kindern und Tieren) tut, die zu einem rein gedanklichen Wissen um dergleichen Zusammenhänge gar nicht fähig sind. Dies ist auch der Grund, warum wir den an sich naheliegenden und bequemen Ausdruck „Berücksichtigung", der ein denkendes Verhalten im eigentlichen Sinn als maßgeblich voraussetzt, besser vermeiden.

Es wäre übrigens falsch, das Gesagte so zu verstehen, als sei der Unterschied zwischen angetroffen und vergegenwärtigt als solcher zweifelhaft, solange keine solche funktionale Verschiedenheit aufgefunden sei; wir seien daher auf deren Feststellung angewiesen, um uns über sein Bestehen erst recht zu vergewissern. Tatsächlich ist in ausgeprägten Fällen dieser Unterschied unmittelbar gewiß und bedarf keiner Bestätigung. Und in zweifelhaften Grenzfällen werden die funktionalen Wirkungen ebenso schwanken wie der unmittelbare Eindruck selbst.

Trotzdem ist der Aufweis der funktionalen Verschiedenheit als ein mittelbares Anzeichen für die Art des augenblicklich Erlebten von entscheidender Bedeutung überall, wo man mit einem fremden Beobachter Versuche anstellt, mit welchem die sprachliche Verständigung infolge eines ungenügend durchgebildeten Wortschatzes erschwert ist. Er ist ferner schon oft von unterrichtlichem Nutzen gewesen, um Menschen, die

---

[1]) Vgl. Kap. 3, § 7, und Kap. 5, § 20f.

die fortgesetzte Beschäftigung mit älteren erkenntnistheoretischen und psychologischen Schriften an ihrem unmittelbaren Erleben irre gemacht hatte, das Vertrauen in ihre eigenen Sinne wieder zurückzugeben. Endlich erlaubt er, den Einwänden von Erkenntnistheoretikern zu begegnen, die im Gebrauch ihrer Sinne zum Zweck allgemeiner wissenschaftlicher Entscheidungen durch unerschütterliche Glaubenssätze unheilbar behindert sind. Dies ist vielleicht am besten zu erläutern an den Beispielen, zu denen uns der Fortgang der sachlichen Darlegungen in den folgenden Paragraphen ohnehin führt.

Inzwischen sei noch bemerkt, daß sich in dem Merkmal der funktionalen Wirksamkeit der neue[1]) (erkenntnistheoretische) Wirklichkeitsbegriff andeutet, der in entscheidenden Beiträgen zur Psychologie schon heute die Stelle des sensualistisch-materialistischen und physiologistischen einnimmt. Als wirklich gilt da, was wirkt, was bestimmte Wirkungen ausübt, die beim Unwirklichen fehlen — ganz wie es das deutsche Wort „wirklich" ursprünglich meint.

§ 12. Vierter Sinn von Wirklichkeit: „Etwas" und „Nichts"; „voll" und „leer".

Innerhalb des Antreffbaren, also im 2. und 3. Sinn Wirklichen, besteht ein weiterer Unterschied, der seit der eleatischen Philosophie als Unterschied zwischen Wirklichem und Nichtwirklichem (Seiendem und Nichtseiendem) bezeichnet wird und daher hier zu besprechen ist, auch wenn man den eleatischen Ansatz für verfehlt hält. Wir können in einer bestimmten Gegend unserer anschaulichen Welt entweder „etwas" oder auch „nichts" antreffen. — Bei dem „Etwas", das man da antreffen kann, denkt man zunächst vor allem an Dichte, an das „Verdrängen" von Raum, so daß Anderes am Besetzen desselben Raumes verhindert wird, u. dgl. Es handelt sich um die Art von unmittelbar Gegebenem, die dem Begriff der Materie zugrunde liegt, um das „Erfüllende", das, wie schon angedeutet[2]), nach Ansicht der Eleaten allein „seiend" oder wirklich sein sollte und daher hier als „Wirklichkeit" im 4. Sinn besprochen wird. Wie genauere Prüfung zeigt, ist aber mit der Kennzeichnung als „Erfüllendes" ein wesentlicher Zug an den tatsächlichen Verhältnissen noch nicht getroffen. Ein Glasbehälter kann anschaulich „leer" oder „voll Wasser" sein. Ist das mit Wasser gefüllte Gefäß aber ein Fischglas, so ist es immer noch „leer", solange kein Fisch darin schwimmt. Oder auch eine bemalte Wand ist „leer", solange sie nur mit einer Farbe bemalt ist; erst wenn man sie mit Mustern bemalt, kommt „etwas" darauf. Dergleichen Fälle weisen darauf hin, daß dieses „Etwas" im ausgeprägten Fall die Natur einer ausgesonderten Figur bzw. eines durch Unstetigkeitsflächen ringsum begrenzten, in sich zusammenhaltenden Dinges besitzt.

---

[1]) Übrigens schon der mittelalterlichen Philosophie geläufige.
[2]) Oben § 8.

— Daß die Anwendung des Wirklichkeitsbegriffs hier nicht angemessen ist, wird besonders auffällig bei dem Versuch, das Nicht-erfüllte als „nicht seiend" oder „unwirklich" zu bezeichnen. Der „Platz für etwas" ist ebenso antreffbar (3. Sinn), ebenso eine anschauliche Gegebenheit (2. Sinn) und ein ebenso verifizierbarer physikalischer Tatbestand (1. Sinn) wie die Dinge, die ihn etwa erfüllen können; er kann in allen bisher besprochenen Bedeutungen wirklich sein; — wobei wir jetzt von der an anderer Stelle entscheidenden Ansicht der neueren Physik absehen können, daß auch der von träger Masse freie Raum deshalb nicht auch in jedem anderen faßbaren Sinn leer, d. h. völlig ohne Eigenschaften ist.

Der Unterschied zwischen „etwas" und „nichts", zwischen „Ding" und „leerem Platz", könnte, wie man leicht sieht, nach der physiologistischen Auffassung nur dann ein Unterschied innerhalb des unmittelbar Angetroffenen sein, wenn es besondere Organe oder wenigstens besondere Reize für die Dingwahrnehmung gäbe; wenn man also etwa sagen könnte, daß der Dingeindruck einem gereizten und daher mit „Empfindung" erfüllten und der Eindruck der Leere einem ungereizten und daher „empfindungsfreien" Gebiet einer Sinnesfläche verdanke. Das ist nun beim Sehen zweifellos nicht so, weil es bei geöffneten Augen im Hellen gewöhnlich überhaupt keine ungereizten, und sogar auch beim Fehlen jeder Lichtreizung im Stockdunkeln keine empfindungsfreien Sehrichtungen gibt. Es ist demnach kein Wunder, daß unter bestimmten Umständen sogar der Eindruck der Dinglichkeit und der Leere bei unveränderter Reizverteilung am gleichen Ort wechselt (Abb. 1). Nach der

Abb. 1. Man kann hier ein aufrechtes, weißes, oder ein schräges, schwarzes Kreuz sehen, im ersten Fall sind die schwarzen Flächen „leer", im zweiten die weißen.

physiologistischen Auffassung dürfte infolgedessen der Unterschied zwischen Dinglichkeit und Leere, im Widerspruch zur alltäglichen Erfahrung, kein unmittelbar vorgefundener, sondern nur ein gedanklicher sein: Es sollte sich um eine verschiedenartige Deutung, Auslegung, Beurteilung, intentionale Erfassung einer und derselben Art von unmittelbar Angetroffenem handeln. Als solche dürfte er aber, wie wir im vorigen Paragraphen sahen, kaum von erheblichen funktionellen Wirkungen begleitet sein. Wirkungen dieser Art aber gehören zu den eindrucksvollsten Befunden verschiedener wahrnehmungspsychologischer Untersuchungen aus den letzten Jahren. Das anschauliche Ding sieht nicht nur fest aus, es ist gewöhnlich auch fest im funktionalen Sinne. Ändert man z. B. eine gegebene Verteilung von Lichtreizen so, daß — aus Gründen, die erst im 5. Kapitel genauer besprochen werden — ein auf Grund der betreffenden Reizmannigfaltigkeit gesehenes Ding entweder seine Form ändern oder sich in seiner Umgebung verlagern (drehen, verschieben) kann, so wird fast stets das zweite geschehen; oder, wenn das nicht ohne weiteres möglich ist, wird sich das anschaulich Vorgefundene augenblicklich ganz neu ordnen, derart, daß das weitere Geschehen sich als möglichst reiner Verlagerungsvorgang darstellen kann. Derselbe Teil des Sehfelds, der eben noch als anschauliches „Ding" allen Änderungen seiner Form auf diese Weise „ausgewichen" ist, läßt sie sich ohne jede Reaktion gefallen, sobald er als „Zwischenraum" gesehen wird[1]). Eine ganze Anzahl grundlegender Erscheinungen unseres Bewegungs- und Tiefensehens, z. B. die Fähigkeit, auf der Filmleinwand körperliche Dinge sich bewegen, sich drehen, sich von vorn nach hinten verschieben zu sehen, sind in dieser Tatsache begründet.

Es ist also wieder streng zu unterscheiden zwischen vorgefundener (im 3. Sinn wirklicher) und nur angenommener, vermuteter, erschlossener (im 3. Sinn nichtwirklicher) Dinglichkeit, und die eben beschriebenen spezifischen Reaktionen bilden hierfür ein zuverlässiges Unterscheidungsmerkmal.

§ 13. Unwahrnehmbar Vorhandenes.

Wir haben es bisher stillschweigend als eine notwendige (wenn auch nicht zureichende) Bedingung für die Entstehung eines Dingeindrucks, d. h. für das Antreffen von etwas „Wirklichem" im 4. Sinn, vorausgesetzt, daß ein gewisser Bereich des Wahrnehmungsfeldes qualitativ erfüllt und gegen die umgebenden Bereiche abgegrenzt ist[2]). Nun ist aber — was wir schon oben § 6 berührten — die Welt des unmittelbar Angetroffenen (die Wirklichkeit im 3. Sinn) außerdem durchsetzt mit „Etwassen" oder Teilen davon, bei denen die oben angegebene Bedingung nicht erfüllt ist, die also im Augenblick nicht wahrnehmbar: nicht sichtbar, tastbar usw. sind, denen die sie kennzeichnende qualitative Erfüllung fehlt, oder die sich aus anderen Gründen anschaulich nicht gegen die Umgebung abgrenzen; entweder weil gar keine Reizvorgänge von den zugehörigen physikalischen Objekten zu irgendeinem Sinnesorgan gelangen können (Verdeckung, Verhüllung, Nebel), oder weil sonstige Bedingungen der Aussonderung nicht erfüllt sind (Unterschwelligkeit, Dunkelheit, Tarnung).

Hier kann nochmals die Frage gestellt werden, ob solche im Augenblick nicht „erscheinende"[3]) Etwasse trotzdem auch im 3. Sinn wirklich sein, d. h. als unmittelbar angetroffen, als leibhaft anwesend erlebt werden

---

[1]) Über die eigentliche Natur dieser Festigkeit anschaulicher Dinge vgl. Kap. 7, § 8; daß das fragliche Gebiet bei natürlicher Betrachtung als Zwischenraum gar keine anschauliche Form besitzt, d. h. daß diese Form dann im 3. Sinn gar nicht vorhanden ist und schon aus diesem Grund auch nicht fest sein kann, darüber vgl. Kap. 5, § 8.
[2]) Über die Bedingungen dieser Abgrenzung vgl. Kap. 4.
[3]) Vgl. § 17 dieses Kapitels.

können. In zahllosen Fällen ist das zweifellos nicht der Fall; die betreffenden Inhalte sind dann nur in der Form der Vergegenwärtigung, des Wissens, der Kenntnis gegeben. Außer dem oben erwähnten Wissen um die eigenen inneren Organe sei hier erwähnt das — etwa durch ein Begleitschreiben vermittelte — Wissen um den Inhalt einer uneröffneten Kiste, das Wissen um die Räume des Nebenhauses hinter der gemeinsamen Trennungswand, um die Gegend jenseits des Horizonts.

Aber auch unter diesen Bedingungen ist das Wissen, die bloße Vergegenwärtigung, nicht die einzige mögliche Weise der Gegebenheit.

Es gehört zwar seit Jahrhunderten zu den Gemeinplätzen der Erkenntnistheorie, denen sich auch die größten Philosophen nicht entzogen, und die inzwischen schon in den Bestand des „gesunden Menschenverstands" eingegangen sind: daß von gesehenen Körpern nur ihre „Ansicht" wirklich angetroffen (im 3. Sinn wirklich) sei, d. h. nur derjenige Bruchteil ihrer Oberfläche, der im Augenblick auf der Netzhaut abgebildet ist, ebenso von einem getasteten Körper nur jeweils die eben berührten Stellen; während in beiden Fällen alles übrige nur „gedacht" oder „vorgestellt" sein soll. Tatsache ist jedoch, daß die angetroffenen Dinge, — und zwar sie selbst, nicht irgendwelche durch sie symbolisierten „intentionalen Objekte" der Wirklichkeit im 1. Sinn — in genauem Gegensatz zu dieser Behauptung von keinem gesunden Menschen mit ihrer Ansicht gleichgesetzt werden. Es wird vielmehr das Unsichtbare daran: ihre Rückseite, ihr Inneres, dasjenige, was durch andere Dinge verdeckt ist, als ebenso wirklich vorhanden (im 3. Sinn), als ebenso angetroffen erlebt wie das zufällig eben davon Sichtbare.

Hierher gehört die schon seit einiger Zeit bekannte Erscheinung, daß zwar sehr leicht ein Löffel (von der Außenseite) wie ein auch nach hinten vollständig gerundetes, ausgefülltes Ei aussieht, aber ein Ei nie wie ein Löffel, — obgleich von dem erkenntnistheoretischen Satz genau das Gegenteil gefordert wird. Dergleichen geschieht auch in viel größerem Maßstab. Die Wand im Rücken eines Kämpfenden ist, auch wenn er sie eben nicht sieht, für ihn ebenso wirklich da wie alles andere; ebenso ist es für uns alle unsere ganze Umgebung, wenn vorübergehend das Licht ausgeht, oder wenn wir kurze Zeit unsere Augen schließen. Drehen wir uns mit geschlossenen Augen (mehrmals) um, so orientieren wir uns an dieser „unsichtbar wirklichen" und unsere Wendungen bei einigermaßen ruhiger Bewegung erstaunlicher Weise recht lange — unter Umständen bis gegen eine halbe Minute — nicht mitmachenden Umgebung; und man kann am Verhalten der Versuchsperson gut sehen, wann die „unsichtbare Wirklichkeit" seiner Umgebung in eine bloße „Vergegenwärtigung" übergeht, die keinen Halt mehr bietet.

Von diesem Beispiel ist es nur ein kleiner und überall, wo es Menschen gibt, vollzogener Schritt bis zu dem Erleben der Gegenwart von Wesenheiten, die ihrer

Natur nach, also schlechthin, unwahrnehmbar und trotzdem nicht bloße Gedankendinge sind. Daß man da üblicherweise von religiösen „Vorstellungen" spricht, beweist nur, wie sehr unser wissenschaftliches Denken sensualistisch und physiologistisch festgelegt ist. Der Unterschied zwischen religiösen „Vorstellungen" und religiösen „Wirklichkeiten", zwischen dem „gedachten Gott" und dem „gegenwärtigen Gott" oder zwischen den in irgendeinem Jenseits angenommenen Ahnen des Europäers und den im Hausaltar leibhaftig gegenwärtiges des Japaners, ist da nicht weniger entscheidend als im vorigen Beispiel. Das unterscheidende Merkmal ist dasselbe wie dort: der Halt und die Verankerung des Menschen in seinem Tun und Lassen; — woraus sich freilich ergibt, daß in unfrommen Zeiten auch die Gläubigen, ja selbst die unerbittlichsten dogmatischen Eiferer großenteils nur einen gedachten und keinen gegenwärtigen Gott haben.

Damit behaupten wir keineswegs einen mysteriösen unmittelbaren Zusammenhang der Seele mit „intendierten" objektiven Tatbeständen (im 1. Sinn), die auf seine Sinnesorgane im Augenblick nicht einwirken; vielmehr meinen wir zunächst nur u. a. die einfache psychologische Tatsache, daß Anschauungsdinge auf Grund bestimmter, ursprünglicher Gesetzlichkeiten der Wahrnehmung und des Gedächtnisses[1]) ohne unser Bemühen, nicht erst durch Vorstellungstätigkeiten und Denkvorgänge, nicht nur im blassen „Wissen", sondern ganz „handgreiflich" nach allen Richtungen des Raumes und der Zeit über die zufälligen, reizbedingten Ausschnitte hinaus ergänzt, ausgefüllt, fortgesetzt erscheinen können, und zwar ohne daß die ergänzten Teile dabei anschaulich entsprechend qualitativ erfüllt und abgehoben zu sein brauchen. Über das objektive Zutreffen der Ergänzungen, ihre Richtigkeit im 1. Sinn, steht dabei nichts im voraus fest; im Gegenteil: man kann auch beim Gesunden, soweit die Gesetze bekannt sind, genau voraussagen, wann sie in diesem Sinne falsch sein werden; so in dem Beispiel vom Löffel. Das ändert aber nichts an der Tatsache, daß die Ergänzungen in gut ausgeprägten Fällen nicht als subjektive, gedankliche „Zutaten" (als unwirklich im 3. Sinn) erlebt werden, sondern sich anschaulich durchaus von solchen unterscheiden. Die sogenannte „leibhaftige Bewußtheit" manches Geistesgestörten: das zwingende und im ausgeprägten Fall durch keinerlei vernünftige Überlegungen aus der Welt zu schaffende Erlebnis, daß etwa ein ganz bestimmtes Wesen an einem ganz bestimmten Platz, z. B. einen halben Meter hinter ihm, leibhaft da ist, ohne daß es wahrgenommen werden kann, ist nur ein Grenzfall dieser Art von unsichtbar vorhandenen Dingen, bei dem der Gegensatz zwischen der Wirklichkeit im 3. und der Unwirklichkeit im 1. Sinn für den gesunden Zuschauer besonders eindrucksvoll ist. Daß es auf der anderen Seite Übergangs- und Zwitterfälle zwischen unsichtbar Begegnendem und nur gedanklich Vergegenwärtigtem gibt, ist nicht weiter verwunderlich, ändert aber am Grundsätzlichen nichts.

---

[1]) Vgl. Kap. 7.

Metzger, Psychologie

§ 14. Die funktionale Wirksamkeit des unwahrnehmbar Vorhandenen.

Die obigen phänomenologischen Behauptungen werden nun wieder ergänzt und bekräftigt durch den Vergleich der funktionalen Wirksamkeit des „unsichtbar" bzw. „ungesehen" Daseienden mit der des Sichtbaren, d. h. qualitativ Erfüllten und Abgehobenen einerseits und der des phänomenologisch echt bloß Vergegenwärtigten andererseits. Handelt es sich bei dem unsichtbar Gegenwärtigen um nur Gewußtes im strengen Sinn, so muß — nach den Beobachtungen, von denen im § 11 ein Beispiel mitgeteilt wurde — seine funktionale Wirksamkeit deutlich abweichen von der des sichtbar Angetroffenen und übereinstimmen mit der des im strengen Sinn nur Vergegenwärtigten. Ist dagegen das unsichtbar Gegenwärtige trotz seiner Unsichtbarkeit im 3. Sinn wirklich, so muß seine Wirksamkeit derjenigen des Sichtbaren ähnlich sein, von der des bloß Vergegenwärtigten dagegen entsprechend abweichen.

Was hierzu in letzter Zeit von verschiedenen Seiten an Beobachtungen beigetragen wurde, stimmt darin überein, daß das unsichtbar Gegenwärtige in gut ausgeprägten Fällen Wirkungen ausübt, die denen des sichtbar Gegenwärtigen außerordentlich nahekommen, sie z. T. sogar erreichen, — Wirkungen, die nach unseren bisherigen Kenntnissen dem bloßen Wissen durchaus versagt sind.

Hierzu gehört schon das Beispiel von dem Verhalten bei geschlossenen Augen. Ferner: die unsichtbaren Teile einer etwa durch ein kleines Fenster gesehenen oder (im Versuch) nur durch einen einzelnen sichtbaren Gegenstand (Baum, Haus) im sonst lichtlosen Gesichtsfeld „vertretenen" Umgebung wirken auf die Bewegungsverteilung[1]) nach neueren Untersuchungen genau so, wie wenn sie ebenfalls sichtbar wären. — Weiter: wie schon erwähnt, suchen wahrgenommene Dinge bei Änderungen der Reizverteilung allen Formänderungen womöglich „auszuweichen", genau wie ein Nagel, den man geradezuklopfen versucht. Auch wenn die Änderung im übrigen genau dieselbe ist, gilt dies aber nicht, sobald die betreffende Formänderung nur als Einschränkung oder Erweiterung der Sichtbarkeit hinter verdeckenden Gegenständen, d. h. als Folge bestimmter Überschneidungsverhältnisse gesehen wird. — Endlich folgende erst kürzlich veröffentlichte schöne Beobachtung: Wenn stroboskopische (kinematographische) Scheinbewegung zwischen zwei abwechselnd aufleuchtenden Punkten bei geeigneter Geschwindigkeit der Folge im einförmigen Feld als „reine" Bewegung, d. h. als sichtbare Bewegung ohne Qualitätstransport, gesehen wird, und man stellt nun vor die Bewegungsbahn, ohne die Endpunkte zu verdecken, einen sichtbaren Schirm, so geht der Eindruck der reinen in den einer unsichtbaren, weil durch den Schirm verdeckten Bewegung, in das sogenannte Tunnelphänomen, über. Verdunkelt man nun den Raum, so daß auch der Schirm völlig unsichtbar wird, so bleibt trotzdem der Eindruck bestehen, daß der hin und her wandernde Punkt jedesmal hinter diesem verschwindet und auf der andern Seite wieder auftaucht, — auch wenn inzwischen der Schirm heimlich beseitigt wird. Erst wenn der Beobachter bei wieder zunehmender Beleuchtung sieht, daß der Schirm gar nicht mehr da ist, geht dieser Eindruck aufs neue in den der unverdeckten, reinen Bewegung über.

---

[1]) Vgl. Kap. 5, § 14c.

§ 15. Fünfter Sinn von Wirklichkeit: anschaulich Wirkliches im Gegensatz zum anschaulichen Schein.

Wir kommen nun zur letzten für die Psychologie erheblichen, und nun wieder eigentlichen, Bedeutung des Wortes Wirklichkeit, in der es, wie bei der ersten, im Gegensatz zum „Schein" steht. Aber anders als in der ersten Bedeutung sind diesmal Wirklichkeit und Schein rein phänomenologische Begriffe. Wie schon angedeutet, gibt es auch innerhalb des engeren Bereichs der uns anschaulich begegnenden Etwasse, d. h. des Wirklichen im 3. (und 4.) Sinn noch einmal den Unterschied zwischen Gegenständen, Vorgängen und Eigenschaften mit dem anschaulichen Charakter der „ernst zu nehmenden" Wirklichkeit und anderen mit dem anschaulichen Charakter des „bloßen" Scheins, des Substanzlosen, Nichtigen, dessen, was „nur so aussieht ..." (5. Bedeutung von Wirklichkeit).

Zu dem anschaulichen Schein gehören z. B. die bunten Nachbildfiguren, die vor den Augen tanzen, wenn man in die Sonne geschaut hat, aber auch Schatten-, Licht- und Glanzfiguren, viele Spiegelbilder usw.; ferner die „Pseudohalluzination" — im Gegensatz zu der echten, für die der zwingende anschauliche Wirklichkeitscharakter kennzeichnend ist —; die Raumtiefe in perspektivischen Zeichnungen; in gewissem Sinn überhaupt jedes Bild (auch Sinnbilder und Namen) im Vergleich mit dem dargestellten oder bezeichneten Gegenstand selbst. Weitere Beispiele sind die Verzerrungen von Dingen, die man durch unebene Glasscheiben betrachtet, gewöhnlich auch die parallaktischen Verschiebungen der Gegenstände, an denen man vorbeigeht.

Der seelische Scheincharakter bezieht sich also manchmal auf den ganzen Bestand einer Sache (ihr Dasein), manchmal auch nur auf bestimmte Eigenschaften, Zustände und Verhaltensweisen (ihr Sosein). — An dem Beispiel der parallaktischen Verschiebungen kann man sich den Unterschied zwischen anschaulicher Wirklichkeit und anschaulichem Schein besonders gut deutlich machen. Man nimmt zu dem Versuch einen — möglichst auf einem Stiel fest angebrachten — Drahtwürfel und betrachtet diesen, während man sich vor ihm hin und her bewegt, einmal räumlich richtig, einmal räumlich invertiert (umgestülpt); was dem Anfänger am besten bei einäugiger Beobachtung gegen das Licht gelingt. Dieselben gegenseitigen Verschiebungen der Würfelkanten sind dann im ersten Fall anschaulich scheinbar und belanglos, im zweiten anschaulich wirklich und höchst erstaunlich. Ohne Vorübung gelingt der Versuch an von innen betrachteten Gesichtsmasken. Diese erscheinen in etwas dunkler Umgebung aus einigem Abstand meist zwingend nach außen gestülpt; wenn man dann vor ihnen hin und her geht, führen sie höchst eindrucksvolle, anschaulich wirkliche Bewegungen aus. — Während hier der Widerspruch zwischen objektiver und anschaulicher Wirklichkeit (Wirklichkeit im 1. und im 5. Sinn) sich nur auf ein Verhalten bezieht, betrifft er beim

Phantomglied der Amputierten dessen ganzen Bestand. Wenn der Amputierte nicht hinschaut, kann das fehlende Glied ihm anschaulich so wirklich vorhanden sein, daß er Unfälle erleidet, weil er sich „in Gedanken" seiner zu bedienen versucht. Auch sonst gibt es zahlreiche Grenzfälle und schwankende Erscheinungen. Aber in gut ausgebildeten Fällen ist der Unterschied deutlich und charakteristisch. Bemerkt sei, daß die sog. eidetischen Anschauungsbilder zumeist klar zur Klasse des anschaulichen Scheines gehören, und zwar anscheinend auch bei stark eidetisch Veranlagten; anderenfalls müßte man bei ihnen viel häufigere und auffallendere Fehlhandlungen beobachten.

Während erkenntnistheoretisch, also im 1. Sinn, etwas nur entweder wirklich sein kann oder nicht, ist die anschauliche Wirklichkeit abstufbar. Anschaulich erlebte Tatbestände können mehr und weniger wirklich sein. Auch ein und derselbe Sachverhalt kann unter verschiedenen Umständen: für verschiedene Menschen; für denselben in verschiedenem Alter; bei gleichem Alter in verschiedenen inneren und äußeren Lagen — in sehr verschiedenen Graden der Wirklichkeit gegeben sein. Vor allem kann auch die gesamte äußere Umwelt für einen Menschen unter gewissen Umständen mehr oder weniger unwirklich erscheinen, an Handfestigkeit und Verläßlichkeit verlieren. Das geschieht nicht nur Nervenkranken und Übermüdeten, sondern auch ganz Gesunden, z. B. in gänzlich unfaßbaren, nie für möglich gehaltenen Lebenslagen, wo man sich zu vergewissern sucht, ob man nicht träumt.

Der Charakter von Schein und Wirklichkeit läßt sich im Versuch austauschen. Versetzt man einen weiß gestrichenen Drahtkörper vor einer ebenfalls weißen Wand in langsame Umdrehung und beleuchtet ihn so, daß sein Schatten recht scharf und dunkel dicht neben ihm zu sehen ist, so kann man es erreichen, daß der tiefschwarze Schatten als „wirklicher Körper", der blasse und schwach abgehobene wirkliche Körper dagegen als Schatten des anderen, d. h. als bloßer Schein wirkt. Solche Beobachtungen zeigen, daß es sich bei der Unterscheidung zwischen Wirklichkeits- und Scheincharakter im eigentlichen Sinn wiederum nicht um subjektive Stellungnahmen, Deutungen, Urteile (im 3. Sinn nicht Wirkliches) handelt. Denn es könnte sonst nicht trotz besseren Wissens, d. h. trotz klar gegenteiliger subjektiver Stellungnahme, eine Vertauschung der Charaktere stattfinden. Trotz aller möglichen Schwankungen und Verschiebungen muß man also auch hier streng unterscheiden zwischen dem unmittelbar vorgefundenen (im 3. Sinn wirklichen) Charakter des Scheins oder der Wirklichkeit und den entsprechenden rein gedanklichen (im 3. Sinn nicht wirklichen) Überzeugungen oder Urteilsinhalten auf Grund selbstverständlichen Wissens oder auf Grund besonderer Erwägungen.

Rufen wir uns die Erscheinungen ins Gedächtnis, in denen man nach der Ansicht der älteren experimentellen Psychologie „reine Empfindungen" unmittelbar zu beobachten glaubte, z. B. den Lichtfleck im Dunkeln oder die durch ein kleines Loch gesehene „Flächenfarbe", so ist deutlich, daß es sich um mehr oder weniger ausgeprägte Fälle von anschaulichem Schein handelt. Obgleich für den Physiologismus streng genommen der Charakter des Scheines ebenso wie der Charakter der Wirklichkeit hätte zu den bloß gedanklichen Stellungnahmen gerechnet werden müssen, ist seine Bevorzugung nicht verwunderlich. Denn das „seelisch Wirkliche" mußte (nach § 8) zwar stoffartig sein, aber als „rein geistiges" Gebilde, als bloßer Widerschein des Wirklichen im 1. Sinn, durfte es möglichst wenig von einem handfesten Ding an sich haben. Durch seine Leere, Armut, Unfestigkeit und Luftigkeit war der anschauliche Schein also geradezu vorbestimmt zum Musterfall seelischer Wirklichkeit. Hiermit hängt dann auch die oben erwähnte Hemmung zusammen, die an solchem Material gewonnenen Gesetzmäßigkeiten auf handfeste, anschaulich wirkliche Dinge zu übertragen.

§ 16. Wirklichkeitscharakter des Verhaltens, des Vergegenwärtigten und der Innenwelterlebnisse.

Der Wirklichkeitscharakter mit seinen verschiedenen Graden ist nicht auf dingliche Erlebnisse beschränkt. Auch an Menschen (Gesichtern, Haltungen und Bewegungen, Lautäußerungen und Schriftzügen) unterscheiden wir unter Umständen unmittelbar anschaulich zwischen wirklicher, fragwürdiger und ausgesprochen scheinbarer Fröhlichkeit, Begeisterung, Festigkeit usw. Der Gegensatz tritt hier in sehr verschiedenen Formen auf, deren Untersuchung begreiflicherweise zu den wichtigsten Anliegen der neueren Ausdrucks- und Verhaltenspsychologie gehört: als echter und unechter Ausdruck (gesellschaftliches Getue, angelernte Pose, Verstellung, Heuchelei, Lüge), als natürliches und gezwungenes Benehmen, als Ernst und Scherz (gespielter Zorn), als wirkliche und „gemimte" Handlung (Rollenspiel im allgemeinsten Sinn: selbst eine bestimmte Rolle spielen, einer Sache eine bestimmte Rolle erteilen, oder beides zugleich; etwas nur zur Übung tun; zeigen oder andeuten, wie man's macht), usw.

Ob man, wie das kürzlich in einer Untersuchung über Wirklichkeitsgrade geschehen ist, auch den Unterschied zwischen lebenswichtiger Arbeit und bloßem Zeitvertreib (abgesehen von der besonderen Form des ‚Tuns, als ob man arbeite') hier nennen soll, ist fraglich. Denn wenn auch ein sachlicher Zusammenhang zwischen Wichtigkeit und Wirklichkeitsgrad besteht, würde es doch zu unhaltbaren Folgerungen führen, wenn man einfach beides für dasselbe hielte[1]). — Daß das Spielen im allgemeinsten Sinn (also abgesehen von den besonderen Formen des Scherzens und des Rollenspiels) in gar keinem einfachen Verhältnis zur seelischen Unwirklichkeit steht, ist inzwischen schon geklärt. — Endlich darf auch nicht jeder Versuch eines „unaufgeklärten" Menschen, etwa eines Kindes, zu zaubern, auf Umgebungsdinge magisch, d. h. rein geistig einzuwirken, ohne weiteres als Verweilen in unwirklichen Sphären gedeutet werden. Auch wenn wir wissen, daß es keine (im 1. Sinn) wirklichen magischen Beziehungen zwischen Menschen und Dingen gibt, so können solche Beziehungen doch in der Welt eines anderen im 5. Sinn im höchsten Grade wirklich sein.

---
[1]) Man versuche, die in Kap. 6 behandelten Gewichtsunterschiede als solche des Wirklichkeitsgrades zu deuten.

Der Unterschied zwischen Wirklichem und weniger oder gar nicht Wirklichem im 5. Sinn besteht nicht nur bei eben angetroffenen (im 3. Sinn wirklichen) Inhalten, sondern auch bei bloß vergegenwärtigten (im 3. Sinn nichtwirklichen). Es handelt sich hier um die für das Erleben und Tun grundlegende Unterscheidung zwischen Vergegenwärtigungen (Gedanken und Vorstellungen), die mit dem Charakter des auf Tatsächliches sich Beziehenden, des Gewußten, des Erinnerten, des Erwarteten oder ins Werk Gesetzten, d. h. des wirklich Seienden, des wirklich Gewesenen, des mit oder ohne eigene Mitwirkung wirklich Zukünftigen auftreten, — und solchen, die den Charakter des bloßen Einfalls, des Vorstellungsspiels, der Träumerei, des Erdachten im eigentlichen Sinn haben. Auf der Grenze stehen die Vermutung über Möglichkeiten und das Pläneschmieden. Auch hierbei kommen positive und negative Täuschungen (im 1. Sinn) vor: unfreiwillige Plagiate, d. h. vermeintlich neue Einfälle, die tatsächlich zum Wissensbestand gehören; Erinnerungen, die sich als unmöglich nachweisen lassen; von enttäuschten Erwartungen ganz zu schweigen. Ferner gibt es an Vergegenwärtigtem Änderungen des Wirklichkeitscharakters selbst: nachträglichen Gewinn etwa bei einem beeinflußbaren Zeugen, der sich in etwas ursprünglich nur Vermutetes verbeißt und zuletzt sich ganz lebhaft zu erinnern meint; auch bei dem Gewebe aus Dichtung und Wahrheit in Lebenserinnerungen; — nachträglichen Verlust bei Träumen, Wahn- und Rauscherlebnissen, die im Augenblick ihrer Gegenwart nicht nur im 3. Sinn, als Angetroffenes, seelisch wirklich sind, sondern auch an Wirklichkeitscharakter im 5. Sinn sich häufig mit den handgreiflichsten Wacherlebnissen eines Gesunden messen können.

In dem Reich des Vergegenwärtigten gibt es zum Erlebnis der Wirklichkeit eines Inhalts[1]) nicht den Gegenpol des Scheins, sondern nur den Nullpunkt des Nicht-wirklichen, Außerwirklichen, gegenüber der Wirklichkeitsfrage Gleichgültigen. Um so eindrucksvoller ist es hier, nach dem übereinstimmenden Ergebnis zahlreicher willenspsychologischer Untersuchungen, wie verschieden der Grad der Wirklichkeit sein kann. Man vergegenwärtige sich die Steigerung dieses Grades etwa am Beispiel einer Prüfung, die „noch fern im Schoß der Zukunft ruht", die im kommenden Semester, nächste Woche, morgen, in einer Stunde bevorsteht, die eben angeht, in der ich mich mitten drin befinde; und dann wieder den Abfall von der eben beendeten bis zu der längst vergangenen, die „schon fast nicht mehr wahr ist". Ähnlich bei Unterschieden der räumlichen Entfernung: einem Eisenbahnunglück im Nachbarort — oder in Wladiwostok, u. dgl. Freilich ist die Entfernung als solche sicher nicht der einzige,

---

[1]) Wenn man besondere Fälle, wie die Erinnerung an ehemals angetroffenen Schein, beiseite läßt.

vielleicht gar nicht der eigentlich wirksame Faktor: Für Vergangenes kann bei einer und derselben Zeitspanne ein gewaltiger Unterschied bestehen, je nachdem, ob es noch lebendig nachwirkt oder abgetan und überlebt ist —, für Zukünftiges, ob es bestimmt oder nur wahrscheinlich bevorsteht, ob z. B. ein Ziel schwer oder leicht erreichbar erscheint. — Beim praktischen Wissen bestehen keine geringeren Unterschiede des Wirklichkeitsgrades; sie hängen z. B. davon ab, ob man etwas selbst durchgemacht, ob man es im eigentlichen, ursprünglichen Sinn des Wortes[1]) erfahren, oder nur anderen dabei zugeschaut hat, oder endlich es nur aus Berichten kennt; hierbei wieder, ob es sich um vereinzelte und allgemeine oder um gehäufte, eingehende und sich gegenseitig ergänzende Berichte handelt. Die praktische Bedeutung und Wirksamkeit dieser Unterschiede lernt wohl jeder Erzieher kennen, der sich müht, seinem Zögling entscheidende Lebenserfahrungen zu übermitteln, um ihm die Wiederholung eigener Fehlgriffe zu ersparen. — Bemerkenswert sind auch die neueren Befunde über die Abhängigkeit des Wirklichkeitsgrades eigener Gefühle, Einfälle, Denkergebnisse, Wünsche und Absichten (ja auch schon ausgeführter Taten) davon, ob sie noch ganz ungeäußertes Geheimnis ihres Urhebers, oder schon irgendeinem Menschen mitgeteilt, schon in die Welt anderer eingetreten und damit irgendwie „unwiderruflich" geworden sind. Bei dieser „sozialen Verwirklichung" gibt es wieder alle möglichen Stufen von der ganz allgemeinen Andeutung durch eine leise Gebärde, ein Nicken oder einen Blick, bis zur ausführlichen sprachlichen Darlegung und Begründung.

Ähnliche Wandlungen des Wirklichkeitsgrades können sich aber auch unabhängig von aller Mitteilung, ganz „im Innern" abspielen; so, wenn ein bestimmtes Tun oder eine bestimmte Regung zunächst nur als ganz individueller Tatbestand einfach da ist, und nun plötzlich benannt, klassifiziert, abgestempelt wird: wenn etwa jemand sich (mit keineswegs reinem Gewissen) einfach eine Sache heimlich angeeignet hat und nun plötzlich entdeckt, daß das „Diebstahl" ist; oder wenn jemand sich schon eine ganze Weile in die beglückende Nähe eines anderen Menschen gezogen fühlt, und nun plötzlich entdeckt, daß er „verliebt" ist. Für jeden Menschen ändert eine solche Entdeckung die Sachlage mehr oder weniger, wenn er sich sagt, daß der Name zur Sache nichts Neues hinzubringt; aber bei manchen ist diese Änderung so umwälzend, daß man in der Seelenheilkunde, die vornehmlich mit solchen Menschen zu tun bekommt, gelegentlich das Unbenannte als „unbewußt" erklärte und nur das Benannte und Klassifizierte als bewußt gelten lassen wollte; eine Behauptung, die trotz allem Gesagten in die Irre führt.

Wir können nicht nur Einzelgegenstände von größerer oder geringerer Wirklichkeit in und um uns vorfinden oder uns vergegenwärtigen, sondern uns in ganzen Sphären des Unwirklichen aufhalten und bewegen: so beim Romandichten, beim Luftschlösserbauen, beim Schwelgen in Erinnerungen, beim Tagtraum, dessen ausgebildetere Formen freilich wohl

---
[1]) Vgl. Kap. 7, § 12f.

etwas weniger verbreitet sind, als manche Seelenheilkundige aus ihrer ärztlichen Erfahrung schließen[1]).

In der Willenspsychologie ist in letzter Zeit häufig die Vielheit dieser Sphären und die Mannigfaltigkeit der Wirklichkeitsgrade in einer recht unklaren Weise durcheinander geworfen und dieses Begriffsgemisch als Reihe der „Realitätsschichten" bezeichnet worden. Abgesehen von einer fragwürdigen Vereinfachung in der Darstellung seelischer Lagen kann ich für diese Vermengung keine sachlichen Gründe sehen.

§ 17. Grundlagen, Eigentümlichkeiten und funktionale Folgen des Wirklichkeitscharakters.

Was über die Grundlagen, Eigentümlichkeiten und funktionalen Folgen des Wirklichkeits- und Scheincharakters (im 5. Sinn) veröffentlicht ist, kann nur als vorläufig gelten. Besonders gering ist der Ertrag in dem Gebiet der äußeren Wahrnehmung — das an sich am zugänglichsten und daher hinsichtlich anderer Grundfragen am gründlichsten und erfolgreichsten durchforscht ist[2]). Das ist aber sicher kein Zufall: Wer sich mit der Wahrnehmung, d. h. mit den Dingen, Wesen und Ereignissen unserer anschaulichen Umgebung nur abgibt, um zu erforschen, wie sie als solche zustande kommen und was sie als solche auszeichnet, der begeht keinen Fehler, wenn er sie zu diesem Zweck aus der Gesamtheit des Seelischen herausblendet. Die Frage nach dem Wirklichkeitscharakter ist dann eine in einer ganzen Reihe anderer, nicht weniger brennender Fragen; man kann zu grundlegenden Ergebnissen gelangen, auch wenn man den Gegensatz zwischen Schein und Wirklichkeit zunächst unberücksichtigt läßt. Richtet sich aber die Aufmerksamkeit des Forschers auf das Verhalten, auf die Strebungen, Bedürfnisse und Gesinnungen des Menschen, so ändert sich die Sachlage: Das Wahrgenommene muß jetzt als Lebensraum, als Umwelt und Mitwelt, als Inbegriff aller Möglichkeiten des Tuns und Lassens, des Schaffens und Zerstörens, des Erreichens und Verfehlens erfaßt werden. Hierbei wird der Gegensatz zwischen Wirklichkeit und Schein zur Grundtatsache, und man kann keinen Schritt tun, ohne darauf zu stoßen und sich damit auseinanderzusetzen. Hier hängt alles davon ab, ob und wie weit man sich auf etwas als handfeste Tatsache verlassen darf, sei es als Hindernis, sei es als Werkzeug, als Halt oder fester Boden[3]). Nicht zufällig wurde das Verhalten des Men-

---

[1]) Warum wir den eigentlichen Traum und die Wahnerlebnisse hier nicht nennen, ist zu Beginn des 3. Abschnittes dieses § gesagt.

[2]) Vgl. die folgenden Kapitel, besonders Kap. 7, § 4, § 7ff.

[3]) Wenn in philosophischen Erörterungen über das Wirklichkeitserlebnis gerade der Fall des Hindernisses eine bevorzugte Rolle spielt, so hat das wohl vor allem typologische, das Verhältnis gerade des Philosophen bzw. bestimmter Arten von Philosophen zur Wirklichkeit kennzeichnende Bedeutung.

schen in dem Beispielsfall des § 13 zum entscheidenden Merkmal für anschaulich wirkliches Vorhandensein.

In dem Versuch am Schluß des § 15 sah man das **blassere, luftigere, substanzärmere** von zwei sonst gleichen und sich gleich verhaltenden Gebilden als „Schein". Darüber hinaus lehrt der Versuch, daß dieser Eindruck nicht ausschließlich in einem bestimmten Grad von Blässe, also nicht in einer bestimmten absoluten Eigenschaft des fraglichen Gebildes selbst begründet ist, sondern von seinem Verhältnis zu entsprechenden Eigenschaften anderer zugleich gesehener Gebilde, also von **Bedingungen im umfassenderen Bereich** abhängt[1]). Niemand wird den weißen Drahtkörper als „Scheinding" sehen, solange sich nicht der scharfe, kräftige Schatten neben ihm dreht. — Nach §§ 13 und 14 ist ferner der seelische Wirklichkeitscharakter einer Sache, mit allen seinen Folgen, nicht notwendig an **das Vorhandensein** irgend einer für diese Sache kennzeichnenden und sie aussondernden Sinnesqualität, d. h. nicht an die Sichtbarkeit, Hörbarkeit und Greifbarkeit geknüpft. Die vergleichende Analyse des als wirklich an einem bestimmten, aber dem Blick nicht erreichbaren Platz der näheren Umgebung befindlich Vorgestellten[2]) mit dem in Gedanken willkürlich vor mich hin Gestellten, insbesondere der Phantasievorstellung, führte zunächst zu folgendem Merkmal: das an seinem Platz vorgestellte Wirkliche wird als „außerhalb des Geistes verwurzelt", als unabhängig vom Dasein und Tun des Geistes bestehend, als ihm gegenüber zufällig erlebt; — das echte Phantasiebild dagegen erscheint als vom Geist „getragen", gehalten, gestützt; und obwohl es gewöhnlich nicht im Geist eingebettet, sondern ihm irgendwie draußen vorschwebend gegeben ist, so ist es in dem dort allenfalls zugleich Wahrgenommenen oder Gewußten keineswegs verankert, sondern **durchkreuzt** es oder verdrängt es sogar auf eigentümliche Weise. Als Grundlage dieser bezeichnenden Zusammenhangs- und Gesondertheitserlebnisse kommt vor allem der „Faktor des gemeinsamen Schicksals"[3]) in Frage. Seinsabhängigkeit vom Subjekt auf Grund einer Gemeinsamkeit des Verhaltens besteht häufig auch bei **wahrgenommenem** Schein, bei Nachbildern und entoptischen Erscheinungen, die am Blick festgeheftet sind (und häufig außerdem durch Lidschluß nicht verdeckt werden); entsprechend bei subjektiven Gehörserscheinungen, sofern man ihnen weder durch Flucht noch durch Verschluß der Ohren entrinnen kann, sowie bei den anschaulich unwirklichen Bewegungen invertierter Körper, die jede Bewegung des Betrachters (in verdoppeltem Maß) begleiten.

Als weiteres Beispiel sei die anschauliche Unwirklichkeit perspektivischer Verzerrungen genannt. Auch wo die Konvergenz der Fluchtlinien wegen der großen

---
[1]) Zum Grundsätzlichen vgl. Kap. 3, § 11 ff.
[2]) Oben § 6.
[3]) Unten Kap. 4, § 8.

Tiefe des eingesehenen Geländes, etwa wenn man auf einer schnurgerade bis zum Horizont verlaufenden Bahnlinie steht, aufs eindrucksvollste anschaulich gegeben ist, wird sie als unwirklich nicht nur erschlossen, sondern unmittelbar erlebt. Wenn also der erlebte Raum trotz aller widersprechenden Eindrücke nicht elliptisch, sondern — auch außerhalb des engeren Bereichs, in dem schon anschaulich angenäherte Größenbeständigkeit herrscht — „in Wirklichkeit" euklidisch ist, so ist sicherlich eine der maßgebenden Ursachen darin zu suchen, daß die Stelle des größten Maßstabs uns unentrinnbar begleitet, so daß wir niemals an einen Punkt gelangen, von dem aus die Fluchtlinien nach der Ferne aus - e i n a n d e r laufen.

Wenn man von der Seinsabhängigkeit des anschaulich Unwirklichen spricht, so denkt man, soviel ich sehen kann, bisher ausschließlich an eine Abhängigkeit vom Subjekt. Aber in der Mehrzahl der oben angeführten Fälle von anschaulichem Schein: beim Schatten, beim Spiegelbild, bei der Verzerrung durch unebene Glasscheiben, ist eine Abhängigkeit vom Subjekt nicht festzustellen. Diese Erscheinungen sind zwar ebenfalls nicht seinsselbständig, aber ihr Sein ist nicht im Subjekt, sondern in dem schattenwerfenden oder gespiegelten oder verzerrenden Ding verwurzelt und von diesem „getragen" und „gehalten". Es wäre zu prüfen, ob der Eindruck des Scheins ganz allgemein mit dem Merkmal des unselbständigen, abgeleiteten Seins verknüpft wäre, von dem dann die Subjektabhängigkeit nur einen besonders bemerkenswerten Sonderfall bilden würde.

Die Untersuchung der Gesinnungen (Liebe, Haß, Wohlwollen, Feindseligkeit usw.) von herabgesetztem Wirklichkeitsgrad, besonders der unechten im eigentlichen Sinn, führte zu Ergebnissen, die sich in dieses Bild ohne weiteres fügen: „Blaß, blutleer, luftig, schemenhaft, wässerig; taub, hohl, kernlos, substanzlos" sind die Ausdrücke, die sich bei dem Versuch ihrer Beschreibung einstellen. Ihr abgeleitetes, unursprüngliches Dasein kennzeichnen die Ausdrücke „Nachahmung, Abbild, Surrogat, Imitation". Daß sie außerdem häufig „unnatürlich, künstlich" im Sinn des „erzwungenen, erpreßten, sich selbst abgerungenen" sind, ist kein allgemeines Merkmal des seelischen Scheines und der Scheingesinnungen im besonderen: Man kann sich auch ganz unwillkürlich, ja wider die eigene Absicht unecht verhalten. Daß andererseits das Erzwungene gerade auf diesem Gebiet so häufig ist, hängt wohl damit zusammen, daß der Schein hier nicht in ein leeres, d. h. einförmiges Gebiet hineingebildet wird, sondern in eines, auf das zugleich ganz Anderes, und zwar Wirkliches, Anspruch macht.

In Untersuchungen von Wunschtraumwelten und von mehr oder weniger spielerischen oder nur andeutenden Ersatzhandlungen wird das minder Wirkliche ganz entsprechend als typisch unklar-verschwommen, schematisch-allgemein, weich-flüssig und entsprechend nachgiebig beschrieben. Dementsprechend folgt im Tagtraum jedem Wunsch ohne Bemühen die Erfüllung, — die aber in ihrer Substanzlosigkeit durchaus nichtig ist: Das bestehende Bedürfnis, auch wenn es kein leibliches ist, besteht unverändert fort.

Daß das minder Wirkliche sich auch im Gedächtnis rascher verflüchtige, ist durchaus einleuchtend, aber bisher nicht gesichert, da in der betr. Untersuchung[1]) nicht erwiesen wurde, daß die minder wichtigen Erlebnisse, mit denen der Versuch angestellt wurde, tatsächlich auch als seelisch minder wirklich betrachtet werden dürfen. Auch der Hinweis auf die Flüchtigkeit von Träumen schlägt nicht ohne weiteres durch; es gibt Erinnerungen an Kindheitsträume, die weit lebhafter sind als die Erinnerungen an die meisten Tageserlebnisse derselben Zeit.

§ 18. Zur erkenntnistheoretischen Bedeutung des Wirklichkeits- und Scheincharakters.

Die Erlebnisse des anschaulichen Scheines in der äußeren Wahrnehmung (§ 15) bilden in gewissem Sinn das Gegenstück zu dem Erlebnis des unsichtbar Wirklichen (§ 13); wenigstens in denjenigen Fällen, wo die „Scheinbarkeit" sich auf den ganzen Bestand des Erscheinenden bezieht. Beide Male handelt es sich um echt Angetroffenes, also im 3. Sinn Wirkliches, nicht bloß Gedachtes. Das unsichtbar Gegenwärtige ist erlebnismäßig leibhaft wirklich, ohne zu erscheinen, ohne irgendwie sinnlich erfüllt und ausgesondert zu sein. In dem anschaulichen Schein dagegen besteht die sinnliche Erfüllung und Aussonderung, die zum Erscheinen im eigentlichen Sinn führt, aber ohne daß das Erscheinende den Charakter von etwas leibhaft Wirklichem, ernst zu nehmendem besitzt.

Die Frage, ob es daneben auch drittens „unsichtbaren Schein" geben könne, ist nicht so spitzfindig, wie sie auf den ersten Blick wirkt. Hier ist die Warnung vor der Verfügung: „unmöglich, weil in sich widerspruchsvoll" (§ 1) besonders angebracht. Die Wirksamkeit der unsichtbaren Umgebung auf das anschauliche Verhalten sichtbarer Einzelgegenstände im zweiten Beispiel des § 14 ist, wenn diese Einzelgegenstände — sinngemäß also auch die hinzu ergänzte Umgebung — nur auf einen Schirm entworfene Strichzeichnungen, also ausgesprochene Scheingebilde sind, dieselbe, wie wenn man durch ein Fenster auf wirkliche Dinge schaut.

Wenn man von diesem Sonderfall absieht, könnte man auch sagen, im ersten Fall sei scheinbar „nichts", nur „leerer Platz" da, bzw. bei Verdeckung könne überhaupt kein „Schein" zustande kommen, — an einer Stelle, wo in Wirklichkeit, und zwar erlebnismäßig, doch „etwas" (im 4. Sinn) ist. Im letzteren Fall dagegen sei der Schein von „etwas" da an einer Stelle, wo — ebenfalls wieder erlebnismäßig — in Wirklichkeit „nichts" ist. — Bei dieser Ausdrucksweise wäre aber die Bedeutung des Wortes „Schein" erweitert auf die der „Erscheinung" im gebräuchlichen Sinn, d. h. alles Angetroffenen, im 3. Sinn Wirklichen, abgesehen von der Frage seiner Wirklichkeit im 5. Sinn. Was wir zu Beginn dieses

---
[1]) Siehe oben § 16.

Paragraphen Schein nannten, müßte dann sinngemäß „bloßer" oder „leerer" Schein, bzw. zusammengenommen mit den Fällen des § 13 anschaulich „falscher" oder „verkehrter" Schein heißen. Diese Einteilung ist zwar, phänomenologisch gesehen, zweifellos schief; aber sie bietet für die erkenntnisgeschichtliche Betrachtung dieser Verhältnisse gewisse Vorteile. Es kann nämlich kein Zweifel sein, daß die erlebnismäßige Verschiedenheit von „Schein" und „Wirklichem" und ihr verwickeltes gegenseitiges Verhältnis: die erlebnismäßige Nichtigkeit vieles Erscheinenden und die erlebnismäßige Leibhaftigkeit und Mächtigkeit vieles nie in Erscheinung Tretenden, das Nachdenken sowohl ermöglicht als auch tatsächlich in Gang gesetzt hat, das schließlich zu der Bezweiflung der Wirklichkeit und Verläßlichkeit alles Vorgefundenen und im weiteren Verfolg zu der reinlichen Scheidung zwischen der anschaulichen und der erlebnisjenseitigen Welt führt, die bei ausnahmslos aller physikalischen und psychophysischen Einzelforschung ausdrücklich oder stillschweigend vorausgesetzt ist, oft im krassen Gegensatz zur ausgesprochenen „Weltanschauung" des betreffenden Forschers. Auf dem Weg zu dieser Scheidung befindet sich jeder Mensch, der aus irgendeinem Grund eine anschauliche Gegebenheit trotz ihres niemals hinwegzuweisenden Wirklichkeitscharakters gedanklich doch für bloßen Schein erklärt und sie demgemäß behandelt (und umgekehrt). Auf die wichtige Frage der Gründe solcher Stellungnahmen, zu der in letzter Zeit Beachtliches beigetragen wurde, kann hier nicht eingegangen werden[1]).

Infolge dieser engen entwicklungsgeschichtlichen Beziehung ist in der Psychologie zwischen anschaulichem Schein (im 5. Sinn) und erkenntnistheoretischem Schein (im 1. Sinn) nicht immer scharf genug unterschieden worden.

So trifft man immer wieder auf Gedankengänge, die von der Überzeugung ausgehen, daß im 1. Sinn scheinbare Vorgänge selbstverständlich auch durch einen besonderen anschaulichen Scheincharakter ausgezeichnet und daher von den im 1. Sinn wirklichen unmittelbar unterscheidbar sein müßten. Für die „Empfindung" von Wirklichem ist dabei zwar, wie wir wissen[2]), schon der Charakter des angetroffenen Scheins (in unserem Sinn) vorbehalten; das schadet aber nichts, denn Unwirkliches kann dann sinngemäß[3]) höchstens als Vorstellung — also in noch viel schemenhafterer Weise — gegeben sein. Dieser Glaube an die Erkennbarkeit, also die anschauliche Besonderheit des erkenntnistheoretischen Scheins hat eine erstaunliche Zähigkeit. Seine Vertreter hören

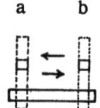

a b Abb. 2. Ein feststehender schwarzer Schirm enthält oben die zwei Löcher und unten den waagrechten Schlitz; vermittelst eines zweiten Schirmes wird ein senkrechter Schlitz ruckartig zwischen den Stellungen a und b hin- und hergeschoben. Die S c h e i n bewegung (oben) und die w i r k l i c h e Bewegung (unten) sind dann n i c h t z u u n t e r s c h e i d e n. Beobachtung unmittelbar gegen das Licht oder Projektion. (Nach M. Wertheimer, Experimentelle Studien über das Sehen von Bewegungen. Z. Psychol. 61, 1912.)

---

[1]) Einiges dazu siehe Kap. 7, § 11f.
[2]) § 15, Schlußabschnitt.
[3]) §§ 7—9.

nicht auf zu behaupten, daß sie ihn jederzeit als solchen erkennen, ehe sie im streng unwissentlichen Vergleich, etwa eines gut ausgebildeten optischen Scheinkörpers mit einem wirklichen oder einer optimalen stroboskopischen Scheinbewegung mit einer wirklichen gründlich daneben geraten haben. Abb. 2 zeigt eine bekannte, einfache, leicht zu bedienende und sicher wirkende Versuchsanordnung zu diesem Zweck.

§ 19. Anhang: „Ding an sich" und „Erscheinung" bei Kant.

Wir sind nicht der Meinung, daß die Philosophie von einer anderen Wirklichkeit handelt und eine andere Art der Wahrheit besitzt als die Einzelwissenschaften, und glauben uns damit in Übereinstimmung mit den größten Philosophen der Vergangenheit zu befinden. Wir können daher von diesen Dingen nicht sprechen, ohne eine sechste Bedeutung des Wirklichkeitsbegriffs zu erwähnen und den notwendig angreifbaren Versuch zu machen, ihr Verhältnis zu den bisher besprochenen möglichst ohne philosophischen Nimbus kurz klarzulegen. Wir meinen die Bedeutung des „Dings an sich" im Gegensatz zur „Erscheinung" im Sinne *Kants*. Daß diese Bedeutung geklärt sei, kann man kaum behaupten.

Unbefangenem Denken fällt der genannte Gegensatz ohne weiteres mit dem oben besprochenen zwischen der — von jedem gesunden Menschen für an sich seiend gehaltenen — physikalischen Welt und der, von der Natur des Wahrnehmens im allgemeinen und der Art des wahrnehmenden Wesens im besonderen mit abhängigen, unmittelbar anschaulich erlebten Welt. *Kant* bezeichnet diese Ansicht als transzendentalen Realismus, verbunden mit empirischem Idealismus. Hierbei bezieht sich die Bezeichnung „real" auf das, was wir Wirklichkeit im 1. Sinn nennen; zugleich wird im Sinn der Aufklärungsphilosophie (oben §§ 5—10) die Wirklichkeit im 3. Sinn, das Angetroffene, „ideal" genannt, was nichts weiter bedeutet als „vorstellungsartig", d. i. im dritten (nicht nur im ersten!) Sinn nicht-wirklich. Und von ihm selbst schon, noch eifriger aber von seinen Schülern, werden wir belehrt, daß der transzendentale Realist in einem verhängnisvollen Irrtum befangen sei. Die physikalische Welt nämlich gehöre — als an die Anschauungsformen des Raumes und der Zeit und an die Kategorien der Einheit, der Kausalität usw. gebunden — selbstverständlich zum Reich der Erscheinungen. Und da diesen Formen absolute Realität zuzusprechen sei, sie also für nicht Erscheinendes keine Geltung haben können, bleibe für eine Erkenntnis des „Dings an sich" keinerlei Möglichkeit übrig: Nach Abzug dieser Formen sei es „ein Nichts"; dies ist der einfache Sinn der Erklärung *Kants*, daß seine Erkenntnislehre empirischer Realismus, aber zugleich transzendentaler Idealismus sei. Danach gibt es also keine Wirklichkeit im 1. Sinn; als real wird das Angetroffene, die Wirklichkeit im 3. Sinn bezeichnet, was unbedingt ein Fortschritt ist; dafür wird jetzt das, was wir Wirklichkeit im 1. Sinn nannten, als „ideal", d. i. als „vorstellungsartig", als Teilbereich der Welt des Vergegenwärtigten, des nicht Wirklichen im 3. Sinn bezeichnet.

Nun können wir aber als Forscher nicht die Augen verschließen vor der tausendfach gesicherten Grundtatsache, daß die anschauliche Welt eine durch bestimmte, höchst merkwürdige Einwirkungen der physikalischen Objekte hervorgerufene Veränderung im eigenen Organismus des Subjekts, und zwar ein durch dessen eigene Natur mitbestimmtes Abbild der physikalischen Welt ist. Nach *Kant*[1]) gilt hierbei „das, was ursprünglich selbst nur Erscheinung ist, ... im empirischen Verstande für ein Ding an sich selbst, welches doch jedem

---
[1]) Transz. Ästhetik, § 3 (Transzendentale Erörterung des Begriffs vom Raume), Schlußabschnitt.

Auge ... anders erscheinen kann". Dies läßt sich aber mit der vorigen Behauptung nur durch die abenteuerliche metaphysische Annahme in Einklang bringen, daß ein entsprechendes Ableitungsverhältnis noch einmal zwischen der nicht an die Formen und Kategorien unseres Erkennens gebundenen und daher für uns völlig unerkennbaren „Welt an sich" und der physikalischen Welt bestehe. Die Tatsache, daß die „Veränderungen unseres Subjekts" durch die von den physikalischen Objekten ausgehenden Einwirkungen „sogar bei verschiedenen Menschen verschieden sein können", im Verein mit der Meinung, daß dies für die räumlichen Verhältnisse der Anschauungswelt, von denen die Geometrie handelt, nicht der Fall sei, ist der einzige ersichtliche Grund, aus dem er das Verhältnis zwischen „Ding an sich" und „Erscheinung" von dem Verhältnis zwischen dem „Objekt als Erscheinung betrachtet" und den „Veränderungen unseres Subjekts" aufs strengste unterscheiden zu müssen meint. Wie wir aber heute wissen, kann auch die Struktur des Anschauungsraumes (bei gewissen Hirnerkrankungen sogar in der erstaunlichsten Weise) für verschiedene Menschen verschieden sein, und bilden andererseits z.B. auch solche „Modifikationen unserer Sinne", wie die Farben, ein geschlossenes, „apriorisches", grundsätzlich mathematisch darstellbares System, sind also alles andere als „zufällig beigefügte Wirkungen der besonderen Organisation". Aber auch wenn wir alles dieses nicht wüßten, würde unsere Kenntnis der angeführten Grundtatsache uns als Forschern nicht den schon von *Kant* selbst vorbereiteten nominalistischen Seitensprung erlauben, in dem sich Neukantianer, Positivisten und Phänomenologen treffen (solange sie sich statt mit Tatsachen mit Erkenntnistheorie befassen): daß nämlich die „physikalische Welt" nur ein gedankliches Gebilde, eine Extrapolation an unserer begrifflichen Vergegenwärtigung[1]) der anschaulichen Welt sei. Denn auch die kühnste Wucherung gedanklicher Gebilde eines Subjekts kann nicht das leisten, was die physikalische Welt, wie sie die Wissenschaft versteht, leistet: Unter vielem anderen kann sie nicht die Grundlage bilden für die Möglichkeit gemeinsamer und vergleichbarer Einzelerscheinungen in den Anschauungswelten verschiedener Subjekte, ohne die eine gegenseitige Verständigung (die freilich in idealistischen Systemen recht stiefmütterlich behandelt zu werden pflegt) völlig ausgeschlossen wäre. Ferner kann sie nicht die höchst erstaunliche Möglichkeit begründen, durch Eingriffe in die eigene Anschauungswelt auch die Anschauungswelten anderer Subjekte entsprechend zu verändern, eine Brücke zu bauen, über die der andere, in seiner Anschauungswelt, gehen kann, Brot zu verteilen, das die anderen, in ihren Anschauungswelten, sättigt, und schließlich auch, die Anschauungswelt eines anderen für immer auszulöschen — wenn man ihn erschlägt. Da wir aber nicht umhin können, sie als Teilveranlassung unserer Anschauungen zu betrachten, entsteht endlich auch die vertrackte Frage, wie diese Extrapolation ihre Wirkungen ausgeübt haben soll, bevor sie vollzogen, d. h. nach nominalistischer Auffassung, in die Welt gesetzt war: also etwa in der vorwissenschaftlichen, oder sagen wir gleich sicherheitshalber: der vormenschlichen Zeit der Erde und der Gestirne.

Selbstverständlich gibt es noch andere Lösungen. Nicht als solche können wir den völlig verschwommenen Rückzug auf die Behauptung anerkennen, *Kant* habe nicht vom Einzelsubjekt und dessen konkretem Wahrnehmen, sondern vom Subjekt und vom Wahrnehmen „im allgemeinen" gesprochen. Wodurch würde sich dieses Allgemeinsubjekt von dem die Welt vorstellenden Gott *Berkeleys* unterscheiden? Und wenn er es wäre, was hätte es für einen Sinn, dem vollkommenen Wesen ein solch verwickeltes und auf den kümmerlichen Voraussetzungen der *Hume*schen Lehre von der alltäglichen Wahrnehmung des einzelnen Menschen beruhendes Verfahren des Weltbildens zuzuschreiben, wie es als

---

[1]) Vgl. oben § 6.

Synthesis der Apprehension, der Reproduktion und der Rekognition in der transzendentalen Analytik dargestellt wird? Auch der Einwand, *Kant* spreche nicht von der Wirklichkeit, sondern nur von der Möglichkeit des Wahrnehmens, verfängt nicht. Denn nichts anderes tut die psychologische und psychophysische Wahrnehmungslehre, wie übrigens jede allgemeine theoretische Wissenschaft, deren Ergebnisse die Form von Gesetzen haben.

Dagegen scheint es nötig — falls das nicht schon früher geschehen sein sollte —, darauf hinzuweisen, daß *Kant* schon in der transzendentalen Ästhetik fortgesetzt mit einem stillschweigenden Obersatz arbeitet, der, im Widerspruch zu dem Grundgedanken des Werks, eine apriorische Bekanntschaft, wenn auch nur negativer Art, mit dem Wesen des Dings an sich voraussetzt. Nur so kann er aus der umwälzenden Erkenntnis, daß Raum und Zeit apriorische, d. h. in der Natur des Erkennens selbst angelegte Formen aller Anschauung sind, unverzüglich weiter folgern, daß sie nicht Eigenschaften des Dinges an sich selbst sein können. Der Schluß lautet vollständig:

Was in der Natur des Erkennens begründet ist, ist nicht Eigenschaft eines Dinges an sich.

Raum, Zeit und kategoriale Bestimmtheit alles Erscheinenden sind in der Natur des Erkennens begründet.

Also sind Raum, Zeit und kategoriale Bestimmtheit nicht Eigenschaft eines Dinges an sich.

Der Obersatz dieses Schlusses enthält die erstaunliche Behauptung, daß die Natur des Erkennens, also auch die des Subjekts überhaupt, und die Natur des Dings an sich in einem Verhältnis der gegenseitigen Ausschließung stehen, derart daß jede Eigenschaft oder Anlage, die an dem einen vorzufinden oder bestimmt anzunehmen ist, dem anderen abgesprochen werden muß. Da jedoch voraussetzungsgemäß über die Natur des Dings an sich keine, und das heißt: auch nicht negative, ganz und gar nicht aber apriorische Erkenntnisse möglich sind, ist dieser Satz und mit ihm der ganze Schluß hinfällig; und es steht nichts im Wege, dem Ding an sich mindestens der Möglichkeit nach ebenfalls Räumlichkeit, Zeitlichkeit und kategoriale Struktur zuzugestehen. Damit aber entfällt die einzige grundsätzliche Bedenken gegen die Annahme, daß sein Verhältnis zu den Erscheinungen und das der physikalischen Welt zur anschaulichen ein und dasselbe ist. Allerdings würde dann *Kants* Grundfrage nach der wissenschaftlichen Erfaßbarkeit der Welt eine ganz andere Antwort erhalten; eine Antwort, die in dem alten Satz „eadem sunt principia essendi et cognoscendi" angedeutet ist.

Man möge das eine Psychologisierung *Kants* nennen; es ist jedenfalls eine unentrinnbare und durch herabsetzende Benennungen am allerwenigsten zu erschütternde Folgerung — falls es nicht gelingen sollte, seine stillschweigende Behauptung über die Natur des Dings an sich auf irgendeine Weise zu begründen oder andernfalls sie als unentbehrliches erkenntnistheoretisches Axiom zu erweisen.

3. KAPITEL.
Das Problem der Eigenschaften.

§ 1. Die atomistische Voraussetzung.

Noch viel folgenreicher als der physiologistische und der materialistische Grundsatz war und ist in dem überlieferten psychologischen Denken der Grundsatz des Atomismus oder der Summenhaftigkeit, zu dessen Erörterung wir nun übergehen. Er ist etwa folgendermaßen zu fassen:

In allem Vielfältigen (Komplexen) sind das eigentlich Wirkliche die einzelnen einfachen Bestandteile. Alle umfassenden Gebilde sind Ansammlungen (Aggregate) solcher Bestandteile, die unverändert in sie eingehen; sie haben keine Eigenschaften und Wirkungen außer denen der einzelnen Bestandteile bzw. ihrer Summe oder Mischung.

§ 2. Anwendungen des atomistischen Grundsatzes in der Psychologie.

1. In der Lehre vom Charakter. Ein Mensch als seelisches Wesen ist nach dem Grundsatz des Atomismus zusammengesetzt aus einer Gruppe gleichgeordneter, wenn auch verschieden mächtiger, Vermögen: Instinkte oder Triebe und Fähigkeiten, oder sonstiger Elemente, mit ebenso vielen räumlich gesonderten, wenn auch mehr oder weniger miteinander kommunizierenden, Einzelorganen. So sucht die alte „Phrenologie" die Organe ihrer 27 Einzelvermögen an verschiedenen Stellen der Großhirnrinde; einer der grundlegenden neueren Beiträge zur Lehre vom Charakter nahm noch 1908 14 gesonderte Instinktorgane an verschiedenen Stellen des Hirnstamms an; die Psychoanalyse verlegte die Organe (genauer: Subjekte) ihrer „Partialtriebe" an verschiedene Stellen der Körperoberfläche; in seiner älteren, aber auch heute noch vielfach vertretenen Form sieht der russisch-amerikanische Behaviorismus die Grundlage der ursprünglichen und erworbenen „Reflexe", deren Summe nach seiner Meinung den Charakter ausmacht, in ebenso vielen gesonderten Nervenleitungen (Reflexbögen). — Unabhängig von der Frage nach der eigentlichen körperlichen Grundlage kehrt die Voraussetzung wieder in dem Bestreben der älteren Ausdruckslehre, den einzelnen Charakterzügen bestimmte Merkmale an einzelnen Teilen des Gesichts oder der Handschrift, oder in dem Bestreben der Traumbücher (einschließlich der psychoanalytischen), einzelnen Trauminhalten bestimmte Symbolbedeutungen unabhängig von dem Zusammenhang, in dem sie auftreten, fest zuzuordnen.

2. In der Lehre von der Gruppe. Wenn derartiges schon für den Einzelmenschen gelten soll, der doch wenigstens körperlich zusammen-

hängt, so hat eine Gruppe von Menschen noch viel weniger Aussicht, als wirkliches Ganzes anerkannt zu werden. Gemeinschaft gilt dann nur als eine (irreführende) Bezeichnung für eine Ansammlung von Einzelnen, und von einem Willen der Gemeinschaft glaubt man nur im uneigentlichen Sinn sprechen zu dürfen, sofern man in Gedanken aus den Bestrebungen, die ihre Mitglieder als Einzelwesen in sie mitbringen, die algebraische oder besser die Vektorsumme zieht, in der sich entgegengesetzte Größen aufheben. Daß die Menschen auch in der Gruppe als unverändert in sich verkapselte Einzelwesen gedacht werden, besagt am unverhülltesten die (wohl von *Hobbes* in das Denken der Neuzeit eingeführte) sophistisch-epikuräische Erklärung alles Tuns aus dem Streben nach eigener Lust (Hedonismus), in welcher der Mitmensch — nach dem bezeichnenden Sprachgebrauch der Psychoanalyse — nur als Trieb-„Objekt" auftritt.

3. In der Lehre vom Verhalten versucht man nach demselben Grundsatz eine Instinkthandlung als Kette von einzelnen Reflexen, die Erreichung eines Ziels auf gelerntem Weg ebenfalls als Kette einzeln gelernter und miteinander verknüpfter Teiltätigkeiten, und schließlich einfachste Fertigkeiten, wie das Gehen oder Greifen, als Summe der gleichzeitigen Innervationen der einzelnen beteiligten Muskeln (oder, im reinsten Fall: der einzelnen Muskelfasern) zu fassen.

4. In der Lehre vom Bewußtsein liegt dieselbe Voraussetzung zugrunde, wenn man seit *Hume* die Seele oder das Ich ein Bündel von Vorstellungen nennt; wenn man (in der sog. *James-Lange*schen Theorie) eine Gefühlswallung als zusammengesetzt aus — nicht etwa begleitet von! — so und so vielen einzelnen Organempfindungen, wenn man das Lernen aus der Verknüpfung (Assoziation) einzelner Vorstellungen, das Wahrnehmen als Zusammenfassung (Synthesis oder Kollektion) von Empfindungen miteinander und mit Vorstellungen, Wortbildern, Gefühlen, Willenserlebnissen usw. erklärt; und vor allem wenn man (seit *Berkeleys* Theorie des Sehens) die ursprünglichen Eigenschaften der Empfindungen nur bei der Reizung einzelner Sinneszellen zu finden hofft, und die Zahl dieser Grundeigenschaften für festgelegt hält durch die Zahl der Bestimmungen des einfachsten, d. h. gleichförmigen oder einfach sinusförmigen Reizvorganges, alle weiteren vorfindbaren Eigenschaften aber, sofern sie sich nicht als Mischung anerkannter Grundeigenschaften von Elementen deuten lassen, als hinzu-assoziierte Zutat von außerhalb, aus anderen Sinnesgebieten u. dgl., auffaßt[1]).

Wir führen noch einige bezeichnende, tatsächlich vorliegende Beispiele

---

[1]) Man vergleiche den überaus ähnlichen Zustand im Gebiet der Kunst, wenn man dort die verschiedenen Stile aus verschiedenartigen „Formelementen" zu verstehen suchte, und vor allem, wenn man in ihrer Ausübung ein Haus oder Gerät für um so schöner hielt, je größer die Menge der schmückenden Zutaten war, die man daran anbrachte.

einer folgerechten Durchführung des atomistischen Grundsatzes an, nicht um auf erschlagene Gegner noch weiter einzuhauen, sondern um zu zeigen, daß es sich hier keineswegs um ein Gefecht gegen eigens angefertigte Strohpuppen handelt.

Hier ist z. B. die alte Theorie zu nennen, nach welcher beim Vernehmen eines **Klanges** mit zusammengesetzter Schwingung, etwa eines Geigentons, das **eigentlich** „Empfundene" sich folgendermaßen zusammensetzt: erstens aus den, sagen wir beispielshalber 17, „einfachen" Tönen von verschiedener Höhe und Stärke, die den 17 wirksamen Teilschwingungen entsprechen, nach manchen Verfassern dazu aus den 17 „einfachen" Gefühlen, die mit ihnen verknüpft sind, endlich nach damals allgemeiner Überzeugung aus den damit assoziierten Vorstellungen des Instrumentes, das solche Tonbündel erzeugt, des Spielers, dem man dabei einmal zuhörte, der Melodien, in denen solche Klänge vorkommen, der Gelegenheiten, bei denen solche Melodien gespielt oder solche Instrumente gebraucht wurden, usw.; „in Wirklichkeit" sollen also z. B. 40 verschiedene seelische Einzelgebilde da sein, wenn man einen Geigenton hört und als solchen erkennt, d. h. das „Geigenhafte" daran erlebt. — Ferner ist hier die *Hering*sche Theorie des zweiäugigen Tiefensehens zu nennen, nach welcher sich die Sehtiefe für jeden einzelnen, in beiden Augen scharf abgebildeten Gegenstandspunkt unabhängig von allen anderen bestimmt; und zwar nach der algebraischen Summe der (in entgegengesetzter Richtung gemessenen) Abweichungen der zwei gereizten Netzhautstellen von der Netzhautmitte[1]); wobei die Abweichung nasenwärts positiv, schläfenwärts negativ bewertet wird, so daß ein positiver Wert der Summe eine größere, ein negativer Wert eine geringere Tiefe als die des in den Blick gefaßten Punktes ergibt. — Streng atomistisch ist auch der folgende, immerhin schon 40 Jahre alte Gedankengang bei der Prüfung eines Tonschrittes auf das Vorhandensein einer Gestalteigenschaft: Erfolgen kurz nacheinander zwei verschiedene Schallreize, so sei im Bewußtsein zunächst eine Schallempfindung und dann noch eine; darauf finde sich allenfalls noch das Bewegungsbild ihrer Namen und wohl auch deren Lautbild und Gesichtsbild, endlich die gesprochenen Namen selbst; „irgendeinen anderen psychischen Vorgang habe ich bei derartigen Versuchen nie zu konstatieren vermocht". — Ähnlich die (schon nicht mehr als angemessen vorgetragene, obgleich fast ein Jahrzehnt ältere) Prüfung eines Ziermusters mit dem Ergebnis: wenn ich das Muster recht aufmerksam betrachte, indem ich seine Linien vom Anfang bis zum Ende verfolge, ohne eine Stelle auszulassen, so treffe ich nirgends etwas von seiner Gestalt an, sondern überall nichts als verschiedene „Ortsbestimmungen"; also ist es doch klar, daß außer diesen im Bewußtsein nichts vorhanden ist.

§ 3. Zur Frage der Fruchtbarkeit des atomistischen Grundsatzes in der Psychologie.

Der atomistischen Auffassung, die in den Naturwissenschaften, von der mechanischen Wärmelehre über die Strukturchemie, die Elektronen- und die Quantentheorie bis zur *Mendel*schen Vererbungslehre, zu so ungeheuren Erfolgen führte, hat auch die Psychologie eine Reihe beachtlicher Ergebnisse zu verdanken. Man denke an die Entdeckung der

---

[1]) Die Verwicklungen, die damit zusammenhängen, daß die Abweichungen nicht in geometrischem, sondern in anatomisch-physiologischem Maß gemessen werden müssen, können hier füglich unerörtert bleiben.

Sinnes- und Bewegungszentren im Großhirn, der kleinsten Empfangsorgane im Auge und im Ohr, der Wärme-, Kälte-, Druck- und Schmerzpunkte in der Haut. Mit einer grundsätzlichen allgemeinen Ablehnung des atomistischen Standpunktes, wie sie heute häufig geäußert wird, ist also nichts gebessert. Vielmehr muß in jedem Einzelfall die sachliche Entscheidung über seine Tragfähigkeit und Brauchbarkeit gesucht werden.

Diese Entscheidung ist in einer Anzahl der oben genannten Sachgebiete noch nicht gefallen. In anderen hat es sich gezeigt, daß Mannigfaltigkeiten, die sich atomistischer Struktur annähern, neben anderen, als Grenzfall, zwar tatsächlich vorkommen, daß sie aber um so störbarer und vergänglicher und um so mehr auf eine besondere Gunst äußerer Bedingungen angewiesen sind, je mehr sie sich dem atomistischen Idealzustand nähern. — Wir belegen dies aus zwei möglichst verschiedenartigen Gegenstandsgebieten.

1. Eine individualistische Menschengruppe ist von Dauer nur unter besonders günstigen Umständen, nach Jahrhunderten ungestörten Zusammenlebens hinter den Küsten einer rings abgeschlossenen Insel, wenn Wohlstand und Friede und in allen wesentlichen Fragen Einigkeit herrscht; wollte man dieselbe Verfassung einer Gruppe aufzwingen, die sich erst vor kurzem zusammengefunden hat, und die, ohne natürliche Grenzen, ständig von mächtigen Feinden bedroht, in engen Verhältnissen zu leben genötigt ist, so würde sie in Kürze zugrunde gehen[1]). 2. Wie russische Psychologen berichten, waren nach einer Überschwemmung im Hundezwinger bei den dort in Lebensgefahr geratenen Tieren vorher eingelernte „bedingte Reflexe" zerstört: es handelt sich hierbei um völlig willkürlich durch Drill hergestellte, sachlich sinnlose Verkoppelungen zwischen irgendeinem Umgebungsgeschehen (Klingelzeichen) und irgendeiner Organtätigkeit (Speichelabsonderung); von einsichtig angeeigneten Kenntnissen und Fertigkeiten kann man mit Sicherheit behaupten, daß sie durch dieselbe seelische Erschütterung nur unerheblich oder gar nicht beeinträchtigt würden.

Und wieder in anderen Gebieten kam man beim Übergang von der atomistischen zur ganzheitlichen Auffassung einfach zu fruchtbareren Erkenntnissen und Verfahren, so, wenn man in der neueren Seelenheilkunde, und zwar bekanntlich erstmals in der sogenannten Individualpsychologie, an Stelle des Getümmels der „Partialtriebe" und „Instanzen" das eine, ganze Individuum als Täter seiner Taten ansetzt, gegenüber dem sich selbst überschlagenden Individualismus der Psychoanalyse die Wirklichkeit der Gemeinschaft anerkennt und die rechte Einordnung in

---

[1]) Dieser Gedankengang ist deshalb bemerkenswert, weil er aus dem 1921 erschienenen, aber im wesentlichen vor 1914 entstandenen Buch eines englischen Gelehrten stammt, in dem England und Deutschland eingehend unter diesem Gesichtspunkt verglichen werden, und auch aus anderen Vergleichen der Schluß gezogen wird, daß Demokratie kein Ausfuhrartikel ist. Bemerkt sei, daß der (inzwischen verstorbene) Verfasser in diesem Buch eine ausgesprochen deutschfeindliche Stellung einnimmt und sich trotz aller sachlichen Erkenntnisse persönlich nach wie vor zum Individualismus, zur parlamentarischen Demokratie und zum Internationalismus bekennt.

sie sogar für die seelische Gesundheit des Einzelnen als entscheidend ansieht.

§ 4. Die ersten Schwierigkeiten des atomistischen Grundsatzes in der Wahrnehmungslehre: die Übereinstimmung transponierter Gestalten.
Nirgends aber erreichte die Erörterung dieses Problems eine solch grundsätzliche Zuspitzung, und nirgends war es möglich, so strenge und unangreifbare Entscheidungen herbeizuführen, wie in dem Gebiet der Wahrnehmung. Dies und nichts anderes ist der Grund, warum die grundlegenden und ihrem Sinn nach auf das Gesamtgebiet der Psychologie bezüglichen gestalttheoretischen Untersuchungen gerade auf diesem Teilgebiet durchgeführt wurden. Ausgangspunkt der Erörterung waren Beobachtungen über die Ähnlichkeit (Wiedererkennbarkeit) von Wahrnehmungsgebilden bei Transposition, d. h. über die Ähnlichkeit gesehener Gestalten trotz völlig verschiedener Farbe und Größe und z. T. auch Ausrichtung, und die Ähnlichkeit von Melodien, Intervallcharakteren und Klangfarben bei verschiedener Tonart und verschiedenem Zeitmaß. Tatsächlich kann man diese Transposition so durchführen, daß das geänderte Gebilde mit dem ursprünglichen in keinem der gewöhnlich als Elemente betrachteten Merkmale: Orte, Farben oder Tonhöhen, mehr übereinstimmt, und ihm dabei dennoch viel ähnlicher bleibt, als wenn man nur eines oder das andere dieser Elemente abändert, austauscht, verlagert, wegläßt oder hinzufügt, alle übrigen aber völlig ungeändert läßt. Daß hier für die atomistische Auffassung eine Schwierigkeit besteht, ist etwa seit 1860 bekannt. Zunächst aber suchte man diese Schwierigkeit ganz im Rahmen des atomistischen Ansatzes durch neue Hypothesen über die Art der **Elemente** zu beheben; z. B. indem man als Raumelemente anstatt der Ortsempfindungen **Richtungsempfindungen** annahm und als musikalische Elemente an Stelle der Töne die **Intervalle** ansetzte[1].

§ 5. Der erste Ansatz zu einer nicht-atomistischen Wahrnehmungslehre: das „Verschmelzungsprodukt" und das „Produktionsprinzip der Identifikation". Vier Arten des Eingehens von Komponenten in Ganze.
Etwa ein Dutzend Jahre später taucht der Gedanke an die Möglichkeit auf, daß bei der Verbindung mehrerer Sinnesempfindungen **wirklich neue** Eigenschaften entstehen könnten; zunächst an einem nicht ganz glücklichen Beispiel, nämlich in dem Versuch, die Räumlichkeit des Gesehenen und Getasteten als derartiges „Verschmelzungsprodukt" aus — vermeintlich an sich unräumlichen — Tast-, Bewegungs- und „Innervations"-Empfindungen zu verstehen; etwas später dann an einem wirklich geeigneten Beispielsfall: in der Erklärung der Klangfarbe als Produkt der

---
[1] Die genauere Durchführung dieser Annahme auf akustischem Gebiet ist so verwickelt, daß sie hier nicht besprochen werden kann.

Verschmelzung der Obertöne mit dem Grundton. In diesem ersten Ansatz, von dessen zahlreichen Bezeichnungen wohl die als „schöpferische Synthese" am bekanntesten ist, wird es noch als eine notwendige Voraussetzung für die Entstehung solcher neuen Eigenschaften betrachtet, daß die Elemente des Komplexes, entweder sämtlich oder mit Ausnahme eines einzigen, „nicht als solche zum Bewußtsein kommen", und daß ihre „selbständigen Eigenschaften in dem Verschmelzungsprodukt völlig untergehen".

Der Grund des Mangels an Selbständigkeit der Teile mit ihren Eigenschaften wird zunächst in der Enge des Aufmerksamkeits- („Apperzeptions"-) Umfanges gesucht; in der, durchaus ernst gemeinten, Fassung eines neueren Lehrbuchs: „Ein Klang ist also nichts anderes als ein unaufmerksam gehörter, nicht zerlegter Akkord." Hierbei ist, wie man sieht, als einzige Aufgabe der Aufmerksamkeit die Erfassung von Elementen und ihren Eigenschaften vorausgesetzt; und darin äußert sich noch ungebrochen die atomistische Grundanschauung. Sie äußert sich ferner darin, daß, wie sich bei der genaueren Erörterung herausstellt, in jenem ersten Ansatz eigentlich gar nicht die „neu" genannte Eigenschaft, sondern nur der Ort neu ist, an dem sie erscheint: dies ist der unmißverständliche Inhalt der Erklärung, daß bei der „schöpferischen Resultante" der Charakter eines psychischen Elements durch den Charakter eines anderen, mit ihm verbundenen, mitbestimmt werde: z. B. der Charakter des (gehörten) Grundtons durch den eines (nicht gehörten) Obertons.

Trotzdem war mit der Entdeckung oder richtiger: mit der Anerkennung des völligen Aufgehens von Teilerregungen in Ganze mit neuen Eigenschaften der erste, noch unsichere Schritt aus der atomistischen Psychologie getan. Es war eine wichtige Teilfrage aus der Lehre von den Ganzen und ihren Eigenschaften angeschnitten, die auch heute noch nicht erledigt ist. Ihre weitere Entwicklung ist gekennzeichnet durch die Ausdrücke „Komplexqualität" und „Produktionsprinzip der Identifikation", die nun kurz erläutert werden sollen.

Von einem Ganzen sprechen wir (zunächst in der Wahrnehmungslehre), wenn eine Mannigfaltigkeit von Reizen bzw. von Erregungen in den äußeren Sinnesorganen, anstatt zur Ausbildung einer ebenso reichen Mannigfaltigkeit von selbständigen anschaulichen Gebilden, zur Ausbildung eines in sich zusammenhängenden (und meist gegen Anderes begrenzten) anschaulichen Gebildes führt. Das ist grundsätzlich auf viererlei Weise möglich.

1. Die Mannigfaltigkeit der Reize bildet sich ab in der Mannigfaltigkeit der Glieder des zusammenhängenden Ganzen; so bei einer Punktfigur (Dominostein), bei einfachen Tonfolgen und bei manchen Akkorden[1]).

---
[1]) Der Begriff des Reizes wird hier freilich — zum mindesten in dem optischen Beispiel — in einer sehr unscharfen Weise gebraucht; vgl. dazu Kapitel 4, § 12.

Nach der Theorie des Verschmelzungsprodukts dürften solche gegliederten Gebilde keine Ganzeigenschaften besitzen.

2. Die Reizmannigfaltigkeit führt zu einem in sich ungegliederten, wenn auch häufig nach außen klar abgesetzten und geformten Gebilde; dieses enthält aber immer noch eine Mannigfaltigkeit von Stellen, die wenigstens annähernd der Mannigfaltigkeit der Reize entspricht; so bei einer Flächenfigur (Kreisscheibe), beim Sirenengeheul u. dgl. Dieses zweite Verhältnis zwischen „Einzelreiz" und Stelle findet auch in den gegliederten Ganzen innerhalb der einzelnen Glieder statt, sofern diese nicht anschaulich unausgedehnte Punkte sind; auf diese Tatsache wird in vielen vorliegenden wahrnehmungspsychologischen Erörterungen nicht genügend geachtet.

Beide Arten von Ganzen stimmen darin überein, daß der Ausfall einer Reizkomponente eine Lücke oder eine Unstetigkeit an einem bestimmten Platz des anschaulichen Ganzen zur Folge hat; was damit zusammenhängt, daß die Reizwirkungen zunächst nebeneinander oder nacheinander in das einheitliche Ganze eingehen.

3. Es entsteht ein Gebilde wie unter 2.; aber die Mannigfaltigkeit der Reize ist darin nicht abgebildet: die einzelnen Komponenten sind stärker oder schwächer an der Ausbildung des Charakters des Ganzen beteiligt, derart, daß, wenn eine davon wegfällt oder neu hinzukommt, Änderungen im Charakter des Ganzen, aber keine Lücken oder Unstetigkeiten entstehen. Das Grundbeispiel ist der musikalische Klang. Es zeigt besonders klar, daß bestimmte Komponenten für das Ganze bestimmender sein können als andere, ja daß eine davon u. U. das Ganze „begründet", während andere es nur „färben", und daß beim Hinzukommen bestimmter weiterer Komponenten die bisher begründende zur färbenden herabsinken kann. — Dieses dritte Verhältnis kann in demselben Ganzen in der verschiedensten Weise mit dem ersten und zweiten zusammen vorkommen oder (bei unveränderten Außenbedingungen) mit ihnen wechseln; wie das z. B. vom „Heraushören der Teiltöne" aus einem zunächst anschaulich einheitlichen Klang zur Genüge bekannt ist[1]). — Neben der zweiten ist besonders diese dritte Art von Ganzen und ihren Eigenschaften gemeint, wenn man von „Komplexen" und „Komplexqualitäten" spricht. Doch wird der letzte Ausdruck vielfach in einer noch engeren Bedeutung gebraucht; s. u.

4. Es kommen endlich anschauliche Gebilde vor, die mehrere Reizmannigfaltigkeiten zur Grundlage haben, von denen jede für sich schon zu einem anschaulichen Ganzen erster, zweiter oder dritter Art führt; deren Wirkungen aber derart zur Deckung kommen, daß, wie bei der dritten Art, in der Mannigfaltigkeit der Glieder oder Stellen des entstehenden anschaulichen Gebildes die Mehrheit der Reizmannigfaltigkeiten nicht

---

[1]) Vgl. § 9 dieses Kapitels.

abgebildet ist, das Fehlen der einen davon also wieder keine anschauliche Lücke oder Unstetigkeit zur Folge hat. Während aber im dritten Fall eine der Komponenten, die begründende, unentbehrlich ist, würde hier jede einzelne genügen, um das ganze anschauliche Gebilde entstehen zu lassen. Dies ist der Grund, warum man den vierten Fall als den einer Identifikation vom dritten sondern kann.

Grundbeispiel ist die Wahrnehmung der Doppelorgane: Zwei Augen oder zwei Ohren werden gereizt, und wir sehen ein Ding, hören ein Wort. Man schließt ein Auge, verstopft ein Ohr, und sieht dasselbe Ding, hört dasselbe Wort wie vorher. Es entsteht keine Lücke, es fällt nichts weg, ja nicht einmal die Helligkeit des Gesehenen und die Stärke des Gehörten läßt nach[1]) — obgleich die Hälfte der Licht- und Schallenergie ausfällt. Trotz allem ist diese Doppelversorgung nicht „überflüssig". In beiden Fällen findet sich ein lebenswichtiges „Verschmelzungs"- bzw. „Identifikations"-Produkt: beim Sehen mit zwei Augen Tiefenstaffelung der Dinge, die an Eindeutigkeit und Schärfe von keinem einzelnen der zahlreichen übrigen Tiefenfaktoren erreicht wird, beim Hören eine Festlegung der Schallrichtung, von ebenfalls recht beachtlicher Schärfe. Beim Sehen ergibt völlige Übereinstimmung der beiden gleichzeitigen Reizverteilungen gleiche Tiefe aller gesehenen Gebilde; beim Hören völlige Gleichzeitigkeit der beiden Schallfolgen die Schallrichtung von vorn, oben oder hinten (allgemein: in der Medianebene). Ungleiche Sehtiefe entsteht infolge ganz bestimmter, feinster Abweichungen in der Form der beiden Netzhautbilder, schräge und seitliche Schallrichtung infolge feinster Abweichungen von der Gleichzeitigkeit[2]). Das Erstaunlichste dabei ist die Geringfügigkeit der wirksamen Abweichungen. Beim Vergleich der beiden Halbbilder einer Stereo-Aufnahme muß man schon sehr nach den Formunterschieden suchen, und entdeckt auch dann meist nur die gröbsten davon. Beim Ohr aber sind die geringsten wirksamen Zeitunterschiede mehr als 1000mal und die größten immer noch 100mal so klein wie die kleinsten, die eben den Eindruck einer Folge machen. Alle früher und noch heute verbreiteten Behauptungen, daß man ursprünglich je zwei Gesichtsbilder oder Schall-Eindrücke habe, daß man deren „Verhältnis" wahrnehme und daraus dies

---

[1]) Vorausgesetzt natürlich, daß man nicht zwei verschieden scharfe Augen oder Ohren hat und das bessere verschließt, und daß nicht das verschlossene Ohr vorher günstiger zur Schallquelle lag als das andere.

[2]) Auf die zeitweise mit etwas übertriebener Heftigkeit erörterte Frage, ob ungleiche Stärke dieselbe Wirkung haben kann, gehen wir hier nicht ein; fest steht, daß der Einfluß der Stärke, wo er bisher beobachtet wurde, eine viel geringere Regelmäßigkeit aufwies als der des Zeitunterschiedes; übrigens ist aus zahlreichen Untersuchungen aus den verschiedensten Sinnesgebieten bekannt, daß der „stärkere" Reiz auch rascher durchschlägt. Danach ist es sehr wahrscheinlich, daß auch die Stärke auf dem Weg über einen zentralen Zeitunterschied auf die Schallrichtung einwirkt.

und jenes folgere, sind physiologistische Erfindungen[1]). — Die zuletzt besprochenen Sonderfälle von Ganzeigenschaften sind gemeint, wenn neuerdings von einem „Produktionsprinzip der Identifikation" gesprochen wird.

Scharfe Grenzen gegenüber den andern drei Arten von Ganzen und ihren Eigenschaften sind freilich auch für diesen Fall nicht zu ziehen. Besonders einfach läßt sich das an dem Sehen von Bewegung und Veränderung zeigen, das manche Verfasser ebenfalls aus dem Identifikationsprinzip zu erklären versuchten. Hier bildet eine Mehrheit von aufeinander folgenden Reizmannigfaltigkeiten die Grundlage für das Sehen e i n e s identisch fortdauernden Gebildes. Bei Übereinstimmung der aufeinander folgenden Reizmannigfaltigkeiten ergibt sich als „Identifikationsprodukt" Ruhe und Beständigkeit, bei Abweichungen Bewegung oder Veränderung des gesehenen Gebildes. Bemerkenswert ist, daß auch hierbei schon Abweichungen, die „als solche unerkennbar", d. h. im Simultan-Vergleich unterschwellig sind, zum Eindruck der Bewegung oder Veränderung führen können. Unter günstigen Umständen ergibt jede der aufeinander folgenden Reizmannigfaltigkeiten allein das „ganze" Ding. Soweit stimmt alles mit dem Fall der Wahrnehmung durch Doppelorgane überein. Aber im Gegensatz zu ihr kommen hier die verschiedenen Reizmannigfaltigkeiten nicht wirklich zur Deckung. Es entsprechen ihnen a u c h a n s c h a u l i c h v e r s c h i e d e n e Zustände bzw. Verhaltensphasen des einen wahrgenommenen Gebildes, die zeitlich nacheinander eintreten, und die entweder, wie in der zweiten Art von Ganzen, stetig ineinander übergehen, so daß man nur verschiedene S t e l l e n des Verlaufs unterscheiden kann, oder sogar, wie in der ersten, als verschiedene natürliche A b s c h n i t t e des Verlaufs scharf gegeneinander abgesetzt sind. Aber noch viel mißlicher ist es, daß in solchen Versuchen bei geringfügigen Abänderungen der Umstände ü b e r h a u p t k e i n e I d e n t i f i k a t i o n erfolgt, sondern Gruppen von der Gliedzahl der Reizmannigfaltigkeiten, also auch rein räumlich betrachtet Ganze der e r s t e n Art entstehen — und trotzdem deutliche Bewegung entweder einzelner oder sämtlicher Glieder (die „singulare" oder „duale" Teilbewegung) gesehen wird; und ebenso deutliche Bewegung (die sog. Gammabewegung) übrigens, wenn nur eine einzige Reizmannigfaltigkeit vorliegt, deren Wirkung sich mit der einer anderen schon aus diesem Grund nicht vereinigen kann.

Das Gesagte macht es unmöglich, gerade den Sonderfall der Identifikation zur Grundlage des Verständnisses von Ganzeigenschaften machen zu wollen, wie dies wiederholt versucht worden ist. Die Verhältnisse bei Identifikation lassen sich nur im Zusammenhang einer viel breiter angelegten Theorie der Ganzeigenschaften wirklich verstehen. Übrigens bedeutet ja auch in den „klassischen" Fällen, bei dem Zusammenwirken der Doppelorgane, der Hinweis auf die Schöpferkraft der Seele nicht die Lösung, sondern die Stellung eines Problems: nämlich der Aufgabe, verständlich zu machen, warum das „Identifikationsprodukt" im einen Fall gerade die Festlegung der R a u m t i e f e, im andern gerade die der S c h a l l r i c h t u n g, und nicht beide Male irgend etwas gänzlich anderes ist, ferner warum die Raumtiefe und Schallrichtung gerade so — nämlich meist ziemlich richtig — festgelegt wird usw. — Ähnliches gilt aber auch gegenüber der Lehre von den Komplexqualitäten in der bisher besprochenen

---

[1]) Vgl. Kap. 2, § 7.

ursprünglichen Form: Sie bedeutet die Anerkennung des Bestehens von Ganzeigenschaften, wenn auch nur für eine bestimmte Art von Ganzen, nämlich die ungegliederten; aber sie gibt in dieser Form noch nicht den Schlüssel zur Lösung des Problems der Transponierbarkeit (§ 4): des Gleichbleibens der Klangfarbe und der Melodie bei wechselnder Tonhöhe und der räumlichen Form bei wechselnder Lage, Größe und Farbe.

Begrüßenswert ist der neue Vorschlag (übrigens ganz im Sinne des ursprünglichen Ansatzes), nur echte Mischqualitäten, also nur solche Eigenschaften ungegliederter Ganzer, die nicht auf dem Verhältnis, sondern auf der (nichtalgebraischen) Summe von Eigenschaften der Bestandteile beruhen und daher bei Transponierung sich ändern, als Komplexqualitäten zu bezeichnen; hierher würde an einem musikalischen Klang beispielsweise seine Gesamtlautheit und seine Gesamthelligkeit, aber nicht die Klangfarbe oder die Akkordfarbe gehören. Die Komplexqualität wäre danach eine Eigenschaft eines (ungegliederten) Ganzen, die grundsätzlich auch am einzelnen Element auftreten kann; während dies bei den Gestalteigenschaften im eigentlichen Sinn ausgeschlossen ist.

§ 6. Die Gestaltqualität (Gestalttheorie der Eigenschaften, Erster Teil).

Die entscheidenden Schritte in der Lösung dieser Frage erfolgen um 1890.

Erstens fällt die Voraussetzung des Untergehens der Bestandteile und ihrer Eigenschaften im Ganzen; auch an anschaulich mehr oder weniger reich gegliederten räumlichen und zeitlichen Gebilden: an Gestalten, Melodien und Vorgängen, wird das Bestehen von eigenständigen — nicht aus dem Spurenschatz hinzugefügten — Ganzeigenschaften nachgewiesen, die den Namen „Gestaltqualitäten" oder (nach ihrem Entdecker) „Ehrenfelsqualitäten" erhalten.

Zweitens wird die Grundlage dieser Ganzeigenschaften in dem Aufbau (dem „System der Beziehungen" zwischen den Bestandteilen) der betreffenden Gebilde oder — falls sie, wie die Klänge, anschaulich ungegliedert sind — der zugrunde liegenden Reizmannigfaltigkeiten gefunden. Damit ist wenigstens grundsätzlich das Problem der Transponierbarkeit, und zwar gleich für fast sämtliche fragliche Fälle, gelöst (was gelegentlich dahin mißverstanden wurde, daß nur transponierbare Gebilde Gestalten genannt werden sollten).

Zugleich wird das Anwendungsgebiet erweitert durch den Hinweis auf die unmittelbare Ähnlichkeit von Gestaltqualitäten völlig verschiedener Sinnes- und Sachgebiete: musikalisches Crescendo — anbrechender Tag — steigende Erwartung. Hierdurch wird zum ersten mal ein Verständnis dafür ermöglicht, wiefern eine Übereinstimmung oder ein Widerspruch des Stils nicht nur innerhalb derselben Kunstart, sondern ebenso beim Vergleich der verschiedensten Künste, etwa der Bildkunst und der Tonkunst — und übrigens auch schon beim Vergleich der verschiedenen Wesensäußerungen eines Menschen, vom Körperbau über das Mienenspiel, die Umgangsformen und die Handschrift bis zum Verlauf seiner Schicksalslinie — unmittelbar anschaulich erlebt werden kann und nicht jedesmal erst durch wissenschaftliche Analyse erschlossen zu werden braucht. Damit ist der Grundstein gelegt zur heutigen Ausdruckskunde, die nicht mehr auf inhaltlichen Einzelbeziehungen, sondern auf der Identität bzw. Verwandtschaft des Stils aufbaut. Auf der anderen Seite sind die Voraussetzungen geschaffen für das Verständnis jener merkwürdigen Ganzen, deren Beständigkeit in scheinbarem Widerspruch zu dem ständigen Wechsel ihres Baustoffs steht, ja, deren Bestand z. T. eben davon abhängt, daß unablässig neuer tragender Stoff sie durchwandert: Die stationären oder fließend-beständigen Gestalten, die schon früh die Aufmerksamkeit der tiefsten Denker auf sich gezogen haben, von dem stofflich festgelegten Denken[1]) aber zumeist einfach übergangen wurden.

Beispiele finden sich in allen Reichen des Seins. Am einfachsten und durchsichtigsten sind sie in der unbelebten Natur: Die Flamme, der Springbrunnen, der Wirbel, die Wolke. Aber auch jede lebende Zelle mit ihrem Stoffwechsel gehört dazu, jedes Anschauungsding im Verhältnis zu seinem psychophysischen Korrelat, der Nervenerregung; endlich auch jedes von Menschen eingerichtete Amt mit seinen wechselnden Trägern.

Überhaupt wird zum ersten Male recht klar, welche ungeheure und grundlegende Bedeutung den umfassenderen Ganzheiten und ihren Eigenschaften im Vergleich mit den Elementen und deren Eigenschaften und einfachen Verbindungen in sämtlichen Gebieten des Seelenlebens zukommt; d. h. der anschauliche Vorrang oder „phänomenale Primat" des Ganzen. Ein Hinweis darauf findet sich schon früher: Gesichter merkt man sich leichter als Nasen, und Lieder leichter als Tonschritte; aber er wird nun ergänzt: Tonschritte und Klangfarben merkt man sich immer noch außerordentlich viel leichter als einzelne Töne (absolute Tonhöhen), für die die meisten, auch musikalischen Menschen überhaupt kein Gedächtnis haben.

§ 7. Der Beziehungsatomismus und seine Überwindung.

Die eben geschilderten Befunde hatten ein recht bewegtes Schicksal; zeitweise mochte es scheinen, als seien sie im Getümmel des Streites wieder völlig verschüttet und abhanden gekommen. Der Atomismus gab die vorderste Linie preis, um sich in der zweiten um so hartnäckiger zu verteidigen. Ließ sich das Ganze nicht aus den Elementen verstehen, so versuchte man es zunächst wenigstens mit den kleinsten möglichen Unterverbänden darin: mit Paaren von Elementen. Die Bedeutung der Gestaltqualitäten war zunächst dargetan worden an der Tatsache, daß Gestalten und Melodien wiedererkannt werden, auch wenn infolge einer Transponierung keines ihrer Elemente erhalten ist. Nun hat auch die kleinste überhaupt mögliche Gruppe: das Paar von Elementen, seine Ganzeigenschaften, nämlich die Beziehungen zwischen seinen beiden Gliedern[2]). Und diese genügen vollauf,

---
[1]) Siehe oben Kapitel 2, § 8.
[2]) Bei Orten etwa die Richtung, bei Tönen das Intervall; s. schon oben § 4.

um das Wiedererkennen auch der verwickeltsten transponierten Gestalten zu erklären. Denn bei der Transponierung bleiben die Beziehungen je zweier Elemente ebenso ungeändert wie etwa vorhandene Gestalteigenschaften des umfassenderen Ganzen. Also wäre, auch wenn es diese gar nicht gäbe, ein als Grundlage des Wiedererkennens transponierter Ganzer in Frage kommender Faktor vorhanden. Indem man es vielfach ohne weitere Prüfung für ausgemacht hielt, daß dieser Faktor auch der tatsächlich wirksame sei, entstand an Stelle des Atomismus der Elemente ein Atomismus der Beziehungen, der von einer Reihe namhafter Psychologen noch bis in die letzten Jahre vertreten wurde.

Diese Lehre übersieht aber erstens, daß in zahlreichen bedeutsamen Beispielen (Stil, Charakter, Habitus, bestimmte Arten von Variationen eines musikalischen Themas) die Übereinstimmung von Gebilden mit derselben Gestaltqualität keineswegs immer von einer Übereinstimmung der Beziehungen zwischen sämtlichen Elementen begleitet ist, und zweitens, daß das Bestehen von Gestaltqualitäten von vornherein nicht nur zur Erklärung des Wiedererkennens transponierter Wahrnehmungsgebilde „angenommen", sondern daß sogleich weit darüber hinaus auf solche Qualitäten als (bisher in der Wissenschaft unbeachtete) „positive Vorstellungsinhalte", und zwar als antreffbare, im dritten Sinn wirkliche[1]) Tatbestände hingewiesen worden war, die nicht aus der Welt zu schaffen sind, indem man andere Eigenschaften aufweist, an denen man die transponierten Ganzen beim Fehlen der Gestaltqualitäten allenfalls auch wiedererkennen könnte. Dazu kommt: Die Frage, wieweit und unter welchen Bedingungen jene Gestalteigenschaften der Elementenpaare: die Beziehungen, in reicheren Gebilden und Gruppen davon anschaulich überhaupt vorhanden sind, ist zwar angegriffen, aber bis heute noch nicht endgültig beantwortet. Eines ist aber schon durch eingehende Versuche gesichert: daß sich schon für einfache geometrische Figuren (Dreiecke) auf der Beziehungsgesamtheit keine allgemeine Theorie der Ähnlichkeit aufbauen läßt[2]).

Inzwischen wurde die Frage, ob es anschaulich antreffbare Gestaltqualitäten gibt, sehr einfach, und zwar in den verschiedensten experimentellen Einzeluntersuchungen, durch den Nachweis beantwortet, daß zahlreiche handgreifliche und unbestreitbare, außerdem psychologisch und biologisch höchst wichtige Eigenschaften der Wahrnehmung auf ganz bestimmten Strukturverhältnissen beruhen, also zu der Klasse der Gestalteigenschaften gehören; so z. B. der Figurcharakter und der Grundcharakter, die Form, die Durchsichtigkeit, der Oberflächencharakter und der Beleuchtungscharakter von Farben und Helligkeiten.

---

[1]) Kapitel 2, § 6; der Ausdruck „Vorstellungsinhalte" bezeichnet im damaligen Sprachgebrauch auch das, was wir heute „Wahrnehmungsinhalte" nennen.
[2]) Siehe unten § 18 dieses Kapitels, Punkt 6.

Schon früher war gezeigt worden, daß feinste Unterschiede der „Schlankheit" von Rechtecken (also einer Gestalteigenschaft) noch bemerkt werden, wenn die ihnen „zugrunde liegende" Beziehung zwischen „Elementen", nämlich der Längenunterschied der Grundlinien, noch nicht erkennbar ist, falls diese allein, d. h. außerhalb des Rechtecksverbands, dargeboten werden. — Übrigens ist dieses Problemgebiet auch heute noch längst nicht ausgeschöpft, ja sein Umfang ist noch nicht einmal abzusehen.

§ 8. Die drei Arten von Ganzeigenschaften.

Über die Ordnung und Benennung der Ganzeigenschaften ist man sich noch nicht einig. Häufig erscheinen unter diesem Namen auch die nachher (§§ 18—20) zu besprechenden Teileigenschaften. Außerdem gehen meist zwei Gesichtspunkte der Benennung durcheinander: die Frage nach der Art des Trägers der Eigenschaft, auf die wir schon im § 5 zu sprechen kamen, und die Frage nach ihrer eigenen Natur.

Nach der Natur der Eigenschaft selbst können drei Arten begrifflich klar unterschieden werden, obgleich es im jeweils vorliegenden Fall nicht immer leicht ist, die Zuordnung zu vollziehen.

1. Die Struktur oder das Gefüge (die „Tektonik"). Hierunter fallen alle Eigenschaften der Anordnung oder des Aufbaus: Raumform oder Figuralstruktur, Helligkeits- und Farbprofil einschließlich der Gliederung und Gewichtsverteilung; Rhythmus, Melodie; Verlaufsstruktur bei Bewegungen und Veränderungen.

Beispiele: gerade, rund, eckig, elliptisch, geschlossen, symmetrisch, spitz, wellig, zackig; legato, staccato, glissando, crescendo; stetig, unstetig; das Wachsen, Schrumpfen, Steigen, Fallen, Strömen, Springen, kurz jede Art von „Übergang" [1]).

Eine besonders bedeutsame und für sich heraushebbare Unterklasse sind die dynamischen Strukturen: die Gerichtetheit, die Verteilung, das „Gefüge" von Spannung, Anziehung, Abstoßung, Druck, Drang, Antrieb, einschließlich ihrer Änderungen in der Zeit: ihres Entstehens, Wandels und Vergehens. Schon in einer einfachen geometrischen Figur kann sich, wie in zahlreichen Untersuchungen, besonders der Leipziger Schule, nachgewiesen worden ist, ein solches Spannungsgefüge andeuten. Ausschlaggebend wird es bei der Betrachtung des „Ich" und des „Du", ihrer Zustände und ihrer Beziehungen zur Umwelt im Ganzen und im Einzelnen, das heißt u. a.: in der Lehre von den Ausdruckserscheinungen.

In dem Hinweis auf diese Spannungsgefüge liegt der richtige Kern der „Einfühlungstheorie" der geometrisch-optischen Täuschungen. Der Grundfehler dieser Theorie lag, abgesehen von viel Willkür in der Durchführung, darin, daß sie die Entdeckung von Spannungsgefügen in der äußeren Wahrnehmung nicht ernst genug nahm: daß sie diese nicht als eigenwüchsige Eigenschaften der Wahrnehmungsgebilde, sondern als „Einfühlungen", als Zutaten darstellte, deren

---
[1]) Einige grundlegende Gefügeeigenschaften werden in den folgenden Kapiteln 4—7 eingehender behandelt.

Ursprung im Inneren des Betrachters, also außerhalb der betrachteten Gebilde gesucht wurde. Wieso zur Zeit ihrer Entstehung dieser Irrweg so gut wie unvermeidlich war, werden wir später besprechen[1]), soweit es nicht schon im 2. Kapitel geschehen ist.

Es ist in der Psychologie verschiedentlich versucht worden, dem Ausdruck „Struktur" einen sehr viel engeren Sinn beizulegen. Beispielsweise sollte er ausschließlich zur Bezeichnung des Charaktergefüges, der Grundrichtung der Interessen, der „Lebensform" gebraucht werden. — Oder er sollte vorbehalten werden zur Bezeichnung hypothetischer Vorgeformtheiten in den zentralen Wahrnehmungsorganen, die zur Erklärung der Prägnanzerscheinungen dienen sollten[2]). Solche Begriffseinengungen können nur zu Verwirrung führen, da sie sich in Widerspruch setzen zu der außerhalb der Psychologie allgemein üblichen, rein formalen Bedeutung des Wortes.

2. Die Ganzqualität oder -beschaffenheit. Hierunter fallen alle stofflichen Eigenschaften, das „Material", sofern es sich nicht um „einfache", d. h. gefüge-unabhängige Sinnesqualitäten handelt.

Beispiele: durchsichtig, leuchtend, rauh, glatt, glänzend, seidig, dinghaft, scheinhaft (Licht und Schatten); weich, hart, zäh, federnd; schrill, hohl (bei Klängen).

3. Das „Wesen" in dem erweiterten Sinn, in dem es von der neueren Ausdruckslehre nicht nur auf Lebendes, sondern auf alles überhaupt Antreffbare angewandt und dem Gefüge und der Beschaffenheit als „gegenständlichen Daten" gegenübergestellt wird. Hierunter fallen alle physiognomischen (gesichthaften) oder Ausdruckseigenschaften: Charakter, Ethos, Habitus, Stimmung, „Gefühlswert" u. dgl.

Beispiele: feierlich, freundlich, stolz, finster, friedlich, wuchtig, zierlich; männlich, weiblich, kindlich, greisenhaft; polternd, krachend, klirrend, heulend usw. Eine besonders eindrucksvolle Unterart bilden die gefühlsartigen Erlebnisse; siehe § 9, 8. In der englisch geschriebenen Literatur nennt man — im Anschluß an die alte Unterscheidung der „primären" und „sekundären" Qualitäten — die Wesenseigenschaften häufig „tertiäre Qualitäten". Noch in neueren Beiträgen zur Ausdruckslehre werden die Wesenseigenschaften gelegentlich „subjektive Eindrucksqualitäten" oder einfach „subjektiver Eindruck" genannt. Tatsächlich sind die Wesenseigenschaften dasjenige an dem anschaulich Gegebenen, das allein fähig ist, auf uns Eindruck zu machen, unser eigenes Wesen unmittelbar zu berühren[3]). Obgleich aus Gründen, die wir bald besprechen[4]), auch die Bezeichnung „subjektiv" hier nahe liegt, ist doch dringend von ihrem Gebrauch abzuraten. Denn die Wesenseigenschaften sind weder im örtlichen noch im ursächlichen Sinn subjektiv: sie werden weder als Eigenschaften oder Zustände des eigenen Ich erlebt, wie die Gefühle (die etwa von ihnen veranlaßt sind), — noch hängt es, wenn man von ganz besonderen Bedingungen absieht[5]), bei gegebenen Sachverhältnissen von der Auffassung des beeindruckten Menschen ab, ob ihm dieses oder jenes Wesen gegenübersteht.

---

[1]) Kapitel 9, §§ 4 und 5.
[2]) Kapitel 3, § 9, Kapitel 7, § 5.
[3]) Vgl. Punkt 7 des folgenden §.
[4]) Vgl. Punkt 8 des folgenden §.
[5]) Vgl. das Beispiel von Zwiespältigkeit unter Nr. 3 des folgenden §.

§ 9. Das gegenseitige Verhältnis der Wesens- und der Gefügeeigenschaften, der Beschaffenheiten und der Sinnesqualitäten.

1. Beschaffenheit und Gefüge. Für jede Ganzbeschaffenheit lassen sich bestimmte Gefügeeigenschaften auffinden, die verwirklicht sein müssen, damit jene Beschaffenheit unmittelbar anschaulich angetroffen und nicht bloß vorgestellt oder erschlossen wird.

2. Wesen und Gefüge; Prägnanz. Ebenso gibt es für jedes Wesen, sofern es sich überhaupt in Gefügen äußert, ein ganz bestimmtes Gefüge, in dem es sich am reinsten und zwingendsten verwirklicht; dieses nennt man „ausgezeichnet" oder „prägnant".

Hier liegt einer der Ansatzpunkte der Kunsttheorie: Die Werke des wahren Künstlers werden, auch wenn sie Naturdinge darstellen, in der Richtung auf Prägnanz in diesem Sinn von ihren „Vorbildern" abweichen, oder richtiger, über sie hinausgehen; — was seiner Natur nach etwas ganz anderes ist als die „Idealisierung" oder „Stilisierung" in dem geläufigen Sinn, wenn es auch im Ergebnis nicht immer ganz leicht davon zu unterscheiden sein mag. Auch die Vollkommenheit eines Gedichts liegt — wenigstens nach der deutschen Verslehre — darin, daß Sinn und Wesen des Gemeinten schon im Klanggefüge, nicht nur in der Bedeutung der Worte, möglichst zwingend verkörpert ist; daher u. a. die viel erörterte „Unregelmäßigkeit" vieler der schönsten deutschen Gedichte, und von der Verkennung des tieferen Gesetzes, wie man erst spät erkannt hat, die ganze, ein Jahrtausend währende Tragödie der deutschen Verskunst.

Über eines muß man sich klar sein: Es handelt sich bei dem Verhältnis zwischen Struktur und Wesen nicht um den willkürlichen und daher auflösbaren Zusammenhang des „Bedeutens" eines Sinnbilds, einer Metapher oder Allegorie; eine Struktur „bedeutet" nicht ihr Wesen, sondern wo sie ist, da ist das Wesen auch; es ist nicht dahinter, sondern darin. Freilich ist die Unterscheidung auch hier nicht immer leicht.

Goethe beschreibt unter dem Namen der sinnlich-sittlichen Wirkung wirklich das Wesen der Farben, wie es sich demjenigen auftut, der sie rein und unbefangen auf sich wirken läßt. Wenn einem Künstler der neueren Zeit aus dem Ring der bunten Farben das Wesen des Tages- und des Jahreslaufes herausleuchtet, so wird man ihm dieses Erlebnis auch nicht wegstreiten, obwohl man sich nicht auf ganz so sicherem Boden fühlt wie bei *Goethe*. Wenn er aber dann das Wesen der einzelnen Farben zu ergründen vermeint, indem er nicht diese selbst, sondern die zugeordneten Jahreszeiten betrachtet, befindet er sich eindeutig auf dem Boden der bloßen Allegorie; was sich dadurch bestätigt, daß er zu Behauptungen kommt, die im Widerspruch zu dem stehen, was jeder Schießunteroffizier über das wirkliche Wesen der Farben weiß, wenn er dem unsicher gewordenen Rekruten rät, zur Beruhigung „ins Grüne" zu sehen[1]).

3. Weitere Erörterung der Prägnanz. Mit dem Obigen ist schon gesagt, daß die beiden bisherigen Sätze über den Zusammenhang von Gefüge, Beschaffenheit und Wesen sich nicht umkehren lassen. Es gibt nicht zu jedem möglichen Gefüge und auch nicht zu jeder möglichen Be-

---

[1]) Daß wir in diesem Zusammenhang auch Farben, also einfache Sinnesqualitäten, einführen, darüber vgl. unten Punkt 5 dieses Paragraphen.

schaffenheit ein besonderes Wesen. Bildet man Reihen von verwandten Gefügen oder Beschaffenheiten, die nach ihrer Ähnlichkeit geordnet sind, so sind einzelne Glieder dieser Reihen ausgezeichnet: eben diejenigen, die ein Wesen rein verkörpern. In ihrer Nachbarschaft finden sich solche, die dasselbe Wesen weniger gut, unvollkommen, endlich schlecht verkörpern, die „nicht (ganz) richtig" sind. Hier trifft der Inhalt eines bekannten Scherzworts tatsächlich zu: die schlechte Gestalt sieht der ausgezeichneten ähnlich, aber nicht umgekehrt. Man spricht hier von „Prägnanzstufen" und ihren Bereichen. Im Grenzgebiet zweier Prägnanzbereiche finden sich flaue, „nichtssagende" oder auch zwiespältige Gefüge oder Beschaffenheiten. Als eindrucksvolles Beispiel dieser Zwiespältigkeit sei die erstaunliche Veränderung genannt, die das Aussehen eines knabenhaften Mädchengesichtes erleidet in dem Augenblick, wo wir erfahren, daß es in Wirklichkeit ein mädchenhaftes Knabengesicht ist. Ein Beispiel für Prägnanzstufen an einfachsten Gefügen bietet Abb. 3, ferner die

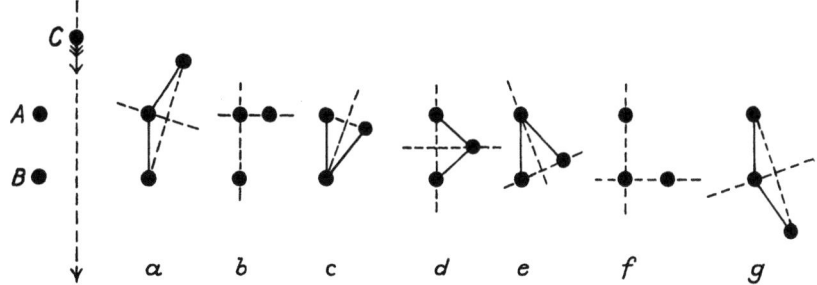

Abb. 3. An zwei festen Punkten A, B vorbei wird ein dritter allmählich von C nach unten verschoben. Die Bilder a—g sind die dabei zu beobachtenden Prägnanzstufen. (Nach M. Wertheimer, Untersuchungen zur Lehre von der Gestalt II. Psychol. Forschg 4, 1923.)

stetige Reihe der Tonschritte über einem gegebenen Ton. — Der für Wesenseigenschaften Feinfühlige unterscheidet sich von dem Stumpfen nicht nur dadurch, daß er besser empfindet, ob eine Prägnanzstufe erreicht ist oder nicht[1]), während der andere sich mit gröberen Annäherungen begnügt, d. h. nicht nur dadurch, daß die Bereiche der einzelnen Prägnanzstufen für ihn enger und schärfer zentriert sind — sondern auch dadurch, daß er ein reicheres System von Prägnanzstufen besitzt, mit neuen Stufen als Verkörperungen besonderer Wesenheiten in Bereichen, die für den Stumpfen nur nichtssagende Zwischenbereiche sind. Man vergleiche das System der Prägnanzstufen von Tiergestalten bei einem Zoologen, von Mienen bei einem Menschenkenner, von Farben bei einem Maler mit den entsprechenden Systemen eines Kindes. Beim Sprechen-

---

[1]) Beispielsweise die „reine" Quint beim Stimmen der Geige.

lernen der kleinen Kinder ist die zunächst unglaubhafte Weite und die allmähliche Verengung und Vermehrung der Prägnanzbereiche für Lautgestalten eine besonders auffallende, aber bisher nicht gründlich untersuchte Erscheinung[1]).

4. „Gestaltqualität" und „Komplexqualität". Gewisse Ganzbeschaffenheiten und Wesenseigenschaften können anschaulich gegenwärtig sein, ohne daß das zugehörige Gefüge selbst anschaulich gegeben ist; es genügt in diesen Fällen, daß es in der Reiz- bzw. Erregungsgrundlage verwirklicht ist. In diesem Fall spricht man vielfach von einer „Komplexqualität", obwohl der Sprachgebrauch nicht ganz eindeutig ist[2]).

Ganz ohne Gefügeeigenschaften ist auch der „Komplex" im Sinn dieses Sprachgebrauchs nicht: Er ist mindestens „einförmig", „verschwommen", „ungegliedert", zugleich meist „begrenzt" und „abgehoben"; aber diese Anordnungseigenschaften sind so vielen verschiedenartigen Komplexen gemeinsam, daß sie nicht kennzeichnend sind; und das ist entscheidend.

Zwischen den Eigenschaften einförmiger und gegliederter Gebilde besteht aber keine scharfe Grenze. Gewisse Änderungen in den Reizbedingungen (Maßstabveränderungen, Änderungen der Darbietungszeit, Übergang vom Tasten zum Sehen) oder im Aufmerksamkeitsverhalten des Betrachters können u. U. einen vorher diffusen Komplex in ein auch anschaulich klar durchgestaltetes Gebilde verwandeln und umgekehrt; wieweit dabei die übrigen zugehörigen Ganzeigenschaften sich ändern, ist eine Frage, deren Untersuchung noch großenteils vor uns liegt. Sicher ist, daß die anschauliche Durchgestaltung keineswegs notwendig ein Verblassen der übrigen Ganzeigenschaften zur Folge hat. Es scheint, daß gewisse Wesenseigenschaften und auch Beschaffenheiten von diesem Wandel nicht erheblich berührt werden. Kinder sehen in einem glänzenden Auge nur den Glanz, aber nicht den Lichtfleck, auf dem er gewöhnlich beruht; sie sehen, daß die Augen ihrer selbst-gefertigten Bildnisse nicht glänzen, haben aber keine Ahnung, wie das gebessert werden könnte. Nachdem man den Lichtfleck entdeckt hat, sieht aber das Auge nicht weniger glänzend aus als vorher. Andere Beschaffenheiten gehen u. U. ohne scharfe Grenze in bestimmte Gefügeeigenschaften über und umgekehrt. Beispielsweise ist dasselbe Gebilde, je nach dem Maßstab, „zackig" (Gefüge) oder „rauh" (Beschaffenheit). Hierbei ist der Zusammenhang zwischen der Beschaffenheit und dem entsprechenden Gefüge unmittelbar einsichtig[3]). Es gibt aber andere Fälle, in denen er anschaulich nicht mitgegeben und

---

[1]) Die allgemeine Erörterung des Prägnanzproblems wird in Kapitel 7 fortgesetzt und abgeschlossen.
[2]) Siehe oben die Anmerkung am Schluß des § 5.
[3]) Über den Ausdruck „Vorgestalt", der in solchen Fällen von manchen Verfassern für die ungegliederte Erscheinungsweise gebraucht wird, vgl. unten Kapitel 10, § 4, 6.

alles andere als selbstverständlich ist, vielmehr erst durch sorgfältige Versuche entdeckt und verständlich gemacht werden kann. Wieviele Untersuchungen sind schon der Frage gewidmet worden, wie der Beleuchtungseindruck zustande kommt, ohne daß wir schon im Besitz der endgültigen Antwort wären.

5. **Wesenseigenschaften von einfachen Sinnesqualitäten.** Nicht nur in Gefügen und ganzbedingten stofflichen Beschaffenheiten, sondern auch in jeder einfachen Sinnesqualität kann sich, wie jeder Künstler und jeder Ausdruckskundige weiß, ein Wesen verkörpern. Wie schon oben angedeutet, findet sich auch hier der Gegensatz der Prägnanzstufen und Zwischenbereiche. Im einfachsten System der Farben, beim malerisch ungeübten Menschen, sind es z. B. die sechs Hauptfarben: schwarz, weiß, rot, gelb, grün, blau. — Wichtig ist nun, daß ein und dasselbe Wesen, etwa „Wärme", sich außer in verschiedenen einfachen Sinnesqualitäten (also in der Temperaturempfindung „warm" und in der Farbe „gelbrot") auch in bestimmten Gefügen äußern kann (etwa in der Raumform des bürgerlichen Barock oder in der Verhaltensstruktur der „menschlichen Wärme"). Worin diese Wesensübereinstimmung zwischen bestimmten Gestalten und bestimmten Sinnesqualitäten und auch zwischen den Qualitäten verschiedener Sinne begründet ist, wissen wir noch nicht. Es wurde schon vermutet, daß auch die einfachen Sinnesqualitäten als psychophysisches Korrelat bestimmte Erregungsstrukturen haben; und man könnte dann annehmen, daß diese untereinander und mit denjenigen anschaulichen Gefügen verwandt sind, in denen dasselbe Wesen sich verkörpert. Jedenfalls aber muß man die Fälle solcher Wesensübereinstimmung aufs strengste unterscheiden von der großen Masse der mehr oder weniger zufällig zustande gekomenen und darum von Mensch zu Mensch wechselnden „Synästhesien", „Photismen" und dgl.

Manche Sinnesgebiete scheinen zur Verkörperung eines besonderen Wesens so sehr vorbestimmt zu sein, daß Wesen und Qualität geradezu zusammenfallen: „Wärme" beim Temperatursinn, „Helle" beim Gesicht, usw. Es wurde infolgedessen immer wieder fälschlicherweise die Ansicht vertreten, der Gebrauch der angeführten Worte außerhalb dieser Sinnesgebiete sei „uneigentlich".

Andererseits können auch zweifellos rein strukturgebundene Wesenseigenschaften im äußersten Fall die Erscheinungsweise einer „Beschaffenheit", einer „Färbung" annehmen, die das fragliche Ganze bis in jeden kleinsten Teil hinein durchtränkt; beispielsweise wenn in manchem Beethovenschen Andante jeder einzelne Ton so klingt, als sei er erst von Beethoven erfunden worden. Man wundert sich da nicht, daß die Menschen immer wieder darauf verfielen, das „Wesen" für ein wirkliches „Fluidum" zu halten, für eine „Essenz", die man aus ihrem Träger herausdestillieren und einem anderen einflößen könne.

Metzger, Psychologie

6. Wesenseigenschaft und erworbener Bedeutungsgehalt. Wenn wir behaupten, daß es echte Wesenseigenschaften gibt, die unmittelbar zu einem bestimmten Material oder Gefüge gehören und nicht nachträglich anderswoher hinzugekommen sind, so bestreiten wir nicht, daß es außerdem auch zahllose Fälle von „unechten" Wesenseigenschaften gibt, die nachträglich, infolge äußeren, d. i. mehr oder weniger zufälligen Zusammentreffens in einem — oft feststellbaren — bestimmten Zeitpunkt, von dem in Frage stehenden Wahrnehmungsgebilde erworben wurden, daß es also den Vorgang der „Assimilation" im *Wundt*schen Sinne tatsächlich gibt. Hierher gehört beispielsweise vielfach der Bedeutungsgehalt von Wörtern und insbesondere der Gefühlswert von Eigennamen, namentlich dort, wo er nachweislich nicht mit ihrer Lautgestalt, sondern mit dem Charakter eines bestimmten Trägers dieses Namens zusammenhängt, mit dem man einmal zu tun hatte, oder der in der Überlieferung eine Rolle spielt.

Ein anschauliches Unterscheidungsmerkmal für erworbene Bedeutungseigenschaften gibt es nicht: sie wirken in ausgeprägten Fällen ebenso wesenhaft und ursprünglich wie die echten Wesenseigenschaften. Man denke an das ausgesprochen „herbstliche" eines bestimmten leisen Brandgeruchs, das ohne Zweifel erworben ist, nämlich erst seit Menschen auf den abgeernteten Feldern Feuer machen, und im Leben jedes Menschen neu erworben werden muß. Während man aber früher jede Wesenseigenschaft ohne weiteres als erworben (als „assimiliert") betrachtete, besteht jetzt in jedem Fall die nicht immer einfache Aufgabe, nachzuweisen, in welche der beiden Gruppen eine vorgefundene Eigenschaft von der Art der Wesenseigenschaften gehört.

Aber auch wenn diese Aufgabe häufig nicht lösbar ist oder man sich mit Wahrscheinlichkeitslösungen begnügen muß, und außerdem unter anderem auch Wesenseigenschaft und Bedeutungsgehalt mehr oder weniger zusammenfallen können — wie gerade bei einem „gut sitzenden" Namen, so richtet man nur Verwirrung an, wenn man auch erworbene Eigenschaften eines Ganzen, wie Bedeutungsgehalt und angenommenen Gefühlswert, als „Gestaltqualitäten" bezeichnet.

7. Der genetische und anschauliche Vorrang der Wesenseigenschaft. Für die meisten Wesenseigenschaften haben wir überhaupt keine besonderen Bezeichnungen. Wir verwenden dafür Ausdrücke, die zugleich eine einfache Sinnesqualität (warm, hell, bitter, süß...), eine ganzbedingte Stoffbeschaffenheit (zäh, hart, weich, federnd, leuchtend...) oder eine Gefügeeigenschaft (geschlossen, gerade, krumm, gewunden, hohl, ausgeglichen...) bezeichnen. Auch wo ein besonderer Name vorhanden ist, erweist die Bedeutungsgeschichte immer wieder, daß er ursprünglich ebenfalls eine Beschaffenheit oder ein Gefüge bezeichnete. Sicher ist, daß diese Worte nicht etwa ursprünglich nur Gefüge oder Beschaffenheiten bezeichneten und erst später auch auf das zugehörige Wesen

Der sachliche Vorrang der Wesenseigenschaften

„übertragen" wurden — daß sie vielmehr von Anbeginn zugleich das Wesen bezeichneten, oder richtiger, daß sie zunächst eben dieses Wesen meinten; und darüber hinaus, daß sie in den Ursprachen und den Urausdrücken neueren Entstehungsdatums dieses Wesen unmittelbar in ihrer Lautgestalt zu verkörpern suchen, also ihren Sinn „in sich tragen" und daher grundsätzlich ohne besondere Vereinbarung über ihre Bedeutung verstanden werden können.

Die Feststellung, ob die Lautgestalt eines vorliegenden Wortes den gemeinten Sinn wirklich unmittelbar verkörpert, kann freilich, wie schon oben bemerkt, nur unter äußersten Vorsichtsmaßnahmen hinsichtlich Unwissentlichkeit, Unvoreingenommenheit usw. im statistischen Verfahren getroffen werden. Keineswegs genügt für diesen Nachweis das Gefühl, daß in einem gegebenen Wort sein Sinn „wie eine Seele" wohne. Denn dieses Gefühl haben wir auch bei Worten, die alles andere als Urworte sind. Die obige Forderung ist nicht in allen vorliegenden Untersuchungen in genügendem Maß erfüllt. Beispielsweise verstoßen dagegen alle Untersuchungen, in denen deutschen Vpn deutsche oder sonst geläufige Wörter vorgelegt werden.

Sicher ist ferner, daß unsere Vorlieben für bestimmte Farben und Formen usw. unmittelbar ihrem Wesen gelten.

Vor allem aber haben auch Menschen, die noch die zartesten Abschattungen des Gesichtsausdrucks ihrem Wesen nach mühelos richtig erfassen, mit seltenen Ausnahmen nur ein höchst ungefähres Bild von den zugehörigen räumlichen Verhältnissen: was aufs schlagendste bewiesen wird durch die faden, nichtssagenden, meist gänzlich unähnlichen Gebilde, die entstehen, wenn sie das Gesicht irgendeines Bekannten abzuzeichnen versuchen. Die Ausnahmen sind die geborenen Künstler; und man kann nun sagen, daß deren besondere Veranlagung mit darin besteht, daß ihre Unterschiedsempfindlichkeit für Strukturen annähernd ebenso fein ist wie für Wesenseigenschaften, so daß sie z. B. imstande sind zu erkennen, durch welche besondere Änderung einer Struktur in einem gegebenen Fall die volle Prägnanz zu erreichen ist.

Ähnliches gilt für das Verhältnis von Sinnesqualität und Wesen. So ist, wie schon vor längerer Zeit gezeigt werden konnte, unter natürlichen Umständen, beim Betrachten einer Landschaft oder eines Gesichts z. B., die Empfindlichkeit für Unterschiede des Wesens, der „Stimmung" zweier Farben größer als für die zugehörigen Unterschiede ihrer reinen, ausgeleerten Qualität. — Endlich: Obgleich Kinder von einigen Monaten auf die Wesenseigenschaft „Freundlichkeit" reagieren, sterben die meisten Menschen, ohne je etwas von dem Spannungsgefüge geahnt zu haben, dessen Wesen in den alltäglichsten Gefühlen unmittelbar erlebt wird. — Genau dieselben Betrachtungen lassen sich für die Wirkung der Melodie und Dynamik natürlicher Sprache durchführen. Einer der eindrucksvollsten Belege für den anschaulichen Vorrang der Wesenseigenschaften auf dem Gebiet des Gehörs ist die gut gesicherte Beobachtung, daß im

Mehrklang vielstimmigen Gesangs „aus dem Gefühl" die reine Stimmung getroffen und bei Modulationen die Tonhöhe entsprechend berichtigt wird — und dies, obgleich im einstimmigen Gesang die unvermeidlichen und durchaus erträglichen Abweichungen der gesungenen von der vorgeschriebenen Tonhöhe viel größer sind als der Unterschied zwischen reiner und temperierter Stimmung, d. h. obgleich dieser Unterschied, soweit er die absolute Tonhöhe und auch das lineare Gefüge als solches betrifft, auch für musikalisch Höchstbegabte und -gebildete unterschwellig ist.

Die wirkliche Ordnung und Reihenfolge der drei Arten von Ganzeigenschaften ist also nicht die oben angegebene: die Wesenseigenschaften stehen zeitlich am Anfang und sachlich an der Spitze.

8. **Der methodische Vorrang der Gefügeeigenschaften.** Für die wissenschaftliche Behandlung dieser Tatbestände ist ausschlaggebend, daß nur Gefügeeigenschaften aufgezeichnet und mitgeteilt werden können, während man Qualitäten, Beschaffenheiten und besonders Wesenseigenschaften nur aufweisen, aber niemanden zur Anerkennung ihrer Gegenwart zwingen kann, der nicht dafür empfänglich ist. Der Grad der Feinfühligkeit gerade für Wesenseigenschaften ist so ungeheuer verschieden, daß der eine für Hirngespinste halten muß, was dem anderen eindringlichste und für sein Verhalten entscheidende Wirklichkeit ist. Der Weg der Forschung geht also, wie der Weg der künstlerischen Schöpfung, vom Wesen und der Beschaffenheit zum zugehörigen Gefüge[1] — und nicht umgekehrt, wie gelegentlich in programmatischen Schriften gefordert wird. Dieser Rückgang auf das Gefüge ist natürlich nicht die einzige Aufgabe der Forschung, aber jedenfalls ist er der unerläßliche, nächste Schritt nach dem rein phänomenologischen Aufweis einer Wesenseigenschaft. — Dazu kommt, daß Physik, Chemie und Physiologie auf ihren Gebieten außer Größen und Mengen grundsätzlich nichts anderes als Struktureigenschaften erfassen können. Will man also nicht auf die Verfolgung psychophysischer Fragen überhaupt verzichten, so ist es doppelt angebracht, sich mindestens für den Anfang auch auf der seelischen Seite vor allem an die Struktureigenschaften zu halten.

Genau dies geschieht in den psychophysisch gerichteten Sonderuntersuchungen der Gestalttheorie, und aus den angegebenen Gründen — nicht etwa, weil

---

[1] Hierin herrscht völlige Übereinstimmung der Gestalttheorie mit der neueren Ausdruckslehre; und übrigens auch mit der neueren Kunstlehre: in welcher die zahlreichen Versuche, die zunächst geübte atomistische Beschreibung der „Form-Elemente" einfach durch die Beschreibung des Wesensgehalts zu ersetzen, nur zu unprüfbaren Gefühlsergüssen und „Interpretationen", d. h. zu mehr oder weniger gut gelungenen Übertragungen (Transpositionen) aus dem ursprünglichen in ein anderes Ausdrucksgebiet geführt haben; während der wirkliche Fortschritt der Kunstwissenschaft — auch hinsichtlich der Erfassung des Wesensgehalts — dem Übergang zur Untersuchung des Gefüges zu verdanken ist.

man Gefühle und andere Wesenseigenschaften für belanglos hielte. Nur aus einem Mißverständnis der wissenschaftlichen Lage konnten manche Kritiker meinen, man hätte lieber die Gefühle als die Wahrnehmungsgestalten zum Gegenstand der ersten psychophysischen Überlegungen machen sollen.

9. **Gefühle als Wesenseigenschaften.** In den Gefühlen erleben wir unmittelbar das Wesen der wechselnden Ichzustände an uns selbst und an anderen. Sie sind also nicht eine besondere Art von seelischen „Elementen", sondern von Ganzeigenschaften, von Gestaltqualitäten. Wenn um die Jahrhundertwende, als dieser Gedanke zum erstenmal gefaßt wurde, die Gefühle „Gestaltqualitäten des Gesamtbewußtseins" genannt wurden, so ist heute nicht mehr mit Sicherheit festzustellen, ob damit wirklich die Gesamtheit des im Augenblick anschaulich Erlebten, also einschließlich der Außenwelt, gemeint war; in diesem Falle wäre der Satz sachlich falsch; denn die Gefühle im eigentlichen Sinne des allgemeinen Sprachgebrauchs sind auf die höheren Lebewesen, also auf sehr bestimmte begrenzte Bereiche innerhalb der anschaulichen Welt beschränkt, und es können darum sehr wohl zu gleicher Zeit mehrere verschiedene Gefühle unabhängig voneinander im Erleben verwirklicht sein: neben den eigenen die von allerlei Menschen, die sich wiederum untereinander keineswegs zu gleichen brauchen. Es ist daher anzunehmen, daß mit dem Ausdruck „Gesamtbewußtsein" nach früherem Brauch[1]) nur das eigene Innenerleben gemeint war. — Es gibt auch Gestaltqualitäten des „Gesamtbewußtseins" im heute gebräuchlichen Sinne, wobei das Außenwelterleben mit umfaßt wird; diese aber nennen wir in Übereinstimmung mit dem allgemeinen Sprachgebrauch nicht Gefühle, sondern „Stimmungen", wohl auch „Atmosphäre", „Luft" oder dgl.

Für die Untersuchung der Gefühle und der gefühlsartigen Erscheinungen im weiteren Sinne ergeben sich aus dem methodischen Vorrang der Gefügeeigenschaften klar zwei Aufgaben, die in der neueren Ausdruckslehre schon von den verschiedensten Seiten erfolgreich in Angriff genommen sind. Die erste ist, zu prüfen, welchen Bereichen des Bewußtseins sie im gegebenen Fall wirklich zugeordnet sind: ob es sich um das Gesamtbewußtsein (im heutigen Sinne) oder um den Ichbereich, oder u. U. auch um über das Ich hinausgehende Teilbereiche der anschaulichen Welt handelt. Die Aufgabe ist nicht einfach; viele gefühlsartige Zustände kommen trotz ihrer klaren Zuordnung zum eigenen Ich (oder einem begegnenden Wesen) nur im Zusammenhang bestimmter dynamischer Gefüge vor, die außer dem Ich (oder dem betreffenden Wesen) noch einen bestimmten weiteren Bereich von Gegenständen oder Wesen der Umwelt umfassen; es besteht dann die Frage, ob diese Art gefühlsartiger Zustände zu den Ganzeigenschaften im engeren Sinne oder besser zu den Teileigenschaften

---

[1]) Vgl. Kapitel 2, § 6, und Kapitel 9, § 4.

im Sinne der §§ 18—20 dieses Kapitels zu rechnen sind; siehe auch Kapitel 8 und 9.

Die zweite Aufgabe ist, für jedes Gefühl das dazugehörige räumliche, zeitliche und dynamische Gefüge des betreffenden Bereichs auszusuchen, was mit Notwendigkeit zugleich zu einem tieferen Verständnis des Ausdrucks der Gefühle und ihres Zusammenhangs mit dem Willensleben führt.

Abschließend sei nochmals auf ein häufiges Mißverständnis hingewiesen: Wenn die Gefühle zu den Gestaltqualitäten gehören, so bedeutet dies keineswegs zugleich, daß alle Gestaltqualitäten eigentlich Gefühle seien. Und die „Einfühlungstheorie", wonach auch die Gestaltqualitäten der Wahrnehmungsdinge „eigentlich" Gefühle des Betrachters seien, die er irgendwie in jene Dinge „hineinverlege", ist nicht etwa eine Fortführung der Gestaltqualitätstheorie der Gefühle, sondern die völlige Vernichtung ihres eigentlichen Sinns und ein klarer Rückfall in atomistische Erklärungsweisen.

§ 10. Ungeklärte Fragen; Konstanzannahme und Urteilstäuschungshypothese.

Der Hinweis auf die Ganzeigenschaften enthält nicht, wie manchmal geglaubt wird, die Lösung des Ganzheitsproblems, ja noch nicht einmal die vollständige Lösung des Unterproblems der Eigenschaften.

In dem ersten Ansatz (§ 6) war die atomistische Voraussetzung noch äußerst schonend behandelt, ja so gut wie unangetastet: Er läßt in seiner bisherigen Fassung (abgesehen nur von den Fällen des „Untergehens") ohne weiteres die Auslegung zu, daß die Gesamtheit der Bestandstücke oder Teilinhalte völlig ungeändert in den Verband des Ganzen eingeht und sich nur um ein Weiteres, eben die Gestaltqualität, vermehrt.

Nun ist aber längst eine Fülle von Erscheinungen bekannt, die mit dieser Auffassung nicht vereinbar sind: Eine erste Gruppe bilden die sog. geometrisch-optischen (und -haptischen) Täuschungen, der Farbkontrast, die Farbangleichung, dazu verschiedene unter dem Namen „Kovarianz" zusammengefaßte Erscheinungen. Das gemeinsame Merkmal dieser ganzen Gruppe ist, daß einfachere Wahrnehmungsgebilde trotz unveränderter örtlicher Bedingungen ihre Eigenschaften (Farbe, Helligkeit, Form, Lage, Größe, Richtung, Bewegungszustand usw.) in der mannigfaltigsten Weise ändern, wenn man sie in ein umfassenderes Ganzes einfügt oder davon abtrennt oder vom einen in ein anderes überführt, oder wenn man in ihrer Umgebung, insbesondere an den anderen Teilen des Ganzen, zu dem sie gehören, sonstige Änderungen vornimmt. — Eine zweite Gruppe ist durch die schon wiederholt erwähnte Tatsache der „Verschmelzung" gekennzeichnet, d. h. durch die Tatsache, daß in einem komplex verursachten anschaulichen Gebilde einzelne Komponenten und ihre Eigenschaften auch ganz „untergehen" und durch bestimmte „Färbungen" des Ganzen ersetzt sein können. Es beweist aber die unerschütterliche Stärke der atomistischen Voraussetzung, daß man gar nicht daran dachte, diese oft krassen Änderungen als wirkliche Wandlungen der Teilgebilde selbst anzuerkennen: Die „Empfindungen", so meinte man, seien — ohne daß man das merke — stets vollzählig als solche vorhanden und stets genau dieselben; nur unser Urteil darüber habe sich geändert („Urteilstäuschung"); oder eine Eigenschaft einer etwas abweichenden Gedächtnisspur habe sich vor die wirklich vorhandene „Empfindung" gedrängt. Hierher gehört u. a. die Lehre von den „Gedächtnisfarben" und von den „assimilativen" Ergänzungen und Veränderungen, sofern mit dem Namen „Assimilation" die Annahme gemeint ist, daß das Reproduzierte die eigentlich unverändert vorhandene „Empfindung" nur gewissermaßen für den Betrachter „verdecke". Es sei ausdrücklich bemerkt, daß es noch eine zweite Form der Assimilationstheorie gibt, nach welcher das Gegenwärtige durch die Mitwirkung der Gedächtnisspuren tatsächlich geändert wird. Diese Form liegt in bestimmten Fassungen der „Produktionstheorie" vor, in denen die Änderungen von Teilgebilden in veränderter Umgebung ausdrücklich als „Realänderungen" bezeichnet werden. Ein Gegensatz zur Gestalttheorie tritt hier erst bei der Frage nach den Ursachen solcher Realänderungen auf, bei der Frage nämlich, ob diese wirklich so ausnahmslos im Spurenschatz zu suchen seien, wie es auch in der zweiten Form der Assimilationstheorie zunächst angenommen war[1]). Hier ist zunächst nur von der ersten Form die Rede, nach welcher, im offenbaren Widerspruch zum Zeugnis der unmittelbaren Anschauung, ein Gleichbleiben der „Empfindungen" unter beliebig veränderten Umgebungsbedingungen behauptet wird, d. h., in welcher die sog. „Konstanzannahme" in aller Strenge aufrecht erhalten ist.

Man übersieht leicht, daß nach dem atomistischen Grundsatz, wenn man ihn ohne Zugeständnisse zu Ende denkt, ein Ganzes nicht nur nicht mehr, sondern auch nicht weniger Teile und Eigenschaften haben darf, als die Zahl seiner Elemente und ihrer Bestimmungen beträgt. Ein eindrucksvolles Beispiel eines völlig folgerechten Vorgehens ist es, wenn in der klassischen Form der oben § 2 angeführten Theorie des Klanges sogar die Möglichkeit von „mittleren Inhalten", d. h. von Mischempfindungen, bestritten wird.

Hierher gehört übrigens auch die Meinung, daß eine „reine Farbe" natürlich nur durch „monochromatisches", d. h. einwelliges Licht hervorgerufen werden könne; obgleich schon seit den Anfängen einer psychologischen Farbenlehre eine Fülle von Gegenerfahrungen vorliegt, ist die Lehre, daß das „Farbhalb", d. h. die Gesamtheit der Wellenlängen zwischen den zu zwei Gegenfarben gehörigen (mindestens bei dem reflektierten Licht), die Grundlage der gesättigten Vollfarbe bildet, auch heute noch nicht selbstverständliches Allgemeingut.

---

[1]) Siehe unten § 14 dieses Kapitels.

§ 11. Die Ganzbestimmtheit der Teile und Stellen (Gestalttheorie der Eigenschaften, zweiter Teil).

Zur endgültigen Überwindung des Atomismus im Grundsätzlichen waren, wie man sieht, noch einige weitere Schritte über die Lehre von den Eigenschaften der Ganzen hinaus nötig. Der erste davon ist vollzogen in dem Satz von der Ganzbestimmtheit der Teile und Stellen eines Ganzen:

> Bei der Einfügung in ein Ganzes, beim Verlassen und Wechseln des Ganzen können auch die einzelnen Teile und Teilbestimmungen selbst echte Änderungen erleiden; ändert man einen Teil oder eine Stelle oder eine Eigenschaft eines Ganzen, so können dadurch grundsätzlich auch alle anderen, nicht unmittelbar betroffenen Teile oder Stellen oder Eigenschaften des Ganzen geändert werden.

Dies ist gemeint, wenn in neueren Untersuchungen von einer Wirkung der „Konstellation" und von einer „Spezifizierung" des örtlichen Zustandes oder Geschehens durch diese gesprochen wird. — In seiner Anwendung auf Eigenschaften von Wahrnehmungsgebilden, also z. B. auf den Fall der Änderung des anschaulichen Gewichts eines Körpers, wenn in Wirklichkeit nur seine Größe verändert wird (*Charpentier*sche Täuschung), wird das in dem Satz von der Ganzbestimmtheit ausgesprochene Problem von manchen Verfassern „erweitertes Konstanzproblem" genannt. Von dieser Bezeichnung ist aber abzuraten; denn bei dem eigentlichen, „engeren" Konstanzproblem oder — wie man, um Verwechslungen mit der oben erwähnten „Konstanzannahme" zu verhüten, besser sagen sollte — „Beständigkeitsproblem" handelt es sich um genau das Gegenteil: um das ungefähre Gleichbleiben anschaulicher Eigenschaften trotz der Änderung der unmittelbar zugehörigen Reizgrundlage[1]).

Auf Anwendungsfälle des Satzes von der Ganzbestimmtheit der Teile aus dem Gebiet der Wahrnehmung wurde schon im vorigen Paragraphen hingewiesen. Als weiteres Beispiel sei nochmals das Verhalten der einzelnen Glieder gesehener Punktgruppen unter stroboskopischen Bedingungen (oben § 5) genannt, weil die Erörterung gerade dieses Beispiels wohl den Hauptanstoß zur Erkenntnis der allgemeinen und grundlegenden Bedeutung des Satzes und zur grundsätzlichen Auseinandersetzung mit den atomistischen Umgehungsannahmen gegeben hat.

Der weitere Geltungsbereich des Satzes von der Ganzbestimmtheit der Teile ist noch nicht abzusehen. Hinweise darauf und theoretische Ansätze, die seine Gültigkeit voraussetzen, liegen aus den verschiedensten Gebieten vor.

So aus der Lehre von der bildenden Kunst, wenn sie behauptet, daß die Schönheit eines Gegenstandes, und vor allem jedes irgendwie dienenden Gegenstandes, keineswegs nur von seiner eigenen Form und Beschaffenheit, sondern ebensosehr, ja oft viel entscheidender, von der „Verbindung" oder Umgebung bestimmt ist, in der wir ihn sehen, und in die er sachlich gehört. Aus der Literaturwissenschaft,

---
[1]) Siehe den folgenden Paragraphen und vor allem Kapitel 5, § 20f.

wenn dort gezeigt wird, wie bei der wiederholten dichterischen Bearbeitung eines Stoffes ein Zusatz, eine Auslassung oder eine sonstige örtliche Änderung den Anstoß zu weiteren Umbildungen an allen möglichen anderen, auch ganz weit abgelegenen Stellen der Dichtung führen kann; man denke etwa an die Geschichte der Nibelungensage. Aus der Sprachwissenschaft, wenn die erstaunliche lautliche Entwicklung des Althochdeutschen, z. T. sogar seine grammatische, als Folge eines einzigen Grundvorganges, nämlich der Vorverlegung der Wortbetonung auf den Stamm im Germanischen, verständlich gemacht wird. Und aus der allgemeineren Geistesgeschichte, z. B. in der Annahme, daß die einzigartige Entwicklung der Musik zur absoluten Kunst in Deutschland in einem inneren Zusammenhang stehe mit dem Fehlen einer großen, wirklich artgemäßen und volksverbundenen Wortkunst.

Das Grundsätzliche, um dessentwillen diese Annahmen hier angeführt werden, wird nicht davon berührt, ob sie durchweg bewiesen oder überhaupt beweisbar sind. — Über die Verhältnisse in der Physiologie und Physik siehe unten § 16 dieses Kapitels.

Ob, wie sehr, und in welcher Hinsicht und Richtung die nicht unmittelbar angegriffenen Teile oder Eigenschaften eines Ganzen sich mit ändern, darüber enthält der Satz von der „Ganzbestimmtheit der Teile" zunächst nichts. Er enthält also nicht etwa schon eine „Theorie der Sinnestäuschungen", sondern nur einen sehr allgemeinen Rahmen dafür. Hierüber und über die Frage, ob die Ganzbestimmtheit von Teilen nach allgemeinen Gesetzen erfolgt, kann nicht die rein begriffliche Überlegung, sondern nur die Sachforschung entscheiden. Die Frage nach der besonderen Art und Form solcher Gesetze liegt überdies größtenteils schon jenseits der Auseinandersetzung mit dem Atomismus und wird daher an dieser Stelle nicht weiter verfolgt[1]). Doch sind noch einige Erläuterungen des Grundsatzes im allgemeinen vonnöten.

§ 12. Weitere Erörterung der Ganzbestimmtheit; zur Frage der Beständigkeit anschaulicher Gebilde.

Die Wirksamkeit außerörtlicher Bedingungen kann sehr verschieden stark sein. Dies ist gemeint, wenn man von der „Stärke" einer Gestalt, von „starken" und „schwachen" Gestalten spricht. In seiner Allgemeinheit enthält der Grundsatz auch keinerlei Festsetzungen darüber, ob zwischen allen oder nur zwischen bestimmten Eigenschaften von Teilbereichen der Wahrnehmung (und des Seelischen überhaupt) ein Wirkungszusammenhang besteht; er enthält nichts über das Stärkeverhältnis zwischen örtlichen und außerörtlichen Bedingungen, nichts über die Innigkeit des Wirkungszusammenhanges zwischen verschiedenen Stellen eines Sinnesfeldes und zwischen verschiedenen seelischen Gesamtbereichen, nichts über die Abhängigkeit dieses Zusammenhanges vom räumlichen,

---

[1]) Hiervon handeln die folgenden Kapitel 4—8.

zeitlichen und sachlichen Abstand, von dazwischen liegenden Unstetigkeiten u. dgl. mehr. Dieses alles sind Forschungsfragen.

Ein wichtiger Faktor ist die persönliche Anlage. Diese besondere, für den einzelnen Menschen kennzeichnende Bedingung der Stärke des Wirkungszusammenhanges zwischen verschiedenen Stellen und Bereichen des Seelischen nennt man den „Integrationsgrad". Neuerdings wird der Ausdruck „Integration" gelegentlich in der allgemeinen Bedeutung des Wirkungszusammenhangs gebraucht. Es ist aber wohl zweckmäßiger, seine Bedeutung im Sinne seines Urhebers auf die typologische Komponente des Wirkungszusammenhanges festzulegen.

Man hat oft gemeint, nach dem genannten Grundsatz müßte jeder Teil eines Wahrnehmungsganzen von jeder beliebigen Änderung in seiner Umgebung in jeder seiner Eigenschaften angegriffen werden, und man dürfte ihm zufolge „überhaupt nichts Festes mehr erwarten"; was aller Erfahrung offenbar widerspräche.

Dieser Meinung entspricht es u. a., daß man einen „Rückfall in die Konstanzannahme"[1]) entdeckt zu haben glaubt, wenn in gestalttheoretischen Erörterungen der unzerreißbare Zusammenhalt homogener Gebilde im Sehfeld von der Beobachtung der Zunahme des Zusammenhalts beim Dichterwerden von Strichgruppen her verständlich gemacht wird. Das Verfehlte dieser Kritik liegt auf der Hand: Die Übereinstimmung oder „Konstanz" der Zusammenhangsverhältnisse beim Übergang von der vielgliedrigen Gruppe zur einfachen Flächenfigur wird hier nicht, wie in der alten Urteilstäuschungstheorie das Gleichbleiben der Farbempfindungen beim Kontrast, der Anschauung zum Trotz behauptet, sondern völlig korrekt aus ihr abgelesen.

Nichts ist in diesem Gebiet weniger am Platz als das verbreitete, scheinbar grundsätzliche, in Wirklichkeit aber recht oberflächliche Entweder-Oder: Entweder summenhafte Ansammlung aus lauter völlig unverändert bleibenden Elementen. Oder nicht-summenhafte Ganze, die nur dann als solche anerkannt und in das Heiligtum der Ganzheitspsychologie eingelassen werden, wenn sich an ihren Teilen überhaupt nichts Unveränderliches auffinden läßt. Weit wichtiger und nützlicher als dieser dogmatische Nebel ist die sorgfältige Erörterung der logischen Möglichkeiten, die zwischen den beiden Grenzfällen bestehen. Ihre Zahl ist ungeheuer, und schon ihre rein formale Behandlung, bei der auf die Frage der besonderen Art etwaiger Teiländerungen und auf die Frage ihrer Ursachen noch gar nicht eingegangen wird, erwies sich als ein schwieriges und höchst verwickeltes Geschäft.

Aber auch abgesehen von dem soeben Gesagten ließen sich ohne weiteres Bedingungen angeben, unter denen eben nach dem Grundsatz der Ganzbestimmtheit trotz erheblicher Änderungen nichts anderes als „etwas Festes" zu erwarten ist; u. a., wenn verschiedene Änderungen in der Umgebung des fraglichen Teiles sich in ihrer Wirkung gegenseitig aufheben. Überdies eröffnet, wie schon vor Jahren gezeigt wurde, gerade dieser

---

[1]) Oben § 10 dieses Kapitels.

Grundsatz erst die Möglichkeit, das Festbleiben (die „Konstanz") gewisser Eigenschaften von Wahrnehmungsdingen in den überaus häufigen Fällen zu erklären, wo sie sich nach der atomistischen Auffassung notwendig ändern müßten; nämlich überall dort, wo diese Eigenschaften fast oder ganz beständig sind, obwohl die maßgebenden örtlichen Bedingungen die gröbsten Änderungen erleiden[1]). Beispielsweise können sich zugleich mit den örtlichen Bedingungen auch die Umgebungsbedingungen ändern, und zwar so, daß ihre Einwirkung auf das fragliche Teilgebiet sich in ungefähr demselben Maß, aber entgegengesetzter Richtung ändert wie die der örtlichen. So kann bekanntlich der Helligkeitskontrast bewirken, daß bei zunehmender Beleuchtungshelligkeit die Abhebung zwischen dunklen und hellen Flächen erhalten bleibt. — Gestalttheoretische Überlegungen führen aber noch zu ganz anderen Möglichkeiten[2]).

Auf einen Teil der hierher gehörigen Erscheinungen wird der Grundsatz der Ganzbestimmtheit neuerdings unter dem Namen „Duplizitätsprinzip" (Zweiheitslehre) angewendet; wobei — nachdem eine ursprüngliche, noch rein atomistische und physiologistische Fassung sich als unangemessen erwiesen hat — Zweiheit nichts anderes mehr meint, als daß überall erstens die örtlichen Bedingungen und zweitens auch außerörtliche wirksam sind, genau wie es sich nach dem Grundsatz der Ganzbestimmtheit allgemein verhält.

§ 13. Vorläufige Stellungnahme zu zwei naheliegenden Erklärungen.

Der Satz von der Ganzbestimmtheit der Teile legt in seiner Allgemeinheit nichts darüber fest, warum und auf welchem Weg der Teil in der Wahrnehmung von seiner Umgebung mitbestimmt wird — außer dem einen, daß es dazu nicht jedesmal der Mitwirkung weiterer, noch außerhalb der unmittelbaren, anschaulich gegenwärtigen Umgebung befindlicher Faktoren, also nicht notwendig des Umweges über Gedächtnisspuren oder über besondere ändernde Tätigkeiten („Akte") des Beobachters bedarf. Wenn bei einem Wechsel der Wahrnehmungsbedingungen auch solche Bereiche oder Eigenschaften des Wahrgenommenen sich ändern, die davon nicht unmittelbar betroffen sind, so braucht man dem Betrachter (auch sich selbst) keine „unbemerkten" Verhaltensänderungen zu unterstellen[3]), sondern darf ihm — solange nicht zwingende Gründe ganz anderer Art dagegen sprechen — aufs Wort glauben, wenn er bei dergleichen Änderungen im Wahrnehmungsfeld sich unverändert ruhig abwartend verhalten zu haben behauptet. Ja, selbst wenn ganz ohne äußeren Anlaß auffallende Umbildungen an Wahrnehmungsgegenständen beobachtet werden, bleibt die Frage offen und die

---

[1]) Vgl. unten Kapitel 5, § 20f.
[2]) Unten Kapitel 5, § 21.
[3]) Wie dies viele Psychologen noch heute immer wieder tun.

experimentelle Entscheidung erforderlich, ob eine etwa damit zusammenhängende Veränderung des Verhaltens wirklich die Ursache oder nicht vielmehr die Folge jener anschaulichen Umbildungen ist. — Auch wenn man vermutet, daß die Änderungen eines Teilinhaltes bei unveränderten örtlichen Bedingungen und seine Beständigkeit bei ihrem Wechsel nicht unmittelbar von veränderten Umgebungsbedingungen, sondern von Gedächtnisspuren (von der Erfahrung) veranlaßt seien, so wird man in Zukunft in jedem Einzelfall aufs Neue den Beweis dafür antreten müssen.

Diese Forderung ist in den allgemein verbreiteten „Erfahrungs"- und „Assimilations"-Theorien aller möglichen Wahrnehmungserscheinungen nirgends erfüllt. Wäre sie das, und mit bejahendem Ausfall der Entscheidung, so würde es keinem vernünftigen Menschen einfallen, an der Richtigkeit dieser Theorien zu zweifeln.

§ 14. Anwendung des Satzes von der Ganzbestimmtheit auf das Verhältnis zwischen Spurenschatz und augenblicklichem Erleben.

Zur weiteren Umgebung jedes Wahrnehmungsgebildes gehört, außer dem anschaulichen Ich des Betrachters mit seinen Einstellungen, Erwartungen und seinen besonderen Bestrebungen und Absichten, selbstverständlich auch der Spurenschatz.

Gerade nach dem Grundsatz der Ganzbestimmtheit ist also nichts anderes zu erwarten, als daß ein Wahrnehmungsgegenstand trotz ungeänderter Außenbedingungen verschiedene Eigenschaften aufweisen kann, aber nicht muß (§ 12), je nachdem, ob bestimmte Erfahrungen gemacht sind oder nicht, z. B. ob man ihm oder ähnlichen Gegenständen schon einmal begegnet ist oder nicht.

Solche Wirkungen von Gedächtnisspuren sind besonders auffallend etwa beim Übersehen von Druckfehlern oder beim Verstehen bekannter (im Zusammenhang gesprochener) Worte im Fernsprecher oder im Straßenlärm, auch wenn diese so viele Laute verschlucken oder entstellen, daß unbekannte (und unzusammenhängende) Wörter völlig verstümmelt ankommen.

Die Wirkungen des Spurenschatzes haben wir demnach aufzufassen als Sonderfall der Umgebungswirkung in dem hier behandelten Sinn. Die Durchführbarkeit dieses Gedankens ist inzwischen schon eingehend erörtert und begründet worden. Wie stark die Wirkung älterer Spuren im Vergleich mit der Wirkung der gegenwärtigen engeren Umgebung oder der unmittelbaren Vorgeschichte eines gegebenen Gebildes oder Vorganges ist, und ob sie im Augenblick überhaupt beteiligt ist, kann in jedem Fall nur der Versuch ausmachen. Solange diese Prüfung nicht am Einzelfall durchgeführt wird, ist man leicht geneigt, den Einfluß des Spurenfeldes auf die Eigenschaften des Angetroffenen stark zu überschätzen. Nach dem übereinstimmenden Ergebnis aller hierüber neuerdings angestellten Untersuchungen war der Wirkungsbereich der Erfahrung in der älteren Psychologie viel zu weit angesetzt.

Wenn vor einigen Jahren ein Kritiker nochmals auf die allgemein bekannte Tatsache hinwies, daß anschauliche Vorgänge allerlei Nachwirkungen haben, wie z. B. das Bewegungsnachbild, und daß diese Nachwirkungen nach häufiger Wiederholung des anschaulichen Vorgangs anders ausfallen als das erste Mal, so bleibt es sein Geheimnis, wie durch diesen Hinweis die obigen Befunde im geringsten erschüttert sein sollen. — Ernsthafter war schon der kürzlich unternommene Versuch, die Erlernbarkeit der Helligkeitskonstanz[1]) im Sinn der Ausbildung „bedingter Reflexe" nachzuweisen. Tatsächlich schien dieser Nachweis zunächst in gewissen Grenzen gelungen. Aber bei der Fortführung der Versuche ergab es sich eindeutig, daß ihr Ergebnis auf unmittelbaren gegenseitigen Beeinflussungen der aufeinander folgenden Darbietungen beruhte, die in ihrer Richtung unter gewissen Umständen den Anschein eines Lernerfolges erwecken können, in anderen Fällen aber eine entgegengesetzte Richtung einschlagen.

Wie auch diese Auseinandersetzung im einzelnen ausgehen mag — entscheidend ist, daß sie schon jetzt das oberste Erklärungsprinzip von ehemals als ein Bündel ungeklärter Fragen erwiesen hat. Es war weder geklärt, welches die natürlichen Bedingungen für das Zustandekommen wirksamer Erfahrungen sind, noch wie es bei ihrer Entstehung eigentlich hergeht, noch worin sie während ihres Ruhezustandes bestehen, noch unter welchen Bedingungen und auf welche Weise sie später wirksam werden, noch welcher Wirkungen sie überhaupt fähig sind und welcher nicht; und trotz der inzwischen, hauptsächlich von gestalttheoretischer Seite, geleisteten Arbeit ist das Meiste noch zu tun[2]). Eines ist aber gewiß: Die Ausarbeitung, Durchführung und Deutung entscheidender Versuche auf diesem Gebiet stellt die höchsten Anforderungen an den Scharfsinn und die Umsicht des Experimentators; sie ist jedenfalls zu schwierig, um von Liebhabern und Anfängern nebenbei erledigt zu werden.

Zum Schluß sei bemerkt: Dem aufmerksamen Leser kann es nicht entgangen sein, daß die Gestalttheorie ganz und gar nicht „gegen die Erfahrung" ist, daß vielmehr die Erfahrung und ihre Wirkungen in dieser Theorie ihren ganz bestimmten Platz haben. Bekämpft wird nur der unbegründete und gänzlich unwissenschaftliche Anspruch von Erfahrungserklärungen, für alle Eigenschaften von Wahrnehmungsgegenständen, denen man keine besondere Eigenschaft der zugehörigen Reizmannigfaltigkeit unmittelbar zuordnen kann, ungeprüft für richtig gehalten und anderen grundsätzlich ebenso möglichen Theorien vorgezogen zu werden; daß dieser Anspruch tatsächlich bestand und weithin noch besteht, braucht wohl nicht aufs neue bewiesen zu werden.

---

[1]) Oben § 12 und unten Kapitel 5, § 20.
[2]) Auf einzelne Ergebnisse kommen wir in den späteren Kapiteln zurück.

§ 15. Anwendung des Satzes von der Ganzbestimmtheit auf das Verhältnis zwischen Beobachter und Beobachtetem.

Ebenso wie beim Spurenschatz ist auch beim Verhalten des Betrachters nach dem Grundsatz der Ganzbestimmtheit nichts anderes zu erwarten, als daß dieses bestimmte „Umgebungswirkungen" auf das anschaulich Gegebene ausübt. Dabei sehen wir im Augenblick ganz ab von den „subjektiven" Bedingungsänderungen, die darauf beruhen, daß ja auch das Feld der objektiven Erscheinungen, der Umwelt und Mitwelt, ein Teil des eigenen Organismus des Subjektes ist[1]), und daher für deren Struktur und Beschaffenheit und für das Geschehen in ihr nicht nur durch die Anlage des eigenen Körpers eigentümliche bleibende Bedingungen allgemeiner Art, sondern mit jeder Änderung im Gesamtzustand des Organismus (Müdigkeit, Aufregung, Mangel- und Bedürfniszustände aller Art, Vergiftungen, Ausschüttung von Wirkstoffen) auch wechselnde besondere Bedingungen gesetzt sind und selbst dann gesetzt wären, wenn es ein anschauliches Ich und ein veränderliches Auffassungsverhalten überhaupt nicht gäbe.

Änderungen im Verhalten des Betrachters werden vor allem dann wirksam sein, wenn sie unmittelbar seine Gerichtetheit auf bestimmte Seiten des Wahrnehmungsgegenstandes betreffen. Man braucht sich also nicht zu wundern, wenn sie trotz gleichbleibender Außenbedingungen zu echten Änderungen an diesem Gegenstand führen; was freilich nach § 12 nicht immer der Fall sein wird. Damit entfällt der Hauptbeweisgrund der Atomisten: Das „Auffinden" der unterstellten selbständigen „Empfindungselemente", etwa beim Heraushören einzelner Teiltöne aus einem zuvor einheitlichen Klang, und umgekehrt das spurlose Verschwinden von Gestaltqualitäten bei „genauerer Beobachtung", etwa der Durchsichtigkeit, wenn man die fraglichen Flächen Punkt für Punkt danach absucht[2]), ist nach dem Grundsatz der Ganzbestimmtheit von Teilen als echte Änderung — in den angeführten Beispielen als Aufspaltung — der Wahrnehmungsgebilde infolge von Veränderungen in ihrer Umgebung zu verstehen. Es liegen in diesen Fällen ganz handgreifliche, ohne weiteres feststellbare und genau beschreibbare Änderungen in der Umgebung, nämlich im Verhalten des Beobachters, vor; — Änderungen, die die meisten Psychologen des 19. Jahrhunderts so sehr für die notwendige Voraussetzung alles wissenschaftlichen Eindringens zu halten gelernt hatten, daß es manchem nicht möglich war, davon wieder loszukommen.

Die Gestalttheorie ist also, wie man sieht, auch ganz und gar nicht „gegen die Aufmerksamkeit". Sie hat bei aufmerksamen Lesern niemals auch nur den Anschein erwecken können, als betrachte sie das Subjekt oder seine wahrnehmenden Organe als „tabula rasa" oder als Wachsplatte, in die

---
[1]) Siehe auch unten Kapitel 9.
[2]) Siehe auch die Beispiele oben § 2 dieses Kapitels.

durch die Reize einfach etwas „hineingeprägt" werde. Wenn sie die entscheidende neue Annahme enthält, daß die reizbedingten Erregungen untereinander in unmittelbarer, nicht jedesmal durch das Subjekt im eigentlichen Sinn vermittelten, Wechselwirkung stehen, so bestreitet sie damit keineswegs — wie etwas eilige Kritiker immer wieder meinen —, daß Einwirkungen des Subjektes auf diese selben Erregungen außerdem auch noch möglich sind; ja sie kann das gar nicht bestreiten, ohne mit sich selbst in Widerspruch zu geraten. Vielmehr haben in dieser Theorie auch die Wirkungen der Aufmerksamkeit, der Beachtungsrichtung, der Auffassungsweise, ihren ganz bestimmten Platz, als Sonderfälle der Ganzbestimmtheit von Teilinhalten. Bekämpft werden wieder nur die durch nichts gerechtfertigten Ansprüche von Aufmerksamkeits-, Beachtungs- und Auffassungstheorien der Wahrnehmung, ohne gründliche Prüfung ihres Geltungsbereiches anderen, an sich ebenso möglichen Theorien vorgezogen zu werden.

Im Vergleich mit der „Erfahrungstheorie" der Wahrnehmung kann die Aufmerksamkeitstheorie auf einen viel reicheren Bestand an Tatsachenbelegen hinweisen. Aber wieder ist erst im Rahmen gestalttheoretischer Überlegungen das Problem zur Entscheidung gestellt und wirklich umfassendes Material dazu beigebracht worden. Und der erste und bisher einzige wirkliche Entscheidungsversuch, den ein Vertreter einer Aufmerksamkeitstheorie unternahm, entschied eindeutig gegen sie. Bestimmte Arten der Beeinflussung von Wahrnehmungsgebilden durch andere, die nach jener Theorie erst auftreten können, nachdem die voraussetzungsgemäß zunächst als ungestaltetes Rohmaterial rein summenhaft gegebenen Empfindungselemente durch eine „produzierende" Tätigkeit des Subjektes zu den entsprechenden Einheiten zusammengeschlossen sind, wurden in diesen Versuchen unverändert beobachtet, wenn durch erfolgreiche hypnotische Suggestion die dabei entscheidenden, nämlich die beeinflussenden Teilgebilde gar nicht anschaulich gegeben und infolgedessen auch keiner irgendwie gearteten Bearbeitung oder Berücksichtigung durch subjektive Akte zugänglich waren.

Manchen Kritikern geht es nun wieder über das Fassungsvermögen, und sie finden es daher widerspruchsvoll, wenn hier mit solchem Nachdruck auf die Unbeeinflußtheit und Unbeeinflußbarkeit gewisser Wahrnehmungserscheinungen durch Verhaltungsweisen des Beobachters hingewiesen wird, nachdem kurz zuvor ebenso nachdrücklich betont wurde, daß bestimmte Verhaltungsweisen des Beobachters klar aufweisbare Änderungen an den beobachteten Gebilden zur Folge haben können. Nach dem in § 12 Gesagten besteht hier kein Widerspruch. Es gibt Wahrnehmungsgebilde und Eigenschaften daran, die der Beobachter durch sein Verhalten leicht ändern kann, und — am anderen Ende einer langen Reihe von Zwischenstufen — solche, die jedem derartigen Bemühen widerstehen. Auf die ersten war gegenüber den atomistischen Erklärungen hinzuweisen, auf die anderen gegenüber den Aufmerksamkeitstheorien. Daraus folgt aber weder, daß man die Umbildbarkeit, noch, daß man ihr Fehlen als Wesensmerkmal von Gestalten betrachtet.

§ 16. Die Anwendbarkeit des Satzes von der Ganzbestimmtheit auf körperliche Vorgänge.

Der Satz von der Ganzbestimmtheit der Teile ist rein psychologisch begründet. Seine grundsätzliche Gültigkeit ist völlig unabhängig davon, ob man sich den bestimmenden Einfluß „psychisch", „physiologisch" oder „physikalisch" denkt. Nur wer den Bereich des Seelischen mit Gedächtnis, Aufmerksamkeit und Urteilsvermögen für erschöpft hält, kann in dieser Feststellung einen Widerspruch zu den Erörterungen der §§ 13—15 finden.

Tatsächlich aber gilt der Satz von der Ganzbestimmtheit der Teile, wie sich inzwischen, und z. T. schon lange vorher, in einer fast unübersehbaren Menge von Beobachtungen ergeben hat, genau wie im anschaulichen Erleben auch in der Physiologie des Nervensystems. Die alten Begriffe der „Bahnung", der „Hemmung", der „Irradiation" usw. sind nichts als unbeholfene, stückhaft beschreibende u. d zudem meist schiefe Ausdrücke dafür, daß auch auf dem Gebiet der einfachsten nervösen Reaktionen ein und derselbe örtliche Reiz nicht immer denselben, sondern je nach der Gesamtbedingungslage des Organismus (der „spezifischen Erregungskonstellation") entweder gar keinen oder einen unerwartet starken oder umfassenden, oder einen ganz anderen Erfolg an mehr oder weniger unerwarteten Stellen hat. Eine Fülle wertvoller Belege lieferte besonders die Lehre von der Koordination der Bewegungen im unversehrten und im beschädigten Zustand, und vor allem bei planmäßig vorgenommenen Unterbrechungen und Neuverbindungen innerhalb des Nerven- und Muskelsystems: Das Gehen von Insekten nach dem Verlust mehrerer Beine, das Greifen mit dem *Sauerbruch*-Arm nach dem Verlust der natürlichen Hand usw. — Aber die Bedeutung des Satzes von der Ganzbestimmtheit ist nicht etwa auf die Physiologie des Nervensystems beschränkt.

Grundsätzlich gehören hierher auch die Befunde der Entwicklungsmechanik; angefangen von den bekannten entscheidenden Versuchen über die Spaltung der Keime von Fröschen und Seeigeln nach den ersten Zellteilungen, in denen ein und dieselbe Zelle, je nachdem ob sie einzeln oder im Verband mit einer zweiten sich weiter teilt, entweder zu einem ganzen Tier (einem eineiigen Zwilling) oder zu einer Hälfte davon wird; bis zu den erstaunlichen neueren Ergebnissen über die spätere Keimentwicklung, wonach ein und dasselbe Gewebsstück, je nach dem „Organisator", in dessen Wirkungsbereich es gebracht wird, sich zu den verschiedensten Organen entwickeln kann. Weiter ist hier zu nennen die ganze Lehre von den Regulationen, von der Heilung, den Ersatzfunktionen, Organvertretungen, Strukturanpassungen am fertigen Lebewesen.

Von dem eigentlichen Sinn dieser Umgebungswirkungen und von den verschiedenen dafür versuchten Erklärungen ist erst später zu sprechen[1])

Wenn, wie sich an Hand bekannter physikalischer Gesetzmäßigkeiten darlegen ließ, der Satz von der Ganzbestimmtheit darüber hinaus auch für verbreitete physikalische Gebilde und Vorgänge innerhalb und außerhalb

---
[1]) Kapitel 7 und 8.

lebender Wesen gilt, so ist das für die Psychologie nicht gleichgültig; denn es wird dadurch — was bisher merkwürdigerweise erst von wenigen Psychologen bemerkt worden ist — eine außerordentliche Vereinfachung und Klärung unserer psychophysischen Annahmen möglich: Bekanntlich ging auf diesem Gebiet der Streit bisher im wesentlichen um die Frage, ob der Zusammenhang zwischen Gehirnvorgängen und Erlebnissen parallelistisch oder kausal zu erklären sei, und wenn der Begriff der Identität in die Erörterung geworfen wurde, so war er leer, und es war unerfindlich, wie er je erfüllt werden sollte. In welcher Weise man sich auch die Beziehung zwischen körperlichen und Bewußtseinsvorgängen (etwa zwischen einer Schwingungsfrequenz und einer Farbe) denken mochte, immer blieb sie eine völlig unverstanden hinzunehmende Zusammenkettung. Das wurde noch viel mehr so, als die geisteswissenschaftliche Psychologie auf die ganzheitliche Struktur wesentlicher Erlebnisse aufmerksam machte, ohne zugleich die atomistische Natur der körperlichen Vorgänge in Zweifel zu ziehen. Wenn es sich aber herausstellt, daß der Satz von der Ganzbestimmtheit im körperlichen Geschehen ebenso wie im seelischen gilt, wird es mit einem Mal möglich, ein sinnvolles, verständliches Verhältnis, nämlich das der **Gestaltverwandtschaft**, zwischen beiden anzunehmen, von der die **Gestaltgleichheit** nur ein besonders einfacher Fall ist[1]). Diese Verwandtschaft kann dann immer noch sowohl auf einer kausalen wie auf einer parallelistischen Beziehung beruhen; aber auch die Behauptung der Identität, die vor beiden anderen Möglichkeiten verschiedene, hier nicht zu erörternde Vorzüge besitzt, erhält nun einen greifbaren Sinn und wird neben ihnen wirklich erwägenswert. Jedenfalls tut sich eine Fülle fruchtbarer Forschungsfragen auf[2]).

Trotz alledem sind die angedeuteten physikalischen Feststellungen und die durch sie möglich gewordenen psychophysischen Annahmen keineswegs der Grundpfeiler der Gestalttheorie, mit dem diese steht und fällt. Es ist wohl schon aus dem bisherigen Gedankengang klar genug geworden, daß diese Theorie auf der Untersuchung von **Erlebnissen** fußt; niemand würde auf den Gedanken kommen, sie in der Psychologie fallen zu lassen, wenn sie sich in der **Physik nicht** als zutreffend erwiese, oder sie in der geringsten Kleinigkeit zu ändern, nur um sie dadurch **physikalischen** Annahmen besser anzupassen. Alle diesbezüglichen kritischen Behauptungen, die sich inzwischen zu dem Schlagwort vom „Physikalismus" der Gestalttheorie verdichtet haben, beruhen auf ungenügender Kenntnis der beanstandeten Lehre.

[1]) Die ehemalige Hauptfrage nach der Beziehung zwischen der einzelnen Sinnesqualität und dem vermutlich zugehörigen chemischen Vorgang wird hierbei als vorläufig unklärbar zurückgestellt; die einfachsten behandelten Fragen beziehen sich auf das gegenseitige Verhältnis von mindestens zwei Qualitäten, wie in der Theorie des Kontrastes.
[2]) Siehe unten Kapitel 9.

§ 17. Die Ganzbestimmtheit als „Wechselwirkung von Elementen".

Man hat darauf hingewiesen, daß es sich bei der Ganzbestimmtheit gar nicht um Wirkungen eines wirklichen Ganzen „als solchen" auf seine Teile zu handeln brauche; es genüge vielmehr vollkommen, eine Mannigfaltigkeit selbständiger Einzelgebilde anzunehmen, die nicht erst bei Berührung, sondern schon aus einer gewissen Entfernung sich wechselseitig beeinflussen, so daß jeder einzelne mit seinen Eigenschaften ständig unter dem Einfluß sämtlicher übrigen steht. Es wurde vorgeschlagen, die Gruppen solcher Elemente als „universal-kausalkohärente" Systeme vor den nur „lokal-kausalkohärenten" auszuzeichnen, aber andererseits sie als bloße Mannigfaltigkeiten besonderer Art auch streng von den eigentlichen „Einheiten" oder „Ganzheiten" zu unterscheiden.

An diese — zweifellos theoretisch wichtige — Unterscheidung wurde eine Anzahl von Behauptungen geknüpft, die hier kurz besprochen werden müssen:
1. Die Gestalttheorie sehe am Seelischen nur das, was mit physikalischen Verhältnissen vereinbar sei.
2. Sie habe sich daher bisher überhaupt nur mit universal-kausalkohärenten Systemen und nicht mit wirklichen Ganzheiten beschäftigt.
3. Denn diese gebe es ausschließlich im Bereich des Seelischen und allenfalls des Lebendigen, keinesfalls aber in der unbelebten Natur.

Die erste Behauptung ist durch den Schlußabschnitt des vorigen Paragraphen erledigt.

Wäre die zweite Behauptung richtig, d. h. bestünde die Gestalttheorie nur aus der Behauptung der universellen Kausalkohärenz oder dem Satz von der Ganzbestimmtheit der Teile, und dazu noch in der allgemeinen und vorläufigen Form, in der wir ihn bisher eingeführt haben, — was würde folgen? Etwa daß in dieser Theorie alles beim Alten geblieben sei? Nichts weniger als das: Schon dann hätte sie mindestens die überlieferte Wahrnehmungslehre völlig umgestürzt. Denn es gehörte zu den Grundvoraussetzungen jener Lehre, daß es unmittelbare wechselseitige Beeinflussungen zwischen verschiedenen Stellen des Wahrnehmungsfeldes im Sinn einer universellen Kausalkohärenz nicht gäbe. Diese Voraussetzung schien so selbstverständlich, daß man es, abgesehen von vereinzelten — und übrigens seinerzeit mit bezeichnender Schärfe bekämpften — Ausnahmen, wie der Lehre vom Farbkontrast, nicht für nötig hielt, sie überhaupt zu erörtern, sondern ohne weiteres zu anderen Vermutungen überging. — Tatsächlich ist aber in der zweiten Behauptung ganz übersehen, daß zu der Gestalttheorie auch die Lehre von den Ganzeigenschaften gehört, die mit der Theorie der Universal-Kausalkohärenz nicht zu fassen sind, und daß zweitens die Lehre von der Ganzbestimmtheit auch von der

Theorie der Teile erst die eine Hälfte ist; die andere enthält der Satz von den **Funktionen der Teile und Stellen im Ganzen**, mit dem die atomistische Voraussetzung erst endgültig überwunden ist; vgl. die folgenden Paragraphen. Unsere um die Rettung der Unvereinbarkeit von Natur und Seele so überaus besorgten Kritiker werden freilich sagen: ja, aber in der psychophysischen Theorie, auf die schließlich doch alles hinauskomme, könne aus Gründen, die in der dritten Behauptung enthalten sind, dann doch nur noch die Ganzbestimmtheit eine Rolle spielen.

Aber auch die **dritte** Behauptung ist falsch, wenigstens solange wir uns an den klaren und faßbaren Begriff von Ganzheit halten, wie wir ihn bisher benutzt und nicht etwa selbst willkürlich festgelegt, sondern den bedeutendsten psychologischen Untersuchungen eines halben Jahrhunderts entnommen haben: als eines in irgendeiner Dimension ausgedehnten konkreten Gebildes mit Eigenschaften, die nicht einfach die Summe oder eine Auswahl oder ein Gemisch der Eigenschaften des Materials sind, aus denen es sich zusammensetzt. Denn mindestens gibt es in der Physik die **Ganzeigenschaft** der Struktur, der Anordnung, der Form, und zwar nicht nur als aufgezwungene, sondern als sachbedingte Eigenschaft, und außerdem, was hier gleich vorweggenommen sei[1]), z. B. die **Stellenfunktion** der Grenzfläche. Beides sind, wie einerseits etwa die Aerodynamik und andererseits die Kolloidphysik zeigt, physikalische Eigenschaften von überragender Bedeutung. Beide sind in den Fällen, auf die es bei einer Gegenüberstellung mit psychologischen Tatbeständen allein ankommt, in der Wechselwirkung von Elementen **begründet**, aber trotzdem Eigenschaften der **Ganzen** bzw. an Ganzen, die man unmöglich in „durch Wechselwirkung mit anderen Elementen mitbestimmte" Eigenschaften der Elemente selbst umdeuten und auch nicht als Summe oder Gemisch oder Auswahl von Eigenschaften der Elemente auffassen kann. Die Auseinandersetzung über diese physikalischen Verhältnisse ist infolge bestimmter Schwierigkeiten, Einseitigkeiten und Schwächen der zuerst gewählten Beispiele vielfach auf Nebenfragen abgeglitten. Worauf es dabei eigentlich ankommt, wird in Kapitel 7 und 8 eingehend behandelt.

§ 18. Die Rolle oder Funktion der Teile im Ganzen; ihre Bedeutung in der Wahrnehmung (Gestalttheorie der Eigenschaften, dritter Teil).

Wird ein Einzelinhalt zum Teil oder zur Stelle eines Ganzen, so verliert er gewisse Eigenschaften, die er als Einzelinhalt (als abgesondertes „Ganzes") hatte, und nimmt stets völlig neue Eigenschaften an, die er als Einzelinhalt überhaupt nicht besitzen kann, und die ihm nur als gerade diesem bestimmten Teil oder dieser bestimmten Stelle dieses bestimmten Ganzen zukommen.

---
[1]) Vgl. die folgenden Paragraphen.

Die Wörter: Basis, Grenze, Achse, Schwerpunkt, Ecke, Flügel, Gipfel, Fuß, Kopf, Hals, Rücken, Grundton, Leitton, Vorhalt, Auftakt, Synkope, Anfang, Mitte, Ende, Pause usw. bezeichnen solche Eigenschaften, die nur an Teilen oder Stellen von Ganzen vorkommen. Diese, zunächst als **Strukturfunktionen**, später meist als **Teilfunktionen** oder als Rolle des Teiles im Ganzen, auch als Sinn des Teiles bezeichneten eigentlichen Teileigenschaften sind für das menschliche Seelenleben und auch für das der höheren Tiere mindestens ebenso bedeutungsvoll wie die früher aufgewiesenen Eigenschaften des Ganzen. — Der Aufweis dieser Eigenschaften und ihrer Bedeutung ist den Kritikern der Gestalttheorie bisher so gut wie völlig entgangen; es seien daher diesmal etwas ausführlichere Tatsachenhinweise gegeben.

1. Die „individuelle Rolle" der Elemente, d. h. nichts anderes als ihre Funktion in dem konkreten Ganzen, erfüllt auf frühen Stufen der geistigen Entwicklung erfolgreich den Dienst der späteren, abstrakten und allgemein übertragbaren **Zahl**.

2. Höhere Tiere (u. a. Hühner) lassen sich auf die Rolle der Glieder in einfachen Gruppen (das „hellere", das „größere", das „mittlere" usw.) ebenso gut dressieren wie auf ihre absoluten Eigenschaften (Farbe, Größe, Ort usw.). Jene Dressuren haften sogar u. U. auf die Dauer besser im Gedächtnis als diese. Auch in ihrem freien Verhalten lassen sich Tiere häufig von solchen Teilfunktionen leiten; nach zahlreichen neueren Untersuchungen spielen sie bei der Orientierung, beim Auffinden versteckter Gegenstände, bei jeder Art von aufgeschobener (delayed) Reaktion eine entscheidende Rolle.

Daß Tiere unter den Bedingungen der Wahldressur **auch** — und u. U. sogar **leichter** — auf absolute Eigenschaften von Teilen dressiert werden können, schmälert nicht die Bedeutung des soeben Gesagten. Entscheidend neu, und von keinem der früher eingenommenen Standpunkte (auch nicht von der Komplexqualitätstheorie der tierischen Wahrnehmung her) zu erwarten, war schon, daß eine Dressur auf Funktionseigenschaften von Teilen **überhaupt möglich ist**.

Andere Einwände, die gegen diese Versuche gemacht worden sind — etwa, daß man vergessen habe zu berücksichtigen, welch verwickelter seelischer Vorgang sich abspielen muß, bis das Tier das wirklich konstante Merkmal des Futters, des Futterplatzes oder des Weges dazu aus der Fülle der an sich möglichen herausgefunden hat — betreffen das Verfahren der Wahldressur im allgemeinen und können daher unerörtert bleiben, wo es sich nur um die Frage der **Herausfindbarkeit** handelt, und diese Frage durch den Ausfall der Versuche durchaus klar beantwortet ist.

3. Ein unverändert, aber im Zusammenhang einer anderen Tonart wiederholter Einzelton oder einfacher Tonschritt wird von der Mehrzahl musikalischer Menschen (abgesehen von den mit „absolutem Gehör" begabten) nach Verlauf weniger Sekunden nicht wiedererkannt, sondern

klingt völlig anders, ist ein anderer Ton bzw. Schritt. Die Musiklehre berücksichtigt diese Unterschiede von jeher durch besondere Namen. Man denke an die Unterscheidung von eis und f, ais und b, die dem Anfänger überflüssig erscheint, da er — vom atomistischen Standpunkt aus mit Recht — findet, daß einer der beiden Namen genügt, um die betr. Taste auf dem Klavier zu kennzeichnen. Ferner denke man an die Unterscheidung von großer Sekunde und verminderter Terz, oder von großer Terz und verminderter Quart bei stückhaft genau gleichen Schritten. Es sei bemerkt, daß diese Unterschiede des Eindrucks, wie man leicht nachweisen kann, nicht etwa in den unmerkbar feinen Abweichungen zwischen diesen Intervallen, die bei der sog. reinen Stimmung bestehen, sondern unmittelbar in dem melodischen Zusammenhang begründet sind: man kann sie auf dem Klavier mit seinen festgelegten Tonschritten genau so gut vorführen wie auf der Geige, wo diese Funktionsänderungen bei reinem Spiel tatsächlich von geringfügigen Abweichungen der Tonhöhe begleitet sind.

4. Andererseits ist es erst von hier aus zu verstehen, daß Gestalten und Melodien trotz des Wechsels sämtlicher einzelnen Bausteine außer in ihrem Gesamtcharakter (ihrer Gestaltqualität) auch bis in Einzelzüge und Einzelteile hinein „unverändert" aussehen oder klingen können, solange ihr Aufbau in seinen Grundzügen erhalten bleibt. Aus der Erhaltung der Ganzqualität wäre nur erklärlich, daß transponierte Gebilde als Ganze wieder erkannt werden. Daß sie aber darüber hinaus auch aus dem Gedächtnis ihrem Aufbau nach bis in Einzelheiten richtig wiedergegeben werden können, ohne daß die absoluten Eigenschaften der einzelnen Bausteine (ihre Größe, ihre Tonhöhe) im Gedächtnis haften geblieben zu sein brauchen — dazu genügt auch die lebhafteste und sicherste Erinnerung etwa an den Charakter oder das Wesen des Ganzen nicht. Darauf war schon in den neunziger Jahren hingewiesen worden, und es wurden sogleich einige bemerkenswerte, freilich bisher nicht geprüfte Folgerungen daraus gezogen. Nun ist aber die — unbeabsichtigte und meist unbemerkte — Transponierung bei der Wiedergabe nicht etwa eine seltene Ausnahme, sondern die Regel. Das wäre ausgeschlossen, wenn nicht trotz aller Verschiedenheit der absoluten Eigenschaften auch an den einzelnen Teilen etwas unverändert erhalten wäre: und dies ist eben ihre — durch ihren Platz in dem Gefüge bestimmte — Rolle im Ganzen. Schon in der erst begonnenen, also noch bruchstückhaften Wiedergabe müssen da die Teile mit der Funktion auftreten, die sie nur in dem Ganzen haben; diese muß also von den noch nicht wiedergegebenen Teilen schon mitbedingt sein. Hiermit hängt es auch zusammen, daß bei der Reproduktion eines Ganzen auf Grund eines gegebenen Teiles, wie man sie gewöhnlich zum Nachweis bestehender „Assoziationen" benutzt, nicht jeder beliebige Teilausschnitt reproduzierende Wirkung hat (Abb. 4). Bruchstücke natürlicher Teile sind, wie schon vor Jahren nachgewiesen wurde, auch wenn sie in größerer Anzahl und in der ursprünglichen Anordnung vorgelegt werden, häufig ganz wirkungslos, und zwar unter anderem, weil sie Grenzen an Stellen besitzen, wo das Ganze stetig ist, und auch sonst gänzlich neue, im unver-

Das Problem der Eigenschaften

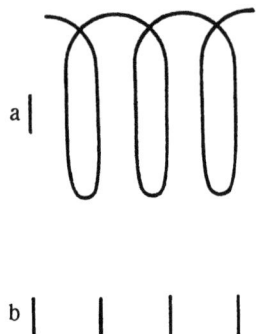

Abb. 4. Wird die Figur 4a (Strich mit Schleife) eingeprägt, so erinnert später die Darbietung des Strichs allein eher an die Gesamtfigur als die Darbietung von 4 Strichen, obgleich in diesen „mehr von der Gesamtfigur enthalten ist". (Aus W. *Köhler*, Psychologische Probleme, Berlin 1933.)

sehrten Ganzen nicht vorhandene Stellenfunktionen enthalten. So wird die spätere Darbietung des „Ausschnitts" von Abb. 4a, den die 4 Striche in Abb. 4b darstellen, weit seltener — wenn überhaupt — die Erinnerung an das Ganze veranlassen als die Darbietung eines einzelnen Strichs: In 4b ist zwar, rein summenhaft betrachtet, von dem Ganzen „mehr" enthalten als in dem einzelnen Strich; ganzheitlich betrachtet dagegen weniger oder nichts, denn sämtliche Teile (selbst der linke, als „einer von 4 gleichen") haben nicht mehr ihre ursprüngliche Rolle im Ganzen. Die reproduzierende Kraft hängt aus diesem Grund nicht von der Ausdehnung, sondern durchaus von der Art des gegebenen Ausschnittes ab. U. a. muß dieser entweder aus einem „natürlichen Teil"[1]) des Ganzen bestehen oder einen natürlichen Teil des Ganzen als eigenen natürlichen Teil enthalten[2]). Gerade die innigste Art der Zusammenhangsbildung, nämlich die zu einem ungegliederten Unterganzen, kommt aus diesen Gründen im Reproduktionsversuch am allerwenigsten zum Ausdruck.

5. Der zuletzt genannte Tatbestand spielt nicht nur beim Erinnern eine Rolle. Daß ein anschaulich oder in Vergegenwärtigung gegebenes Gebilde auch dann mit seiner bestimmten Rolle in einem Ganzen behaftet erlebt werden kann, wenn der Rest dieses Ganzen nicht mit erscheint, darin ist es begründet, daß wir überhaupt fähig sind, ein solches Einzelgebilde, außer als selbständiges Ganzes eigener Art, auch als „abgetrennten" Teil: als etwas Unvollständiges, in ein umfassenderes Gebilde hinein Gehöriges unmittelbar vorzufinden oder zu vergegenwärtigen; wie es in einfachster Weise bei jedem Fall von Überschneidung, in verwickelterer Weise bei jedem Anlaß zu wissenschaftlicher Extrapolation der Fall ist[3]).

Diese Fähigkeit wird in besonderem Maß gebraucht, wenn man die Bedeutung wissenschaftlicher Einzeluntersuchungen im Zusammenhang einer noch im Ausbau begriffenen allgemeineren Lehre einschätzen will; andernfalls entsteht die verbreitete Art von Darstellungen, in denen das bisher Gedruckte oder zufällig besonders eingehend Behandelte für das Ganze der neuen Lehre gehalten und entsprechend falsch bewertet und beurteilt wird.

---

[1]) Siehe unten Kapitel 4, § 7.
[2]) Der natürliche Teil braucht übrigens nicht durchaus vollständig gegeben zu sein; siehe Kapitel 7, § 8, 3.
[3]) Siehe oben Kapitel 2, § 13, und unten Kapitel 7, § 8, 3; § 12, 2.

Die Rolle oder Funktion der Teile im Ganzen

6. Wie neuere experimentelle Untersuchungen zeigten, kommt es für den Eindruck der Ähnlichkeit verwickelterer Gebilde, wenn man von anschaulich einförmigen und nur komplex bedingten Gebilden und von eintönigen und wirren Anhäufungen absieht, vor allem darauf an, ob und wie weit die Rollen der Teile erhalten sind, und nicht, wie man auch heute fast ausnahmslos annimmt, ob die Beziehungen zwischen den Elementen genau dieselben geblieben sind.

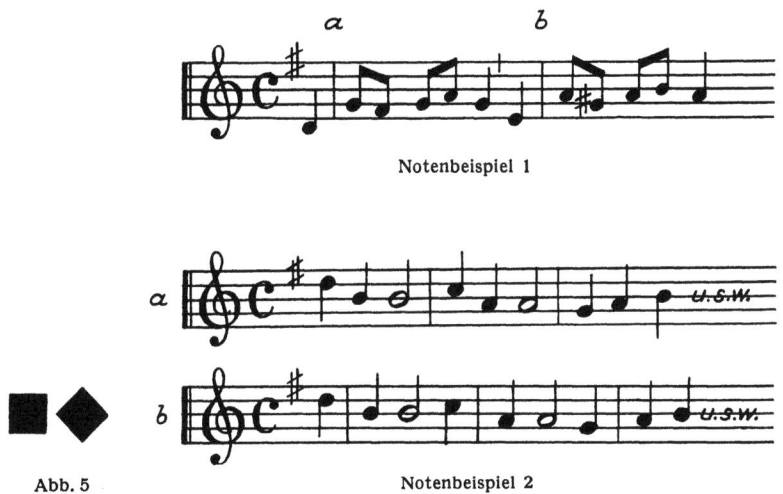

Abb. 5

Notenbeispiel 1

Notenbeispiel 2

Hieraus folgt ohne weiteres, warum in bestimmten Fällen von „Transponierung" — z. B. bei der Drehung mancher gesehenen Figuren Abb. 5) oder bei der Wiederholung einer Tonschrittfolge in anderer (von der Oktav verschiedener) Höhenlage, aber unveränderter Tonart (Notenbeispiel 1), oder bei Verschiebungen eines Rhythmus innerhalb des Taktgerüsts (Notenbeispiel 2) — die betreffenden Gebilde sich auffallend ändern, auch wenn die Gesamtheit der Beziehungen zwischen ihren einzelnen Teilen dieselbe bleibt. Und ebenso folgt daraus, warum umgekehrt u. U. trotz beträchtlicher Eingriffe in das Beziehungsgefüge der Eindruck großer Ähnlichkeit besteht; hierher gehören z. B. bestimmte Arten der Variation eines musikalischen Themas, ferner die proportionale Verkleinerung der Tonschritte einer Melodie zur „Mikromelodie" (deren Erkennbarkeit wunderlicherweise schon einmal als Zeugnis gegen die Gestalttheorie verwendet wurde).

7. Das eben Gesagte gilt nicht nur für das Vergleichen, das Wiedererkennen und die Wiedergabe aus dem Gedächtnis, sondern ebenso schon für das anschauliche Fortbestehen eines und desselben Gebildes: seine

a „Identität" in der Zeit. Der Verlauf gesehener Bewegung folgt, wie wir später sehen werden[1]), u. a. einem Gesetz der
c   d Gleichartigkeit: Wenn zuerst bei a ein roter Punkt und bei b ein grüner ist und danach bei c ein grüner und bei d ein
b roter, so wird man eher die Bewegungen a—d und b—c
(↖↘↗) sehen als die Bewegungen a—c und b—d (↙↗↘); bei dem ersten Bewegungsverlauf bleibt die Farbe jedes Punktes während seiner Verlagerung erhalten, bei der zweiten müßte sie sich ändern. Bei umfassenderen Gebilden ist nun aber, wie schon vor längerer Zeit nachgewiesen wurde, das Gleichbleiben der Teilfunktionen vielfach wichtiger als das Gleichbleiben des Orts, der Farbe und sonstiger absoluter Eigenschaften der Teile. Wenn etwa zuerst drei gleiche Punkte a b c zu sehen sind, und dann zu gleicher Zeit der Punkt a wegfällt und ein Punkt a_2 rechts von c hinzukommt, während b und c an ihren Plätzen bleiben, — so sieht man (unter reinen Bedingungen) nicht etwa eine Bewegung von a an den ruhenden b c vorbei nach a_2: $\frac{a_1\ b\ c}{b\ c\ a_2}$, sondern der ganze Dreipunkt rückt um einen Platz nach rechts: $\frac{a_1\ b_1\ c_1}{a_2\ b_2\ c_2}$, so daß während der Bewegung jeder Punkt seine Teilfunktion „linker Rand", „Mittelpunkt", „rechter Rand" behält, während er andernfalls nach der Bewegung eine andere Funktion hätte als vorher.

Nach verschiedenen neueren Untersuchungen ist eine ganze Reihe wichtiger Eigentümlichkeiten anschaulichen Geschehens auf dieser Gesetzmäßigkeit begründet: u. a. die Tatsache, daß auch das Innere homogener Teilflächen bewegter Gebilde, obgleich es gar keinen „Bewegungsreiz" enthält, stets mit bewegt erscheint; daß die Bewegung gerader Linien hinter einem Schlitz, unabhängig von ihrer objektiven Richtung, anschaulich in der Richtung des Schlitzes verläuft; daß Größenänderungen von Figuren ohne Innengliederung, unabhängig von der objektiven Art und Weise ihres Zustandekommens, anschaulich kaum je als „Hinzukommen" oder „Wegfallen" von Teilen, sondern in der Regel als „Wachsen" oder „Schrumpfen", d. h. als Vor- oder Rückverlegung der ursprünglichen Grenzen, gesehen werden.

8. Das „Teilsein" selber stellt sich — in der Wahrnehmung — als eine „Rolle im Ganzen" heraus. So ist bei der Betrachtung von Strichfiguren derselbe Strich einmal selbst „Teil", Glied einer Gruppe von Strichen, — das andere Mal nur noch Grenze eines Teiles, einer Teilfläche nämlich, — und endlich nicht einmal mehr Grenze eines Teiles, sondern nur noch ein Knick in der Grenzfläche eines nunmehr dreidimensionalen Teilgebildes: Kante an einem Körper. Und wie Verf. zeigen konnte, verhält er sich bei experimentellen Eingriffen je nach seiner Rolle völlig verschieden.

---

[1]) Vgl. Kapitel 4, § 16, 2.

§ 19. Weitere Erörterung der Rolle der Teile.

Der Unerfahrene ist leicht versucht, die Rolle oder den Sinn eines Teiles im Wahrnehmungsgebilde als eine Art gedanklicher Zutat des Betrachters anzusehen, als ein von diesem hinzugebrachtes blasses Wissen um gewisse Sachverhalte. Führt man aber die eben genannten Versuche selbst durch, so steht man immer aufs neue erstaunt vor der Tatsache, daß sie für das anschaulich Angetroffene vielfach kennzeichnender, für sein Schicksal entscheidender sind als die „elementaren" Eigenschaften der Sinnesqualität, der Stärke, des Ortes, der Größe usw., daß sie also für das Gegebene ebenso wesentlich wie diese und manchmal sogar viel wesentlicher sind, und füglich zu seinem Grundbestand gerechnet werden.

Wie wir schon oben am Schluß des § 17 andeuteten, ist eine Zurückführung der eben geschilderten Tatsachen auf die Ganzbestimmtheit der Teile (§§ 11—15) bzw. auf eine „wechselseitige Beeinflussung von Elementen" im Sinn der Universal-Kausalkohärenz ausgeschlossen. Denn dort handelte es sich ausnahmslos nur um die Änderung von „mitgebrachten" Eigenschaften, d. h. von solchen, die dem Teil auch als Einzelinhalt zukommen, wie Größe, Form, Farbe usw. Die jetzt behandelten Eigenschaften dagegen haben an echten, also nicht als Teil eines fehlenden oder unsichtbaren Ganzen erlebten Einzelinhalten überhaupt keinen Bestand. Es mag mitgebrachte Eigenschaften geben, die ein Gebilde zur Übernahme einer bestimmten Rolle tauglich oder auch ungeeignet machen; aber auch im ersten Fall besagt das nicht, daß sie schon die Rolle selbst in das Ganze mitbringen.

Es liegt nun nahe, zu sagen, im Fall der Funktion wirke das Ganze selbst auf seine Teile, es beeinflusse und ändere sie. Aber diese Ausdrucksweise ist mindestens schief, weil sie voraussetzt, daß das Ganze und seine Teile oder Stellen zweierlei Sachverhalte seien, in gewissem Sinne „Nachbarn", die in wechselseitigen Verkehr kommen können. Das trifft aber das tatsächliche Verhältnis nicht. Das Ganze ist nur in seinen Teilen und Stellen da, und umgekehrt haben diese nur im Ganzen den Charakter von Teilen oder bestimmt gekennzeichneten Stellen, mit allem, was dazu gehört. Sind sie als Teile oder Stellen im Ganzen, so sind damit auch ihre bestimmten Funktionseigenschaften da; isoliert man sie, und werden sie auch anschaulich zu echten Einzelinhalten, also, wie gesagt, nicht zu einem „sichtbaren Ausschnitt" eines im übrigen „unsichtbar vorhandenen" oder zum „übriggebliebenen" Teilbestand eines sonst „fehlenden" Ganzen, so „verändert" man damit nicht nur, sondern vernichtet auch jene Eigenschaften, die nur im Verband möglich sind.

Die Frage, ob an einem vorliegenden Teilgebilde oder Teilgeschehen die mitgebrachten oder die Funktionseigenschaften das Wesentliche sind, entscheidet sich demnach bei seiner Herauslösung aus dem Verband. Im ersten Fall kann man es, um den Ausdruck von *v. Clausewitz* zu gebrauchen, „wie eine Spielmarke zurücklegen", während es im zweiten Fall außerhalb des geschlossenen Zusammenhangs, aus dem es stammt bzw. in den es gehört, verarmt, leer, wesenlos, nichtig ist.

§ 20. Die allgemeine Bedeutung der Rolle der Teile; experimentelle und „geisteswissenschaftliche" Psychologie.

Als die Funktionen der Teile in der Wahrnehmungslehre neu entdeckt wurden, war es von vornherein ebensowenig wahrscheinlich wie bei den Gestalteigenschaften, daß ihre Bedeutsamkeit auf dieses Gebiet beschränkt sei. Schon die früheste Erwähnung der Teilfunktionen bezog sich auf das Denkmittel der Zahlgebilde. Und im Gebiet des Denkens ist ihre Bedeutung schon am weitesten in strengem Vorgehen verfolgt. Die Teilinhalte in ihrer Rolle im Ganzen zu haben und zu erleben, gehört — wie schon § 18, Punkt 5 erwähnt — zum Wesen allen Verstehens, nicht nur sprachlicher Mitteilung oder sonstiger sinnbildlicher Darstellung, sondern auch der unmittelbar gegebenen Sachverhalte selbst, — und hier wiederum des Verstehens nicht nur menschlicher Erlebnisse und Schicksale, sondern ebenso der einfachsten und nüchternsten kausalen oder geometrischen Sachzusammenhänge. Der Wechsel solcher Funktionen hat sich als einer der entscheidenden Vorgänge beim „Einsehen" und „Erfinden" erwiesen. — Auch zur Lehre vom Tun liegen schon früh Beobachtungen vor, nach denen die einzelnen Abschnitte einer — nicht angedrillten — Umweghandlung schon bei höheren Tieren nur unter der Annahme erklärt werden können, daß sie von vornherein in ihrer Funktion innerhalb des Gesamtverlaufs „angelegt" sind. — Weitere lehrreiche Beispiele bietet die Ausdruckslehre: Für die Deutung von Gebärden genügt es selten, die zu der physiognomischen Gestaltqualität des Ausdrucks gehörige Figuralstruktur der Haltung, Miene oder Geste zu bestimmen; zumeist führt erst die Ergründung der besonderen Funktion der beteiligten Glieder und Organe zu einem wirklichen Verständnis. — Auch die ganze, abgeschlossene Handlung hat ein völlig verschiedenes Gesicht, je nach der Trieb- und Willenssphäre, in der sie ihren Platz hat (Quod licet Jovi, non licet bovi); und ebenso das Einzelerlebnis je nach seiner Stelle im Lebenslauf, die einzelne Anlage je nach ihrer Stelle in der Gesamtveranlagung, und endlich der einzelne Mensch je nach seiner Stelle innerhalb der Gemeinschaft (Geschwisterreihe, Amt, Rang usw.).

Obgleich die strenge Erforschung aller dieser Dinge teils erst begonnen hat, teils noch gar nicht in Angriff genommen ist, wird gerade von den letzten Beispielen niemand behaupten, daß es sich um unbekannte Dinge handelt. Doch ist es bemerkenswert genug, daß man sich, wenn man den Grundgedanken von den Ganzfunktionen der Teile über die Grenzen der Wahrnehmungslehre hinaus verfolgt, unversehens inmitten der Sachverhalte befindet, die seit etwa 50 Jahren den Gegenstand der „geisteswissenschaftlichen" oder „verstehenden" Psychologie bilden.

Vertreter dieser Richtung glauben vielfach noch heute, die Tatsachen der Ganzbestimmtheit und der Funktion des Einzelnen im Ganzen seien ausschließliche Merkmale der „höheren", „eigentlich psychischen" Zusammenhänge; der „elementare" Bereich der Wahrnehmung, des Gedächtnisses und der einfachen Reaktionen dagegen müsse der „naturwissenschaftlichen", das bedeutet in Wirklichkeit: der atomistischen, Erklärungsweise überlassen bleiben. Es gibt kaum ein allgemeineres Werk der geisteswissenschaftlichen Psychologie, das diese Behauptung nicht als grundlegend allen sachlichen Erörterungen voransetzt. Die Ursache dieser Meinung ist leicht zu erkennen. Als die geisteswissenschaftliche Richtung entstand, war die atomistische Behandlung der elementaren Bereiche die einzig geübte und bekannte; und man kam zunächst gar nicht auf den Gedanken, daß diese so umständlich mit „naturwissenschaftlichen" Verfahren, mit Apparaten, Versuchsreihen und langwierigen Fehlerberechnungen arbeitende Wissenschaft in ihren Grundbehauptungen überhaupt angreifbar sein könne. Man nahm daher die Lehrmeinungen der experimentellen Psychologie des 19. Jahrhunderts für deren Arbeitsgebiet unbesehen hin und beschränkte die eigenen Überlegungen auf den von der strengen Forschung damals noch nicht angegriffenen Kernbereich des Seelischen (ohne sich allerdings bei ihrer Durchführung selbst von entscheidenden atomistischen Einzelannahmen gleich ganz freimachen zu können).

Der Riß durch das Gebäude der Psychologie, der eigentlich nur durch den etwas zu weit getriebenen Respekt der geisteswissenschaftlichen Psychologen vor ihren experimentierenden Gegnern entstand, ist nun, durch die Überwindung des Atomismus in deren eigenem Arbeitsbereich, und nicht zuletzt in den Sätzen von der Ganzbestimmtheit und den Ganzfunktionen der Teile, von unten her wieder geheilt.

Zur „Versöhnung" der — nicht von beiden Seiten freiwillig — „verfeindeten" zwei Stockwerke der Psychologie trugen auch die Befunde der experimentellen Typologie bei, nach denen manche Eigentümlichkeiten des Charakters sich bis in den elementaren Bereich der Wahrnehmung hinaus verfolgen lassen. Denn diese deuten klar auf eine Einheit der Gesetzlichkeit in sämtlichen Bereichen des Seelischen hin. Welcher Art aber die tatsächlich herrschenden gemeinsamen Gesetzlichkeiten sind, davon war in ihnen zunächst nur ein kleiner Ausschnitt gezeigt[1]).

Wie schon vor Jahren nachgewiesen wurde, geht aber die Übereinstimmung im Grundsätzlichen weit über die Grenzen der Psychologie hinaus. Wenn auf frühen Stadien der Ausbildung jeder Teil eines lebenden Keimes seine Bedeutung und sein Schicksal wesentlich seiner Lage im Ganzen verdankt, so ist es mindestens fraglich, ob man das aus „Wechselwirkungen von Elementen" vollständig verstehen kann, oder nicht ebenfalls der „Funktion im Ganzen" (im oben auseinandergesetzten Sinn) eine entscheidende Bedeutung zusprechen muß.

---

[1]) Siehe oben § 12 dieses Kapitels.

§ 21. Methodologische Schlußbemerkung.

Abschließend sei bemerkt: Die ganze Fülle der Eigenschaften in umfassenden Bereichen, die wir bisher behandelt haben, nicht nur die Eigenschaften der Ganzen, sondern ebenso auch die Ganzbestimmtheit und die Funktionen der Teile, tritt nur bei ganzheitlicher Betrachtung zutage. Nicht diese, sondern die atomistische Betrachtung trifft also der Vorwurf mangelnder Gründlichkeit. Die zerlegende Analyse der Atomisten untersuchte das Einzelne unter Vernachlässigung des Ganzen. Rechte ganzheitliche Betrachtung aber kehrt nicht einfach diesen Fehler um, und untersucht nun das Ganze unter Vernachlässigung des Einzelnen. Sie untersucht auch das Einzelne so sorgfältig wie der Atomist, aber ohne, wie dieser, seinen Platz in dem Ganzen, und damit das Ganze selbst, aus den Augen zu verlieren.

Freilich: wo keine Einzelheiten anschaulich da sind, kann man sie nicht untersuchen; an den diffusen Komplexen des Geruchs oder an der allgemeinen Atmosphäre der Heiterkeit, die man nach Ansicht mancher Kritiker vor allem anderen hätte untersuchen müssen, hätte man die Funktionen von Teilen nie entdeckt. Aus guten Gründen war also die psychologische Forschungsarbeit der letzten Jahrzehnte bevorzugt den reich und scharf gegliederten Ganzen der höheren Sinne zugewandt. Einige der Früchte dieses Vorgehens haben wir soeben kennengelernt, von weiteren wird in den folgenden Kapiteln die Rede sein.

4. KAPITEL.
Das Problem des Zusammenhangs.
§ 1. Der Grundsatz der Kontingenz oder Beliebigkeit.

Von kaum geringerer Bedeutung als der atomistische Grundsatz, und in der älteren Psychologie aufs engste mit ihm verknüpft, ist ein weiterer Grundsatz, der etwa folgendermaßen zu fassen ist:

Vierter Grundsatz: Alles kann mit allem vereinigt werden; und zwar kann alles mit allem gleich gut vereinigt werden; ebenso lassen sich an beliebigen Stellen einer seelischen Mannigfaltigkeit Scheidewände ziehen. Die Bestandteile eines Ganzen (einer räumlichen Gruppierung, eines Verlaufs) sind grundsätzlich beliebig. Die sachliche Beschaffenheit und das gegenseitige Verhältnis der sachlichen Beschaffenheiten — das Zueinander — der Bestandteile ist für die Frage des Vereinigt- oder Getrenntseins ohne Belang: Es fördert oder stört weder das eine noch das andere. Die verketteten Glieder haben grundsätzlich keine andere Brücke als ihr äußerliches

Verbundensein; wie sie an sich zueinander stehen, ob sie einander fordern, ob sie innerlich aufeinander hinweisen oder nicht, ist völlig gleichgültig und wird nicht gefragt.

Wir nennen diese Voraussetzung: Grundsatz der Beliebigkeit und Zufälligkeit der Verbindungen oder Grundsatz der Kontingenz; er führt in der Psychologie des Erkennens meist zum Empirismus, in der Lehre vom Charakter zur Milieutheorie.

Auch dieser Satz hat seine Anwendungen in allen Gebieten des Seelischen: im Wahrnehmen, Vorstellen, Denken, Tun und Sein. Nach ihm kann man Gesehenes und Gehörtes in beliebiger Gruppierung und Phrasierung auffassen; können Vorstellungen aller möglichen Art gleich gut miteinander zu Komplexen vereinigt oder assoziiert werden, kann also ein Wissensschatz aus Kenntnissen ohne den leisesten inneren Bezug ebenso gut angeeignet werden wie ein sachlich geschlossenes System von Tatbeständen; kann man einem Menschen beliebige Dinge an- und abgewöhnen, denn in seinem Charakter können alle nur denkbaren Gewohnheiten („bedingten Reflexe") nebeneinander vorhanden sein, ohne einander zu stören. Endlich scheint es auch selbstverständlich, daß Menschen der verschiedensten Art und Abstammung ebensogut wie lauter gleichartige oder einander sonst gut ergänzende geeignet sind, zu einem dauerhaften Gemeinwesen zusammengeschlossen zu werden; eine Ansicht, die bekanntlich imperialistischen Nationalisten, kosmopolitischen Humanitätsschwärmern und Weltrevolutionären gemeinsam ist.

§ 2. Unabhängigkeit des Grundsatzes der Kontingenz vom atomistischen Grundsatz.

Bei der Verschwommenheit des üblichen Denkens über allgemeine theoretische Fragen in der Psychologie ist es erforderlich zu betonen, daß es sich bei dem Grundsatz der Beliebigkeit um einen selbständigen, mit dem vorigen zwar innerlich verwandten, gleichwohl aber von ihm völlig unabhängigen Grundsatz handelt. Es wäre grundsätzlich durchaus denkbar, daß beim Zusammentreten zu umfassenderen Gebilden die Teilgebilde sich ändern, daß sich charakteristische Ganzeigenschaften und Teileigenschaften dabei neu bilden, — ohne daß die Zusammensetzbarkeit durch die besondere Natur der Teilgebilde irgendwie beeinflußt, begünstigt oder erschwert würde. — Tatsächlich brauchte in der grundlegenden Untersuchung über die Gestaltqualitäten diese Frage noch nicht gestellt zu werden, wenn sie auch gegen Ende anklingt in der Überlegung, warum nicht in einem homogenen Feldbereich die Gestaltqualitäten sämtlicher darin denkbaren Gruppierungen von Elementen zugleich vorhanden sind.

Das eben Behauptete wird dadurch bestätigt, daß der Grundsatz der Beliebigkeit nicht nur mit den eigentlich atomistischen Lehren verbunden auftritt, sondern ebenso auch in Verbindung mit einer neueren Lehrmeinung, die als äußerster Gegensatz zum Atomismus gedacht ist, indem sie behauptet: Von Natur und im Ursprung hänge im Seelischen alles mit allem gleichermaßen zusammen und es gebe überhaupt keine Grenzen und keine Teile. Das gesamte Bewußtsein bilde ursprünglich einen einzigen „Strom", ein unanalysiertes Ganzes. Nur aus irgendwelchen Gründen des Zufalls, der Zweckmäßigkeit oder der Willkür werde es im Lauf des Lebens mehr und mehr aufgeteilt. Hierher gehört auch die gelegentlich noch in letzter Zeit geäußerte Meinung, der Psychologe könne von Fall zu Fall festsetzen, was er als Ganzes betrachten wolle; — eine Tätigkeit, die natürlich nicht mit der durchaus möglichen und sinnvollen Wahl des eben zu untersuchenden (im 1. oder 2. Sinn wirklichen) Ganzen aus der Stufenleiter der einander enthaltenden natürlichen Ganzheiten zu verwechseln ist.

§ 3. Anlässe des Zusammenschlusses nach der Beliebigkeitslehre; Begriff der Assoziation und der „Erfahrung".

Welches sind aber die Anlässe des Zusammenschlusses und die Bedingungen des Haftenbleibens? Wenn in den Teilgebilden kein Anlaß dazu liegt, kann der Grund eines jeden Zusammenschlusses nur äußerlich, sachfremd, in bezug auf die vereinigten Gebilde zufällig sein. Nach der klassischen und wohl auch ältesten, schon aus der griechischen Aufklärung stammenden Ansicht, die heute zu den Ausstattungsstücken des etwas voreiligen gesunden Menschenverstands gehört, ist die einzige Ursache der Verknüpfung seelischer Inhalte der Zufall des (möglichst wiederholten) räumlich-zeitlichen Zusammentreffens (der Kontiguität). Nach der letzten Vereinfachung dieser Lehre soll es sogar nur auf die zeitliche Nähe ankommen; die dabei herrschenden räumlichen Beziehungen sollen ebenfalls keine Rolle mehr spielen. Damit ist tatsächlich das Äußerste an Sinnleere des Zusammenschlusses erreicht, das überhaupt denkbar ist.

Erste Erläuterung: Nur dieses Klebenbleiben beliebiger Inhalte infolge wiederholten zufälligen Zusammenvorkommens ist gemeint, wenn in der Fachpsychologie das Wort „Erfahrung" oder Erfahrungstheorie fällt. Es müßte also, dem allgemeinen Sprachgebrauch gemäß, richtig Gewohnheit und Gewohnheitstheorie heißen. Man mißversteht die ganze Erörterung dieser Theorie, wenn man das Wort Erfahrung in der viel tieferen Bedeutung nimmt, die es im lebendigen Sprachgebrauch besitzt, — und die ihm nach Abschluß dieser Erörterung auch in der Wissenschaft wieder beigelegt werden sollte[1]). Beispiele von Erfahrungstheorie im

---

[1]) Siehe unten, Kapitel 7, § 12.

Fachsinn, also eigentlich von Gewohnheitstheorie: *Humes* Theorie der Kausalität, *Berkeleys* Erklärung der Dingeinheit, aus neuerer Zeit vor allem die heute so gut wie allgemein vertretene Theorie der Raumwahrnehmung.

Zweite Erläuterung: Der Titel, unter dem diese grundsätzliche Frage besprochen wurde, war Jahrhunderte lang die Assoziation oder Verkettung von „Ideen", d. h. Vorstellungsbildern. Die experimentelle Untersuchung beschäftigte sich dieser Überlieferung gemäß hauptsächlich mit dem Entstehen und dem Schicksal von Verbindungen, deren Bestandteile selbst alles andere als einfach sind: Wörter, Silben, mindestens aber Buchstaben oder Zahlen. Nach dem Aufbau und Zusammenhalt der so benutzten Bausteine selbst wurde meist nicht gefragt; offenbar weil man meinte, die einzelnen Bilder seien einfach als ganze durch die zugehörigen Reizmannigfaltigkeiten aufgezwungen. Als dann, zu Beginn dieses Jahrhunderts, auch die Frage des Zusammenhangs innerhalb des einzelnen „Bilds" wieder entdeckt und in Angriff genommen wurde, geschah es zunächst meist ohne Bezug auf die Frage der eigentlichen Assoziation, unter dem Namen der Zusammenfassung oder Kohärenz; und auf diesem einfacheren, zugänglicheren und übersichtlicheren Teilgebiet fielen auch die ersten theoretischen Entscheidungen. — Daß das Grundsätzliche auf beiden Gebieten dasselbe ist, wurde übrigens von atomistischen Theoretikern wiederholt ausgesprochen, indem sie darauf hinwiesen, daß es die allererste Aufgabe der Assoziationslehre sei, die „Simultanassoziation" zu erklären, d. h. die Verknüpfung der elementaren (punktförmigen) Sinnesempfindungen zu den komplexen Bildern, die dann als Ganze erst die weiteren Verbindungen eingehen, an die man gewöhnlich bei dem Wort Assoziation denkt. — Da wir im folgenden die Frage grundsätzlich und allgemein behandeln wollen, halten wir uns, je nach Bedarf, an Überlegungen und Arbeiten aus beiden Teilgebieten; doch bringt es der Verlauf der geschichtlichen Entwicklung mit sich, daß für die frühere Zeit fast ausschließlich Überlegungen über die Vorstellungsverknüpfung im engeren Sinn, für die neuere Zeit, abgesehen von der allerletzten, fast ebenso ausschließlich solche über die elementare Zusammenfassung im Wahrnehmungsfeld zu Gebote stehen.

Dritte Erläuterung: Es möchte scheinen, als hätten wir oben den Grundsatz der Beliebigkeit in einer Schärfe ausgesprochen, die er im wirklichen Betrieb der Psychologie nie hatte. Gibt es nicht schon in der Aristotelischen Überlieferung des Assoziationsgesetzes die Ähnlichkeit und den Gegensatz als Verknüpfungsursachen? Die Ähnlichkeit und — infolge der Zugehörigkeit der Glieder zur gleichen Gattung — auch der konträre Gegensatz sind aber zweifellos sachliche, inhaltliche Beziehungen, die bei reiner Durchführung des Grundsatzes der Beliebigkeit keine Rolle spielen dürften. Das ist wohl richtig; aber in der Geschichte der Assoziationslehre nimmt fast bis zum heutigen Tag das Bemühen, diese beiden Aristotelischen Regeln loszuwerden und allein mit dem Gesetz des Zusammentreffens (möglichst sogar nur des zeitlichen) auszukommen, einen Raum ein, der deutlich genug beweist, wie sehr man sie als Fremdkörper empfand.

Übrigens übersieht man leicht, daß diese Zurückführungsbemühungen trotz aller Verbissenheit und scheinbaren Gründlichkeit wissenschaftlich wertlos sind; denn es kommt nicht darauf an, ob das zeitliche Zusammentreffen allein genügt, um uns die Zusammenhangsbildung einleuchtend zu machen, sondern allein darauf, ob der als mögliche Ursache einleuchtende Sachverhalt wirklich die Ursache bzw. wirklich die einzige oder auch nur die wichtigste Ursache ist; und die Entscheidung hierüber kann nur der Versuch bringen, an dessen Möglichkeit in jenen Erörterungen meist nicht einmal gedacht ist.

§ 4. Wandlungen der Assoziationslehre; die Theorie des „Bindeglieds".

Die Assoziationslehre hat mancherlei Wandlungen im einzelnen durchgemacht, ohne daß das Grundsätzliche angetastet wurde. Sie betrafen besonders die Frage der Art des Zusammenhangs und der Ursache des Haftens[1]).

Nach der einfachsten Vorstellung ist einfach jeder Teil an den nächsten geheftet, so: a b c d ...; nach einer etwas verwickelteren Form auch, in rasch abnehmender Stärke, an die übernächsten und noch entferntere Teile: 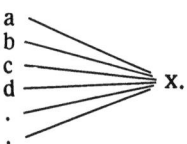 ...; jedenfalls aber sei dazu kein besonderes Bindemittel nötig: es gehöre zur Natur aller psychischen Gebilde, bei häufiger Berührung so aneinander haften zu bleiben.

In neuerer Zeit wird häufig ein überzähliges, von anderswoher hinzutretendes Bestandstück als Bindeglied angenommen, so:

a
b
c
d
.
.
⟶ x.

Man glaubt dem unmittelbaren Eindruck der Einheit besser gerecht zu werden, indem man sie sich in einem besonderen Teil verkörpert denkt. Als solches einigendes Band wird u. a. angenommen: das Gefühl, die Gestaltqualität, vielfach ferner die Bedeutung (im Sinne des Gebrauchszwecks, oft auch einfach im Sinne des Namens), — endlich, im Anschluß an das Erlebnis des willkürlichen Zusammenfassens, die „kollektive", d. h. zusammenfassende Aufmerksamkeit oder die

---

[1]) Soweit sie die Vorgänge bei der Wiedererweckung (Reproduktion) betreffen, gehören sie nicht hierher.

„Apperzeption" [im Sinne des Zugleich-Beachtens[1])], oder sonst eine „synthetische", reichere Gebilde „produzierende" und zusammenhaltende Tätigkeit des Betrachters.

Die „Einheit des Ich" oder des Bewußtseins, auf deren Bedeutung für alle Einheit in der Wahrnehmung *Kant* hinwies, ist hier nicht zu nennen, da sie jede beliebige Einheitsbildung gleichermaßen betrifft, also nicht abzuleiten gestattet, was unter gegebenen Bedingungen vereinigt sein und was getrennt bleiben wird; worüber sich übrigens *Kant* selbst durchaus klar ist, indem er die Frage der besonderen Einheitsbildung im gegebenen Fall durch *Hume* endgültig geklärt glaubt und sie mit diesem auf „empirische" Ursachen im eben besprochenen Sinn zurückführt. — Dagegen reihen wir die Produktionslehre der österreichischen Gestaltpsychologen und Gegenstandstheoretiker, obwohl sie manchmal auch noch ganz anderes zu umfassen scheint, an dieser Stelle ein, weil bei ihren konkreten Beispielen die Tätigkeit des Betrachters vorwiegend in einem Eingriff in die Zusammenhangsverhältnisse, in einer Zusammenfassung oder Aufspaltung, in der Herstellung oder Zerstörung von „Realrelationen", in einem Wechsel der Phrasierung besteht, worauf die qualitativen und extensiven Änderungen des Ganzen und der Teile, an deren Hervorbringung man bei dem Wort Produktion außerdem denken könnte, sich auch nach ihrer Meinung ohne weiteres Zutun des Betrachters von selbst vollziehen.

In der Theorie des Denkens entspricht diesem Begriff der Ganzheit die „Obervorstellung"; auf dem Gebiet des menschlichen Zusammenlebens entspricht ihm u. a. die Tatsache des dynastischen Staats, dessen beliebige Untertanen durch das gemeinsame Herrscherhaus zusammengehalten werden.

Durch die Einführung eines Bindegliedes erhält, wie gesagt, die anschauliche Einheitlichkeit eine gewisse Verkörperung, und wenn dieses Bindeglied oder Bindemittel in Strebungen und Tätigkeiten des Ich gesucht wird, verliert der Zusammenschluß außerdem seine Zufälligkeit in bezug auf den erlebenden Menschen. Dies darf aber nicht darüber hinwegtäuschen, daß er in dem entscheidenden Bezug auf die verbundenen Gebilde selbst genau so sachfremd und äußerlich, also genau so zufällig bleibt wie zuvor: Ihre Auswahl und Zusammenstellung ist nach wie vor beliebig — der Grundsatz „Alles kann mit allem verbunden werden" bleibt unberührt, solange nicht Bedingungen ganz anderer Art anerkannt werden.

Wenn auch auf verschiedenen Gebieten die Gruppenbildung vermittels eines Bindegliedes tatsächlich verwirklicht werden kann, bleibt es fraglich, ob man durch die Annahme eines solchen das Wesen des Zusammenhanges im Seelischen auch in den unzähligen Fällen richtig erfaßt, in denen es nur vermutet, aber nicht aufgefunden werden kann.

---

[1]) Eine andere Bedeutung werden wir unten in § 16, 3 dieses Kapitels kennenlernen.

Metzger, Psychologie

§ 5. Erste Ansätze zu einer Überwindung des Beliebigkeitssatzes; die „innere Assoziation" und die „Kohärenzfaktoren" der Aufmerksamkeitstheorien.

Eine grundsätzliche Wandlung deutet sich an in der Unterscheidung zwischen „innerer" und „äußerer" Assoziation (um 1880), wobei unter äußeren Gründen einer Verbindung das zufällige raum-zeitliche Zusammentreffen im herkömmlichen Sinn, unter inneren Gründen aber nicht nur Ähnlichkeit und Gegensatz, sondern jede Art „logischer", d. h. sachlich-inhaltlicher Beziehung verstanden werden soll. Was damit gemeint war, geht aus der Vermutung hervor, daß diese „assoziative Verwandtschaft" nicht etwa nur die Wirkung des äußeren (empirischen) Zusammentreffens verstärke, sondern daß sie selbständig zur Verknüpfung von Inhalten führen könne, die niemals zuvor äußerlich zusammengetroffen waren. Doch werden schließlich in diesem ersten Ansatz alle die verschiedenen Arten der inneren Verwandtschaft wieder auf die Ähnlichkeit zurückgeführt; und dann vollzieht sich besonders eindrucksvoll das häufige Schicksal erster richtiger Ahnungen: daß man bei dem Versuch, sie deutlich zu machen, sogleich wieder in die alten Geleise zurückfällt, aus denen sie eben herausführen sollten. Ursache der Ähnlichkeit zweier Inhalte, so wird erklärt, seien selbstverständlich ihre gemeinsamen Elemente. Wenn das zuträfe, wäre die Besonderheit der „inneren" Assoziation nichts als oberflächlicher Schein, der sich bei tieferem Eindringen notwendig auflösen müßte: Die scheinbare innere Assoziation zwischen zwei Gebilden a b c d e und c d e f g wäre zurückzuführen auf zwei äußere Assoziationen der gemeinsamen Elemente c d e mit den abweichenden a b und f g.

Die Entscheidung über diese Fragen fiel nicht in dem verschwommenen Halbdunkel der Vorstellungswelt, sondern, wie auch sonst, in der harten Klarheit des unmittelbaren Wahrnehmens der höheren Sinne; und zwar auf dem Weg über die Aufmerksamkeits- oder Auffassungstheorien. Wir erwähnten oben die Aufmerksamkeit des Beobachters als eines der möglichen „Bindeglieder". Daß gerade sie so gern als Bindeglied betrachtet wurde, beruht auf einer sehr allgemeinen Voraussetzung, die erst in der Auseinandersetzung mit gestalttheoretischen Einwänden recht zutage tritt, die aber tatsächlich als der eigentliche Beitrag dieser Theorien zu unserem Problem gewürdigt werden muß. Wir nennen sie: Grundsatz der seelischen Bedingtheit. Sie lautet ganz einfach:

Nicht nur, wie *Kant* bemerkt hatte, die allgemeine Möglichkeit von Zusammenhang ist in der Natur des Subjekts begründet; auch seine besondere Art im gegebenen Fall ist keineswegs von außen aufgezwungen (aufgeprägt); sie beruht vielmehr ebenfalls auf psychologischen Ursachen und folgt daher psychologischen Gesetzen.

Daß die besondere Art anschaulichen Zusammenhangs jedenfalls nicht immer „aufgezwungen" ist, beweisen alle die bekannten Fälle seiner Änderung auf Grund subjektiver „Eingriffe": veränderter Aufmerksamkeitsverteilung, Beachtungsrichtung, Auffassungsweise und Einstellung; von denen wir als besonders eindrucksvolles Beispiel eine regelmäßige Gruppe aus 9 Punkten hersetzen (Abb. 6). — Eine ganz andere Frage ist aber, ob aller anschauliche Zusammenhang auf subjektiven Eingriffen irgendwelcher Art beruht, auch in dem viel häufigeren und im täglichen Leben fast ausschließlich vorliegenden Fall, wo der Beobachter sich nicht bewußt ist, irgendwie eingegriffen zu haben. Und da ist die theoretische Lage folgende:

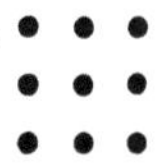

Abb. 6

Keine Auffassungstheorie kommt ohne die Annahme aus, daß sachliche Beschaffenheiten des Betrachteten die Aufgabe der Zusammenfassung mindestens erleichtern oder stören, ja daß sie die Aufmerksamkeit in gewisser Weise „lenken" und zumeist eine bestimmte Gruppierung geradezu „provozieren". Als solche „Kohärenzfaktoren" (oder, wie es in einer Aufmerksamkeitstheorie besser heißen sollte: Kohärenzmotive) wurden schon früh (1904) genannt: Die Gleichheit oder Ähnlichkeit der Farbe, Form oder Eindringlichkeit von Elementen, die räumliche und zeitliche Nähe oder Berührung, die symmetrische Lage, das Umgebensein von einer Kontur, dazu empirisch erworbene Kollektivdispositionen.

Wenn aber die sachlichen Beschaffenheiten nicht als unmittelbarer Anlaß zu gewissen Zusammenhangsbildungen, sondern durchaus nur als Anlockungsmittel, als Motive für die Aufmerksamkeit betrachtet werden, diese selbst aber als einzige und allein wirksame zusammenfassende und gliedernde Macht, kommt man, wie schon vor längerer Zeit und von verschiedenen Seiten nachgewiesen wurde, zu einer ganzen Reihe unhaltbarer Folgerungen, die nur durch unbemerkt unterlaufene Begriffsverschiebungen verdeckt werden können. Einige der wichtigsten seien kurz genannt.

1. Alles (nicht nur einiges!) willkürlich kollektiv Beachtete müßte eine anschauliche Einheit bilden.

2. Alles nicht kollektiv Beachtete, und infolgedessen überhaupt alles Unbeachtete, könnte nur als Mannigfaltigkeit unverbundener Elemente gegeben bzw. vorhanden sein. Das gilt z. B. für den gesamten Inhalt der in der Regel unbeachteten Randgebiete des Sehfelds, vor allem aber für die dem Bewußtsein gar nicht zugänglichen ruhenden Gedächtnisspuren.

3. Ein Ganzes wahrzunehmen müßte schwerer und ermüdender sein als seine Elemente; bei Ermüdung und Störungen aller Art wäre Zerfall in Elemente zu erwarten.

Bei der Umkehrung der Theorie, die den unanalysierten Bewußtseinsstrom an den Anfang stellt und alle Aussonderung und Gliederung der Aufmerksamkeit zuschreibt, bleibt, mit der entsprechenden Umkehrung der Vorzeichen, alles beim Alten: Jede von der Aufmerksamkeit herausgefaßte Stelle des Bewußtseinsstroms müßte sich als selbständiges Gebilde von ihm abgliedern; das Unbeachtete (Peripherie, ruhende Spuren) müßte stets (nicht nur manchmal!) ohne Gliederung sein; und einzelne Teile wahrzunehmen müßte schwerer und störbarer sein als umfassende Ganze.

Keine dieser Folgerungen trifft zu. Den Fällen, die sie zu bestätigen scheinen, lassen sich ebenso viele gegenüberstellen, die ihnen widersprechen. Da bleibt kollektiv Beachtetes gesondert, Herausgefaßtes eingegliedert; Unbeachtetes behält seinen Zusammenhang, und wenn es auch wohl ausnahmslos an Durchgliederung einbüßt, so verliert es sie doch keineswegs immer ganz; bei Ermüdung und Störung zerfallen zwar weitschichtige Ganze, aber ebenso geht die feinste Durchgliederung verloren, und das Ergebnis ist daher alles andere als eine Mannigfaltigkeit wirklicher Elemente. „Ob der ‚Komplex' oder ob ‚Teile' von ihm leichter zu sehen sind, darüber entscheidet (abgesehen von individueller Veranlagung und Übung) in erster Linie die Art des Sehfelds, in der ich prüfe, und die Aufgabe, die ich relativ zu dessen natürlicher Gliederung stelle." Anstrengend und störbar ist jedesmal die Auffassung, die von dieser abweicht. — Daß außerdem in beiden Formen der Theorie über die Anzahl der durchaus gleichzeitig zu vollziehenden Zusammenfassungs- bzw. Aussonderungstätigkeiten schon unter einfachen Verhältnissen, etwa beim Lesen eines Wortes, Annahmen gemacht werden müssen, die mit allem, was wir darüber tatsächlich wissen, völlig unvereinbar sind, wurde ebenfalls schon vor Jahren gezeigt.

Die Beispiele von nachträglicher Gestaltung ursprünglich angeblich ungestalteten Materials, die in den Auffassungstheorien eine Rolle spielen, erweisen sich bei näherem Zusehen ausnahmslos als Umgliederungen einer ursprünglich schon von sich aus, nur in anderer Weise gegliederten und zusammengefaßten Mannigfaltigkeit. Eine gleichförmige Reihe von Strichen, die noch nicht in Paare gegliedert ist, ist deshalb nicht ungestaltet, sondern nur eine etwas weniger reich gegliederte Gestalt. Ein polyphoner Satz, der von einem sonst musikalischen Menschen nicht als solcher aufgefaßt wird, ist im allgemeinen ebensowenig ein zusammenhangloser Haufen von Einzeltönen wie ein chaotisches Tongewirr, sondern, wie schon zu Beginn des Jahrhunderts erkannt wurde, in der Regel ebenfalls ein Musikstück, bloß ein anderes; freilich zumeist wohl kein so gutes, was aber bei der augenblicklichen Frage keine Rolle spielt. Beispielsweise kann er irrtümlicherweise als „Melodie mit Begleitung" erscheinen. Ähnlich verhält es sich, wenn in die Pausen einer

Melodie für den Zuhörer Töne aus dem Baß hineingeraten, wenn der Schlußton eines Absatzes für ihn zum Auftakt des folgenden wird, oder wenn er ein Stück, das im $^6/_8$-Takt geschrieben ist, im $^3/_4$-Takt hört.

Trotz allem wurde erst kürzlich wiederholt der Beweis versucht, daß die Aufmerksamkeit oder Beachtung allgemeine Grund- und Vorbedingung aller Gestaltung sei. Aber bei dem einen Verfasser kommen auf dem langen und beschwerlichen Weg dieses Beweises dem Begriff der Aufmerksamkeit gerade diejenigen Merkmale abhanden, die für die Durchführung der Theorie, für die Ableitung der besonderen Verhältnisse im jeweils vorliegenden Einzelfall, unentbehrlich sind. Aufmerksamkeit bedeutet nämlich zum Schluß nichts mehr als Wachheit und allenfalls noch Zuwendung zu einem bestimmten Sinnesgebiet. Zur Erklärung bestimmter Gruppierungen, d. h. zu ihrem eigentlichen Zweck im Rahmen einer Aufmerksamkeitstheorie, ist sie so wenig mehr geeignet wie *Kants* Einheit des Bewußtseins. Bei dem anderen Verfasser hat die Aufmerksamkeit, bei Licht besehen, nicht einmal mehr diesen blassen Rest mit dem gemein, was ein aufmerksamer und aufmerkender Mensch an eigenem Verhalten und eigener Betätigung in sich verspürt. Sie ist da nichts mehr als der Faktor x, der macht, daß wir in unserer Wahrnehmungswelt nicht Empfindungselemente, sondern bestimmte Gruppen und gegliederte Ganze vorfinden. In beiden Theorien bleibt als einziger Rest von greifbarem Erklärungswert die Tatsache der sachlichen Faktoren der „Kohärenz" bzw. der „Beachtungslenkung".

Wenn die Aufmerksamkeitstheorien trotzdem mit so erstaunlicher Zähigkeit festgehalten werden, kann der Grund nur in der Sorge liegen, mit ihnen zugleich den Grundsatz der seelischen Bedingtheit wieder zu verlieren. Diese Sorge aber beruht auf einer Verwechslung des anschaulichen Ichbereichs mit dem Bereich des Seelischen überhaupt; wobei die anschauliche Außenwelt, wenn sie nicht geradezu mit der physikalischen verwechselt wird, gewissermaßen zwischen die Stühle fällt, da das Seelische nur von fern, eben vom Ich aus, in sie hineinwirken soll. Wir müssen aber streng daran festhalten, daß die anschauliche Außenwelt in ebenso vollem Sinn ein Bereich des Seelischen ist wie der Ichbereich, daß also nicht nur Wirkungen wie die Aufmerksamkeit, die aus unserem Inneren hervorgehen, psychologische Wirkungen sind, sondern ebenso eigentlich wie diese auch solche Wirkungen, die in der anschaulichen Welt ganz abseits vom Ich beheimatet sind. Die Gesetze, die in der anschaulichen Welt herrschen, sind psychologische Gesetze auch bei solchen Erscheinungen, in die unser Ich nicht in spezifischer Weise hineinwirkt. Daß bei dem, was dort entsteht und vor sich geht, die Mannigfaltigkeit der augenblicklich wirksamen Reize in entscheidender Weise mitwirkt, ist keine Annahme, sondern eine Tatsache, deren Anerkennung demjenigen nicht schwer fallen kann, der sich klar macht, daß sie die Grundvoraussetzung ist für die Erfüllung der biologischen Aufgabe der anschaulichen Welt: ein sachgemäßes Verhalten des Organismus in der objektiven, erlebnisjenseitigen Umgebung zu ermöglichen und in umfassender Weise zu sichern.

§ 6. Die Bedeutung der sachlichen Beschaffenheit (Gestalttheorie des Zusammenhangs, erster Satz).

Wir stellen die tatsächlichen Verhältnisse wieder in einer Reihe von Sätzen der Gestalttheorie dar, die heute schon in allen wichtigeren Gebieten der Wahrnehmung und z. T. schon darüber hinaus durch sorgfältige und umfassende Untersuchungen gesichert sind. Die Form dieser Sätze ist etwas vereinfacht. Um das Mißverständnis der Aufmerksamkeitstheoretiker zu verhüten, es handle sich nicht um psychologische Gesetze, müßte jeder dieser Sätze folgendermaßen eingeleitet werden: „Es gehört zu unserer Natur als wahrnehmender Wesen, bei der Reizung unserer Sinnesorgane im wachen und empfangsbereiten Zustand so zu reagieren, daß ...".

Satz 1: Die sachliche Beschaffenheit des Gegebenen selbst entscheidet über die Bildung von umfassenderen Einheiten irgendwelcher Art, über Grenzverlauf, Gliederung und Gruppierung.

Es ist dazu keine Einwirkung sachfremder Mächte erforderlich, weder der äußeren des Zufalls noch der inneren des Beliebens. Diese sachfremden Mächte haben zwar häufig Einfluß auf die Einheitsbildung, aber ihr Einfluß ist selbst wieder von der sachlichen Beschaffenheit des Gegebenen mehr oder weniger eng begrenzt. Wo er unbeträchtlich wird, sprechen wir von natürlicher („autochthoner", d. i. eigengesetzlicher, innenbedingter) Aussonderung, Gruppierung oder Gliederung.

Grundsätzlich wäre über die Sachbedingtheit von Zusammenhang auch ein streng atomistischer Ansatz möglich. Danach würde es zur Natur bestimmter Einzelelemente gehören, mehr oder weniger haftfähig zu sein, und das Zustandekommen oder Ausbleiben einer Verbindung wäre dann von der Summe oder dem Produkt der Haftfähigkeiten der zusammenstoßenden Teile bestimmt. Eine Annahme dieser Art spielt z. B. eine Rolle in der Lehre von den Gemeinschaften, und zwar in einer naheliegenden Fassung des Begriffs „asoziales Element". In der Psychologie wurde sie wohl nie ausdrücklich vertreten.

§ 7. Die Bedeutung des „Zueinander" (Gestalttheorie des Zusammenhangs, zweiter Satz).

Wo man überhaupt die Bedeutung der sachlichen Beschaffenheit anerkannte, folgte man, wenn auch vielleicht nicht überall im vollen Bewußtsein der theoretischen Tragweite, einem anderen Satz, den man etwa folgendermaßen fassen kann:

Satz 2: Für die Bildung von Einheiten ist maßgebend das gegenseitige Verhältnis, das inhaltliche Zueinander des Gegebenen; sie kann von der Betrachtung der Beschaffenheit jedes einzelnen Elementes für sich her nie verstanden werden. Natürlicherweise erscheint zusammengeschlossen dasjenige, was **seiner Natur nach zusammengehört**; insofern ist die natürliche Gruppierung, Gliederung und Grenzbildung, in der klaren und lebendigen Bedeutung des Wortes, **sinnvoll**.

Beispielsweise wäre es in einer Mannigfaltigkeit von drei gleichen Punkten mit verschiedenen Abständen (Abb. 7) nicht sinnvoll, wenn einer der beiden nächst benachbarten als Einzelpunkt, der andere dagegen mit dem entfernteren zum Paar vereinigt gesehen würde. Und ebenso sinnwidrig wäre es, wenn von drei Gebilden mit gleichem Abstand (Abb. 8) eines der beiden gleichfarbigen als Einzelgebilde, das andere aber mit dem ungleichfarbigen zur Untergruppe zusammengefaßt erschiene.

Abb. 7 Abb. 8

Die von vielen heutigen Psychologen beliebte Einengung der Bedeutung des Wortes Sinn auf die eigentliche Bedeutungsbeziehung zwischen Wort und Begriff, allgemeiner zwischen Zeichen und Sache, und auf das Verhältnis des Mittels zum Zweck halten wir (übrigens mit *Goethe*) für willkürlich, unfruchtbar und irreführend.

Diejenigen, außerhalb des Laboratoriums seltenen, Bedingungen, die zwei oder mehr annähernd gleich sinnvolle Gruppierungen erlauben, sind das Hauptgebiet willkürlicher Eingriffe in die Zusammenhangsverhältnisse. Wie man sich an den obigen Beispielen leicht klarmachen kann, besteht in allen anderen Fällen das Werk solcher Eingriffe darin, die sinnvollste Gliederung, die sich von selbst eingestellt hat, **durch weniger sinnvolle zu verdrängen**. Und die obenerwähnte **Grenze** willkürlicher Beeinflussung ist darin begründet, daß unsere seelische Organisation **nur ein geringes Maß an Sinnwidrigkeit duldet**. Wo man es zu überschreiten sucht, entsteht (falls sich die natürliche Gliederung überhaupt zerstören läßt) an Stelle der gewollten Zusammenfassung nur ein wirres **Durcheinander**. Daß auch Fachleute diese Grenze häufig nicht sehen, hat denselben Grund: Um das zu können, müßte man auch Gliederungen kennen, die jenseits dieser Grenze liegen, d. h. die so sinnwidrig sind, daß sie in der Wahrnehmung nicht mehr erzwungen werden können. Diese können wir uns aber ohne besondere Vorübung auch nicht **vorstellen**, sondern nur mechanisch, konstruktiv oder kombinatorisch gewinnen. Wenn man dies einmal in einem vorliegenden Fall versucht, ist man immer wieder aufs äußerste erstaunt über die Menge der Möglichkeiten, die sich schon in einfachen Fällen ergibt. Wollte man überhaupt keinen sachlichen Faktor als wirksam anerkennen, so wäre ihre Zahl in fast jedem praktisch vorkommenden Fall so gut wie unendlich. Sieht man bei einer sehr einfachen, nämlich aus nur zwei Farben bestehenden Reizmannigfaltigkeit, einer Punktgruppe im einfarbigen Feld, von denjenigen Zusammenhangsbildungen ab, die dem Faktor der Gleichheit[1]) widersprechen, bei denen also Gleichfarbiges auch bei räumlicher Berührung getrennt und Verschiedenfarbiges vereinigt wäre (eine Einschränkung, die übrigens in sämtlichen mir bekannten aufmerksamkeitstheoretischen Erörterungen ganz selbstverständlich und ohne Begründung gemacht wird), so kommt man zu zwar schon endlichen, aber immer noch genügend erstaunlichen Zahlen. Bei dem Neunpunkt (oben Abb. 6) beispielsweise beträgt dann die Zahl der Gruppierungsmöglichkeiten annähernd Siebzigtausend Millionen (genau 68 719 476 736). Was will es da schon besagen, wenn man dieses Gebilde in einigen Dutzend, als geübter Psychologe vielleicht auch in ein paar Hundert verschiedener Gruppierungen sehen kann?

§ 8. Kettentheorie und Prägnanztheorie des Zusammenschlusses; die speziellen Gestaltgesetze des Zusammenhangs (Gestalttheorie des Zusammenhangs, dritter Satz).

Auch wenn man sich darüber einig ist, daß natürliche Gruppenbildung in der Wahrnehmung auf dem inhaltlichen Zueinander beruht, kann man sich die Art, wie dieses wirkt, immer noch sehr verschieden vorstellen. Kommt man vom atomistischen Standpunkt her, so liegt am nächsten eine Annahme, die kurz „Kettentheorie" genannt sei. Danach würden je zwei benachbarte Teile oder Elemente auf Grund ihres Sachverhältnisses sich zusammenschließen; und durch die Fortsetzung bzw. Häufung solcher Zusammenschlüsse, auch durch mehrfache Koppelungen desselben Teiles, würden dann auch beliebig ausgedehnte Ganze entstehen. Die Prüfung im Versuch entschied gegen diesen Ansatz und führte zu folgendem weiteren Satz der Gestalttheorie, der unter dem Namen Prägnanzregel oder Gesetz der guten Gestalt bzw. der größten Ordnung bekannt ist; der uns also ein in anderem Zusammenhang eingeführtes Prinzip in völlig neuer Anwendung zeigt, und zwar ohne daß auch damit dessen Geltungsbereich schon vollständig erfaßt wäre[2]).

Satz 3: Die Art des Zusammenschlusses, der sich im gegebenen Fall natürlicherweise verwirklicht, läßt sich allgemein nur von Gestalteigenschaften der durch diesen Zusammenschluß entstehenden Ganzen und Gruppengebilde her

---
[1]) Siehe den folgenden Paragraphen.
[2]) Siehe oben Kapitel 3, § 9, 2, und unten Kapitel 7, § 5ff.

verstehen. Der Zusammenschluß erfolgt derart, daß die entstehenden Ganzen in irgendeiner Weise vor anderen denkbaren Einteilungen gestaltlich ausgezeichnet sind.

Die gegebenen Elemente schließen sich nach den übereinstimmenden Ergebnissen zahlreicher Untersuchungen u. a. stets so zusammen, daß möglichst einfache, einheitliche (nach Material und Form möglichst glatte, ungebrochene, organische) möglichst dichte (geballte), geschlossene, auf die Dauer möglichst feste (form- und materialbeständige), ferner möglichst symmetrische, gleichgewichtige, ebenbreite, konzentrische usw., sich mit ihren Haupterstreckungen möglichst in die Hauptrichtungen des Raumes einfügende, endlich möglichst „vollständige" und untereinander (nach Farbe, Form, Eindringlichkeit, Ausrichtung usw.) gleichartige Ganzgebilde entstehen. Dies ist gemeint, wenn man vom Faktor der Nähe, der Gleichheit, der Geradlinigkeit, der durchgehenden Kurve oder des glatten Verlaufs, des gemeinsamen Schicksals, des Aufgehens ohne Rest usw. spricht. Auch der viel beredete Faktor der objektiven Einstellung gehört in diese Reihe, d. h. er ist ein echter Gestaltfaktor; näheres darüber unten § 16 dieses Kapitels.

§ 9. Erläuterungen zum Prägnanzsatz.

1. Das Zusammenwirken mehrerer Zusammenhangsfaktoren. Der Zusammenhang nach innen ist um so fester und die Abgrenzung nach außen um so schärfer, je mehr gestaltliche Vorzüge im oben auseinandergesetzten Sinn unter den herrschenden Bedingungen zu gleicher Zeit widerspruchslos verwirklicht werden können, d. h. je mehr Gestaltfaktoren im Sinn derselben Gliederung wirksam sind.

2. Der Widerstreit verschiedener Zusammenhangsfaktoren. Für den Fall, daß in dem gleichen Bereich zwei oder mehr Vorzüge im Sinn verschiedener Gruppierung oder Gliederung miteinander streiten, läßt sich kein einfaches Gesetz aufstellen. Eine systematische Behandlung dieser Frage steht noch aus. Es scheinen insgesamt fünf Möglichkeiten zu bestehen; ob sich für jede davon Beispiele finden lassen, sei dahingestellt.

1) Sieg des einen, stärkeren Prinzips, aber Schwächung seines Erfolgs durch das unterliegende, so daß die Gruppierung flauer, weniger fest, subjektiv leichter überwindbar ist. Man könnte denken, dies erfolge so, daß man die Wirkung der algebraischen Summe der beiden widerstreitenden Tendenzen vor sich habe. Daraus würde aber folgen, daß bei genau gleicher Stärke der beiden keine der zugehörigen Gliederungen zustande käme. Dies kommt vor. Der tatsächliche Befund ist aber in vielen bisher bekannten Fällen anders; nämlich:

2) Die Gliederung ist zweideutig (mehrdeutig). Der betreffende Bereich wird wechselnd von dem einen oder dem anderen Prinzip beherrscht. Die gegenseitige Schwächung macht sich darin bemerkbar, daß keine der Gliederungen endgültig ist; ferner darin, daß ihr Wechsel vom Beobachter willkürlich beeinflußt werden kann (ohne sich aber in irgendeinem der bekannten Fälle völlig beliebig herbeiführen oder verhindern zu lassen). Das gegenseitige Stärkeverhältnis äußert sich u. a. in dem Verhältnis der Dauer der zugehörigen Fassungen und gewöhnlich auch in dem zeitlichen Vorrang der dem stärksten Faktor entsprechenden Fassung.

3) Es herrscht Durcheinander, Unklarheit, Verwirrung; wie Beobachtungen des Verf. vermuten lassen, ist diese u. U. nur die anschauliche Seite einer Beschleunigung der unter 2) genannten Vorgänge über ein bestimmtes Maß hinaus; also ein Fall des Übergangs von (zeitlicher) Struktur in Beschaffenheit[1]).

4) Es bildet sich eine reichere, verwickeltere, in sich gespannte, aber doch wieder ausgezeichnete Gestalt aus, an deren Aufbau beide (bzw. sämtliche) Faktoren mitwirken.

Ob Fall 3 oder Fall 4 sich verwirklicht, hängt stark von einem subjektiven Faktor ab, den man mit Ausdrücken wie Fassungsvermögen, Spannweite, Niveau nur sehr vorläufig bezeichnet, der weit über das Gebiet der Wahrnehmung hinaus eine entscheidende Rolle spielt, und der in jedem Fall außer von der Veranlagung und der Vertrautheit mit dem betr. Sachgebiet auch von der augenblicklichen Verfassung des Betrachters, seiner körperlichen und geistigen Ausgeruhtheit, Frische, Gesundheit und Gemütsruhe abhängt.

5) Der Zusammenschluß erfolgt im Sinn des einen der widerstreitenden Prinzipien. Aber an den entstehenden Gebilden ergeben sich Änderungen, Abweichungen von der Gestalt oder Beschaffenheit, die bei der vorliegenden Reizgesamtheit normalerweise zu erwarten wäre, derart, daß im Endergebnis auch dem anderen Prinzip Genüge getan ist. Mindestens ein Teil der oben behandelten Ganzeigenschaften und Fälle von Ganzbestimmtheit kommt auf diese Weise zustande. Dies gilt z. B. für die besonders gründlich untersuchte Eigenschaft der Durchsichtigkeit.

Hier entstehen im ausgeprägtesten Fall, auf Grund der Prinzipien der Symmetrie, des geradlinigen Verlaufs und (bei Verschiebungen) auch der Formkonstanz[2]), zwei zunächst nur ihrem Konturverlauf, aber nicht ihrer Farbstruktur nach ausgezeichnete Flächengebilde, die denselben, vom Rest beider abweichend gefärbten Feldteil enthalten; dabei spaltet sich dieser Feldteil in 2 Schichten, so daß jedes der Flächengebilde vollständig ist; zugleich „spaltet" sich aber auch die Farbe des gemeinsamen Feldteils so, daß jede der zwei entstehenden Schichten die Farbe ihres Ganzen annimmt, das Ganze also trotz der uneinheit-

---
[1]) Siehe oben Kapitel 3, § 9.
[2]) Siehe unten § 16 dieses Kapitels.

lichen Farbreizung auch farbig einheitlich wird, d. h. auch dem Prinzip der Gleichartigkeit genügt; wobei das „obere", dem Beobachter zunächst erscheinende Gebilde, und zwar ebenfalls als Ganzes, die Eigenschaft der Durchsichtigkeit annimmt. — Weitere Fälle, in denen — im Gegensatz zu dem oben beschriebenen — die Gliederung zunächst dem Faktor der qualitativen Gleichartigkeit folgt und die Änderungen im Sinne von figuralen Prinzipien erfolgen, siehe unten, Kapitel 7, § 7, 1.

3. Der Begriff der Prägnanz nicht ersetzbar. An Stelle der etwas beunruhigenden, mit Gewissensfragen beladenen und in der Wahrnehmungslehre ungewohnten Ausdrücke „sinnvoll", „gut" und „ausgezeichnet" haben einzelne Forscher zur zusammenfassenden Bezeichnung der bevorzugten Gestalten Ausdrücke wie „monoton" oder „homogen" vorgeschlagen. Aber diese Ausdrücke sind nur geeignet, die Verhältnisse einfacher und fragloser erscheinen zu lassen, als sie wirklich sind. — Daß es sich tatsächlich bei den Versuchen mit einfachen geometrischen Gebilden um die Tendenz zum möglichst Sinnvollen in ihrer Anwendung auf die besonderen Verhältnisse abstrakter Farbverteilungen handelt, ergibt sich aus einer sorgfältigen Untersuchung über die Art, wie die Gruppierung in Ansammlungen bekannter Gegenstände (Gebrauchsdinge, Personen u. dgl.) bei zuwartendem Verhalten des Beobachters erfolgt. Wenn man von ganz extremen räumlichen Lagerungen und Farbzusammenstellungen absieht, entscheidet über die anschauliche Gruppierung solcher Dinge zumeist ihr Wesensmerkmal, und das ist nicht Farbe, Größe, Form oder Stoff, sondern der Gebrauchszweck; und die am meisten bevorzugte Einteilung ist außerdem nicht die in Klassen von gleicher Funktion, sondern in Gruppen aus verschiedenen Dingen, die sich gegenseitig ergänzen, derart, daß alles, was zu einem bestimmten Zweck zusammenwirkt, vereint ist.

Ein kürzlich unternommener Versuch, die Ergebnisse dieser Untersuchung als typologisch bedingt zu erweisen, muß als mißlungen bezeichnet werden, da er mit gänzlich unzulänglichem, lebensfremdem Material und mit einem in jeder Hinsicht angreifbaren Verfahren ausgeführt ist.

4. Abschließende Erörterung der Kettentheorie. Auf einige Arten des Zusammenschlusses erscheint auf den ersten Blick die Kettentheorie (oben § 8) anwendbar. So liegen in einem dichten Ganzen immer je zwei benachbarte Teile nahe beieinander, und in einem einförmigen Ganzen sind je zwei Teile immer gleich oder sehr ähnlich. Schon auf den Fall der (figuralen und qualitativen) Verlaufsstetigkeit kann man aber die Theorie nicht mehr in dieser einfachsten Form anwenden. Hier sind nicht die benachbarten Glieder selbst, sondern die Beziehungen (Richtungen, Farbunterschiede, ...) in benachbarten Paaren einander gleich oder ähnlich. Das Gesetz des Zusammenschlusses ist also erst in Teilbereichen enthalten, die mindestens je 3 bis 4 Elemente umfassen. Für Ganzeigenschaften wie Symmetrie, Geschlossenheit, Gleichgewicht usw.

ist aber jene Zurückführung auf Einzelbeziehungen überhaupt nicht mehr möglich. Dagegen ist die Erklärung auf Grund der Prägnanz des „fertigen" Ganzen ausnahmslos auf alle, auch auf die anscheinend aus Teilbeziehungen ableitbaren Fälle anwendbar. Schon daraus folgt, daß sie die sachentsprechende ist. Darüber hinaus läßt sich zeigen, daß die Kettentheorie auch in jenen anderen Fällen nicht nur entbehrlich, sondern ebenfalls falsch ist.

Mit Rücksicht auf die damals herrschende theoretische Lage wurden in den ersten Untersuchungen über dieses Gebiet zunächst diejenigen Fälle erörtert, die sich a u c h vermittels der Kettentheorie erklären lassen, und erst später die anderen eingeführt, bei denen sie versagt. Wenn manche Kritiker darin einen Widerspruch gesehen haben, so beruht das nach dem Gesagten auf einem einfachen Mißverständnis.

§ 10. Die Ganzbedingtheit des Zusammenschlusses in Teilbereichen (Gestalttheorie des Zusammenhangs, vierter Satz).

Die Untersuchung der letzten Frage führte zu einem experimentell aufs vielseitigste bestätigten weiteren Satz der Gestalttheorie, dem Satz von der Ganzbedingtheit des Teilzusammenschlusses.

Satz 4: Ob das Bestehen eines gewissen Sachverhältnisses zur Bildung eines entsprechenden Ganzen führt oder nicht, hängt in hohem Maß von der Gesamtheit der Sachverhältnisse in der näheren und weiteren Umgebung ab.

Es handelt sich hier, wie man sieht, um eine besonders wichtige Anwendung des Satzes von der Ganzbestimmtheit der Teileigenschaften[1]). Beispielsweise gibt es keine bestimmte N ä h e, unterhalb deren man mit Sicherheit Zusammenschluß erwarten kann, sonst dürfte man in Abb. 9 nicht zwei, sondern nur ein Gebilde sehen; und ebenso wenig gibt es bei gegebenem Abstand einen sicher wirksamen Grad der Ähnlichkeit. Ob eine bestimmte Nähe oder Ähnlichkeit — oder irgendein anderes Zueinander — zusammenschließende Wirkung besitzt oder nicht, ist in jedem Fall Abb. 9 durchaus bestimmt von der Gesamtlage, übrigens in unserem ersten Beispiel keineswegs immer nur von dem Verhältnis zu anderen bestehenden Abstands- oder Ähnlichkeitsbeziehungen derselben Elemente im Sinn der erweiterten (Relations-)Kettentheorie.

Dieser Satz findet sein Gegenstück in bekannten Erscheinungen des menschlichen Zusammenlebens im großen und im kleinen; man denke an die u. U. außerordentlich verstärkte Festigkeit des Zusammenschlusses an Grenzen gegen als ausgesprochen andersartig empfundene Völker.

---

[1]) Oben Kapitel 3, § 11.

Damit hängt zusammen, daß die Behauptung vom sachlichen Sinn des Zusammenschlusses nur bedeuten kann: er ist so sinnvoll wie unter den herrschenden Bedingungen möglich. Das heißt: unter Umständen kann auch recht Gleichgültiges, ja Klaffendes, Widerstreitendes eine absonderliche, kaum glaubhafte Gruppe oder ein schiefes, wirres, verschrobenes Ganzes bilden, — wenn nämlich gemeinsame Abhebung von einer einförmigen Umgebung, aber keine Möglichkeit irgend sinnvollerer Gruppierung besteht.

Von menschlichen Gruppengebilden entspräche diesem Fall ein Häuflein Schiffbrüchiger auf einer kleinen Insel, zusammengewürfelt aus den verschiedensten Völkern, Ständen, Berufen, das unter diesen Umständen mangels jeder anderen Anschlußmöglichkeit ebenfalls einen ganz ansehnlichen Zusammenhalt erreichen kann.

§ 11. Die Verhältnisse bei Widersprüchen zwischen dem engeren und dem umfassenderen Bereich (Gestalttheorie des Zusammenhangs, fünfter Satz).

Man kann das oben Gesagte auch folgendermaßen aussprechen: Ein Zusammenschluß, der im engeren Bereich sinnlos oder widersinnig erscheint, kann im weiteren sehr wohl Sinn haben; aber auch umgekehrt: was im engeren Bereich sinnvoll erscheint, braucht es im weiteren nicht zu sein. Und hier gilt folgendes:

Satz 5: Im Fall des Widerstreits der Sachverhältnisse im engeren und im umfassenderen Bereich stellt sich der tatsächliche Zusammenhang — innerhalb der Grenzen der objektiven Überschaubarkeit und des subjektiven Fassungsvermögens (der Blickweite, des „Horizonts") — so her, daß das im umfassenderen Bereich Sinnvolle den Ausschlag gibt. Und daraus folgt sofort: Gesetzmäßigkeiten, die an einfacheren Mannigfaltigkeiten abgeleitet sind, können nie ohne weiteres auf komplexere übertragen werden.

Oft scheint im engeren Bereich Sinnloses zu geschehen: Engst Benachbartes bleibt gesondert, glatte Verläufe werden zerschnitten, grob Richtungsverschiedenes schließt sich zusammen, wenn der Verlauf, im großen

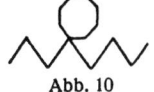

Abb. 10

Die mittlere Linksschräge zerfällt trotz ihrer Geradlinigkeit in zwei Teile: eine Achteckseite und eine Halbzacke. (Aus *M. Wertheimer*, Untersuchungen zur Lehre von der Gestalt II, Psychol. Forschung 4, 1923.)

genommen, organisch ist (Abb. 10). Dies ist der Hauptgrund, warum man den Gesamtzusammenhang nicht auf Ketten von Einzelverbindungen zurückführen und daher auch die Glätte, Geradheit und Stetigkeit von Wahrnehmungsgebilden und -verläufen — z. B. die angenäherte Sinus-

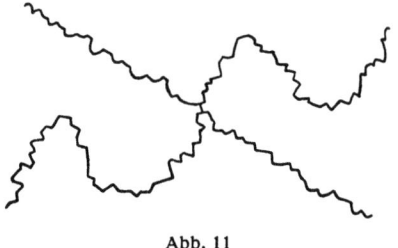

Abb. 11

form der einen Teilkurve in Abb. 11 — nicht in der Sprache der analytischen Geometrie darstellen kann.

Dies gilt für jede Art von anschaulichem Zusammenhang, also auch für den raum-zeitlichen Zusammenhang der stroboskopischen Scheinbewegung. Diese kann eine andere Form und Richtung annehmen, sie kann z.B. auf dem längeren statt auf dem kürzeren Weg erfolgen, wenn zwei ursprünglich allein gegebene Lichtreize später mit bestimmten Zusätzen dargeboten werden. Erstaunlicherweise wurde eine solche Beobachtung kürzlich als Zeugnis gegen die Gestalttheorie vorgebracht.

Hier ist übrigens eine weitere Wirkungsmöglichkeit der Aufmerksamkeit. Je nach ihrer angeborenen oder angewöhnten Enge oder Weite ist unter gleichen äußeren Bedingungen der überschaute Bereich sehr verschieden groß. Im Gegensatz zum natürlichen Verhalten wird also bei sehr eingeengter Aufmerksamkeit — wie sie namentlich in der zweiten Hälfte des vorigen Jahrhunderts unter den Psychologen als die einzige in der Wissenschaft erlaubte galt — im Falle solchen Widerstreits das im engeren Bereich Sinnvolle für die Gruppierung den Ausschlag geben.

§ 12. **Ganzbedingtheit auch der „Elemente"; Gruppierungsgesetze und Schwellengesetze (Gestalttheorie des Zusammenhangs, sechster Satz).**

Mit den bisher besprochenen fünf Sätzen ist der volle Sinn der Ganzheitlichkeit der Zusammenhangsverhältnisse in der Wahrnehmung noch nicht erreicht. Auch wenn sie alle gelten, bestehen für das Verhältnis zwischen den Ganzen und dem, woraus sie bestehen, immer noch zwei grundsätzlich verschiedene Möglichkeiten. Man nimmt leicht als selbstverständlich an, daß es fertige Elemente gibt, die sich dann nach den angegebenen Regeln gruppieren, aber u. U. auch einzeln angetroffen werden. Vor diesem Sachverhalt befindet sich z. B. die Lehre von der Gemeinschaft: Das fertige Element aller Gruppenbildung ist hier der einzelne Mensch. — Im Gebiet der Wahrnehmung — und jedenfalls auch in anderen Gebieten des Seelischen — herrschen aber andere, noch uneingeschränkter ganzheitliche Verhältnisse, die wir nun noch zu beschreiben haben. Für sie gilt:

Satz 6: Es gibt überhaupt keine gebrauchsfertigen (präexistenten) Elemente der Wahrnehmung; es gibt keine punktuellen Einzelempfindungen. Die etwa vorzufindenden Teile entstehen in jedem Augenblick neu nach denselben Gesetzen wie die Gruppen, in die sie allenfalls zusammentreten; sie verdanken ihr Dasein als Teile nicht etwa irgendwelchen besonderen örtlichen Bedingungen (Einzelreizen), sondern, genau wie die umfassenderen

Ganzen, der augenblicklichen Gesamtbedingungslage nach Satz 1—5. Sie entstehen jeweils nur dort, wo sich nach spezielleren Gestaltgesetzen (Satz 3) Grenzen bilden.

Diese Sachverhalte waren u. a. gemeint, wenn vor einiger Zeit die Theorie aufgestellt wurde, daß alle Wahrnehmung „Verhältniswahrnehmung" sei. Der Ausdruck ist aber insofern irreführend, als die aller Wahrnehmung zugrunde liegenden Verhältnisse zwischen Mehrerem zwar in der geschilderten Weise entscheidend sind, aber ohne dabei notwendig selbst wahrgenommen zu werden.

Das Gesagte bedeutet zugleich: Es gibt in der Wahrnehmung auch keine präexistenten Grenzen.

Das Bestehen einer solchen wird in der herkömmlichen Lehre vom räumlichen Sehen vorausgesetzt, wenn man infolge des physiologistischen Seitenblickes auf die Zweidimensionalität der Netzhaut die frontalparallele ebene Fläche als Grund- und Ausgangserscheinung alles Tiefensehens behandelt. Aber auch diese Fläche, wie jede Oberfläche eines dreidimensionalen Dinges, ist das Ergebnis einer Sonderung des Sehraums in zwei verschiedenartige Bereiche, einen leeren, durchschaubaren, und einen ausgefüllten, für den Blick undurchdringlichen. Daß diese Sonderung, wie jede andere, nur unter bestimmten Strukturbedingungen erfolgt, lehren Beobachtungen des Verfassers, nach welchen eine Oberfläche, die ohne jede Gliederung das ganze Gesichtsfeld erfüllt, durchaus den Eindruck eines unbestimmt sich nach der Ferne hin verdichtenden Nebels macht.

Unsere bisherige Formulierung war also — notgedrungen, um nicht auf einmal alles zu sagen und dadurch nur zu verwirren — einseitig und irreführend, und wir müssen nun nachholen: Alle Gesetze der Gruppierung sind zugleich Gesetze der Aussonderung, der Trennung und der Zerreißung; beides erfolgt in einem und demselben Vorgang.

Hieraus folgt sofort: Bei allen denjenigen Verfahren der Bestimmung von Schwellen für irgendwelche Sinnesqualitäten, die auf der Feststellung beruhen, ob in einem gewissen, von seiner räumlich-zeitlichen Umgebung abweichend gereizten Bereich „etwas" wahrgenommen wird oder nicht, gehen, wie schon um 1920 gezeigt wurde, die Gruppierungsgesetze unmittelbar in Schwellengesetze über; denn wahrnehmbar heißt da nichts anderes als: durch eine Grenze ausgesondert. Wir geben einige Belege.

1. Daß zur Grenzbildung eine genügende Ungleichheit unmittelbar benachbarter Gebiete gehört, ist nicht neu, erscheint aber durch die Beziehung zur Bildung von Gruppen aus Einzelgliedern nach dem Gestaltgesetz der Gleichheit in einem neuen Licht.

2. Die Erhöhung der Helligkeitsschwelle in der Nähe von stärkeren Helligkeitssprüngen, die bei ihrer Entdeckung als Folge eines (unbemerkten!) Randkontrastes gedeutet wurde, folgt aus dem oben erörterten Satz, daß die sondernde Wirkung eines Unterschiedes u. a. von seinem Verhältnis zu anderen in demselben Feld bestehenden Unterschieden abhängt und sogar ganz fehlen kann, wenn diese zu groß sind.

3. Die bekannte Schwellenerniedrigung bei bewegten Reizen läßt sich unmittelbar aus dem Gruppierungsgesetz des „gemeinsamen Schicksals" ableiten:

Es ließ sich nachweisen, daß sie wenigstens beim Sehen nicht mit der Verschiebung der Reize auf der Sinnesfläche, sondern mit der gegenseitigen Verschiebung der anschaulichen Inhalte des betr. Sinnesgebietes zusammenhängt.

4. Die rätselhaften *Mach*schen Ringe sind zum mindesten deutbar als Grenzbildungen an Unstetigkeitsstellen sonst stetiger Helligkeitsverläufe, gemäß dem Gesetz der durchgehenden Kurve oder des glatten Verlaufes.

Eines ist sicher, und für ein wirkliches Verständnis der theoretischen Lage kann man es sich nicht eindringlich genug klarmachen: Auch der Punkt, der der Aufmerksamkeit als unangreifbares letztes „Element" gegenübertritt, und auch noch in den jüngsten aufmerksamkeitstheoretischen Abhandlungen ganz unbefangen als solches behandelt wird, ist in Wirklichkeit immer schon ein nach Gestaltgesetzen ausgesonderter natürlicher Teil, und nicht, wie man oberflächlicherweise immer wieder vorauszusetzen geneigt ist, einfach die Folge der Reizung eines einzelnen Sinneselements. Man denke z. B. daran, daß das Gebiet, das gereizt werden muß, damit wirklich ein „Punkt" entsteht, keine feste Größe besitzt, sondern um so größer ist, je weniger diese Reizung sich von derjenigen der Umgebung unterscheidet; daß es also unter Umständen viel ausgedehnter als eine Sinneszelle ist.

§ 13. Ganzbedingtheit der anschaulichen Verwirklichung von Beziehungen.

Ebenso wie für die Ausbildung von anschaulichen Teilen in der Wahrnehmung sind für die anschauliche Verwirklichung von einfachen Beziehungen Ganzbedingungen im näheren und weiteren Umkreis bestimmend. Es sind also nicht etwa mit dem Vorhandensein zweier Elemente notwendig auch ihre Beziehungen anschaulich gegeben oder auch nur bei geeignet gerichteter Aufmerksamkeit ohne weiteres auffindbar oder feststellbar. Bei den ersten sorgfältigen phänomenologischen Prüfungen hatte es sogar den Anschein, als ob bei rein zuwartendem Verhalten des Betrachters Beziehungserlebnisse überhaupt nicht vorkämen, sondern nur auf Grund einer bestimmten Tätigkeit des Betrachters, eines bestimmten geistigen Eingreifens in das Gefüge des Wahrnehmungsfelds, das mit der Absicht, zwei Inhalte in irgendeiner Hinsicht miteinander zu vergleichen, untrennbar verknüpft sei. Aber wenn dies auch für viele beobachtete Fälle gesichert ist, so folgt doch aus dem Gestaltprinzip nicht, daß es für alle zutreffen müsse. Auch für die Wahrnehmung von Beziehungen gibt es mindestens insofern natürliche Bedingungen, als von den unzähligen denkbaren Beziehungen zwischen verschiedenen Stellen und Teilgebilden im Wahrnehmungsfeld immer einige besonders leicht und andere schwer bis gar nicht „aufzufinden", d. h. anschaulich zu verwirklichen[1]) sind. Und zwar scheint es darauf anzu-

---
[1]) Der für die aufgefundene oder verwirklichte Beziehung naheliegende Ausdruck Realrelation wird häufig in einer engeren Bedeutung gebraucht; er bezeichnet dann nichts anderes als den anschaulich vorliegenden Zusammenhang zwischen den Teilen desselben Ganzen; siehe oben § 4 dieses Kapitels.

kommen, ob sie irgendwie ausgesondert oder wenigstens abgehoben sind, und vor allem, ob sie in den vorliegenden Ganzen oder Gruppen eine ausgezeichnete Lage und Funktion haben.

Aber unabhängig davon, ob sich ein Zutun des Beobachters schließlich als durchweg notwendig erweist oder nicht, jedenfalls genügen schon die bisher vorliegenden Beobachtungen, um zu zeigen, daß es ausgeschlossen ist, die — sei es anschauliche, sei es gedankliche — Erfassung von Beziehungen oder Verhältnissen zwischen Paaren von „Empfindungselementen" als Grundvorgang der Wahrnehmung anzusetzen, wie dies auch heute noch immer wieder versucht wird.

§ 14. Die „summenhafte Mannigfaltigkeit" in der Wahrnehmung.

Folgerung: Eine im strengsten Sinn summenhafte Mannigfaltigkeit, eine Ansammlung von wirklich gegeneinander und gegen ihre Umgebung isolierten Einzelinhalten gibt es nach allem in der Wahrnehmung nicht. Im Gegensatz zu allerlei herrschenden Ansichten ist das Wahrnehmungsfeld, wenn es (bei unstetiger Reizverteilung) scharf gegliedert und von klaren Grenzen durchzogen ist, genau so ganzheitlich, wie wenn (bei stetiger Reizverteilung) alles darin verschwimmt. Dies gilt natürlich auch für andere Ganzheiten, z. B. biologische: Auch dort steht die Anerkennung von verhältnismäßig festen und selbständigen Unterganzen (Einzelorganismen in ihrer Umgebung, Einzelorganen in ihrem Organismus, Einzelzellen in einem Organ), also von Grenzen und Abstufungen des Wirkungszusammenhanges im Gesamtfeld keineswegs im Widerspruch zur ganzheitlichen Auffassung. Wenn in einer neueren Darstellung der Ökologie der grundlegende, und beispielsweise gegenüber der Lehre vom „Bewußtseinsstrom"[1]) dringend nötige Hinweis auf die Abgestuftheit allen natürlichen Zusammenhangs als dem Ganzheitsprinzip widersprechend beanstandet wird, so ist dabei entweder der Sinn des Prinzips selbst oder die Bedeutung jenes Hinweises im Rahmen des Prinzips nicht verstanden.

Was man gewöhnlich summative Ansammlung isolierter Einzelgebilde nennt, ist in der Wahrnehmung, streng genommen, eine eintönige oder unordentliche und wirre Inhomogenität des Gesamtfeldes: Der Zusammenhang fehlt hier nicht, sondern die Festigkeit des Zusammenhangs zwischen den etwa ausgesonderten Teilbereichen ist ausgeglichen (nivelliert), die Gliederungshierarchie verarmt zu einem lauen Nebeneinander von Einzelgebilden und (oder) allerlei kleinen Gruppen ohne einheitliches Prinzip; jeder etwa ausgesonderte Feldteil schließt sich unmittelbar am Ort an. Das heißt: verloren gehen vor allem die weitschichtigeren Zusammenhänge, zu denen Überbrückungen oder Kreuzungen erforderlich sind; dabei gehen die zugehörigen individuel-

---

[1]) Oben § 2 dieses Kapitels.

len Glied- oder Teilfunktionen der einzelnen Gebilde oder Gruppen verloren, und im Grenzfall bleibt nur die gemeinsame Materialfunktion übrig. Infolgedessen ist auch die Identität der einzelnen Gebilde in Frage gestellt[1]), und die etwa von selbst einsetzenden oder vom Betrachter versuchten umfassenderen Gruppenbildungen zerfallen gleich wieder und werden von anderen, ebenso erfolglosen Ansätzen abgelöst. Man vergißt leicht, daß „wirr" und „unordentlich" ebenso G a n z eigenschaften sind wie „symmetrisch" und „klar".

Infolge ihres Funktionsmangels haben dabei u. U. die einzelnen abgegrenzten Gebiete annähernd denselben Charakter, wie wenn eines davon allein Figur in einem sonst einförmigen Umfeld wäre. Ein solches Gebilde kann logisch in bezug auf gewisse Eigenschaften, z. B. seine Form, ohne Schaden wie ein völlig selbständiges Ganzes behandelt werden, niemals aber in bezug auf seine Farbe oder auf den Tatbestand der Aussonderung selbst.

Der „Kampf gegen die Analyse", von dem schon oben die Rede war, ist von hier aus noch besser zu verstehen. Er ging nie gegen die gründliche Erforschung aller Teile, Eigenschaften und Einzelbedingungen des Seelischen, sondern gegen die verderbliche Gewohnheit, zum Zweck der wissenschaftlichen Erfassung zunächst den eben geschilderten verarmten Zustand auffassungsmäßig herzustellen; wobei, wie schon früher erwähnt, die psychologisch wichtigsten Eigenschaften der untersuchten Ganzen und Teilgebilde vor Beginn der Untersuchung weggeräumt wurden.

Daß es trotzdem in größter Annäherung summenhafte Mannigfaltigkeiten nicht nur im Wahrnehmen, sondern auch im Denken und Tun und bei den menschlichen Gruppen gibt, wird damit nicht bestritten. Besonders gilt dies für weitere räumliche und vor allem zeitliche Bereiche. Die Weite der Bereiche, innerhalb derer noch ein lebendiger innerer Zusammenhang besteht, gehört zu den grundlegenden Kennzeichen des Geistes und Charakters eines Menschen. Obwohl man nach Belegen nicht weit zu suchen braucht, sei hier auf das schöne Beispiel eines amerikanischen Psychologen für das summenhafte Nebeneinander-Bestehen verschiedener Weltanschauungen in einem Menschen hingewiesen, der Samstags Käfer sammelt und sich dabei als überzeugten Mechanisten und Evolutionisten bekennt, Sonntags an die biblische Schöpfungsgeschichte und die brüderliche Menschenliebe glaubt und von Montag bis Freitag nach dem Grundsatz „Jeder ist sich selbst der nächste" seine Geschäfte betreibt.

§ 15. Funktionale Begleiterscheinungen anschaulichen Zusammenschlusses und anschaulicher Abgrenzung.

Wir haben bisher den Zusammenhang nur als anschauliche Erscheinung betrachtet. Anschaulicher Zusammenhang und anschauliche

---

[1]) Siehe Kapitel 3, § 18, 7 und unten, § 16, 2 dieses Kapitels.

Abgrenzung sind aber von funktionalen Wirkungen begleitet, die aus ihrem eigentlichen Wesen unmittelbar verständlich sind.

1. Wie schon früher bemerkt[1]), ist die „Festigkeit" nicht nur eine anschauliche, sondern zugleich eine funktionale Eigenschaft zusammenhängender Ganzer und ihrer natürlichen Teile im Sehfeld. Je fester zusammengeschlossen sie aussehen, um so fester sind sie auch gegenüber Beeinflussungen aller Art: Um so sicherer ist beispielsweise zu erwarten, daß sie auf projektive Verzerrung der zugehörigen Reizmannigfaltigkeit mit starren Drehungen, auf Vergrößerungen und Verkleinerungen derselben mit Näher- und Fernerrücken bei anschaulich unveränderter Größe reagieren. Um so genauer kann ihre Form auch nach längerer Zeit aus dem Gedächtnis wiedergegeben werden.

An weniger leicht zugänglichen, aber theoretisch ebenso wichtigen Beispielen seien noch folgende erwähnt: 1) Die scheinbare Verschmälerung, die alle Figuren erleiden, die man in geeigneter Geschwindigkeit hinter einem schmalen Spalt vorüberziehen sieht (*Zoellner*sche Erscheinung); und 2) die Verzerrungen und Schwankungen der Form bei gewissen krankhaften Tonusschwankungen: Beide Arten von Verzerrungen sind an anschaulich „festen" Gebilden besonders gering. Als letztes: Figuren, die in amblyopischen (durch Hirnverletzung sehschwachen) Gebieten des Gesichtsfeldes tachistoskopisch dargeboten werden, erscheinen häufig in Richtung auf das ungestörte Gebiet verlagert; Figuren, die zugleich im ungestörten Gebiet tachistoskopisch dargeboten werden, haben ihren richtigen (reizgemäßen) Platz. Handelt es sich aber um eine anschaulich zusammenhängende Gesamtfigur, von welcher einige Glieder im amblyopischen, andere im ungestörten Gebiet liegen, so machen entweder die letzteren, obgleich sie „das gar nicht nötig hätten", die Verlagerung mit, oder auch die ersteren bleiben an ihrem Platz.

In mehreren der angeführten, übrigens durchweg systematisch untersuchten Fälle findet man, daß geschlossene Figuren (Abb. 12) fester sind als offen verzweigte (Abb. 13); daß anschauliche Ecken und Kanten und sonstwie als Grenzen zwischen natürlichen Gliedern wirkende Stellen zugleich diejenigen Stellen sind, an denen anschauliche Formänderungen eines gegliederten Ganzen unter den verschiedensten Bedingungen in erster Linie einsetzen; und daß der Dreiecksverband an Widerstand gegen Verzerrungen die erste Stelle einnimmt; wobei die Ähnlichkeit mit den Verhältnissen in einer Eisenkonstruktion auffällt, welche auch in der anschaulichen Welt von Menschen besteht, die darüber weder praktische Erfahrungen noch theoretische Kenntnisse besitzen.

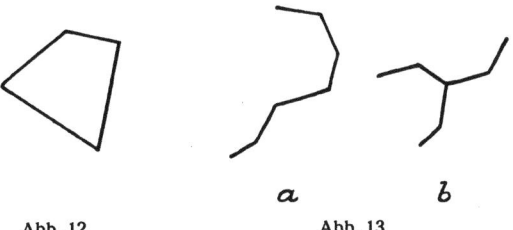

Abb. 12   *a*   *b*
              Abb. 13

---
[1]) Kapitel 2, § 12.

2. Anschauliche Grenzen bilden zugleich auch Grenzen für qualitative Wechselwirkungen, wie Kontrast und Angleichung. Am gründlichsten ist wohl der Farbkontrast untersucht. Wenn in der bekannten Abb. 14 das kleine Dreieck bei objektiv gleicher Helligkeit links

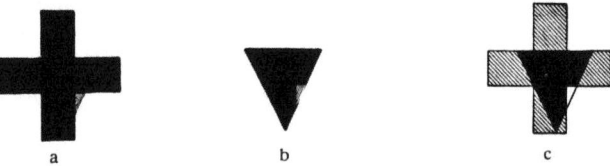

a b c

Abb. 14. Das Dreieck b entsteht aus dem Kreuz a durch Wegnahme schwarzer Teilflächen, wie in c angegeben.
(Aus W. *Benary*, Beobachtungen zu einem Experiment über Helligkeitskontrast, Psychol. Forschung 5, 1924.)

dunkler ist als rechts, so muß das damit zusammenhängen, daß die gestaltlich ausgezeichnete Hauptgrenze des Kreuzes zugleich funktionelle Hauptgrenze ist und als solche die Kontrastwirkung auf die jenseits gelegenen Farbflächen bis zu einem gewissen Grad abschirmt; andernfalls müßte nämlich der Helligkeitsunterschied der beiden kleinen Dreiecke infolge der verschiedenen Ausdehnung der anstoßenden Farbflächen genau umgekehrt sein. Auch über die Angleichung ist schon einiges Bemerkenswerte bekannt. Die stärksten Grade der Farbangleichung werden innerhalb konturfreier Felder beobachtet, und zwar sowohl zwischen reizmäßig als auch zwischen kontrastiv unter verschiedenen Bedingungen stehenden Feldbereichen. Doch würde es allem oben über anschaulichen Zusammenhang Gesagten widersprechen, wenn man bei diesen funktionellen Fragen dazu überginge, die „Grenzen" der Ganzen mit den in dem betr. Gebiet vorhandenen Konturen zu verwechseln. In den ersten systematischen Beobachtungen fand die Farbangleichung in Punktgruppen mit ziemlich großen Abständen zwischen den „zusammengehörigen" Gliedern, also über mehrere Konturen hinweg statt. Umgekehrt kann eine Grenzscheide für Angleichungswirkungen auch durch ein konturfreies Gebiet verlaufen; dann nämlich, wenn dieses Gebiet aus gestaltlichen Gründen (Abb. 15) trotz seiner Einfarbigkeit in mehrere anschauliche Ganze zerfällt.

In jeder physiologischen Theorie wird man auf diese Sachverhalte aufs sorgfältigste zu achten haben; sie wird dadurch beträchtlich verwickelter, aber gleichwohl wird niemand — wie das heute so freigebig geschieht — im voraus behaupten können, daß sie deshalb unmöglich sei.

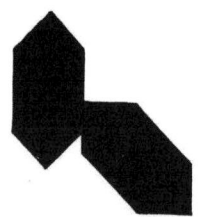

Abb. 15. (Nach *Koffka*, Principles of Gestalt Psychology, New York und London 1935.)

§ 16. Geltungsbereich der Zusammenhangsgesetze.

Wir umreißen nun noch kurz den Geltungsbereich der oben §§ 6—12 erörterten Gesetze des Zusammenhangs und der Aussonderung, soweit er durch planmäßige Untersuchungen oder zuverlässige Einzelbeobachtungen gesichert ist.

1. **Andere Sinne, andere Lebewesen, andere Dimensionen.**
— In dem Gebiet des Sehens sind die genannten Gesetze des Zusammenhangs bisher am gründlichsten untersucht; die wichtigsten Gestaltfaktoren sind auch im Sehen der höheren Tiere als wirksam erwiesen. Umfassende Bestätigungen liegen vor aus den Gebieten des Tastsinnes und des Gehörs, und zwar für den Rhythmus, die Melodie und die Mehrstimmigkeit. Ebenso ist ihre Wirksamkeit ersichtlich bei der Ausbildung der natürlichen Phasen aktiver Bewegung und der natürlichen Abschnitte umfassender Handlungseinheiten, auch bei der Gliederung gedanklicher Gebilde.

Übrigens ist die Aussonderung des anschaulichen Ich aus der anschaulichen Umwelt, mit ihren Merkwürdigkeiten, wie der Einbeziehung von Kleidern, Schmuck, Werkzeug und Fahrzeug, aus dem Zusammenwirken einiger der obengenannten Gesetzmäßigkeiten, insbesondere des Gesetzes der Gleichartigkeit und des gemeinsamen Schicksals, ohne weiteres verständlich.

Es wird bei der Beurteilung der Gestalttheorie häufig übersehen, daß die Gestaltgesetze des Zusammenhangs außer für ruhend ausgebreitete räumliche Gebilde sogleich auch für rein zeitliche Folgen wie Rhythmen und Melodien und auch für raumzeitliche Zusammenhänge wie die stroboskopische Scheinbewegung nachgewiesen wurden; ja daß schon die rein räumliche Gliederung des gleichzeitig Sichtbaren häufig nicht ohne Berücksichtigung der raumzeitlichen Gesamtgestalt verstanden werden kann. Das Prinzip des „gemeinsamen Schicksals" besagt, ganz konkret gefaßt: Der Zusammenschluß im Raum erfolgt bevorzugt so, daß das Geschehen innerhalb jedes der zusammengeschlossenen Ganzen einen gestaltlich ausgezeichneten Verlauf nimmt; und zwar in einer besonders verbreiteten und wichtigen Gruppe von Fällen derart, daß die „Weltlinien" der Teile des Ganzen räumlich und auch qualitativ parallel bzw. gleichmäßig verlaufen. Wie Verf. nachweisen konnte, ist dies, und nicht etwa die Festigkeit des Materials, die eigentliche Ursache der schon lange bekannten und unter den verschiedensten Bedingungen zu beobachtenden Bevorzugung von auf die Dauer formbeständigen Gebilden in der Wahrnehmung[1]). Daß ferner auch diskontinuierliche Folgen von Ereignissen oder Erscheinungen nach Gestaltgesetzen raumzeitlich geordnete natürliche Gruppen und Einheiten bilden, ist der einfache Inhalt des Prinzips der „objektiven Einstellung". Dieser Ausdruck bedeutet nämlich in konkreter Fassung nichts anderes, als daß Folgen, d. i. zeitlich ausgebreitete

---
[1]) Oben § 15 dieses Kapitels.

Gruppen, die sich durch Gleichartigkeit bzw. Beständigkeit, durch Glätte oder durch sonstige Einheitlichkeit auszeichnen, bevorzugt auftreten.

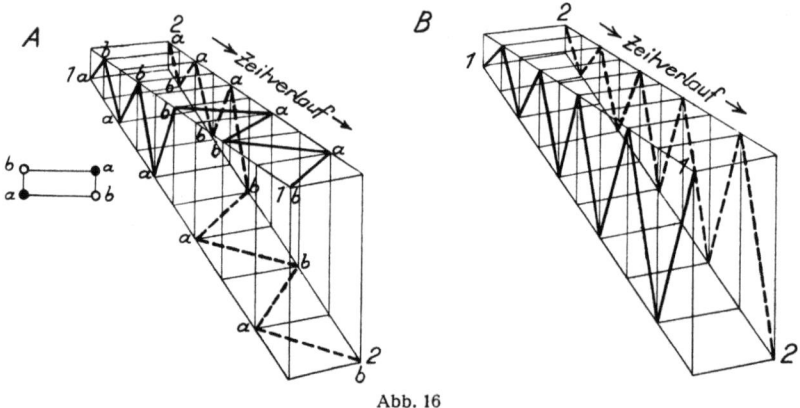

Abb. 16

Abb. 16 zeigt als Beispiel den Bewegungsverlauf zweier Punkte bei fortgesetzter stroboskopischer Darbietung, wobei die waagrechten Abstände der abwechselnd aufleuchtenden Punkte dauernd dieselben bleiben, die senkrechten Abstände dagegen allmählich wachsen, so daß sie zuerst viel kleiner, zuletzt aber viel größer als jene sind. Es erscheint jeweils a_1 zugleich mit a_2 und b_1 zugleich mit b_2. Gäbe es keine „objektive Einstellung", so hätte der Gesamtverlauf die Form A: die Bewegung würde stets den kürzeren Weg einschlagen, also nach dem sechsten Aufleuchten ihre Richtung wechseln. Die Form des tatsächlichen Verlaufes B im Sinn der „objektiven Einstellung" spricht in seiner Einheitlichkeit für sich selbst. —

Wenn so aus der Masse dessen, was bisher unter dem Namen der Einstellung ging, eine klar gekennzeichnete Klasse herausgenommen und den sachlich bedingten Zusammenhangsbildungen zugeordnet wird, so kann nur ungenügende Kenntnis der zugrunde liegenden Beobachtungen und Überlegungen zu der Meinung führen, der Einfluß subjektiver Bedingungen im eigentlichen Sinn: der Vornahme, Anleitung, Schulung, Gewohnheit und Anlage, solle damit geleugnet oder in Bausch und Bogen als „eigentlich" objektiv „wegerklärt" werden[1]).

Bei dem Übergang von rein räumlichen zu raumzeitlichen und rein zeitlichen Ganzen, zu neuen Sinnesgebieten, zu neuen Arten von Lebewesen und zu anderen Lebensaltern findet man neben übereinstimmender auch oft eine stark abweichende Art der Zusammenhangsbildung, die begreiflicherweise zunächst besonders ins Auge fällt[2]). Es gehört aber zu den bemerkenswertesten Ergebnissen dieser Untersuchungen, daß nirgends ein Zusammenhangsprinzip gefunden wurde, das gegenüber den vom Sehen ruhender räumlicher Gebilde durch den erwachsenen Menschen her bekannten völlig neu oder gar ihnen entgegengesetzt wäre. Die zu-

---

[1]) Vgl. auch oben Kapitel 3, § 15.
[2]) Vgl. z. B. Abb. 20, Kapitel 5, § 8 c.

nächst so auffallenden und zweifellos typologisch höchst bedeutsamen Abweichungen der Zusammenhangsbildung in anderen Gebieten und bei anderen Arten sind nach allem, was bisher bekannt ist, restlos daraus verständlich, daß das **Stärkeverhältnis verschiedener Faktoren** dort ein anderes ist, so daß bei ihrem Zusammenwirken zwar genau dasselbe herauskommt, bei ihrem Wettstreit aber ein Faktor „siegt", der in dem ursprünglich untersuchten Gebiet unter denselben Bedingungen „unterlegen" wäre, und umgekehrt.

Damit ist wohl auch die Sorge behoben, daß aus der Geltung sachlicher Gesetze der Zusammenhangsbildung unvermeidlich ein ödes Einerlei des Reagierens folge und es schon aus diesem Grunde verkehrt sei, solche Gesetze anzunehmen.

Wie weit man zwischen erwachsenen Europäern merkliche und beständige, also etwa typologisch verwertbare Abweichungen schon im Stärkeverhältnis der verschiedenen Zusammenhangsfaktoren in demselben Sinnesgebiet erwarten darf, ist noch nicht geprüft. Es wurde kürzlich der Versuch gemacht, zwei bekannte Typen von Forschern, nämlich die Vertreter der theoretischen und der beschreibenden Wissenschaften, zurückzuführen auf das Vorwiegen bestimmter Gestaltfaktoren in ihrer Weltauffassung. Bei dem ersten sollte der Faktor der Gleichheit vorwiegen, bei dem anderen der Faktor der Nähe. Untersuchungen ähnlicher Art schon in elementaren Bereichen lägen auch von einem anderen bekannten typologischen Ansatz aus nahe, in welchem eine Grundunterscheidung darauf beruht, ob der Zusammenhang zwischen gleichzeitigen oder zwischen aufeinander folgenden Erlebnissen der stärkere ist. Für die Bewertung solcher Ansätze hängt vieles davon ab, ob es gelingt, bei den Vertretern der unterschiedenen Typen entsprechende Unterschiede im Stärkeverhältnis der genannten Faktoren bzw. in der Festigkeit der verschiedenen Richtungen des Zusammenschlusses auch in der einfachen Wahrnehmung nachzuweisen.

In verschiedenen Fällen ist es übrigens schon deutlich, daß die Besonderheiten des Stärkeverhältnisses der Gestaltfaktoren nicht zufällig, sondern sachlich sinnvoll sind. Beim Übergang zu zeitlichen Gebilden z. B. macht es sich bemerkbar, daß das nicht (nicht mehr oder noch nicht) Gegenwärtige funktional relativ „weit weg" ist, daß also die Vergrößerung von Pausen eine stärker sondernde Wirkung hat als die entsprechende Vergrößerung räumlicher Abstände; weitere Abweichungen von den Raumgestalten beruhen darauf, daß das Spätere nicht ebenso wirksam sein kann wie das Frühere, von dem schon Spuren vorhanden sind. Umfassende Untersuchungen hierüber sind noch nicht veröffentlicht.

2. **Andere Zusammenhangskategorien: Identität und Kausalität.** Außer für den Zusammenhang in räumlich und in zeitlich ausgebreiteten Gestalten, d. h. in Figuren, Dingen und Gruppen davon und in Melodien und Geschehensfolgen, bestätigten sich die besprochenen Gesetze auch noch für zwei andere ebenso grundlegende Kategorien des Zusammenhangs.

Erstens gelten sie nach zahlreichen Untersuchungen, u. a. des Verf., auch für den **Geschehenszusammenhang mit identisch blei-**

bendem Träger: das Fortbestehen oder die Identität anschaulicher Dinge in der Zeit, mit dem Ausdruck *Kants* die „Substanz", ohne deren Identischbleiben es nur ewigen Wechsel an jeder Stelle unseres Wahrnehmungsfelds für sich, aber kein Schicksal, keine Bewegung und keine Veränderung gäbe. — Dabei entspricht den räumlichen Grenzen eines Gebildes sein Entstehen und Vergehen als zeitliche Begrenzung seines Daseins; diese liegt wie jene bevorzugt an Unstetigkeitsstellen des Verlaufs. Im übrigen entsprechen: dem Gruppierungsfaktor der Nähe das Identitätsprinzip der geringsten Verschiebung, den Faktoren der Gleichartigkeit und der Ebenbreite das Prinzip der größten Konstanz (der Form, Größe, Richtung, Beschaffenheit und der Teilfunktionen); dem Faktor des Aufgehens ohne Rest das Prinzip, daß alles Spätere möglichst aus Früherem hervorgeht, d. h. daß möglichst Weniges ganz vergeht und ganz neu entsteht; dem Faktor der durchgehenden Kurve das Prinzip der glatten Bewegungsbahn und der stetigen Geschwindigkeit, usw.

Es sei bemerkt, daß schon ein Teil der oben unter dem Prinzip der „objektiven Einstellung" behandelten Fälle (darunter auch das abgebildete Beispiel) genau genommen hierher gehört; eine genaue Abgrenzung und Behandlung der Übergangserscheinungen zwischen Gruppierung und Bewegung, zwischen räumlicher Einheit und zeitlicher Identität würde jedoch hier zu weit führen.

Zweitens gelten sie auch für den vom dinglichen Träger abgelösten, von einem Träger zum anderen überspringenden Geschehenszusammenhang: für den unmittelbaren Eindruck der Verursachung oder Kausalität, des Zusammenhangs zwischen Ursache und Wirkung. Hier ist bisher folgendes klargelegt: Dem Gestaltfaktor der Nähe entspricht das Prinzip der Nahewirkung, nach dem, auch wider besseres Wissen, ein zwingender Verursachungseindruck entsteht, wenn Unstetigkeiten zweier Identitätsverläufe zeitlich oder noch besser raumzeitlich zusammenfallen (eine Tür knallt zu und genau zugleich geht eine Lampe an). Hierbei ist die eine Verlaufsunstetigkeit (die „Ursache") das Zusammentreffen zweier zuvor getrennter Identitätsverläufe, die andere (die „Wirkung") das Neu-Entstehen oder Vergehen irgendeines Gebildes oder seine Änderung in irgendeiner Eigenschaft, einem Zustand oder einem Verhalten. Außerdem spielt häufig die Gleichartigkeit der Beschaffenheit, der Form, des Charakters, des Materials, des Verhaltens (z. B. seiner Richtung) eine Rolle. Es werden Eigenschaften der Ursache in der Wirkung wiedergefunden; d. h. es entsteht im Grund nichts Neues, sondern es geht nur etwas vorher Bestehendes auf einen neuen Träger über („Ansteckung" im ursprünglichen und „übertragenen" Sinn). Im durchsichtigsten Fall (zwei zusammenstoßende Billardkugeln) tauschen u. U. die zwei zusammentreffenden Gebilde einfach gewisse Eigenschaften (Bewegungsrichtung und Geschwindigkeit) aus; derart, daß zwar die Identitätsverläufe (s. o.)

der beiden Gebilde unstetig, die „Weltlinie" der betr. Eigenschaften oder Zustände aber, infolge ihres Überspringens vom einen zum anderen Träger, glatt ist. Der in so vielen (keineswegs in allen) Fällen als falsch erwiesene Satz „causa aequat effectum" gilt also jedenfalls in der anschaulichen Welt als psychologisches Gesetz, nach dem der unmittelbare Eindruck einer Verursachung sich bestimmt.

In dem Nachweis des anschaulichen Verursachungseindruckes, des Erlebnisses, daß aus dieser Ursache sinnvollerweise gerade diese Wirkung hervorgehen müsse, und der Gesetze, nach denen dieser Eindruck entsteht, enthält die Gestalttheorie einen wichtigen Beitrag zur Erkenntnislehre. Denn erst durch diesen Nachweis ist der *Hume*schen Gewohnheitstheorie der Kausalität, auf der die ganze neuere Erkenntnistheorie beruht (auch die *Kant*sche, soweit sie den konkreten Einzelfall betrifft), die entscheidende Voraussetzung entzogen. —

Mit dem Nachweis für die Gliederung von Erscheinungsfolgen (Melodie), für die Art des Fortbestandes anschaulicher Dinge (Identität) und für das Erlebnis des Verursachungszusammenhanges (Kausalität) sind die Gestaltgesetze des Zusammenhanges in breiter Front auch auf Erscheinungen übertragen, zu deren Wesen die Zeitlichkeit gehört. Damit entfallen alle Einwände gegen die Gestalttheorie, die von der Voraussetzung ausgehen, daß deren Gesetze sich ausschließlich auf Gleichzeitiges bezögen. Doch sei, um ein naheliegendes Mißverständnis auszuschließen, sogleich bemerkt, daß mit dem Nachweis dieser auffallenden Entsprechungen zwischen räumlich Ausgebreitetem und zeitlich Ablaufendem keineswegs die Eigenart des Zeitlichen, die in anderer Hinsicht besteht, im Sinne mancher neueren naturphilosophischen Ansätze geleugnet werden soll.

3. **Gedächtnis.** Wichtig sind auch die Bestätigungen aus dem Gebiet des Gedächtnisses. Es kann heute als sicher gelten, daß der Zusammenhang zwischen Vorstellungen oder sonstigen Gedächtnisinhalten, den man früher Assoziation nannte, nichts anderes ist als die **Fortdauer des gestaltlichen Zusammenhanges**, der bei der Aufnahme der betreffenden Inhalte herrschte[1]); daß also wohl alle oben aufgeführten Gestaltgesetze zugleich „Assoziationsgesetze" sind[2]). Freilich wird es zweckmäßiger sein, die Bezeichnung „Assoziation" ganz fallen zu lassen. Denn nach Beobachtungen, die schon um 1910 gemacht wurden, und nach sorgfältigen Untersuchungen der letzten Jahre erwies sich, genau wie in der Wahrnehmung (Satz 6), auch beim Einprägen irgendwelchen Materials immer wieder als die eigentliche Aufgabe **nicht** die Herstellung von **Verbindungen** zwischen zunächst getrennten Einzelelementen, sondern ganz im Gegenteil die **Aussonderung** bzw. die **Erhaltung der Selbständigkeit** von natürlichen Teilgebilden. Infolgedessen wird dasjenige am leichtesten und besten behalten, was sich seiner Be-

---

[1]) Die Sinnlosigkeit zahlreicher „assoziativer" Zusammenhänge widerspricht dieser Deutung nicht; sie findet ihre Erklärung im fünften Satz der Gestalttheorie des Zusammenhangs, oben § 10 dieses Kapitels.

[2]) Warum trotzdem die Leichtigkeit der Reproduktion nicht einfach der Festigkeit der „Assoziation" entspricht, siehe oben Kapitel 3, § 18, 4 und das unten sogleich Folgende.

schaffenheit nach genügend aus der Masse des in einem bestimmten Zeitraum Gelernten **heraushebt**; und umfassenderes Lernmaterial um so schlechter, je einförmiger und in sich gleichartiger es ist. Also **aus diesem gestaltlichen Grund**, und nicht wegen des Fehlens vorausbestehender assoziativer Verbindungen, aber auch nicht im Sinn neuerer, mehr menschenfreundlicher als sachlich begründeter Annahmen wegen ihrer Lebensferne, behält man außer philosophischen Gedichten und Gesangbuchversen besonders schlecht die in der Psychologie einstmals als „reines Material" bevorzugten sinnlosen Silben.

Ein zweites Mal werden in diesem Gebiet dieselben Gesetze maßgebend an einer Stelle, wo die alte Assoziationslehre lange Zeit überhaupt kein Problem sah, nämlich für die Zusammenhangsbildung zwischen neuem Wahrnehmungserlebnis und alter Spur. Diese Zusammenhangsbildung ist die unentbehrliche Vorbedingung aller von außen angeregten Reproduktion, allen Erkennens, Erinnerns und sonstigen Auffindens im Gedächtnis. Sobald man sich — um die Jahrhundertwende — mit diesen Dingen ernsthaft zu befassen begann, stellte es sich heraus, daß die Herstellung des Zusammenhangs mit der Spur nicht auf irgendwie vorbereitete Bahnen angewiesen ist. Denn sonst dürfte ein Wiedererkennen nur dann erfolgen, oder es müßte mindestens dann besonders leicht erfolgen, wenn der Ort der neuen Reizmannigfaltigkeit auf der äußeren Sinnesfläche durchaus derselbe wäre wie bei der erstmaligen Aufnahme, — während in Wirklichkeit, wie schon sehr alte Beobachtungen zeigten, eine derartige Einschränkung oder auch nur Auszeichnung keineswegs besteht. An diesen und ähnlichen Beobachtungen ist die altgewohnte Annahme, daß das Lernen auf der „Ausschleifung" oder „Bahnung" von Erregungsleitungen beruhe, schon vor Jahrzehnten **endgültig zusammengebrochen**[2]). Über die Frage, wie denn ohne „ausgeschliffene" Bahn, von allen möglichen Stellen des Sinnesorgans aus, der Zusammenhang mit einer ganz bestimmt gelagerten Spur, und zwar gegen alle Wahrscheinlichkeit gerade mit der richtigen Spur sich herstellt, ist in den letzten Jahren eine Reihe vorbildlich sorgfältiger Untersuchungen ausgeführt worden. Es muß sich danach im Fall des Wiedererkennens um eine Art Paarbildung zwischen einer Wahrnehmungsgestalt und einer Spurgestalt handeln, wobei die letztere freilich als solche außerhalb des Bewußtseins bleibt. Maßgeblich sind hierbei die Faktoren der Gleichartigkeit und der Nähe[3]) (Abb. 17). Auch sonst ist die Gesetzmäßigkeit ziemlich genau dieselbe wie bei der Paarbildung innerhalb des Wahrnehmungsfelds, beispielsweise zwischen zwei gesehenen Punkten von gleicher Farbe.

---

[1]) Oben Kapitel 3, § 4.
[2]) Auf die allgemeineren naturphilosophischen Folgen dieses Zusammenbruchs kommen wir im 7. und 8. Kapitel zurück.
[3]) Dieses Kapitel, § 8.

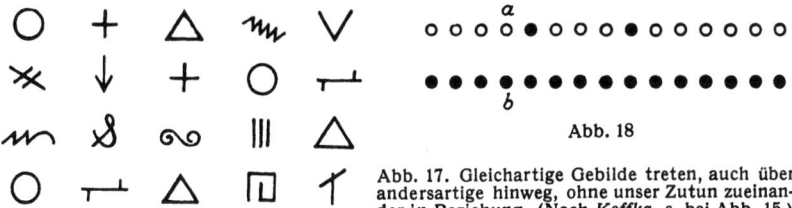

Abb. 18

Abb. 17. Gleichartige Gebilde treten, auch über andersartige hinweg, ohne unser Zutun zueinander in Beziehung. (Nach *Koffka*, s. bei Abb. 15.)

U. a. kommt sie, wie diese, nur dann zustande, wenn das Zwischenfeld in seiner Beschaffenheit von beiden Gliedern genügend abweicht (Abb. 18a), während bei gleichartigem Zwischenfeld „Anschluß am Ort" — und das heißt im hier fraglichen Fall: kein Wiedererkennen — erfolgt (Abb. 18b). Paarbildung solcher Art — wobei aber nun das anregende Glied innen und das „widerhallende" außen ist — spielt auch beim Suchen eines Gegenstands in der äußeren Umgebung eine Rolle: in dem merkwürdigen Hervortreten der Gegenstände mit der gewünschten Eigenschaft, und dieser Eigenschaft an den fraglichen Gegenständen[1]), durch welches das Auffinden vorbereitet und erleichtert wird, (und das übrigens zu den ältesten, wenn auch erst neuerdings genauer erforschten Befunden der Aufmerksamkeitspsychologie gehört). Daß aber auch in diesem Anwendungsgebiet das Paar nicht die einzige Art von Zusammenhangsbildung und die Nähe und Gleichartigkeit nicht die einzigen wirksamen Gestaltfaktoren sind, sondern daneben wieder die Faktoren des glatten Verlaufs, der Geschlossenheit usw. eine Rolle spielen, beweist (abgesehen von bestimmten Fällen der sogenannten Berührungsreproduktion) das Einfallen — und Auffallen — dessen, was zur (erstmaligen) Durchführung einer bestimmten Absicht im Augenblick fehlt, was z. B. in eine bestehende Lücke paßt, — wie es bei der Prüfung der praktischen Intelligenz und in echten Denkaufgaben aller Art beobachtet wird. — Auf einer Zusammenhangsbildung zwischen Wahrnehmung und Spur beruht noch ein weiterer wichtiger, aber noch wenig untersuchter Vorgang anderer Art, nämlich die Eingliederung neuer Kenntnisse und Erfahrungen in das jeweils richtige, sachlich zugehörige System des schon vorhandenen Wissens, — die sich im geistig gesunden Menschen ganz ohne sein Zutun vollzieht, auch wenn er von dem betreffenden System im Augenblick der Neu-Erwerbung keinerlei Einzelheiten gegenwärtig hat: die „Apperzeption" im Sinne *Herbart's*.

In den beiden zuletzt angeführten Beispielen handelt es sich um Fälle von Gruppenbildung, in der auf Grund sachlich-inhaltlicher Zusammengehörigkeit Inhalte sich miteinander verbinden, die in der äußeren Erfahrung nicht zugleich vorgekommen waren — eine Möglichkeit, die in der strengsten überlieferten Form der Assoziationslehre: der Theorie der bloßen Berührung, keinen Platz hat,

---

[1]) Vgl. Kapitel 6.

ohne die man aber außer den genannten Erscheinungen weder die Tatsachen der künstlerischen Phantasie noch diejenigen der Bildung von „Komplexen" im psychopathologischen Sinn verstehen kann.

4. Zusammenschluß von Menschen zu Gruppen. Bei der Frage nach dem Zusammenschluß von Menschen zu Gruppen ist zu unterscheiden zwischen der allgemeinen und der angewandten Gruppenlehre, von denen die zweite einen wichtigen Teil der politischen Theorie bildet. Es ist nun bezeichnend, daß gerade die neueste und, wie man trotz der für geschichtliche Vorgänge sehr kurzen Zeit wohl schon behaupten kann, experimentell am besten fundierte Form der politischen Theorie sehr viel deutlicher als die allgemeine Gruppenlehre (soweit diese überhaupt schon als Wissenschaft besteht) die Übereinstimmung der Prinzipien mit den oben für die Wahrnehmungslehre als gültig erwiesenen zeigt. Das hängt damit zusammen, daß es der politischen Theorie nicht um die Darstellung beliebiger, mehr oder weniger zufälliger, gebrechlicher und kurzlebiger Gruppierungen zu tun ist, sondern um die Heraushebung jener prägnanten Gruppierungen, die sich durch die größtmögliche Festigkeit und Dauerhaftigkeit auch unter ungünstigen Bedingungen auszeichnen. Die Forderungen dieser Theorie sind nichts anderes als die zunächst intuitiv erfaßten sachlichen Kennzeichen der prägnantesten menschlichen Gruppenbildungen. Hier ist nun Folgendes ohne weiteres zu sehen: Der Kampf gegen die Lehre von der Beliebigkeit und für die Anerkennung sachlicher Gesichtspunkte des Zusammenschlusses (Satz 1), die Behauptung, daß es auf das sachliche Verhältnis der zusammenzuschließenden Einzelnen ankomme (Satz 2) und daß dieser Zusammenschluß im Sinn bestimmter ausgezeichneter Eigenschaften des zu bildenden Ganzen erfolgen müsse (Satz 3), — all das gehört zu den allgemeinsten Grundsätzen auch der politischen Theorie. Von den unter Satz 3 aufgeführten Gestaltfaktoren kehren in ihr gerade auch die psychologisch elementarsten wieder: der Faktor der Nähe in der Theorie des geschlossenen Siedlungsraums; der Faktor der Gleichartigkeit in dem allgemeinen Teil der Rassentheorie: Diese liegt freilich schon in einer Form vor, die viel mehr ins Besondere geht, als wir es in den vergleichbaren psychologischen Überlegungen oben getan haben, indem sie behauptet, daß die größte Festigkeit der Gruppe nur dann erreicht werde, wenn die Gleichartigkeit in dem Erbbild (dem Genotypus), das heißt in den unveränderlichen, also nicht erst in und von der Gruppe selbst bestimmten bzw. bestimmbaren Eigenschaften der Einzelnen bestehe. Die Frage, ob bei der Bildung menschlicher Gruppen noch andere der obengenannten Gestaltfaktoren wirksam sein können, ferner, ob die Verhältnisse beim Widerstreit verschiedener Faktoren dieselben sind, wie sie oben dargestellt wurden, und ob auch die übrigen allgemeinen Sätze (natürlich außer dem

sechsten) dort Geltung haben, kann hier nicht weiter verfolgt werden. Auf einige Anwendungsbeispiele des 5. Satzes wurde schon oben im Zusammenhang[1]) hingewiesen.

Die allgemeinste phänomenologische Kategorie des Ganzen, in dem der Einzelne als Teil mit bestimmten Funktionen auftritt, ist das „Wir". Der Tatsache der menschlichen Gruppenbildung entspricht demnach im Einzelmenschen ein Bedürfnis oder Streben, das in der wohl immer noch schärfsten der bisher vorliegenden begrifflichen Analysen (1924) als Tendenz beschrieben wird, in bestimmten Lagen zum „Wir-Teil" zu werden, das aber im Grunde auch dort gemeint ist, wo in unbestimmterer Weise vom „Herdentrieb", vom „Kontaktbedürfnis" oder vom „Streben nach Gesellung" gesprochen wird.

In innerlich oder äußerlich bedingten Störungen, Verkümmerungen und Versperrungen dieses Strebens ist schon in jener ersten Analyse die unmittelbare Ursache bestimmter geistiger Erkrankungen (des Beziehungs- und Verfolgungswahnes) und inzwischen von anderer Seite auch die Quelle eines großen Teils der neurotischen Störungen vermutet worden, die man eine Zeitlang auf Störungen des Geschlechtslebens, später vorwiegend auf eine übersteigerte Empfindlichkeit des Geltungsbewußtseins zurückführte. Wie weit diese Ansätze schon über das Stadium der einleuchtenden Vermutung hinaus gediehen sind, ist hier nicht zu erörtern. Jedenfalls ist nicht nur aus theoretischen, sondern auch aus praktischen Gründen die genauere Untersuchung dieser grundlegenden Funktion dringend erwünscht; und vor allem auch die Klärung ihres Verhältnisses zu den, in Wissenschaft und Leben häufig mit ihr verwechselten, dienenden Strebungen, die den Erscheinungen des Gemeinsinnes, der sozialen bzw. mitmenschlichen Gesinnung, der „Solidarität", der Fürsorglichkeit, Güte, Rücksicht, dem Takt und dem Wohlwollen zugrunde liegen. Daß hier mindestens zwei einander ergänzende, aber doch wesensverschiedene Grundfunktionen angesetzt werden müssen, geht schon daraus hervor, daß vielfach stärkstes Streben nach Gesellung in Verbindung mit auffallendem Mangel an Solidarität, Rücksicht und Fürsorglichkeit, und andererseits, z. B. gerade beim ausgeprägt nordischen Menschen, vielfach ein auffallend geringer Grad des Gesellungsstrebens in Verbindung mit einem höchst entwickelten Gemeinsinn angetroffen wird.

§ 17. Zur Frage der Übereinstimmung des anschaulichen und des (im ersten Sinn) wirklichen Zusammenhangs.

Noch ein paar Worte über die Übereinstimmung der anschaulichen Einheitsbildungen mit der Wirklichkeit. Diese Frage ist für uns bedeutsam, da wir uns als Forscher, wie gesagt, nicht zu dem (neu-)kantianischen Standpunkt bekennen können, daß die anschauliche Wirklichkeit die einzige echte, und daß die Dinge an sich, die sich in ihr kundtun, streng genommen nur eine gedankliche Konstruktion seien. Wie schon vor Jahren von gestalttheoretischer Seite auseinandergesetzt wurde, erklärt sich diese Übereinstimmung daraus, daß die Prinzipien, nach denen sich in der physikalischen Welt zusammenhängende Gegenstände und

---
[1]) § 10 dieses Kapitels.

ihre natürlichen Glieder und Grenzen bilden, weitgehend dieselben sind wie in der Wahrnehmungswelt; was umsomehr für die meisten von Menschen hergestellten Gegenstände gilt. Zugleich wurde bemerkt, daß diese Übereinstimmung nicht notwendig auf einer Entlehnung im Sinne des Empirismus beruhen müsse, sondern ebenso gut in einer Gleichartigkeit des Wesens des Menschen und der ihn umgebenden Natur begründet sein könne. — Im übrigen behauptet niemand eine prästabilierte Harmonie zwischen den anschaulichen und den in ihnen abgebildeten physikalischen Einheiten. Das verbieten schon die zahllosen Täuschungen, denen wir ständig schon bezüglich der Dingeinheit, aber noch mehr bezüglich der Fortdauer (Substanz) und des Wirkungszusammenhanges (Kausalität) ausgesetzt sind. Zwiespalt zwischen der anschaulichen und der wirklichen Dingeinheit auf Grund von Gestaltgesetzen ist die Ursache aller gelungenen Tarnung; und diese ist in der Natur unendlich viel häufiger, als wir ahnen. Bei den Finten der Fechter und den Tricks der Zauberkünstler und Taschenspieler kommt dazu noch u. a. der ebenfalls auf Grund von Gestaltgesetzen hervorgebrachte Zwiespalt zwischen der anschaulichen und der wirklichen Fortdauer und Wirkungsfolge. Wie keine Raumform und keine Melodie ohne die Herstellung des zugehörigen gestaltlichen Zusammenschlusses wahrgenommen werden kann, auch wenn alle nötigen Bestandteile reizmäßig

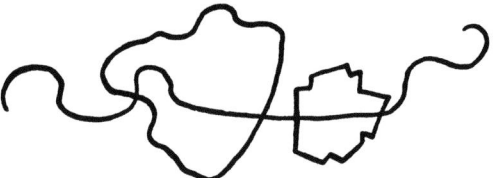

Abb. 19
Die Zeichnung enthält die Zahl 4 vollständig und unverzerrt.
(Aus *W. Metzger*, Gesetze des Sehens, Frankfurt a. M. 1936,
nach *W. Köhler*, Psychologische Probleme, Berlin 1933.)

lückenlos vorhanden sind (Abb. 19), ebenso bleiben uns auch Wirkungsfolgen völlig verborgen, wenn die Ereignisse sich anschaulich nicht in der richtigen Weise zusammenschließen. Das gilt für gewisse Wirkungszusammenhänge in unserem eigenen Innern, z. B. für Motivzusammenhänge, nicht minder als für solche, die wir außer uns beobachten. Von hier aus wird eine Gruppe von Fällen der Seelenheilkunde verständlich, auf die die Ärzte bisher den Begriff „unbewußt" anwenden, obgleich alle wesentlichen Tatbestände Stück für Stück dem Bewußtsein des betreffenden Menschen zugänglich sind. Was hier fehlt, ist u. U. nur ihre richtige Verbindung. — Welche Rolle Änderungen der anschaulichen Zusammenhangsverhältnisse allgemein in dem fruchtbaren Denken spielen, kann man daran leicht ermessen.

5. KAPITEL.
Das Problem des Bezugssystems (des Ortes und des Maßes).

§ 1. Der Grundsatz der punktuellen Ortsbestimmtheit.

Für die Frage des Ortes und des Maßes wird in der Psychologie herkömmlicherweise mehr oder weniger selbstverständlich folgende Voraussetzung gemacht, die dem atomistischen Grundsatz aufs engste verwandt ist, aber wegen der besonderen Sachfragen, auf die sie sich bezieht, unabhängig von ihm besprochen werden soll.

Fünfter Grundsatz: Die Festigkeit und Bestimmtheit eines umfassenderen Gebietes beruht auf den Festigkeiten und Bestimmtheiten seiner einzelnen Orte; die einzelnen Orte eines Gebietes sind vergleichbar einer starren Mannigfaltigkeit kleinster vorgegebener Fächer, die nur noch auszufüllen sind. — Wo keine festliegenden Einzelorte, da keine festen Beziehungen, kein festes Maß, keine bestimmte Form, kein festes Gesamtgebiet[1]). Daraus folgt unmittelbar: Wie Zusammenhang und Aussonderung sind auch Ort und Maß im Seelischen unabhängig von und gleichgültig gegenüber dem, was sich etwa an Inhalten in dem fraglichen Gebiet vorfindet; sie liegen für den Einzelfall entweder im voraus fest, oder können ohne Rücksicht auf ihn festgesetzt werden.

Wir nennen, diesen Grundsatz vollständig: Grundsatz der punktuellen und sachfremden Orts- und Maßbestimmtheit. — In seiner äußersten Fassung würde der Satz für den Anschauungsraum noch zu ergänzen sein durch die Bestimmung: Außer der Möglichkeit, ausgefüllt zu werden, hat der Raum keine weitere Eigenschaft; er ist, abgesehen von der Festlegung der Einzelorte und ihrer Ausfüllung, ein leeres und totes Nichts.

Vielen Erörterungen über räumliche Verhältnisse liegt diese äußerste Meinung unausgesprochen zugrunde, wenn sie sich auch, besonders wegen des Tatbestandes der Auszeichnung des Oben und Unten und infolgedessen der senkrechten und der waagrechten Richtung vor allen schrägen Richtungen nicht rein durchführen läßt.

Wie man den Ort eines Anschauungsdings als eine seiner „Eigenschaften" bezeichnen und anstatt von „Nachbarschaft" von „ähnlicher" Lage oder Richtung sprechen kann, so hat es umgekehrt auch einen

---

[1]) So steht es noch ausdrücklich in einer vor 12 Jahren erschienenen Lehre von den Gesichtsempfindungen.

guten Sinn, seine stofflichen Beschaffenheiten als „Stellen" innerhalb eines Qualitätssystems zu betrachten und etwa anstatt von „ähnlichen" von „nahe beieinander liegenden" Farben oder Tönen zu sprechen. Wir gebrauchen daher der Einfachheit halber den Ausdruck „Ort" im allgemeinsten Sinne, der auch die Stelle in einem Qualitätssystem mit umfaßt. Die Frage dieses Kapitels ist also zwar ein Teil des „Problems der Eigenschaften" (Kapitel 3); aber einer, der sich klar aus dem Gesamtproblem heraushebt und für seinen Bereich über gewisse, dort nur allgemein angedeutete Sachverhältnisse zu viel konkreteren Behauptungen führt. Selbstverständlich übersehen wir dabei nicht den tatsächlichen Unterschied zwischen konkret entfalteten Realsystemen (Zeit, Raum, Tonhöhe) und den Qualitätssystemen, die nur abstrakte Ordnungen, d. h. Systeme bloßer Möglichkeiten sind (Farbsystem), und setzen nicht voraus, daß die Gesetzmäßigkeiten für beide Arten bis ins einzelne dieselben sein werden. Beispielsweise ist die Figur-Grund-Beziehung, auf die wir im folgenden wiederholt zu sprechen kommen, nur in konkreten Realsystemen möglich; dasselbe gilt wohl auch für die Reaktionsweise, die wir „gegabelte Wirkung" nennen[1]).

Das eindrucksvollste Beispiel eines umfassenden Bezugssystems ist der Anschauungsraum; aber der oben ausgesprochene Grundsatz bezieht sich ganz ebenso auch auf die Zeit und auf jede mögliche qualitative Mannigfaltigkeit.

§ 2. Die Durchführung des Grundsatzes: die konkreten Maßgrundlagen.

1. Außerseelische Verankerung. Ursprüngliche Bestimmtheit der einzelnen Orte wird nur dort — dort aber selbstverständlich — vorausgesetzt, wo für sie eine außerseelische Verankerung (im physiologischen oder physikalischen Bereich) aufzufinden ist oder wenigstens wahrscheinlich gemacht werden kann: in der Lage und Verteilung von Sinnespunkten auf dem Körper, in meßbaren Eigenschaften von Reizvorgängen, von Erregungszuständen im Nervensystem oder von grob sichtbaren Vorgängen und Zuständen am Körper: Stärke, Schwingungszahl, Muskelspannung, Gelenkstellung usw.[2]) Als Beispiel diene der Sehraum, der gerade infolge der mannigfachen Schwierigkeiten, die er der Durchführung des Grundsatzes bereitete, besonders aufschlußreich ist. Hier bilden für den nächstliegenden Ansatz den Ursprung und die Verankerung der einzelnen Orte die „Netzhautelemente", die Stäbchen und Zapfen. In ihren Abstands- und Lageverhältnissen würde danach die Netzhaut zugleich das Maß aller gesehenen Längen, Winkel und Krüm-

---

[1]) Unten § 20 dieses Kapitels.
[2]) Wie man sieht, handelt es sich bei dem Grundsatz der außerseelischen Verankerung um eine besonders eindrucksvolle Anwendung der Auffassungsweise, die wir oben (Kapitel 2, § 7) physiologistisch nannten.

mungen, — wenigstens nach Höhe und Breite — enthalten. Was auf ihr gleich lang, geradlinig, rechtwinklig ist, das müßte es auch am Sehding sein. Wo die vorausgesetzte Übereinstimmung fehlt oder nicht genau verwirklicht ist, spricht man von einer Täuschung.

Einer der letzten und scharfsinnigsten Versuche, den Grundsatz der punktuellen äußeren Ortsverankerung auf einen widerspenstigen Fall anzuwenden, ist *Herings* Theorie des zweiäugigen Tiefensehens: Dieselben Strecken, die in den beiden Augen, in gleicher Richtung gemessen, die Breitenwerte ergeben, sollten nach dieser Theorie zugleich, in entgegengesetzter Richtung gemessen, Träger der Tiefenwerte sein.

2. **Innerseelische Maßgrundlagen.** Falls man genötigt ist, **innerseelische** Orts- und Maßgrundlagen anzunehmen, sucht man sie in jedem Fall ganz selbstverständlich wenigstens **außerhalb der fraglichen Sache**[1]). Wie bei der Frage des Zusammenhangs teilen sich auch hier in sämtliche vorkommenden Fälle die beiden Grundarten der Sachfremdheit: der äußere Zufall wiederholten Vorkommens, also die Gewohnheit oder „Erfahrung", und die subjektive Beliebigkeit der Festsetzung, die in diesem Gebiet in der alten Behauptung, der Mensch sei das Maß aller Dinge, am einfachsten ausgesprochen ist.

Innerseelische Maßgrundlagen spielen **erstens** dort eine Rolle, wo außerseelische Orts- und Maßgrundlagen nicht gefunden oder glaubhaft gemacht werden können; **zweitens**, wo eine Maßgrundlage zwar vorhanden ist, aber infolge der augenblicklichen Außenbedingungen eben nicht wirksam werden kann; oder **drittens**, wo es mit der Festigkeit der Zuordnung zu den außerseelischen Verankerungspunkten nicht stimmt, wo Abweichungen von der angenommenen Zuordnung beobachtet werden. — Im ersten Fall denkt man wohl zumeist an die (assoziative) Übertragung eines als außerseelisch begründet vorausgesetzten Maßes aus einem anderen Sinnesgebiet. Beispiel: *Berkeleys* Theorie des Sehens, nach der das Maß für „gesehene" Tiefe aus dem Tast- und Bewegungssinn stammen soll, da nach seiner Meinung das Auge ein solches Maß nicht enthalten kann. — Das bekannteste Beispiel für den zweiten Fall sind die sogenannten „empirischen Tiefenkriterien" in der neueren Theorie des Sehraums, die beim Fehlen der Querdisparation (beim einäugigen Sehen, beim Betrachten von Bildern) diese vertreten sollen, in der Annahme, daß sie die Wirkung, die die Querdisparation in ähnlich gelagerten früheren Fällen unmittelbar ausübte, jetzt aus dem Gedächtnis wieder erwecken können[2]). — Für den dritten Fall sind die schlagendsten Bei-

---

[1]) Wie der Grundsatz der punktuellen Ortsbestimmtheit eine Anwendung des **atomistischen** Grundsatzes ist, der also über das oben behandelte Problem der Eigenschaften weit hinaus gilt, so verhält es sich auch mit dem Grundsatz der **Sachfremdheit**, den wir bei der Frage des Zusammenhanges kennen lernten, und dem wir hier nun zum zweitenmal begegnen.

[2]) Die Erörterung der Durchführbarkeit dieses Ansatzes, der heute noch fast allgemein anerkannt ist, würde hier zu weit führen; vgl. aber unten Kapitel 7, § 8.

spiele nicht etwa die „optischen Täuschungen", der Kontrast u. dgl. Die Zuordnungsschwankungen, die diese Namen tragen, sind im allgemeinen geringfügig im Vergleich mit den ungeheuerlichen Schwankungen der Zuordnung zwischen der Netzhautstelle und dem Ort des Sehdings bei jeder Blickbewegung, zwischen der Größe des Netzhautbildes und der des Sehdings bei Abstandsänderungen, zwischen der Stärke der Netzhautreizung und der Helligkeit der Dingfarbe bei wechselnder Beleuchtung, und vielen anderen; — lauter Zuordnungsschwankungen, die, biologisch betrachtet, alles andere als Täuschungen sind.

Hier sind nun nach dem Grundsatz der punktuellen und außerseelischen Ortsverankerung zwei Annahmen möglich; eine äußerste: die „Konstanzannahme", die schon oben in anderem Zusammenhang kurz besprochen wurde[1]), und eine gemilderte: die „Transformationsannahme".

§ 3. Die Konstanzannahme und die Urteilstheorie.

Nach der Konstanzannahme ist, wie schon angedeutet, die Seele in zwei „Schichten" geteilt, eine elementare und eine höhere. In der elementaren Schicht soll ausnahmslos außerseelische Verankerung herrschen, auch dann, wenn der Augenschein das Gegenteil lehrt; diese Schicht ist aber nicht bewußtseinsfähig, so daß unbemerkt bleibt, was sich in ihr abspielt. In der höheren Schicht soll der Geist, das Urteils- und Denkvermögen herrschen. Die Inhalte der niederen Schicht, die „Empfindungen", haben nach dieser äußersten Auffassung überhaupt noch nicht den Charakter von „Orten" oder „Stellen", da hierzu die tatsächlich vollzogene Einordnung in ein umfassenderes (räumliches oder qualitatives) System gehört. Es ist das Verdienst der *Helmholtz*schen Wahrnehmungstheorie, auf diese Bedingung in aller Schärfe hingewiesen zu haben. Gerade die Einordnung soll den „Empfindungen" fehlen. Bei aller Bestimmtheit jeder einzelnen für sich genommen, bilden sie, im ganzen genommen, nach dieser Auffassung nur eine Summe von Einzeldaten, zwischen denen keinerlei Verbindung oder sonstige Wechselbeziehung besteht. Der Beitrag des höheren Bereiches zur Wahrnehmung soll nun in der tatsächlichen Einordnung in einen umfassenderen Zusammenhang, und damit zugleich in der Lieferung eines Maßstabs bestehen, mit seinem bestimmten Nullpunkt und seiner bestimmten Einteilung. Hierdurch erst werden aus den Einzeldaten des niederen Bereichs in dem höheren Bereich „Orte" und „Stellen"; dies ist der greifbare Inhalt und somit der eigentliche Sinn des Wortes „Urteil" etwa in der Erklärung des Kontrastes als „Urteilstäuschung".

---

[1]) Vgl. Kapitel 3, § 10.

Als Beispiel eines solchen, vom „höheren" Bereich gelieferten Maßstabes sei noch die Durchschnittsgröße des erwachsenen Menschen genannt. Man denke an die Rolle, die die menschliche Gestalt zeitweilig in der Lehre von der Landschaftsmalerei als „Gegenstand bekannter Größe" und daher vermeintlich unentbehrlichem Anhalt für den Betrachter gespielt hat.

§ 4. Die Transformationsannahme.

Was die Konstanzannahme als die einzige und unabänderliche Zuordnung zwischen Reiz und „Empfindung" betrachtet, ist für die Transformationsannahme zwar nur noch eine unter mehreren möglichen, aber eine besonders ausgezeichnete: die richtige oder eigentliche (normale) Zuordnung. Diese ist unter normalen (durchschnittlichen, alltäglichen, biologisch günstigen) Bedingungen in Kraft; unter außergewöhnlichen Bedingungen aber, wo die normale Zuordnung biologisch ungünstig wäre, setzen Berichtigungsvorgänge ein, die ausnahmsweise eine von der normalen abweichende, aber biologisch zweckmäßigere Zuordnung herstellen. Beispiel: Dreht man das Auge aus der Normalstellung (Blick gerade vorwärts), so übernehmen infolge derartiger Berichtigungsvorgänge ausnahmsweise Stellen außerhalb der Netzhautmitte den Ortswert „gerade vorn", so daß trotz der Blickbewegung unbewegte Dinge auch anschaulich an ihrem Platz bleiben. Eben solchen Berichtigungsvorgängen wird es vielfach zugeschrieben, daß die Farben gesehener Dinge in besonders hellem Sonnenschein und in nicht allzu vorgeschrittener Dämmerung, aber auch in dem stets etwas buntfarbigen Lampenlicht fast ebenso aussehen wie bei „normalem" Tageslicht. — Ob man sich diese Berichtigung von besonderen Einrichtungen des Nervensystems oder von höheren seelischen Vermögen vollzogen denkt, d. h., ob man sie „physiologisch" oder „psychologisch" erklärt, ändert nichts am Grundsätzlichen. Für den zweiten Fall ist aber bemerkenswert, daß, im Gegensatz zur Konstanzannahme, nach der Transformationsannahme die Verdoppelung der Anschauungswelt in eine „unbemerkbare" erste und eine bewußtseinsfähige zweite Schicht vermieden werden kann, insofern nach ihr die höheren Vermögen unmittelbar an der Empfindungsmannigfaltigkeit angreifen und diese selbst ändern können. Was die Konstanzannahme als zwei verschiedene, übereinander gelagerte Schichten betrachtet, sind nach der „psychologischen" oder „Produktions"-Theorie der Transformation zwei zeitlich aufeinanderfolgende Zustände desselben Sachverhalts, wobei freilich von dem vorausgesetzten Anfangszustand in der Anschauung ebenfalls gewöhnlich nichts vorzufinden ist.

Beispiele naheliegender Normalzuordnungen sind: Netzhautbild und anschauliche Form einer ebenen Figur bei rechtwinklig auffallendem Blick; Reizart und Dingfarbe bei neutraler (unbunter) Beleuchtung; Netzhautstelle und Raumrichtung beim Geradeausblicken; Längs- bzw. Querschnitt der Netzhaut und anschauliche Senkrechte bzw. Waagrechte bei aufrechter Haltung.

§ 5. Schwierigkeiten der Transformationsannahme: Gebiete ohne Normalzuordnung; eine grundsätzliche Folgerung.

Es gibt aber Fälle genug, wo es gar nicht möglich ist, eine Normalzuordnung zu finden. Welches ist bei gegebener Größe des Netzhautbildes die „eigentlich" zugehörige Größe des Sehdings? — Die der Briefmarke in meiner Hand, des Weckers auf dem Schreibtisch, des Briefkastens vor dem Fenster, oder des Hauses an der nächsten Straßenecke? — Welches ist bei gegebener Stärke der Trommelfellschwingung die eigentlich zugehörige Lautstärke? — Das Summen der Fliege, die um meinen Kopf schwirrt, oder das Getöse des Fluzeugs drüben über dem Wald? — Und selbst, wo man eine Normalzuordnung gefunden zu haben glaubte, erheben sich bei genauerem Zusehen Schwierigkeiten:

Das „normale Tageslicht", auf das die eigentliche Helligkeit der Dinge bezogen werden sollte, schwankt im Verhältnis von 1 zu etwa 500, ohne daß uns diese Schwankungen erheblich vorkommen. Schränkt man diesen Bereich ein auf die Spanne, in der das *Weber*sche Gesetz annähernd zutrifft, so schwankt sie immer noch um etwa das Fünfzigfache, d. h. nahezu um den Betrag, der an Dingfarben dem Unterschied zwischen dem hellsten Weiß und dem dunkelsten Schwarz zugrunde liegt. Dabei beträgt die Unterschiedsschwelle für Helligkeiten in diesem Bereich unter einigermaßen günstigen Bedingungen etwa $1/100$. Das Vermögen, Helligkeiten zu unterscheiden, ist demnach über 5000mal so fein wie die Zuordnung zwischen der Stärke der Netzhautreizung und der „Helligkeit des normalen Tageslichtes"[1]. Ähnlich verhält es sich mit der Sehrichtung, für die es so besonders einfach geschienen hatte, eine Normalzuordnung aufzufinden. Beobachtet man bei normaler Blickrichtung und praktisch unbewegtem Auge einen einzelnen Punkt im völlig einförmigen Umfeld[2], so ergeben sich Schwankungen seines anschaulichen Ortes bis zu 30°, unter Umständen bis zu 65°; und das bei einer Sehschärfe von im ungünstigsten Fall 3', im günstigsten 30''; d. h. bei einem zwischen 600- und fast 8000mal so feinen Vermögen, Orte zu unterscheiden.

Allgemein, etwa beim Ortssinn der Haut, beim Farbton, bei der Tonhöhe, ist das Unterscheidungsvermögen feiner als die Fähigkeit, eine einzelne Stelle oder Beschaffenheit zu erkennen[3]. Das wäre aber unmöglich, — das Unterscheidungsvermögen dürfte allerhöchstens so fein sein wie das Vermögen, Einzelinhalte zu erkennen —, wenn wirklich die Bestimmtheit der Beziehungen auf der Bestimmtheit ihrer einzelnen

---

[1] Daß die Festigkeit dieser Zuordnung, als biologisch höchst unzweckmäßig, schon durch eine ganze Reihe eigens dazu vorhandener Einrichtungen des Körpers (Pupille, Sehpurpur) verhindert wird, nimmt dieser Tatsache nichts an Gewicht bei der Erörterung der Frage, ob die Bestimmtheit von Beziehungen auf der Bestimmtheit ihrer einzelnen Glieder beruht.

[2] Man macht den Versuch gewöhnlich im Dunkeln; das Fehlen des Lichtes scheint aber nicht als solches wesentlich zu sein, sondern nur als die einzige ganz sichere Art, ein wirklich einförmiges Gesichtsfeld herzustellen. Manche Verfasser sind abweichender Ansicht; die Entscheidung steht aus.

[3] Man denke an die Seltenheit des „absoluten Gehörs", auch bei musikalisch begabten Menschen.

Glieder begründet wäre. Durch die Beobachtungen, von denen wir eben nur einige wenige Beispiele anführten, entfällt also nicht nur für die Transformationsannahme, sondern darüber hinaus für den Grundsatz der punktuellen Ortsverankerung überhaupt, in den wichtigsten Gebieten die sachliche Grundlage. — Man braucht deshalb nicht gleich zu folgern, daß es überhaupt nirgends und in keinem Sinn eine außerseelische Verankerung von Einzelorten und -beschaffenheiten gibt. Aber zum mindesten ist diese Verankerung in vielen wichtigen Gebieten nur sehr ungefähr; sie begründet allenfalls eine Beschränkung des Reizerfolgs auf mehr oder weniger weite und einander entsprechend überschneidende Schwankungsbereiche. Die feineren Lageverhältnisse innerhalb dieser Bereiche müssen selbständige Grundlagen anderer Art haben.

Dies führt zunächst zu der folgenden allgemeinsten Rahmenbehauptung.

Alle Verankerung von Orten und Stellen (im allgemeinsten Sinn) und daher auch alles Maß, beruht — mindestens hinsichtlich der feineren Festlegung — auf dem Zueinander von Mehrerem, das aber nicht unbedingt in jedem Fall zugleich gegeben sein muß: sie beruht auf Verhältnissen in ausgedehnteren — seelischen — Bereichen.

§ 6. Der Grundsatz der Relativität; eine Grundregel anschaulichen Erlebens, die mit ihm unvereinbar ist.

Ein einfachster Ansatz im Sinn dieser Rahmenbehauptung, der scheinbar den äußersten Gegensatz zu dem ursprünglichen Grundsatz darstellt und zugleich von bestimmten Auffassungen schon der älteren Physik nahegelegt wird, wäre der Grundsatz der „Relativität", welcher etwa lautet:

Die einzelnen Glieder einer seelischen bzw. anschaulichen Mannigfaltigkeit sind nur aneinander verankert, sie bestimmen sich gegenseitig: „alles ist relativ", alle Wahrnehmung ist Verhältniswahrnehmung.

Aber auch dort, wo dieser Ansatz naheliegt: etwa bei der „induzierten Bewegung" und allen möglichen räumlichen und qualitativen Kontrasterscheinungen, scheitert seine Durchführung daran, daß er der unmittelbaren Anschauung in wesentlichen Punkten widerspricht. Er kann über Erscheinungen, die zum Grundbestand des Seelischen gehören, keine Rechenschaft geben; bei strenger Durchführung müßte er sogar ihr Vorhandensein leugnen.

Man kann es nämlich geradezu als Grundregel alles Erlebens aussprechen:

Daß alles Einzelne tatsächlich von umfassenderen Verhältnissen bedingt ist und nur ihnen seine Bestimmtheit und Eindeutigkeit verdankt, ist im anschaulichen Erleben nicht mitgegeben; vielmehr hat erlebnismäßig alles Ausgesonderte seine Eigenschaften als aus seinem eigenen Wesen stammend und unabhängig von dem, was um es ist; die Verhältnisse zu Anderem erscheinen nur als Folgen dieser wesenseigenen Eigenschaften[1]) der einzelnen Dinge[2]).

Die anschauliche Absolutheit bezieht sich auf sämtliche ganzbedingte Eigenschaften (außer vielleicht gewissen ästhetischen), die als wirklich zu dem betreffenden Gegenstand gehörig gegeben sind, nicht nur auf Ort und Maß; aber bei diesen wird sie besonders folgenreich, so folgenreich wie sonst vielleicht nur noch bei dem erlebnismäßigen Absolutwerden von Grundsätzen, sittlichen Forderungen und handwerklichen Regeln.

Anschaulich ist jeder Unterschied, jedes Verhältnis von Größe, Entfernung, Helligkeit usw. nur die Folge der Größe, Entfernung, Helligkeit, die jeder der Gegenstände für sich besitzt; wenn zwei gesehene Gebilde in einem bestimmten Winkel zueinander ausgerichtet sind, so ist das anschaulich nur die Folge der Ausrichtung jedes einzelnen für sich, z. B. die Folge davon, daß der eine „aufrecht steht", der andere dagegen „liegt" oder „schief" ist; wenn sich der Abstand zwischen zwei Dingen ändert, so ist das anschaulich wiederum eine Folge aus der Art, wie sich jedes einzelne für sich verhält: z. B. eine Folge davon, daß das eine „ruht", das andere „sich bewegt", und von seltenen Grenzfällen abgesehen, können wir uns keineswegs, wie der Physiker bei seinen Berechnungen, aussuchen, was wir „als ruhend betrachten" wollen. Entsteht ein Unterschied zwischen zwei Farben, so ist das für uns ganz entsprechend die Folge davon, daß z. B. der eine Gegenstand „abfärbt", während der andere „farbbeständig" ist. Und man glaubt allen Halt und alle Sicherheit zu verlieren, wenn man aus unbestreitbaren Untersuchungsergebnissen erfährt, daß es für eine einzelne absolute Größe, Entfernung, Helligkeit, eine einzelne Richtung, wie aufrechtstehend oder liegend, für den Gegensatz zwischen Ruhe und Bewegung oder zwischen Beständigkeit oder Veränderung entweder überhaupt keine oder wenigstens keine bestimmte Reizgrundlage gibt, daß alle anschauliche Bestimmtheit nur auf Unterschieden bzw. Verhältnissen (Winkeln, Abständen usw.) zwischen Mehrerem beruht. — Ein neues Kleid besitzt für uns seine Schönheit anschaulich als „eigene", durch nichts Äußeres mitbestimmte Eigenschaft; unter diesem Eindruck sind wir im Stillen jedesmal aufs Neue überzeugt, daß sie diesmal wirklich unvergänglich sei — und trotz aller Erfahrungen doch jedesmal aufs Neue ein wenig verwundert,

---

[1]) „Wesenseigene Eigenschaft" ist übrigens eine Sinnwiederholung: „Eigenschaft" bedeutet ursprünglich nichts anderes als das „Eigene" (proprietas) im Gegensatz zum Fremden.

[2]) Damit ist zugleich noch ein allgemeinerer phänomenologischer Satz ausgesprochen: daß nämlich schon in der unmittelbaren Anschauung bestimmte Inhalte (Beschaffenheiten und Zustände) von vornherein als Folgen anderer gegeben sind; d. h. daß es ein unmittelbares Verursachungs-Erlebnis nicht nur bei Vorgängen (s. oben Kapitel 4, § 16), sondern auch bei unveränderт andauernden Zuständen gibt; doch gehört dies schon in den Zusammenhang des 6. Kapitels.

wie unentrinnbar sie vergeht, sobald eine andere Mode sich durchsetzt. Man erinnere sich auch an die unerschütterliche Überzeugung jedes gesunden Buben, das zehnte Stück des eben in Angriff genommenen Kuchens werde ebenso gut schmecken wie das erste. — Endlich besitzt für den unmittelbaren Eindruck jeder Mensch in einer Gruppe und in einer sozialen Ordnung seine Eigenart ganz aus sich und für sich, und ein Folgeverhältnis scheint nur in der Richtung von der Eigenart des einzelnen Menschen zur Eigenart der Gruppe und der sozialen Ordnung zu bestehen. Und hier hat die Blindheit für das gleichzeitig bestehende gegenläufige Folgeverhältnis viel ernstere Folgen: In allen Abarten des Individualismus seit dem Beginn der Neuzeit meinte man bestehende Bindungen auflösen, und das heißt auch, bestehende Bezugssysteme vernichten zu können, ohne dadurch die einzelnen Menschen, die in ihnen ihren Ort haben und aus ihnen ihr Maß empfangen, mit zu ändern; eine Meinung, die durch die tatsächlichen Folgen der vollzogenen Auflösung, die wir heute allenthalben um uns haben, und gegen die der Kampf erst an den auffälligsten Punkten begonnen hat, aufs furchtbarste widerlegt wird.

Als zusätzliche Bedingungen, die die vom Relativitätssatz gelassene Lücke schließen sollen, bieten sich, wie immer, „Erfahrungen" (Gewohnheit) und subjektive Wahl (Auffassung u. dgl.) an. Zum ersten Ausweg ist zu sagen: Ohne **andere** seelische Faktoren, die bei Wiederholung derselben Außenbedingungen **auch eine immer gleiche Auffassungsweise sicherstellen**, kann überhaupt keine „Erfahrung" sich ausbilden; diese immer wieder vergessene Voraussetzung jeder Erfahrungstheorie ist vielleicht nirgends so klar zu sehen wie gerade hier. Außerdem kann man — was in letzter Zeit von verschiedenen Verfassern gezeigt wurde — leicht Lagen herstellen, in denen es zu kraß erfahrungswidrigen Erlebnissen kommt: in denen man Häuser durch die Gegend fahren oder nach der Seite kippen sieht u. dgl. Ebenso ist auch hier die subjektive Beliebigkeit auf ganz bestimmte, objektiv beschreibbare Bedingungen beschränkt, die ganz den oben in Kapitel 4, § 11, erwähnten entsprechen[1]).

§ 7. Gestalttheorie der Bezugssysteme; Grundsätze.

Nur wegen der anschaulichen Absolutheit alles Einzelnen ist der Grundsatz der punktuellen Verankerung so einleuchtend: Er erscheint vom Erleben her geradezu gefordert. Ein gültiger Ansatz muß dieser Absolutheit der Anschauungsdinge und der Relativität ihrer Grundlagen gleichermaßen gerecht werden. — Wir versuchen ihn im Anschluß an eine Reihe älterer und neuerer Untersuchungen in folgende drei Sätze zu fassen:

1. **Die Bedeutung der Bezugssysteme.** Es gibt in so gut wie allen Gebieten des Seelischen, außer den anschaulich verwirklichten[2]) Beziehungen zwischen konkreten Gebilden: zwischen den Teilen eines Ganzen, zwischen den Gliedern einer Gruppe und zwischen

---

[1]) Vgl. auch unten § 14 dieses Kapitels.
[2]) Vgl. oben Kapitel 4, § 13.

benachbarten selbständigen Ganzen, die Beziehung jedes Einzelgebildes zu einem „Bezugssystem" als dem Gebiet, in dem es sich befindet und bewegt, in dem es seinen Ort, seine Richtung und sein Maß hat; diese Beziehung ist verwandt aber nicht wesenseins mit der Beziehung von Teilen zu ihrem Ganzen; sie ist seelisch ebenso wirklich, ebenso ursprünglich und ebenso folgenreich wie die zwischen den konkreten Gebilden. Die Festigkeit und Bestimmtheit einzelner Orte und Maße beruht auf der Festigkeit und Bestimmtheit des jeweils herrschenden Bezugssystems, nicht umgekehrt.

2. **Struktur der Bezugssysteme.** Ein Bezugssystem (Gebiet, Eigenschaftssystem) ist im Seelischen nicht — wie der Ausgangssatz in seiner äußersten Form behauptete — eine tote Menge von Möglichkeiten der Ausfüllung, sondern hat selbst jeweils eine bestimmte Struktur, die mehr oder weniger reich und fest sein kann.

3. **Ausbildung der Bezugssysteme.** Für die Ausbildung der Bezugssysteme und ihrer besonderen Struktur sind im Organismus bestimmte Vorbedingungen und Grenzen vorhanden, die je nach dem Sinnes- und Sachgebiet verschieden sind; keines dieser Systeme ist aber im voraus bis ins Letzte festgelegt, sondern ein jedes erhält seine volle und besondere Ausbildung, seine letzte Bestimmtheit und Festigkeit erst auf Grund der jeweils vorliegenden Gesamtbedingungen, d. h. es ist selbst **sachbedingt**; ein seelisches Bezugssystem ist eine lebendige Ganzheit, die als solche auf jede auch nur örtliche Beanspruchung reagiert, und indem sie diese aufnimmt und bestimmt, umgekehrt auch von ihr beeinflußt und bestimmt: „bestätigt" und gefestigt oder „durchbrochen" und gestört, möglicherweise auch zerstört und umgebildet wird. Mit anderen Worten: jeder Reiz ist zugleich Systemreiz.

§ 8. Erläuterungen zum ersten Satz: von der Bedeutung der Bezugssysteme.

a) **Umfang des Begriffs.** Eigenschaften eines seelischen Bezugssystems sind häufig gemeint, wenn man von einer bestimmten „Auffassungslage", von einer bestimmten (z. B. motorischen) „Einstellung", einer bestimmten „Orientierung", einem bestimmten „Adaptationszustand" spricht, ebenfalls in vielen Fällen, in denen von (gegensinniger) „Induktion" oder von „Transformation" die Rede ist.

b) **Systembedingte Eigenschaften von anschaulichen Gebilden.** Die seelische Wirklichkeit der Bezugssysteme tut sich vor allem kund in bestimmten Eigenschaften, Zuständen und Teilfunktionen an den in ihnen befindlichen Gebilden. Von der Lage in und der Stellung zu einem wirklich vorhandenen seelischen Bezugssystem sind bestimmt und haben außerdem keinen Sinn: 1. Alle sogenannten „absoluten" Eigenschaften: klein (winzig), groß (riesig); nahe, fern, oben, unten; früh, spät; schnell, langsam; laut, leise; fleißig, faul; klug, dumm; usw. Wenn ein Ding „größer als" ein anderes und doch „klein" erscheint, so bezieht sich die zweite Angabe auf die Stellung in dem augenblicklich wirksamen Bezugssystem. 2. Bestimmte, ebenfalls absolut erscheinende Zustände: aufrechtstehend, liegend, schräg; ruhend, bewegt; beständig, veränderlich usw. 3. Bestimmte Teilfunktionen: Basis, Sockel, Fuß, Gipfel, Flanke usw.; Grundton, Leitton, Auftakt, Synkope usw.

c) Abgrenzung gegen das Verhältnis zwischen Ganzem und Teil: Das „Durchgehen" des Bezugssystems. Die Beziehung zwischen einem Teil und seinem Ganzen und die Beziehung eines Gegenstandes zu seinem Bezugssystem können sich unter Umständen mehr oder weniger decken: Der Knopf ist „Teil des Rockes", oder: er befindet sich „am Rock"; ebenso das Blatt „am Baum" usw. Trotzdem sind die beiden Beziehungen in typischen Fällen klar zu unterscheiden. Der (echte) Teil ist von den übrigen Teilen seines Ganzen so abgegrenzt, daß beiderseits der Grenze „etwas ist": die Begrenzung ist zweiseitig. Dagegen ist die Grenze des Gegenstandes in seinem Bezugssystem nur einseitig; sie begrenzt nur den Gegenstand, nicht aber das Gebiet, in dem er sich befindet[1]). Das Gebiet hat an der Stelle des Gegenstandes kein „Loch", in das dieser „eingefügt" wäre, sondern es geht durch ihn hindurch, ist ebenso wie in der Umgebung auch an der Stelle, die er einnimmt. Damit hängt noch zusammen: Nimmt man einen Teil aus einem Ganzen, so entsteht eine Lücke; nimmt man aber einen Gegenstand aus seinem Bezugssystem, so bleibt dieses grundsätzlich vollständig. Das optische Figur-Grund-Verhältnis, an dem dies zuerst gründlich untersucht wurde, zeigt diese Beziehung nur in Annäherung; das Widersinnige der einseitigen Begrenzung kann sich da noch auflösen in den Eindruck, daß der „Grund", der hier die Rolle des Bezugssystems übernimmt, anschaulich durch die Figur „verdeckt" wird, also unter ihr hindurchgeht, so daß keine „doppelte Besetzung" desselben Raumgebietes zustande kommt. Der typische und reine Fall ist aber verwirklicht bei der Erscheinung des dreidimensionalen Dinges im Raum, wobei ebenfalls nur das Ding, aber nicht der Raum begrenzt wird, so daß dieser tatsächlich durch das Ding hindurchgeht.

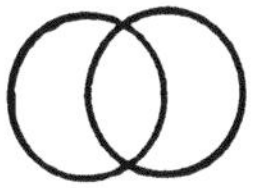

Aufschlußreich ist ein Versuch, in dem man ein Gebilde aus zwei gekreuzt ineinandergefügten Ringen (Abb. 20) bei geschlossenen Augen zum erstenmal in den Händen hält und ringsum

Abb. 20

---
[1]) Vgl. schon Kapitel 2, § 12.

betastet. Dabei scheint häufig das Ganze aus einer äußeren „Konturfigur" zu bestehen, die eine zweite, mandelförmige „enthält". Die Halbmondflächen werden in diesem Fall nicht beschrieben, d. h. die Gesamtfläche geht durch die Mandelfläche (nicht etwa hinter ihr) hindurch. Wird — ausnahmsweise — das Gebilde als „zwei Halbmonde" beschrieben, so bleibt wieder die Beschreibung des Mittelstückes aus; dieses gehört dann zur „Umgebung".

Der anschauliche Befund, daß die Dinggrenzen einseitig sind, daß durch sie die „Umgebung", die „Zwischenräume" nicht ebenfalls geformt werden, daß diese also nicht etwa doch eine — wenn auch „unbeachtete" — Form besitzen, findet seine Ergänzung und Bestätigung in einer Reihe funktionaler Verhältnisse, auf die wir ebenfalls zum Teil schon im 2. Kapitel (§ 12) hingewiesen haben. Werden in Gedächtnisversuchen Feldteile, die bei einer früheren Darbietung als Teile des Grundes wirkten, später als Figuren gesehen, so findet keine Erinnerung statt. Noch wesentlicher: derselbe Feldteil, der als anschauliches Ding allen Änderungen seiner Form Widerstand leistet, erträgt als Zwischenraum dieselben Änderungen ohne jede Reaktion. Derselbe Unterschied der Festigkeit äußert sich, wenn auch aus guten Gründen zum Teil weniger kraß, in Versuchen über zweiäugigen Wettstreit, über die Unterschiedsschwelle u. dgl. mehr. Also nicht nur die Raumverteilung, sondern auch die Qualität ist am „Ding" fester als am Zwischenraum.

Man darf aber die Formlosigkeit des „Grundes" und der Umgebung nicht, wie das verschiedentlich geschehen ist, absolut nehmen. Für Menschen mit gesunden Sinnen ist ein völlig formloser Raum kaum erlebbar; zwar hat der Raum vor mir keine Grenzen an den Oberflächen der Hand, des Federhalters und des Tisches, er bleibt dort ungeformt; trotzdem fehlt es ihm anschaulich nicht an Geformtheit: durch die Wände, die Decke und den Boden wird er zu einem charakteristischen — von innen gesehenen — „Gehäuse". Das trifft selbst auf den Raum über einem Berg im Freien zu, wo das Himmelsgewölbe Decke und Wände ersetzt. Einen echt unbegrenzten und daher wirklich unbestimmten und ungeformten Raum hat der Blinde um sich und seine getasteten Dinge; und dies war wohl gemeint, wenn immer wieder behauptet wurde, er habe überhaupt keinen Raum. Unbegrenzter und daher gänzlich ungeformter Grund kommt beim Sehtüchtigen zwar vor, aber längst nicht so häufig, wie man nach manchen Verfassern glauben sollte. Meist wird der Grund von anderen Dingen gebildet, und dann ist er zwar an der Grenze der auf ihm befindlichen Figuren oder Dinge, aber nicht überhaupt, unbegrenzt und ohne Form: Das Papier, das für diese Buchstaben Grund abgibt, hat seine Kanten; ebenso die Schreibunterlage, die wieder der Grund des Papiers ist, und die Tischplatte, die den Grund für die Unterlage bildet. Völlige Formlosigkeit des Grundes ist auf diejenigen Fälle beschränkt, wo er selbst durch ein Loch, mit einem „negativen Tiefensprung", gesehen wird, hinter dessen Rändern er sich unbestimmt weiter erstreckt. Beispiel: Der blaue Himmel hinter Wolken, Bäumen und Häusern.

Die Tatsache, daß der Grund gegen Änderungen der Qualität in Schwellenversuchen zwar deutlich, aber doch nicht sehr viel weniger, Widerstand ausübt als die Figur, könnte als Hinweis darauf betrachtet werden, daß hierbei der entscheidende Faktor die im Vergleich mit den Figuren notwendig größere anschauliche Ausdehnung und nicht der Grundcharakter als solcher ist. Andernfalls müßte nämlich die Schwelle auch für qualitative Ungleichmäßigkeiten innerhalb des Grundes Null oder doch sehr viel geringer sein. Die Entscheidung darüber steht aus.

d) **Die Unscheinbarkeit der Bezugssysteme.** So wichtig und handgreiflich auch die Bedeutung des jeweiligen Bezugssystems für die in ihm befindlichen Gegenstände ist, so wenig ist dieses im allgemeinen selbst Gegenstand der Wahrnehmung. Bemerkenswert ist, daß Änderungen am Bezugssystem typisch nicht unmittelbar als solche wahrgenommen werden, sondern nur mittelbar: an den gegensinnigen Änderungen der konkreten Gebilde innerhalb des Systems, die notwendig stattfinden müssen, wenn ihre Reizgrundlagen sich nicht im Sinn der Änderung des Bezugssystems mitverändern. Änderungen des Bezugssystems sind zwar der Wahrnehmung nicht grundsätzlich entzogen; die Wahrnehmbarkeit ist aber für sie mehr oder weniger nebensächlich, unwesentlich. Dieses ihr schemenhaftes, im wörtlichen Sinn „unscheinbares", sich dem unmittelbaren Zugriff entziehendes Wesen machte sich schon bei der Erörterung der Eigenschaften des „Grundes" oder „Umraums" bemerkbar. Ebenso deutlich wird es bei dem alten Streit über die **Sichtbarkeit der Beleuchtung**, die das Bezugssystem für die Farben der Dinge darstellt; nicht von ungefähr fällt da die Bemerkung, die Beleuchtung werde eigentlich mehr gefühlt als wahrgenommen. Das äußerste Maß der Unscheinbarkeit, die gänzliche Unwahrnehmbarkeit, wird im Fall der sogenannten absoluten Eigenschaften erreicht.

An der Unscheinbarkeit der Bezugssysteme nehmen alle diejenigen konkreten Gebilde in Annäherung teil, die in ihnen **fest verankert** sind, im Vergleich mit denjenigen, die sich darin verschieben: Ruhe und Beständigkeit sind unscheinbar, Bewegung und Veränderung auffällig.

Sicher ist, daß die **Wirksamkeit** der Bezugssysteme im oben besprochenen Sinn keineswegs an ihre Wahrnehmbarkeit geknüpft ist.

e) **Folgen der Unscheinbarkeit in der theoretischen Behandlung, dargelegt an einer Frage des Charakters.** Infolge des eben Gesagten ist für den materialistischen Standpunkt, der nur Greifbares als wirklich gelten läßt[1]), die Versuchung groß, das Bestehen von Bezugssystemen zu leugnen zugunsten des Grundsatzes der Relativität, und zu behaupten, es sei sinnlos, ein Ding einfach klein zu nennen, und gar noch, wenn es größer als andere zugleich gegebene Dinge ist.

Das mag ohne wesentliche Folgen sein, solange der Materialist nur Wahrnehmungspsychologie betreibt. Aber seine Blindheit für den Grundtatbestand der Stellung im System wird sich auch auf Wesentlicheres beziehen: Als einen der dem Menschen eigentümlichen „Grundtriebe" betrachtet die neuere Charakterkunde das sog. Selbstwertstreben: Das Streben, in irgendwelchen Beziehungen einen bestimmten (Mindest-)Rang einzunehmen, ein bestimmtes Niveau zu halten. Es gibt aber kaum einen größeren und für die Lebensform entscheidenderen Gegensatz als den zwischen den beiden Arten dieses Strebens, die man als „Eigenwertstreben" und als „Geltungsstreben" unterscheidet. Man hat den Unterschied dieser beiden Strebungen vorläufig dadurch zu kennzeichnen versucht, daß das Selbstwertgefühl in dem einen Fall seinen Schwerpunkt „innen",

---
[1]) Siehe oben Kapitel 2, § 8.

im anderen dagegen „außen" habe, eine Unterscheidung, die zum mindesten phänomenologisch schief ist[1]). Der eigentliche Kern des Gegensatzes ist, daß es dem Geltungsstreben nur auf ein bestimmtes Rangverhältnis zu anderen Einzelmenschen, dem Eigenwertstreben dagegen um einen bestimmten Platz an einem überpersönlichen, sachlichen Maßstab handelt. Der Materialist wird natürlich auch hier nur das relativistische Rangverhältnis kennen und anerkennen.

Übrigens wird auch in diesen eigentlich menschlichen Dingen der Unterschied zwischen dem Teil-sein in einem Ganzen und dem In-einem-Bezugssystemstehen sprachlich klar zum Ausdruck gebracht durch die Unterscheidung des „Wir" und des „Man". Man vergleiche die Sätze: „wir" machen das so und so; als Soldat verhält „man" sich so und so. Wir sprechen also dem „Man", im Gegensatz zu den von *Kierkegaard* beeinflußten neueren Philosophen, eine der Möglichkeit nach durchaus positive und sogar notwendige Bedeutung zu und sind der Meinung, daß die verbreitete absprechende Behandlung sich nur auf ein ganz bestimmtes, entartetes „Man" bezieht.

§ 9. Erläuterungen zum zweiten Satz: von der Struktur der Bezugssysteme; Übersicht.

Es gibt im Seelischen alle Arten von den einfachsten bis zu sehr reich durchgebildeten Bezugssystemen. Der Reichtum der Durchbildung kann beruhen:

1. auf der Anzahl ausgezeichneter Punkte oder Einschnitte innerhalb eines einheitlichen Systems;

2. auf der Dimensionszahl des betreffenden Gebietes, die von 1 bis 3 schwankt. Wenn man, nach einem in den Naturwissenschaften zum Teil üblichen Sprachgebrauch, jeder variablen Eigenschaft eines Gegenstandes eine „Dimension" zuordnet, so müßte man auch im Seelischen zu viel höheren Dimensionszahlen kommen; aber mit diesen Zahlen wären keine konkreten Einzelgebiete beschrieben, sondern es würde sich um Gemische von Angaben über verschiedene Bezugssysteme (etwa konkrete Realsysteme und abstrakte Ordnungssysteme) handeln;

3. auf der Anzahl der einander über- bzw. untergeordneten (ineinander geschachtelten oder einander überschneidenden) Haupt- und Nebensysteme.

§ 10. Erläuterungen zum zweiten Satz, Fortsetzung. — Zu 1. Einheit oder Vielheit der Bezugspunkte; „Gebiete" und „Gerüste"; Beispiele von Gerüsten.

Bei den einfachsten Bezugssystemen, die wir „Gebiete" nennen wollen, gibt es (im Falle eindimensionaler Ausbreitung) nur einen einzigen Bezugspunkt, den Nullpunkt, von dem aus sich das „Mehr" und das „Weniger", das „Stärker" und das „Schwächer" der zugehörigen absoluten Eigenschaften bestimmt. Andere Bezugssysteme weisen eine regelmäßige, mehr oder weniger dichte und einfache Folge von Bezugspunkten auf und

---

[1]) Siehe Kapitel 2, § 6.

werden daher durch den Namen „Gerüste" passend gekennzeichnet. Im einfachsten Fall sind die Bezugspunkte von gleichem Rang; sie können aber auch einen mehrstöckigen Stufenbau von Haupt- und Nebeneinschnitten bilden, wie es in den folgenden Beispielen durchweg der Fall ist.

An erster Stelle sei hier das Zeitgerüst des Lebens genannt, mit seinen Stunden, Tageszeiten, Tagen, Wochen, Monaten, Jahreszeiten und Jahren; mit den Mahlzeiten, Schichtwechseln, Feierabenden, Sonntagen und Jahrestagen als Marksteinen des Geschehens. Die Bedeutung dieses Gerüstes, insbesondere auch seiner zukünftigen Marksteine, für das menschliche Verhalten und Erleben kann nicht hoch genug eingeschätzt werden.

Man denke etwa an den schwindelartigen Zustand in einsamen Ferienzeiten, wo man das Datum und den Wochentag nicht mehr weiß und nur noch „ein Tag auf den anderen folgt". Es liegen allerlei geschichtsphilosophische Betrachtungen vor, z. B. über die Folgen der Überzeugung, kurz vor dem Ende der Zeiten zu leben. Aus dem experimentell-psychologischen Gebiet berühren die Untersuchungen über die Bedeutung der Unterteilung einer Arbeit durch Pausen dieses Problem; aber gerade bezüglich der feineren Struktur des Zeitgerüstes ist die Hauptarbeit noch zu tun.

Im kleinsten Maßstab erscheinen Zeitgerüste im Takt der gebundenen Rede, der Musik und des Tanzes. Man hat viel darüber gestritten, was in Dichtung und Musik den Takt und den Rhythmus unterscheide, hat auch Rangunterschiede feststellen wollen, gewöhnlich zum Nachteil des Takts, wegen seiner „mechanischen Eintönigkeit". Die Lösung ist einfach: Der Takt ist die Struktur des Bezugssystems, des Zeitgerüsts; der Rhythmus die Struktur des konkreten Inhalts, der dieses Gerüst erfüllt, und zwar in ihrem Verhältnis zu der Struktur des Gerüstes.

Dieser Aufspaltung in die Unterlage des Taktgerüstes und den konkreten Rhythmus der Töne wird beim Aufzeichnen von Musikstücken Rechnung getragen durch eine doppelte Weise, Zeitdauern zu bezeichnen: Adagio, andante, allegro bezeichnen die Dichte des Gerüstes; ganze, halbe und viertel Noten die Dichte seiner Ausfüllung. Ihr Zusammenwirken kann — nicht nur für den Anfänger ein befremdliches Erlebnis — so ausfallen, daß die Schnelligkeit der Tonfolge in zwei Stücken streckenweise genau dieselbe ist, obgleich bei richtigem Spiel das eine, mit allegro bezeichnete, schnell und das andere, mit adagio überschriebene, entsprechend langsam „klingt".

Infolge ihres Verhältnisses zur Struktur des Gerüstes wird eine Zeitgestalt, deren Rhythmus in ein Taktsystem eingespannt ist, wichtige neue Eigenschaften (Funktionseigenschaften und vor allem dynamische Qualitäten) aufweisen, die jedem auf einförmigem Zeitgrund verlaufenden Rhythmus fehlen. Die Lobpreisungen des Rhythmus auf Kosten des Takts, die man von manchen etwas gefühlvollen Verfassern zu hören bekommt, verfehlen aus diesem Grund völlig den Kern der Sache.

In demselben Sachgebiet finden wir ein weiteres Beispiel eines Bezugssystems vom Typus des Gerüstes. Es ist die Tonart mit ihren sich durch den ganzen Bereich der Tonhöhen wechselnd wiederholenden Grundtönen und Dominanten, durch die in der klassischen Musik auch die Melodie ein festes Gerüst erhält. Und wieder gilt hier gegenüber den Lobpreisungen der atonalen Musik auf Kosten der (so „beengten") tonartgebundenen, daß ein Melodieverlauf, der sich in das Gerüst einer bestimmten Tonart einspannt, entsprechend reicher an charakteristischen Eigenschaften (insbesondere Spannungseigenschaften) sein muß als eine in dieser Beziehung ungebundene, sich in einem nahezu einförmigen, aus der gleichmäßigen Folge der Halbton- oder gar Vierteltonschritte bestehenden Bereich von Tonhöhen bewegende Musik; ganz abgesehen von den Wirkungen, die durch den Wechsel der Tonart, d. h. des Bezugssystems selbst, möglich sind.

Als letztes Beispiel sei die Zahlenreihe des dekadischen Systems genannt, als Bezugssystem für die konkreten Zahlenwerte und ihre Änderungen in einer gegebenen Rechnung. Wie an normalen und pathologischen Fällen nachgewiesen ist, wäre ohne die charakteristische Struktur dieser Reihe mit ihren Fünfern, Zehnern, Fünfzigern, Hunderten usw. als Marksteinen, überhaupt kein Rechnen, sondern nur ein Zählen möglich. Sie muß also bei jedem Menschen, der rechnen kann, vorhanden sein, nicht etwa nur bei denjenigen, die sichtbar vorschwebende Schemata benutzen.

Um sich über die Möglichkeiten des Rechnens mit einer zwar wohl vertrauten, aber nicht derart durchgegliederten Reihe zu unterrichten, wird vorgeschlagen, die Zahlen 1, 2, 3 ... durch die Buchstaben a, b, c, ... zu ersetzen und damit einfache Rechnungen zu versuchen.

§ 11. Erläuterungen zum zweiten Satz, Fortsetzung. —
Zu 2. Die Dimensionszahl.

Die Struktur eines eindimensionalen „Gebietes" ist vollständig gekennzeichnet durch die Angabe 1. der Lage seines Nullpunkts, von dem aus sich das „Mehr" oder „Weniger", das „Stärker" oder „Schwächer" der zugehörigen absoluten Eigenschaften bestimmt, und 2. seiner Maßstabsverhältnisse: der Größe und dem Gesetz seiner Maßeinheit, nach welcher es sich bestimmt, ob ein Unterschied oder Abstand innerhalb des Gebiets als groß oder klein, eine Veränderung als stark oder schwach, als schnell oder langsam erlebt wird.

Die theoretische Behandlung der Maßstabverhältnisse wie auch der Verschiebungen bzw. Veränderungen von Gebilden in einem System vereinfacht sich dadurch, daß man beide wie neue selbständige eindimensionale Bezugssysteme behandeln kann. (Es handelt sich hier nicht in jedem Fall um ein bloßes Denkmittel, einen rein willkürlichen Ansatz; sondern, wie wir weiter unten sehen werden, sind dafür unter geeigneten Bedingungen durchaus greifbare anschauliche und funktionelle Grundlagen vorhanden.)

In dem System der Unterschiede oder Abstände wird dann der mittlere Abstand zum Nullpunkt, die winzigen und riesigen Abstände zu den Grenzen; in dem System der Verhaltungsweisen wird das ruhige Verhalten, das Fehlen einer Verschiebung oder einer Veränderung, zum Nullpunkt, und die verschiedenen Geschwindigkeiten der Verschiebung in den beiden möglichen Richtungen zu verschieden großen Abweichungen von diesem Nullpunkt — der aber nicht verwechselt werden darf mit dem Nullpunkt der Lage in dem konkreten Bereich, in dem die Verschiebungen sich tatsächlich vollziehen. — In diesem Sinn kann man noch weiter gehen, indem beim Vergleich mehrerer Geschwindigkeiten der Verschiebung oder Veränderung wiederum eine mittlere Geschwindigkeit zum Nullpunkt eines Systems der Geschwindigkeiten wird, von dem aus es sich bestimmt, was als langsam oder als schnell erlebt wird.

Vermehrt sich die Zahl der Dimensionen, so kommt — mindestens in konkreten Realsystemen — eine ganze Anzahl neuer Bestimmungen hinzu. Zum Nullpunkt des Gesamtsystems, von dem aus sich alle übrigen Orte bestimmen, treten die Hauptrichtungen: im zweidimensionalen System die Hauptachsen, im dreidimensionalen außerdem die Hauptebenen, von denen aus sich alle übrigen Richtungen und die Ausrichtung (Orientierung) der einzelnen Gegenstände im System bestimmen. Die Hauptrichtungen liegen ebensowenig zufällig und lassen sich so wenig willkürlich festsetzen wie der Nullpunkt. Beispiele: Im Anschauungsraum die senkrechte Achse mit ihren nach oben und nach unten gerichteten Strahlen und die waagrechten mit vorn-hinten und links-rechts; im Farbsystem die „senkrechte" Schwarzweiß-Achse, die „schräge" Gelbblau-Achse und die „waagrechte" Rotgrün-Achse. Die verschiedenen Hauptrichtungen können in einem Unterordnungsverhältnis stehen; so hat im Anschauungsraum die Senkrechte eine anschaulich beherrschende Rolle, die sich auch funktional auf verschiedene Weise bestätigt[1]).

An weiteren neuen Bestimmungen bringt in den konkreten Realsystemen des Anschauungsraumes die Mehrzahl der Dimensionen noch mit sich:

1) Das Maßverhältnis zwischen den verschiedenen Hauptrichtungen, aus dem es sich u. a. bestimmt, ob eine objektiv feste Länge, wenn der betreffende Gegenstand in dem System gedreht wird, auch anschaulich dieselbe bleibt, oder wie sie sich dabei ändert. Das einfachste Maßverhältnis wäre die Maßgleichheit; aber diese ist im Anschauungsraum nur in grober Annäherung verwirklicht: Bekanntlich erscheint dieselbe Linie senkrecht länger als waagrecht, merklich schon an Zeichnungen in einem Buch, viel deutlicher im Freien, etwa wenn man die Höhe eines Turmes schätzt, ganz gleich, ob man davor oder darauf steht; d. h. die Maßeinheit der Senkrechten ist kleiner.

2) Die Winkligkeit der Hauptachsen, aus der es sich u. a. bestimmt, welche Formen in dem betreffenden System symmetrisch sind. Die einfachste Art ist die rechtwinklige; und diese ist auch gewöhnlich die des Anschauungsraumes. Es ließ sich aber zeigen, daß Teilräume mit zueinander anschaulich schiefwinkligen Achsen durchaus erlebbar sind. Ferner fällt anschaulich die Rechtwinkligkeit oft nicht mit der objektiven

---

[1]) Vgl. unten § 14 dieses Kapitels.

zusammen, auch wenn man von Fällen der perspektivischen Verzerrung ganz absieht. Man denke an die Schrägstellung der objektiven Senkrechten im einäugig betrachteten ungegliederten Feld.

3) Die Krümmung des Systems in seinen verschiedenen Richtungen und Teilen als der Bezugsfall, von dem aus sich das Maß der Krümmung der in ihm befindlichen Gegenstände bestimmt. Der einfachste Bezugsfall wäre die Geradlinigkeit, und dies ist auch der gewöhnliche. Wie eine ganze Reihe taktil-motorischer und optischer Untersuchungen ergeben hat, fällt aber unter besonderen Umständen die anschauliche Geradlinigkeit nicht mit der objektiven zusammen, und Teilräume können sogar anschaulich gekrümmt sein.

Für die wissenschaftliche Behandlung dieser neuen Bestimmungen mehrdimensionaler Gebiete gilt dasselbe wie für Abstand und Verschiebung in eindimensionalen: Man kann jede davon wie ein selbständiges eindimensionales Bezugssystem behandeln, wobei Rechtwinkligkeit, Maßgleichheit und Geradlinigkeit die „Nullpunkte" bilden und die verschiedenen Abweichungen davon wieder als verschiedene „Abstände" vom Nullpunkt auftreten. —

Es gibt übrigens auch mehrdimensionale Systeme, in denen die eine Dimension die Form eines Gerüstes, die andere die eines Gebietes hat; so besitzt etwa die gebundene Rede, im Gegensatz zur Musik, nur in der Zeitdimension ein Gerüst, dagegen nicht in der Dimension der Tonhöhe bzw. Helligkeit. Das umgekehrte Verhältnis findet sich in gewissen Formen des musikalischen Rezitativs.

§ 12. Erläuterungen zum zweiten Satz, Fortsetzung. — Zu 3. Die Stufenzahl der einander untergeordneten weiteren und engeren Systeme.

Weder Zeit noch Raum sind uns je als Gesamtgebiete mit einheitlichem Nullpunkt oder Gerüst gegeben; sie sind vielmehr stets von einer Mannigfaltigkeit umfassenderer und engerer Teilbereiche erfüllt, die teils ineinander liegen, teils auch einander überschneiden und überschieben. Über die hier herrschenden Verhältnisse liegt schon eine Reihe wertvoller Untersuchungen vor. Ein Beispiel für das Ineinanderliegen von Bezugssystemen verschiedener Ordnung wurde oben bei der Besprechung des Figur-Grund-Verhältnisses gegeben[1]). Hierbei ist im reinen Fall völliger Geschlossenheit der verschiedenen Systeme Ort, Richtung und Verhalten jedes Gegenstandes ausschließlich oder wenigstens hauptsächlich durch das unmittelbar übergeordnete System und nicht oder doch viel weniger durch noch höhere Systeme bestimmt.

---

[1]) Siehe § 8, c dieses Kapitels. — Wenn man in einer Ansammlung unter sich gleichartiger, von einer einfarbigen Fläche abgehobener Gebilde ein vom Rest irgendwie abweichendes Gebilde „Figur" nennt, liegt übrigens das Figur-Grund-Verhältnis ebenfalls schon verdoppelt vor; was bei der theoretischen Behandlung dieser Fälle vielfach übersehen wird, weil die beiden Systeme sich weitgehend decken. Ähnlich verwickelt ist das Figur-Grund-Verhältnis, wenn man einen basso continuo als Grund erlebt, auf dem die Melodie sich als Figur abzeichnet; hier besteht sowohl der „Grund" als auch die „Figur" schon selbst aus zahlreichen, sich von dem „eigentlichen", „letzten" Grund (der Stille) absetzenden Einzelfiguren: den einzelnen Klängen oder gebundenen Klanggruppen.

Beispiel: Schräge Linie auf einem Papier, das schräg auf dem Tisch liegt, welcher wiederum schräg im Zimmer steht; auch bei etwaiger Rechtwinkligkeit oder bei Parallelverlauf des Striches zur Tischkante oder zur Zimmerwand bleibt er anschaulich ein „schräger Strich". Ähnlich bei dem Mann, der im fahrenden Schnellzug nach hinten geht; hier bleibt es anschaulich unverwirklicht, daß er infolge der viel größeren Geschwindigkeit des Schnellzugs „in Wirklichkeit" rückwärts über die Erdoberfläche befördert wird. Noch ein einfaches Vorführungsbeispiel: Man geht mit einer Schüssel voll Wasser, auf dem einige Blätter schwimmen, umher; bei jeder Wendung dreht sich das Wasser in der Schüssel, seine Ruhe in bezug auf den Erdboden ist natürlicherweise anschaulich nicht vorhanden.

Sind aber die Systeme gegeneinander mehr oder weniger offen, oder überschneiden sie sich, so werden die Bezugsverhältnisse verwickelter; ein und derselbe Gegenstand ist in mehreren Systemen zugleich oder wechselnd lokalisiert, und es entstehen dann schwankende, flaue und undurchsichtige Verhältnisse, mit zum Teil subjektiver Beliebigkeit, und schlimmstenfalls die widersinnigen Erlebnisse aus den Gebieten der Richtung, des Ortes, der Bewegung, der Helligkeit und der Beleuchtungsverhältnisse, die der neueren Wahrnehmungslehre mit Recht soviel Kopfzerbrechen gemacht haben: Bewegung ohne Ortsveränderung; volle Drehung um eine waagrechte Achse, ohne daß jemals oben mit unten vertauscht ist; Verschiebungen, die zu einer ganz anderen Endlage führen, als sie ihrer Richtung nach „dürften".

Zu den wichtigsten Beispielen der Überschneidung und Überschiebung von Bezugssystemen gehören diejenigen der Ichkoordinaten mit den Koordinaten der sachlichen Umgebung: Im Raum das Vorn-Hinten und Rechts-Links des Betrachters in seinem Verhältnis zu den entsprechenden Hauptrichtungen des Zimmers, in dem er arbeitet und umhergeht, oder der Kolonne, mit der er marschiert; das Hier und Dort des zufälligen augenblicklichen Standorts in seiner Beziehung zu Heimat und Fremde; das Oben und Unten des Körpers (Kopf und Füße) und des Schwerefeldes der Erde; der Nullpunkt des Jetzt mit seinen beiden Strahlen der Vergangenheit und Zukunft, der durch das oben erwähnte Zeitgerüst der Stunden, Tage und Jahre hingleitet. Die hiermit zusammenhängenden Fragen sind noch wenig bearbeitet, weil es vielfach als selbstverständlich galt und noch gilt, daß die Ichkoordinaten die seelisch einzig wirklichen oder wenigstens einzig wichtigen sind.

§ 13. Erläuterungen zum zweiten Satz, Schluß. — Näheres über seelische Gebiete: Lage und Kennzeichen des Bezugspunktes.

Wenn wir für die Zwecke der wissenschaftlichen Erfassung in einer eindimensionalen Mannigfaltigkeit einen Nullpunkt wählen, so sind wir geneigt, ihn an das eine Ende der Reihe zu legen, weil dies das Rechnen erleichtert. Bei den seelischen Bezugssystemen kommt eine solche einstrahlige Form ebenfalls vor, beispielsweise bei der Mannigfaltigkeit der Druckempfindungen der Haut (nicht des Muskelsinns) oder bei der Gespanntheit eines Romanlesers oder der Unruhe eines Wartenden. Hier geht die Reihe vom Fehlen des Drucks, vom ungespannten Zustand, von

Metzger, Psychologie

der Gemütsruhe, nur in einer Richtung aufwärts zu immer höheren Graden.

Viel häufiger aber ist die zweistrahlige Form[1]), bei der der **Nullpunkt im Innern** liegt; beim Wärmesinn liegt er zwischen warm und kalt, beim Muskelsinn zwischen Zug und Druck, bei der Gemütsstimmung zwischen heiter und traurig usw. Beim Lebensraum ist er, als Heim im engeren und als Heimat im weiteren Sinn, auf allen Seiten von der Fremde umgeben. Bei der charakterlichen Bewertung liegt er als ‚schlecht und recht' zwischen dem Bewunderten und dem Mißbilligten. Diese Innenlage des Nullpunkts scheint sogar in solchen Gebieten bevorzugt zu sein, wo logisch oder auch nach unserer Kenntnis der Reizgrundlagen die Randlage viel eher oder sogar ausschließlich zu erwarten wäre: Bei den Helligkeiten, die wir physikalisch von der Lichtstärke Null beim Fehlen allen Lichtes aus messen, liegt anschaulich der Nullpunkt bevorzugt zwischen Hell und Dunkel, und bei den Farben ist diese Lage (zwischen schwarz und weiß) sogar die einzige und zwingende: Schwarz ist eine ebenso positive Eigenschaft wie Weiß; und der Ausbau eines befriedigenden psychologischen Farbensystems und ein tieferes Verständnis der gegenseitigen Beziehungen zwischen Farbe und Helligkeit wurde erst möglich, als man diesen anschaulichen Tatbestand zum Kern der Theorie machte und nicht mehr versuchte, auch in der Psychologie von dem physikalisch bewährten Bezugssystem auszugehen. Ja, sogar auch bei Größe, Geschwindigkeit, Ferne; Tonhöhe, Lautstärke; Begabung, Fleiß usw., wo das Ausgehen vom objektiven Mangel nicht weniger naheliegt, wird im unmittelbaren Erleben fast ausschließlich **von einem mittleren Bereich aus** nach zwei entgegengesetzten Richtungen gemessen, nämlich nicht nur in der selbstverständlichen Richtung größer, schneller, ferner; höher, lauter; klüger, fleißiger; sondern ebenso auch in der logisch befremdlichen Richtung kleiner, langsamer, näher; tiefer, leiser; dümmer, fauler. Daß man häufig auch bei der **Lautstärke** nicht die **Stille** als Nullfall wählt, scheint zunächst besonders unglaublich, aber es wird aufs beste bestätigt durch das eindrucksvolle Erlebnis der Stille, das ebenso positiv sein kann wie das der Dunkelheit; man denke auch an den positiven **Eindruck des Faden**, d. h. des objektiv geschmacklosen[2]).

Für den Nullpunkt bzw. das Nullniveau gibt es zwei einander ergänzende Kennzeichen, ein anschauliches und ein funktionales: **Anschaulich** ist er, wie schon eben angedeutet wurde und wie auch sein Name besagt, **vorwiegend negativ** gekennzeichnet. Absolute **Stärke** einer Eigenschaft heißt ja nichts anderes als ihre **Abweichung vom Null-**

---

[1]) Wir vermeiden den Ausdruck symmetrisch, weil die beiden entgegengesetzten Richtungen gewöhnlich nicht spiegelgleich sind, sondern zu qualitativ ganz Verschiedenem führen.
[2]) Weiteres über die Nullpunktslage unten § 16 dieses Kapitels.

niveau. Was für das Bezugssystem als Ganzes gilt, trifft also für die auf es bezogene Einzeleigenschaft ebenfalls um so mehr zu, je mehr ihre Stellung sich dem Nullpunkt nähert. Sie wird unscheinbar, unauffällig, „nichts Besonderes"; im äußersten Fall ist sie ganz verschwunden: es ist gar nichts mehr da, es ist weder warm noch kalt, man fühlt sich weder heiter noch traurig, ein Mensch wirkt weder (auffallend) mutig noch ängstlich usw. Im Kernbereich des Seelischen gehört hierher das, was sich von selbst versteht, wovon kein Aufhebens gemacht wird.

Funktionell ist der Nullpunkt eines einfachen Gebiets, soweit Untersuchungen oder Erfahrungen aus dem Leben vorliegen, vielfach dadurch gekennzeichnet, daß in seiner nächsten Umgebung der Maßstab des betreffenden Systems besonders fein wird; vergleichsweise geringe Abweichungen sind in seiner Nähe erlebnismäßig erheblich; in der Regel erreicht auch die Unterschiedsschwelle für die betreffende Eigenschaft dort ihr geringstes Maß. Man denke an das „kritische Grau", bei dem man für feinste Farbbeimischungen besonders empfindlich ist. Ob dieses Kennzeichen allgemein gültig ist, besonders, ob es in entsprechender Weise auch für „Gerüste" gilt[1]), müssen erst weitere Untersuchungen lehren.

Auf die gelegentlich beobachteten Widersprüche zwischen der Feinheit des Maßstabes und der Unterschiedsempfindlichkeit, d. h. den Befund, daß von zwei Unterschieden, die beide eben merklich sind, der eine (anschaulich?) größer sein kann als der andere, sei hier nur hingewiesen, ohne eine Lösung zu versuchen. Möglicherweise handelt es sich um Größenordnungen, bei denen schon die Feinheit des physiologischen Substrates, z. B. im äußeren Empfangsapparat, eine Rolle zu spielen beginnt.

Handelt es sich um ein System, dem reizmäßig eine Intensitätsskala zugrunde liegt, so hat demnach das *Weber*'sche Gesetz, nach dem die Unterschiedsschwelle bei allen Reizstärken denselben Bruchteil der Ausgangsstärke ausmacht, nur innerhalb dieses Bereichs um den Nullpunkt angenäherte Gültigkeit; schon nach dessen Grenzen hin steigt sie, und wächst gegen die Grenzen des Gesamtsystems immer rascher. — Das Gesagte gilt nicht nur für mittlere im Vergleich mit hohen und tiefen Wärmegraden, oder für mittlere Beleuchtungen im Vergleich mit sehr starken und sehr schwachen, sondern z. B. auch für gewohnte im Vergleich mit ungewohnten Sitten und Charakteren: Die Neger sind alle schwarz, die Chinesen alle schlitzäugig, die Amerikanerinnen alle bemalt, und es ist für den Neuling schwer zu verstehen, daß sie ihre Bekannten ebensogut am Gesicht unterscheiden können, wie wir die unseren. Umgekehrt bleibt es Geschwistern immer unverständlich, daß Fremde sie verwechseln. Mit anderen Worten: Es gibt in vielen einfach zentrierten und dabei umfassenden Bezugssystemen (Gebieten) eine Art Perspektive, wobei der Nullpunkt dem Hier und Jetzt entspricht und die Grenzen

---

[1]) Wahrscheinlich nicht: Dezimaltäuschung!

dem Horizont, bis zu dem sich alles immer mehr verkürzt, so daß zuletzt beliebig große objektive Unterschiede keine anschauliche Erweiterung mehr bewirken. Auch bei dieser Eigentümlichkeit von Gebieten ist noch zu untersuchen, ob sie allgemeingültig ist, oder wieweit anderenfalls ihr Geltungsbereich sich erstreckt.

Damit ist zugleich auch das Wesentliche über die Maßstabverhältnisse in seelischen Gebieten gesagt. Der Maßstab kann hier nicht durch eine einfache Zahl angegeben werden, sondern nur durch eine Formel, die die Änderungen der Maßeinheit vom Nullpunkt bis zu den Grenzen, besonders auch die Größe des Bereichs mit angenähert konstanter Maßeinheit und die Geschwindigkeit der Zunahme nach den Grenzen (unter den augenblicklich herrschenden Gesamtbedingungen) zum Ausdruck bringt. — Außerdem wird anzugeben sein, ob die Abweichungen des Maßstabs beiderseits des Nullpunkts dieselben sind oder nicht. Der Sehraum bietet mehrere Beispiele für solche Ungleichheit des Maßstabs. Er hat eine vom Fußpunkt des eben betrachteten Gegenstandes aus nach oben gewöhnlich auffallend abnehmende Maßeinheit (umgekehrte Buchstaben!), und beim einäugigen Sehen außerdem nach der Nase zu eine etwas kleinere als nach der Schläfe[1]).

§ 14. Erläuterungen zum dritten Satz: von den Ursachen der Ausbildung bestimmter Bezugssysteme.

a) Das Labyrinth als bezugssystembildendes Organ. Wir tragen in uns einen besonderen Apparat, das Labyrinth, das Organ des Gleichgewichtssinnes, zu dessen Aufgaben es u. a. gehört, außer Verlagerungs- und Drehbeschleunigungen unseres eigenen Körpers besonders die Hauptrichtungen des Raumes, in dem wir uns befinden, vor allem die senkrechte, festzulegen und zu sichern, also ein wichtiges Bezugssystem auszubilden. Wie eine Reihe genauerer Untersuchungen über die anschauliche Senkrechte und Waagrechte übereinstimmend ergeben hat, ist aber die Bedeutung, die das Labyrinth für die anschaulichen Raumrichtungen besitzt, erstaunlich gering gegenüber der Wirkung der Eigenstruktur der gesehenen Umgebung; besonders, wenn der Beobachter nicht aufrecht steht, kann man sie fast als fehlend bezeichnen. Man denke an die mannigfachen Abweichungen und Schwankungen in der Einstellung der Senkrechten, die unter dem Namen des *Aubert*'schen Phänomens bekannt sind.

Die Richtung von Bäumen, Pfählen, Türen, Hauswänden, Gesimsen, des Bodens, d. h. die Richtung dessen, was den Charakter des Stehenden und des

---

[1]) Dies trägt wohl mit dazu bei, daß an sehr großen Gebilden (Türmen, Bergen) die anschauliche Überhöhung (oben § 11, 2 dieses Kapitels) und die damit zusammenhängende Überschätzung der Anstiegswinkel bedeutend stärker ist als an kleinen.

Liegenden besitzt, bestimmt dann, was senkrecht und waagrecht erscheint, auch wenn es das in Wirklichkeit gar nicht ist. Nach neueren Befunden ist bei Fischen die Raumsenkrechte aufs stärkste von der **Einfallrichtung des Lichtes** mitbestimmt. Aber auch ganz bedeutungslose Scharen von parallelen Linien können diese Wirkung haben und z. B. die Senkrechte des Raumes in sich hineinziehen. Von hier aus ergeben sich Täuschungen, die in großen geschlossenen Fahrzeugen (Flugzeugen, Kraftwagen) möglicherweise verhängnisvoll werden können. Beim Widerstreit etwa zwischen den Wänden des Fahrzeugs, in dem man sitzt, und den Gegenständen der Umgebung ergibt sich eine Zwischenlage der anschaulichen Raumrichtungen, die sich nach dem richtet, was den größeren Teil des Gesichtsfeldes ausfüllt. Solche wechselnde Zwischenlagen der scheinbaren Senkrechten erhält man auch beim Wettstreit zwischen bedeutungslosen Scharen von parallelen Linien, die das Gesichtsfeld in nicht sehr verschiedener Richtung durchlaufen. Verlaufen die beiden Scharen annähernd rechtwinklig zueinander, so werden sie wieder selbst zu Vertretern der beiden Hauptrichtungen; genaue Rechtwinkligkeit ist dazu sicher nicht erforderlich; systematische Untersuchungen wären erwünscht. Ob eine einzelne schräge Linienschar senkrecht oder waagrecht wird, hängt bei aufrechter Stellung des Beobachters davon ab, wieweit ihre Richtung von der Schwerkraftrichtung abweicht. Für andere Stellungen des Beobachters ist noch kein Gesetz dafür bekannt.

b) Das Fehlen besonderer Organe für andere Bezugssysteme und seine theoretische Bedeutung. Auch auf anderen Gebieten hat man versucht, besondere Apparate oder Reizarten zu finden, die das Bezugssystem begründen, nach dem sich dann das Übrige richtet.

So hat man z. B. schon geglaubt, für den Beleuchtungseindruck eine besondere, reizmäßige Grundlage in dem Licht zu finden, das von den Trübungen der Luft in das Auge gelangt (Luftlichthypothese), oder auch in dem zerstreuten Licht, das außerhalb der Pupille durch die Augenhüllen dringt. Aber keine dieser Annahmen hielt der strengen Prüfung stand.

Es bleibt nur eine Folgerung: Die konkreten Inhalte der Anschauung und die Bezugssysteme, die deren Ort und Maß bestimmen, beruhen auf derselben Grundlage: außer auf bestimmten Gesamtbedingungen der menschlichen Natur auf der Reizmannigfaltigkeit des Augenblicks einschließlich der jüngeren, manchmal auch der älteren Vergangenheit.

Schon die einfachste Reizmannigfaltigkeit, die zur Bildung einer Grenze Anlaß gibt: die Erfüllung des Gesichtsfelds mit zwei verschiedenen, in sich einheitlichen Färbungen, führt in der Regel nicht zum Zerfall des Sehfelds in zwei Teilgebilde, sondern zur Aussonderung einer Figur in einer Umgebung, d. h. zugleich mit der Ausbildung eines Gebildes zu derjenigen eines Gebiets, in dem dieses sich befindet; ebenso verhält es sich in der Zeiterstreckung beim Hören eines Tones in der „Stille", obgleich diese gewöhnlich schon selbst gar nicht ganz lautlos ist, usw. — Dieses Verhältnis ist nicht auf die einfachste Sinneswahrnehmung beschränkt. Es findet sich wieder, wenn die Gesamtheit der Menschen sich dem unverbildeten Betrachter zunächst nicht in so und so viele Völker — nebeneinander — gliedert, sondern in das eigene, selbstverständlich in verschiedener Hinsicht ausgezeichnete Volk (Figur) inmitten der „Barbaren" (Grund), und nicht in so und so viele Glaubensbekenntnisse nebeneinander, sondern in „Gläubige" (Figur) und „Heiden" (Grund), oder wenn die Kunststile noch bis in dieses Jahrhundert in den „klassischen" (Figur) und die „primitiven" (Grund) eingeteilt wurden; in etwas anderer Weise, wenn es kaum einem Menschen gelingt, bei der Selbstprüfung sich als teils gut, teils schlecht, also gewissermaßen als „durchwachsen" zu verstehen, sondern er sich fast immer nur entweder „im Grund gut" mit einigen dunklen Flecken oder „im Grund schlecht" mit einigen Lichtpunkten vorkommt; wobei man übrigens schön den spontanen Figur-Grund-Wechsel beim Umschlagen der Stimmung beobachten kann.

c) **Gestaltgesetze der Bildung von Bezugssystemen.** Für die Aussonderung von Figuren gelten Gestaltgesetze, die teilweise schon gründlich untersucht und den Zusammenhangsgesetzen nah verwandt sind. Man kann sogar wohl schon behaupten, daß gewisse Zusammenhangsgesetze unmittelbar in Figurgesetze übergehen, wenn man sie außer auf die Figuren auch auf den Grund anwendet. Dem Sinn des Verhältnisses zwischen einem Bereich und den darin befindlichen Gebilden entspricht es, daß beim Ineinander von offener und geschlossener Phase (im Sinn der Kolloidlehre) die geschlossene und konvexe bevorzugt Figurcharakter annimmt. Nach einer neueren, konkreteren Annahme ist diese Bevorzugung, wenigstens für das Figur-Grund-Verhältnis im engeren Sinn, daraus zu erklären, daß die Ergänzung der verdeckten Teile des Grundes leichter durch Ausfüllung (nach innen) als durch Erweiterung (nach außen) erfolgt; was durchaus mit den sonstigen Befunden über spontane Ergänzung von Wahrnehmungsgestalten mit unvollständiger Reizgrundlage (Kap. 7, § 8, 3) zusammenstimmt. Daß symmetrische und ebenbreite Feldteile bevorzugt zur Figur werden, läßt sich im Zusammenhang mit der Tatsache verstehen, daß der Grund an den Grenzen der Figur nicht ebenfalls geformt ist, die genannten Arten der gestaltlichen Auszeichnung für die betreffenden Feldteile als Teile des Grundes also gar nicht bestehen würden. Daß ferner meist die kleineren Feldteile als Figuren wahrgenommen werden, hat man einleuchtenderweise daraus erklärt, daß dasjenige zum — durchgehenden — Grund wird, was zu seiner Vervollständigung der geringsten Ergänzung bedarf, so daß die in der Wahrnehmung verdoppelten Flächenteile, und infolgedessen die Gesamtfläche, die geringste mögliche Ausdehnung erhalten. Daß endlich beim Zueinander von mehr als zwei verschiedenen Färbungen die Feldteile von gleicher Farbe sich bevorzugt zum Grund zusammenschließen (Abb. 21), folgt unmittelbar aus dem Prinzip der Gleichartigkeit.

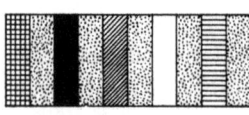

Abb. 21. Die gleichartigen Streifen schließen sich zum Grund zusammen.

Unerklärt bleibt, warum (nach den verschiedensten Untersuchungen) dunklere Feldteile leichter zu Figuren werden als hellere. Falls dieser Befund sich auf Beobachtungen an Zeichnungen u. dgl. bei Tages- oder hellem Lampenlicht beschränken sollte (was nicht geprüft ist), wäre an die Erklärung zu denken, daß dasjenige bevorzugt zur Figur wird, was von dem Durchschnitt der Gesamthelligkeit am stärksten abweicht; was im Hellen zweifellos auf die dunklen Flächenteile zutrifft. — Über das Verhältnis zum Aufmerksamkeitsverhalten, zur Einstellung und zur Gewohnheit ist alles Nötige in Kapitel 4 gesagt.

In welcher Weise und nach welchen Gesetzen sonst die jeweils bestehenden Bezugssysteme von der augenblicklichen Sachlage bestimmt sind, ist am leichtesten durchschaubar, wo bestimmte — nach den in Kap. 4 besprochenen Zusammenhangsgesetzen ausgesonderte — Gestalten selbst die Bezugssysteme bilden für andere, darin befindliche oder sonstwie auf sie bezüglich erlebte. In einer Reihe sorgfältiger Untersuchungen ließen sich einfache sachliche Regeln, Gestaltgesetze, dafür ableiten, welche von zwei gegeneinander begrenzten Gestalten die Funktion des Bezugssystems übernimmt oder in dem gemeinsamen Bezugssystem bevorzugt ruhend erscheint und dadurch zu dessen sichtbarem Vertreter wird[1]). Sind nicht mehr als zwei Gebilde ausgesondert, so wird das anschaulich Umschließende — das aber auf keinen Fall mit dem in dieser Beziehung völlig wirkungslosen, umschließenden Reizbereich auf der Sinnesfläche verwechselt werden darf[2]) — bevorzugt Bezugssystem für das Umschlossene, das Beständige für das Unbeständige, das Eindringliche für das Blasse, das anschaulich Senkrechte für das Waagrechte und Schräge, ferner das Periphere für das Angeblickte. Die Größenunterschiede haben beim Fehlen anderer Faktoren nur dann eine eindeutige Wirkung, wenn das eine Gebilde nicht nur als Vertreter eines gemeinsamen Bezugssystems auftritt, sondern mit diesem selbst zusammenfällt: als Hintergrund für eine Figur, als Boden, auf dem, oder als Träger, an dem sich das andere befindet; übrigens ist zu diesem Eindruck keine Berührung nötig: es genügt ein Entlanggleiten in nicht zu großem Abstand. Wenn keiner der genannten Faktoren wirksam ist, so erscheint der gemeinsame Schwerpunkt oder richtiger die Mitte des Abstands der fraglichen Gebilde (oder die beiden Gebilde abwechselnd) als ruhend. Beim Hinzukommen weiterer Gebilde findet man weiter eine Tendenz zur Einheit des Bezugssystems; d. h. von drei Gebilden wird eher eines zum Bezugssystem für beide andere als das eine für das zweite und dieses wieder für das dritte. Diese Tendenz wird anscheinend nur durch be-

---

[1]) Diese Unterscheidung ist keine logische Spitzfindigkeit; ohne sie wird es kaum möglich sein, die verwickelten Verhältnisse etwa bei dem Nebeneinander verschieden großer Gebilde zu klären, ebenso wie die Wirkung des Blickverhaltens.
[2]) Schaut man z. B. durch ein Wagenfenster ins Freie, so umschließen in der Abbildung auf der Sinnesfläche die Wände des Wagens den Ausschnitt der Landschaft; trotzdem umschließt anschaulich — wie wirklich — die Landschaft den Wagen.

stimmte Umschließungsverhältnisse wirkungslos gemacht. Ferner wird bevorzugt das mittlere zum Bezugssystem für die äußeren. Drittens bleibt ein bestehendes Bezugsverhältnis beim Hinzukommen weiterer Gebilde gern erhalten, auch wenn das nach den obigen Regeln nicht zu erwarten wäre; es handelt sich hier um einen Anwendungsfall der „objektiven Einstellung"[1]. Als deren unmittelbarer Gegenspieler ist endlich der Faktor der „Sättigung" zu nennen, nach welchem ein Vorgang, der sich längere Zeit an einer bestimmten Stelle des Wahrnehmungsfeldes (vielleicht des Organismus überhaupt) abspielt, dort die Bedingungen für seine weitere Aufrechterhaltung immer mehr verschlechtert[2]. — Keineswegs sind die Bezugsverhältnisse, wie zur Zeit noch allgemein angenommen wird, in erster Linie von der Erfahrung verursacht, sondern, wie eine sorgfältige neuere Untersuchung ergab, nur unter Umständen von ihr mitbedingt, und zwar in sehr charakteristischer Weise. Die Erfahrung tritt da nämlich nicht als besonderer Faktor neben die oben angegebenen; ihre eigentliche und unmittelbare Wirkung besteht darin, die augenblicklich gegebene Konstellation durch „unsichtbar Vorhandenes"[3] so zu ergänzen, daß eines der besprochenen sachlichen Bezugsverhältnisse, insbesondere das der Umschlossenheit, mit seinen zugehörigen Folgen für die Bewegungsverteilung, sich ausbilden kann. Ist für die gestaltliche Ergänzung im Erfahrungssinne kein Platz, weil die ganze Umgebung der fraglichen Gebilde von anderen Wahrnehmungsgebilden angefüllt ist, so treten unter Umständen die schon erwähnten, höchst erstaunlichen erfahrungswidrigen Bewegungserlebnisse auf: Häuser, die zwischen stillstehenden Fahrzeugen einherfahren u. dgl.

Beim Wettstreit verschiedener Faktoren gibt es teils Schwanken infolge rascher Sättigung, mit subjektiver Beeinflußbarkeit, teils flaue und undurchsichtige Verhältnisse, teils Zwischenlösungen im Sinn einer algebraischen Summe der verschiedenen Einflüsse. Das letztere scheint nach neueren Untersuchungen besonders für die Ausbildung des Richtungssystems (senkrecht, waagrecht, schräg) zu gelten; bei Ortsveränderungen gilt es anscheinend nur für rasche Verschiebungen des Subjekts im Raum, während bei langsamen, ganz im Sinn des Umschließungssatzes, der Umraum meist anschaulich stillsteht[4]. Die meisten früheren Untersuchungen über den sogenannten Bewegungskontrast sind unter solchen uneindeutigen Bedingungen gemacht und haben daher mehr oder weniger

---

[1] Kapitel 4, § 16.
[2] Dieser Faktor spielt auch bei dem Wechsel der Fassungen unter uneindeutigen Zusammenhangsverhältnissen eine Rolle (Kapitel 4, § 9, 2).
[3] Siehe oben Kapitel 2, §§ 10, 11.
[4] Die Vermutung, daß bei raschen Verschiebungen des Subjektes die anschauliche Bewegung des Umfeldes auf der Abnahme seiner optischen Eindringlichkeit beruht, deckt sich sachlich mit den oben angeführten Befunden über die Wirkung der Eindringlichkeitsverhältnisse.

verwickelte Ergebnisse. — Aus dem Umschließungssatz (in Verbindung mit dem Eindringlichkeitssatz) ist ohne weiteres die vielbesprochene Erscheinung der Ruhe der Objekte bei Blickbewegungen trotz der Verschiebung ihres Bildes auf der Netzhaut abzuleiten: der „Blickstrahl" lokalisiert sich in bezug auf die ihn umgebenden Dinge, nicht umgekehrt. Diese schon vor Jahren dargelegte Folgerung scheint der Aufmerksamkeit der meisten Psychologen bisher entgangen zu sein. Ferner folgen aus dem genannten Satz die Erlebnisse in der „Hexenschaukel" und bei der „Reise nach Paris" auf dem Jahrmarkt.

Daß die Umschlossenheitswirkung dieser Vorrichtungen auf den Betrachter, im Gegensatz zu derselben Wirkung eines gesehenen Gebildes auf das andere, in der Regel nicht sofort einsetzt, beruht wohl nicht, wie in einer neueren Untersuchung vermutet wird, auf einer Trägheit dieser Wirkung selbst, sondern darauf, daß im Widerspruch zu dem sichtbar Gegebenen das Beschleunigungsorgan im Labyrinth ungereizt bleibt. Dieser Widerspruch besteht, wenn die gesehene Bewegung im gleichen Sinn fortgesetzt wird, nur im ersten Augenblick, aber später nicht mehr.

Der Umschließungssatz ließ sich ferner von der Lage und den Bewegungsverhältnissen auch auf Helligkeitsverhältnisse, insbesondere auf bestimmte Erscheinungen bei Helligkeitsänderungen übertragen. Bei nicht ruckartigen und nicht allzu großen Helligkeitsänderungen eines Umfelds werden nicht diese, sondern entgegengesetzte Änderungen einer darin befindlichen Figur gesehen. Der Helligkeitskontrast vom Grund auf die Figur ist stärker als umgekehrt. Ob er in umgekehrter Richtung überhaupt vorhanden ist, darüber fehlen umfassende Veröffentlichungen. Abschließend sei bemerkt, daß der Umschließungssatz auch für die Erscheinungen aus dem Gebiet der Sitte und der Mode gilt, auf die wir oben (§ 6 dieses Kapitels) kurz hingewiesen haben.

§ 15. Einige Folgerungen aus den Gesetzen der Bildung von Bezugssystemen: die Feldgrößensätze; Wechsel des Systems.

Zur Ausbildung reicherer und dabei fester Bezugssysteme gehören, wie wir schon bisher sahen, bestimmte Anordnungseigenschaften des Gegebenen, also auch eine bestimmte Mannigfaltigkeit und aus diesem Grund ein genügender Bereich. Bei weniger als drei gleichzeitig sichtbaren Helligkeiten kann man nicht den Eindruck der Beleuchtung von Oberflächen haben. Die Größe des Bereichs, von der die sogenannten „Feldgrößensätze" sprechen, erhält ihren Sinn nur von der darin enthaltenen Mannigfaltigkeit; sie ist wirkungslos, wenn der Bereich einförmig oder wirr erfüllt ist. Erstaunlich ist das scheinbare Schwanken auch der eigenen Stellung im Raum, wenn man sich auf ruhender, aber unfester Unterlage[1]) einem einzigen gesehenen Punkt gegenüber befindet. Takt und Tonart eines neu gehörten Musikstückes oder Gedichtes liegen

---
[1]) Drehstuhl.

nicht nach den ersten zwei Tönen, häufig sogar erst nach vielen Takten eindeutig fest. Eine Schar von parallelen Geraden kann den Verlauf der anschaulichen Senkrechten bestimmen, ein Einzelstrich kaum; und ein Gewirr von durcheinanderlaufenden Krikelkrakeln ist hierin so wirkungslos wie eine kahle Wand. Tonart entsteht nur, wenn eine Folge fest ausgehaltener Tonhöhen den Hauptbestand des Gehörten ausmacht; also nicht bei der Sirene und bei der Sprache. Wenn die Klänge eines Musikstückes eine ganz kurze Zeit gleiten (beispielsweise, wenn beim Grammophon die Geschwindigkeit schwankt), ist augenblicklich nicht nur die bestimmte vorliegende Tonart, sondern der Eindruck von Musik überhaupt zerstört. Entsprechend entsteht gehörter Takt nur bei einer genügend regelmäßigen Folge von deutlich betonten oder sonstwie hervorgehobenen Stütztönen (Bässen, Anfangs- und Schlußtönen einzelner Phrasen usw.); systematische Untersuchung fehlt. Nicht von allen Dirigenten wird das genügend beachtet. Ist das Takt- und Tonartgerüst erst ausgebildet, so ist es für den musikalischen Laien kaum oder gar nicht mehr möglich, wieder herauszukommen: etwa die nächste Strophe eines Liedes plötzlich eine Terz höher zu singen; und wenn es gelingt, hat man schon bei kleinen Kindern einen Heiterkeitserfolg. Abweichende Klangzusammenstellungen und Betonungsfolgen werden trotzdem in dem einmal ausgebildeten Takt- und Tonartgerüst, und zwar in Spannung dazu, erlebt. Dauert die Abweichung aber zu lange einheitlich fort, so schlägt nach einer Phase der Unsicherheit das Bezugssystem um, und die Spannung verschwindet. Ein großer Teil der Harmonielehre, die Lehre von der Modulation, beschäftigt sich mit der Kunst, das Tonartgerüst in ruhiger und sicherer Weise zu ändern, die Melodie von einem Gerüst in das andere zu führen. Folgen sich zu rasch verschiedene Widersprüche zum eben geltenden Gerüst oder überstürzen sich die Modulationen, so daß ein eben neu eingeführtes Gerüst, ehe es sich für den Hörer überhaupt ausgebildet hat, schon wieder ersetzt wird —, so ist für diesen schließlich überhaupt kein Gerüst mehr da, und Rhythmus und Melodie verlaufen dann auf anschaulich einförmigem Grund[1]). In beiden Beziehungen ist die Fähigkeit des Durchhaltens des Bezugssystems gegen seinen rhythmischen und melodischen Inhalt und ebenso die Fähigkeit, rasch ein neues Bezugssystem aufzubauen, nach Begabung und Schulung außerordentlich verschieden. Es würde sich verlohnen, einmal die entsprechenden Verhältnisse auch bezüglich Heimat, Umpflanzung und Entwurzelung im eigentlichen Sinn zu untersuchen.

Bezüglich der Tonart gingen die Vertreter der tonalen Musik nach *Richard Wagner* oft weit über das hinaus, was ein Nichtmusiker leisten kann. Der Komponist und der Dirigent haben die Vorzeichen und die Taktstriche vor Augen, und so ist ihr Gerüst von vornherein fertig; daß der Hörer beides nicht

---
[1]) Auf die erlebnismäßige Verarmung der betreffenden Gebilde haben wir schon oben § 10 dieses Kapitels hingewiesen.

sieht, daß für ihn das Gerüst in seinen beiden Erstreckungen erst durch die Art der Komposition und des Spieles selbst entstehen muß, diesen einfachen psychologischen Tatbestand übersehen zu haben, ist das Merkmal einer Zeit, die mehr und mehr vergaß, daß Musik da ist, gehört und nicht gelesen zu werden. — Bezüglich des Rhythmus scheinen die Neger allen anderen Rassen in der Kunst des Durchhaltens überlegen zu sein, was höchstwahrscheinlich in der bei ihnen leicht erkennbaren, besonders starken motorischen Verankerung des Rhythmus begründet ist, und worauf das ungeheuer Heftige und Gespannte, aber auch oft „Übergeschnappte" und „Verrückte" ihres Musizierens beruht. Im Gegensatz dazu rührt das „Weichliche", Unsaubere und Zügellose der Zigeunermusik von ihrer Gepflogenheit her, das Takt- und das Tonartgerüst selbst durch ständiges Zögern und Beschleunigen und ununterbrochenes Gleiten anzugreifen und bis nahe an die Zerstörung zu erweichen. — Das hat auch zur Folge, daß es in der Zigeunermusik — ebenso wie in manchen neueren einheimischen Schulen des Gesangs, in denen vor lauter Sorge um die Klangfülle die Tonhöhe für mehr oder weniger nebensächlich erachtet wird — im Gegensatz zur klassischen europäischen und auch zur ernsten (geistlichen) Negermusik keinen wirklichen Zusammenklang, d. h. keine Einordnung in ein Ganzes gibt. Ganz sinngemäß wurde daher diese Art Musik im Höhepunkt des Individualismus als Gipfel alles Musizierens betrachtet und geliebt, und heute gibt der Grad ihrer Beliebtheit ein gutes Maß für die Fortschritte der inneren Überwindung dieser Geisteshaltung ab.

§ 16. **Gestaltgesetze des Maßes und der Nullpunktslage in „Gebieten".**

1. Der Zug des Nullpunkts nach der Mitte als Grundvorgang der „Eingewöhnung". Die verbreitetste Wirkung umfassenderer Reizmannigfaltigkeiten auf das Bezugssystem der zugehörigen Erlebnisse oder anschaulichen Gegebenheiten ist die Festlegung und Verschiebung des Nullpunkts und des Maßstabs in ein- und mehrdimensionalen Gebieten. Und zwar besteht, anscheinend allgemein, eine Tendenz zur Mittellage des Nullpunkts. Der Durchschnitt einer gleichzeitig nebeneinander oder in kurzem Zeitraum nacheinander ausgebreiteten Mannigfaltigkeit von Varianten einer bestimmten Eigenschaft (Farbe, Größe, Geschwindigkeit, Begabung, Fleiß, Mut ...) strebt zu ihrem Nullpunkt zu werden; man findet also Durchschnitt und Nullpunkt einander um so näher, je später man die Mannigfaltigkeit daraufhin prüft; doch führt die Entwicklung in vielen Fällen nie bis zum völligen Zusammenfallen von Durchschnitt und Nullpunkt. Nimmt nach der Ausbildung des Nullpunkts die betreffende Mannigfaltigkeit nach einer Seite hin zu oder ab, oder verlagert sich der ganze Bereich, so folgt, wie schon 1909 nachgewiesen wurde, mehr oder weniger rasch der Nullpunkt dieser Veränderung bis an und über die Grenzen des ursprünglichen Bereichs, so daß etwa bei der Beurteilung von Größen später absolut klein erscheint, was erst absolut groß war, daß ganz Anderes als vorher weder groß noch klein wirkt und zugleich gegen feinste Änderungen und Abweichungen am empfindlichsten ist[1]). Man denke an die Veränderung des „nah" und

---

[1]) Ob auch das Empfindlichkeitsmaximum bei allen Arten von Bereichen feststellbar ist, müßte im einzelnen noch nachgeprüft werden.

„weit" und auch des „groß" und „klein" beim Übergang vom Zimmer auf die Straße oder gar auf einen Hochgebirgsgipfel; auch an die Größe der Menschenhand im Puppentheater, an das Aussehen von Möbeln auf der Straße.

Dies ist der allgemeinste Sinn von **Anpassung** oder **Eingewöhnung**; womit zugleich gesagt ist, daß auch das Gesetz der Nullpunktsverschiebung von der einfachsten Wahrnehmung bis hinauf in die höchsten Bereiche des Seelischen gilt: Der Augenblick der ersten Bekanntschaft mit einem fremden Stil oder einer fremden Bevölkerungsgruppe ist am geeignetsten zur Erfassung des für sie Typischen, während erst nach längerem Aufenthalt in ihr der Reichtum der Einzelcharaktere und die Fülle der besonderen Ausdrucksmöglichkeiten jedes Einzelnen sich entfaltet[1]). Wenn dabei das Typische der Gruppe dem Blick verblaßt, so ist es trotzdem falsch zu sagen, man sehe den Wald vor Bäumen nicht; tatsächlich hat sich für den Beobachter der Nullpunkt für menschliche Charaktereigenschaften inzwischen verschoben, und zwar ist er mehr oder weniger nahe an die Mitte des Variationsbereiches der betreffenden Gruppe gerückt. Das äußert sich darin, daß bei der Heimkehr alles umgekehrt ist: daß dann das Typische der Heimat hervortritt und ihre Unterschiede verblassen.

Um solche Nullpunktsverschiebungen des Bezugssystems handelt es sich in der Mehrzahl der Fälle, in denen man über die Absolutheit einer Eigenschaft im Lauf des Erlebens Enttäuschungen erlebt[2]).

Wir betrachten noch den besonderen Fall, daß die gegebene „Mannigfaltigkeit" aus nur einer einzigen Qualität, Größe oder Beschaffenheit besteht. Nach dem oben Gesagten muß natürlich auch eine einzige gegebene Qualität den Nullpunkt des Systems, dem sie angehört, in sich hineinziehen; es muß sich bei gleich bleibenden Bedingungen der Nullpunkt auf diese Qualität hin verlagern. Von der anschaulichen Seite betrachtet heißt das: diese betreffende Qualität ändert sich in Richtung auf Nullpunktsbeschaffenheit hin; sie wird unscheinbar, neutral, uncharakteristisch, oder verschwindet ganz; zugleich aber wird man empfindlicher für feinste Änderungen und Abweichungen neuer Reizungen, die nicht mit der nunmehr bestehenden Nullpunktsreizung zusammenfallen. Die Behauptung, jeder Reiz sei zugleich Systemreiz, nimmt hier die einfachste mögliche Form an: Jeder Reiz bewirkt außer einer gewissen Qualität eines konkreten Inhalts **auch eine Verschiebung des Systems, zu der diese Qualität bzw. dieser Inhalt gehört**, in dem Sinne, daß

---

[1]) Diese Verhältnisse sind in ausdruckspsychologischen Untersuchungen häufig übersehen worden, so daß man Entscheidungsfragen, die nur **nach** der Eingewöhnung in eine bestimmte Gruppe zu beantworten sind, ohne sie zu beantworten suchte.
[2]) Siehe dieses Kapitel, § 6.

der betreffende Reiz im äußersten, aber häufig nicht erreichten Fall zum Nullpunktreiz würde, daß die zunächst von ihm hervorgerufene Qualität also verschwände. Beispiele: Das allmähliche Verschwinden des Geruchs eines neu betretenen Raumes, des Geräusches der Lichtmaschine am Fahrrad, bei nicht allzu niedriger Außentemperatur das allmähliche Verschwinden der Kälteempfindung, die man beim Verlassen geheizter Räume verspürt, und entsprechend der Wärmeempfindung bei ihrem Betreten.

2. **Die gegensinnigen Nachwirkungen.** Faßt man den Begriff des Nullpunkts in dem allgemeineren Sinn, der oben § 11 dieses Kapitels festgesetzt wurde, so erhält man eine bemerkenswerte Erweiterung des Satzes von der Tendenz des Nullpunkts zur Mitte bzw. zur einzigen herrschenden Reizart: Auch räumlich oder zeitlich nicht einförmige Reizung kann in bezug auf Qualitäts-, z. B. Farbstruktur, zur Nullpunktreizung werden. Es ergibt sich dann ein anschaulich „ebenes", gleichmäßiges Nullniveau auf „unebener", ungleichmäßiger Reizgrundlage; was zur Folge hat, daß nur eine entsprechend ungleichmäßige Reizung zum anschaulichen Eindruck der Gleichmäßigkeit (als Nullfall der Qualitätsstruktur) führt, während eine gleichmäßige Reizung des betreffenden Gebietes anschaulich im Gegensinn ungleichmäßig werden muß. Hierher gehören (wennn man von den größeren, den Grenzen der Beanspruchbarkeit des Auges sich nähernden Reizstärken absieht) die Erscheinungen der „farbigen Ermüdung" oder „Umstimmung" und des negativen Farbnachbildes, ferner der anschauliche Ausgleich der Druck- und Wärmeunterschiede der Bekleidung. Ebenfalls hierher gehörig, aber aus verschiedenen Gründen noch erstaunlicher ist die erst kürzlich näher untersuchte Gewöhnung an regelmäßige Schwankungen der Helligkeit eines optischen Ganzfeldes derart, daß schließlich nicht mehr diese Schwankungen selbst, sondern nur noch die — auf dieses Niveau bezogen entgegengesetzten — „scheinbaren" Schwankungen eines kleinen Infelds von objektiv beständiger Helligkeit gesehen werden. Übrigens ist dies nur das sensorische Gegenstück zu den schon vor Jahrzehnten entdeckten, auf den ersten Blick ganz andersartigen, Erscheinungen der sogenannten „motorischen Einstellung", etwa bei abwechselndem Heben zweier verschieden schwerer Gewichte, wobei die „mittlere" Schwere bzw. Anstrengung sich ebenfalls für die zugehörigen Hebungen in Richtung der beiden verschiedenen objektiven Gewichte verschiebt, so daß hinterher zwei in derselben Weise nacheinander gehobene objektiv gleiche Gewichte im Gegensinn verschieden erscheinen.

Die Anwendung auf den Nullfall des Geschehens, also auf die Ruhe im Vergleich mit der Bewegung, lautet: Findet in einem bestimmten Bereich fortgesetzt gleichsinnige Bewegung statt, so wird eine — allmählich wachsende, aber immer etwas langsamer bleibende — Bewegung in der betreffenden Richtung zum Nullniveau der Bewegtheit: die anschauliche Bewegung wird schwächer; und um den anschaulichen Nullfall des Verhaltens, nämlich Ruhe, zu erzielen, muß objektiv eine — etwas schwächere — Bewegung in der gleichen Richtung gesetzt werden, während objektive Ruhe jetzt anschauliche Bewegung im Gegensinn ergibt: die bekannte Erscheinung des negativen Bewegungsnachbilds. Entsprechende Versuche über den Nullfall qualitativer Veränderungen (Einschleichen) sind zwar wiederholt angestellt, aber bisher nicht veröffentlicht. — Für den Nullfall der Winkligkeit sieht dieselbe Gesetzmäßigkeit folgendermaßen aus: Schiefwinklige optische Gebilde ziehen die Hauptrichtungen des Raumes in sich hinein, ihre anschauliche Schrägheit nimmt ab; objektiv symmetrische Teilfiguren, die sich darin befinden, werden anschaulich entsprechend schief, und umgekehrt. Hierher gehört die Neigung der Raumsenkrechten in Schrägschriften, auf die man erst recht aufmerksam wird, wenn man die Schrift im Spiegel betrachtet, weil die Spiegelschrift in bezug auf die nun entgegengesetzt schrägliegende Senkrechte doppelt schräg erscheinen muß. Wie weit es sich bei den bekannten Richtungstäuschungen (*Zoellner, Sander* usw.) um eine Verzerrung der Raumkoordinaten und vielleicht nicht nur um eine Verzerrung der konkreten Gebilde im unverzerrten Raum handelt, ist meines Wissens noch nicht geprüft. — In entsprechender Weise verschiebt sich der Nullfall des parallelen Verlaufs in Scharen leicht auseinanderlaufender Geraden auf eine etwas geringere Divergenz, und objektiv parallele Linien scheinen dann in der betreffenden Richtung zusammenzulaufen (Trapez- und Ringsektorentäuschung).

Diese Nullpunktverschiebung im Verein mit der entsprechenden für die Maßeinheit innerhalb einer und derselben Erstreckung scheint auch ein Verständnis für die anschaulichen Maßverhältnisse der Raumtiefe zu eröffnen. Die auffallende Verkürzung, die man an räumlich umgekehrt (invertiert) gesehenen Drahtwürfeln beobachtet, entspricht nicht etwa, wie gelegentlich behauptet wurde, der „wirklichen" Verkürzung des Bildes auf der Netzhaut, sondern ist doppelt so stark wie diese; der Grund ist genau derselbe wie bei der übertriebenen Neigung schräger Schriften im Spiegel: die Konvergenz ist auf ein in entgegengesetzter Richtung konvergierendes System von Tiefenlinien bezogen. Daher können die Formveränderungen der Begrenzungsflächen, die man beim Drehen eines solchen umgekehrt gesehenen Drahtwürfels beobachtet, auch nicht als Zeichen für das „innere Leben" der betreffenden Gestalt in Anspruch genommen werden: sie sind unvermeidliche, man kann sagen geometrische Folgen der verkehrten Lage im Bezugssystem.

Weiter ist noch der Nullfall der Geradlinigkeit zu erwähnen. Scharen von Bögen, seien sie nun gesehene Linien oder Bewegungsbahnen (eines Gegenstandes oder eines eigenen Glieds des Beobachters) oder auch nur die zu Bündeln von Radien gehörigen „gedachten", nicht reizmäßig gegebenen Kreisbögen, ziehen die anschauliche Gerade in sich hinein, so daß ein — etwas schwächerer — Bogen der Nullfall der Geradheit wird und eine wirkliche Gerade entgegengesetzt gekrümmt erscheint.

Endlich sind noch zu erwähnen Verschiebungen des **Nullfalls der Maßgleichheit** auf objektiv ungleiches Maß, und zwar z. B. im Vergleich der oberen und der unteren Hälfte der Großbuchstaben in üblichen Lateindruckschriften, oder im Vergleich der rechten und der linken Hälfte menschlicher Gesichter. Wenn man die Schrift auf den Kopf stellt und Gesichter im Spiegel betrachtet, tritt der bestehende Unterschied sehr viel stärker hervor, oft wird er überhaupt erst dann bemerkt. — Ein eindrucksvolles Beispiel der Verschiebung des Nullfalls der Maßgleichheit zweier **verschiedener** Erstreckungen ist schon zu Beginn des Jahrhunderts im *Wundt*schen Laboratorium entdeckt worden. In ausgesprochen länglichen Bereichen der Körperoberfläche schwankt der eben merkliche Abstand um einen gegebenen Berührungspunkt in eigenartiger Weise, wenn man die zweite Berührung in verschiedenen Richtungen ansetzt. Der Schwellenbereich ist dort ebenfalls langgestreckt. Mitten auf dem Unterarm verläuft z. B. sein größter Durchmesser in dessen Längsrichtung, auf dem Handgelenk dagegen quer zum Arm. Der Nullfall der Maßgleichheit ist hier zu beschreiben als Annäherung an einen Grenzfall, bei dem das betreffende Gebiet in sämtlichen Richtungen mit der gleichen Zahl von Einheiten durchmessen würde. Der Längenunterschied seiner verschiedenen Erstreckungen ist durch diese Maßstabsverschiedenheit vermindert, wenn auch nie ganz ausgeglichen.

Die Geschwindigkeit, mit der sich der Nullpunkt von Eigenschaftsgebieten im oben eingeführten Sinn an die Feldbeschaffenheit anpaßt, d. h. mit der diese „normal" wird, wird als wichtiges typologisches Merkmal betrachtet. In einem bekannten Typentest bedient man sich des Nullfalles der Geradheit.

3. **Gekoppelte Maßstäbe.** Neben der bisher besprochenen Anpassung eines Maßstabs an die Mannigfaltigkeit der Größen, die an ihm gemessen werden, gibt es noch eine zweite Art: die Anpassung eines Maßstabs an den einer anderen Eigenschaft desselben anschaulichen Gebildes. Am längsten bekannt ist die *Charpentier*sche Gewichtstäuschung: Bei gleichem Gewicht erscheint der größere von zwei Körpern leichter. Das heißt: bei wachsender räumlicher **Ausdehnung** wächst die Maßeinheit für das **Gewicht** um einen gewissen Betrag mit. Wüchse sie im gleichen Verhältnis wie die Ausdehnung, so entspräche gleichem anschaulichen **Gesamt**gewicht objektiv gleiches **spezifisches** Gewicht. Dieser Grenzfall, in dem man von einer Transponierung der Maßstabsgesamtheit sprechen könnte[1]), wird für das Zusammen von **Ausdehnung und Geschwindigkeit der Fortbewegung** unter geeigneten Bedingungen in guter Annäherung erreicht.

Vergleicht man die Geschwindigkeit von gesehenen Gebilden verschiedener Größe, die sich auf Bahnen (und in einem Gesamtgelände) von ebenso verschiedenen Maßen (Länge, Breite, Kurvenweite) fortbewegen, so hat man den **Eindruck** gleicher Geschwindigkeit, wenn die in cm/sec gemessenen Geschwindig-

---
[1]) Vgl. Kapitel 3, § 4.

keiten annähernd in demselben Verhältnis zueinander stehen wie die übrigen Maße. Sogar wenn man Bewegungen selbst ausführt: beim Figurenzeichnen oder Schreiben erscheinen (von Grenzfällen abgesehen) die Bewegungen nicht etwa dann gleich schnell, wenn das ausführende Glied in gleichen Zeiten gleiche Strecken zurücklegt, sondern vielmehr dann, wenn man in gleichen Zeiten annähernd gleiche Bruchteile der Gesamtfigur durchläuft (*Derwort*sche Regel). Sind bei gesehener Bewegung nicht sämtliche einander entsprechenden Raummaße verschieden, sondern z. B. nur die des bewegten Gebildes (Fernlastzug im Vergleich mit Kinderwagen) oder nur die der Bahn (Autobahn im Vergleich mit Fahrweg), so liegt die anschaulich gleiche Geschwindigkeit irgendwo zwischen der für die maßgleichen und der für die maßverschiedenen Teilbestände spezifischen. Die Verhältnisse sind dann ähnlich wie bei der *Charpentier*schen Gewichtstäuschung[1]).

§ 17. Anwendung auf die Frage der euklidischen Struktur des Wahrnehmungsraumes.

Auf Grundgesetzmäßigkeiten der besprochenen Art, und nicht auf „Erfahrung" im Sinne der „Berichtigung" mit Hilfe von Gegebenheiten anderer Sinne, nicht auf dem Eingreifen einer geheimnisvollen Fähigkeit mit dem Namen „Verstand", beruht es, daß man auch durch stark verzerrende Brillen und bei verzerrenden Veränderungen der Netzhaut, je nach dem Grad der Verzerrung nach Stunden oder nach Tagen, alles wieder richtig sieht. Diese hier etwas kühn klingende Behauptung ist darauf begründet, daß es auch völlig unkorrigierbare Verzerrungen des Wahrnehmungsraumes gibt, die aber erst in einem späteren Zusammenhang recht verständlich gemacht werden können[2]).

Mit dem obigen ist zugleich auch Wesentliches zu der viel erörterten Frage nach der Apriorität der euklidischen und cartesischen Struktur, d. h. zur Frage der Geradlinigkeit, Maßgleichheit und Rechtwinkligkeit der Koordinaten des Anschauungsraumes gesagt. Diese Struktur des Raumes ist nicht, wie man zeitweise annahm, a priori festgelegt, aber sie ist a priori bevorzugt, sie ist seine ausgezeichnete oder natürliche Struktur, die von allen möglichen Ausgangslagen her immer wieder angesteuert wird. Von Abweichungen kann in zweierlei Sinn gesprochen werden. Erstens im Sinn von Abweichungen des anschaulichen Nullfalles von dem objektiven; solche kommen, wie wir sahen, in zahlreichen Abwandlungen vor. Dabei ist aber im reinen Fall nach Ablauf der Eingewöhnungszeit die anschauliche Struktur des Raumes euklidisch und cartesisch wie zuvor. — Zweitens im Sinn einer anschaulichen Gekrümmtheit, Schiefwinkligkeit usw. der Raumkoordinaten. Diese nun möchte man für einen Widerspruch in sich und daher für anschaulich unmöglich halten, denn das Maß und die Koordinate ist doch nichts

---

[1]) Dies ist übrigens die Erscheinungsgruppe, die gelegentlich unter dem Namen „erweitertes Konstanzproblem" erörtert wird; vgl. Kap. 3, § 11.
[2]) Siehe unten Kapitel 8, § 10c.

anderes als der anschauliche Nullfall, das „Weder-so-noch-so-gekrümmt", „Weder-hierhin-noch-dorthin-geneigt" usw. Wenn trotzdem nicht nur in Umgewöhnungszeiten zweifelsfrei Bereiche mit auch anschaulich schiefen, gekrümmten oder maßverschiedenen Koordinaten beobachtet werden, so wird das verständlich aus dem Tatbestand der Überlagerung von Bezugssystemen. Es handelt sich in allen bekannten Beobachtungen dieser Art um einen Teilbereich in umfassenderen Gebieten. Seine Form ist durch die anschaulich normalen Koordinaten der weiteren Umgebung bestimmt, wird aber ihrerseits wieder bestimmend für das, was sich in ihm befindet. Es handelt sich um die Art von Fällen, wo der untergeordnete Bereich nicht völlig geschlossen ist und daher der nächsthöhere Bereich mit in ihn hineinwirkt[1]). Es wäre hiernach zu erwarten, daß, sobald man die betreffende Verzerrung auf den Gesamtbereich des Wahrnehmungsfeldes ausdehnt, seine Struktur nach einer kürzeren oder längeren Übergangszeit anschaulich rein euklidisch würde, und daß nach Aufhebung dieser Verzerrung dann der mit bloßem Auge gesehene Raum ebenso, aber umgekehrt verzerrt sein müßte, wie zuletzt der objektiv verzerrte. Seit der ersten Niederschrift dieses Abschnittes sind von anderer Seite Versuche veröffentlicht worden, in denen die Vpn. längere Zeit hindurch verzerrende Brillen trugen, mit einem Erfolg, der aufs genaueste mit der oben ausgesprochenen Voraussage übereinstimmt.

§ 18. Zwei Arten der Nullpunktsverschiebung.

Die Verschiebung des Nullpunkts nach der Mitte und die sonst besprochenen Maßstabsanpassungen können allgemein auf zwei charakteristisch verschiedene Weisen vor sich gehen. Wahrscheinlich sind diese an verschiedene Schichten im Nervensystem geknüpft. Die Zuordnung bzw. die Feststellung des Anteils der beiden Arten ist nicht immer leicht. Bei dem in vieler Hinsicht übereinstimmenden Endergebnis ist das nicht verwunderlich; obwohl aus verschiedenen Gründen nie ein Zweifel bestand, daß es sich tatsächlich um zwei verschiedene, selbständige Vorgangsarten handelt.

Die erste Art ist durch folgende Merkmale gekennzeichnet:
1. Sie vollzieht sich mehr oder weniger langsam, unter Umständen nach einer Latenzzeit, und hat bei Änderung der Bedingungen entsprechend lange dauernde gegensinnige Nachwirkungen.
2. Sie findet sich schon bei den einfachsten Reizbedingungen, bei einförmiger Reizung, und auch in sehr engen Bezirken des Wahrnehmungsfeldes.

---

[1]) Siehe oben § 12 dieses Kapitels. — Auf denselben Bedingungen beruht es, daß die Farbe einer Beleuchtung, die im Grenzfall als Nullniveau der Färbung verschwindet, besonders deutlich wird, wenn sie nur in einem Teilraum inmitten einer abweichend beleuchteten Umgebung herrscht.

Metzger, Psychologie

3. Sie ist an das anatomische Substrat gebunden; ihre Nachwirkung kann an gänzlich andere, sachlich-inhaltlich unbeteiligte Stellen des Anschauungsraumes verlegt werden.

Anders sind die Merkmale der zweiten Art:

1. Sie vollzieht sich augenblicklich und hat bei Änderung der Bedingungen nur schlagartige, flüchtige Nachwirkungen.
2. Sie setzt sehr bestimmte, verwickeltere Anordnungseigenschaften der Reizmannigfaltigkeit voraus, die größtenteils noch nicht erforscht sind, sie fehlt also bei einförmiger Reizung und ist auf umfassendere Bereiche beschränkt (dies ist der Sinn der schon oben erwähnten Feldgrößensätze); sie findet sich demnach auch nur im Bereich der höheren Sinne.
3. Sie ist an die anschaulichen Gegenstände gebunden, also nicht auf sachfremde Bereiche des Anschauungsraumes verlegbar, aber mit den Korrelaten der anschaulichen Gegenstände im anatomischen Substrat verschiebbar.

§ 19. Die Adaptation oder Umstimmung.

Die erste der beiden Arten ist die „Adaptation" im Sinn der optischen „Lokaladaptation" oder Umstimmung.

Die Adaptation in dem besonderen Sinne des Wechsels zwischen Hell- und Dunkelauge weicht von dieser insofern ab, als sie mehr oder weniger große Bereiche in der Umgebung der am stärksten gereizten Stelle, im Grenzfall das ganze Auge im Sinn der jeweils stärksten Reizung erfaßt, also zwar ebenfalls an das Substrat, aber nicht streng an den Ort gebunden ist. Der Wechsel zwischen Hell- und Dunkelauge bedeutet übrigens, genau wie die Veränderlichkeit der Pupillenweite, nur eine Erweiterung der Adaptationsmöglichkeiten für Helligkeit, die bekanntlich schon je innerhalb des Hellauges und des Dunkelauges bestehen. Aus dem Zusammenhang unserer Überlegungen[1]) ist es selbstverständlich, daß wir den Ausdruck Adaptation beim Auge nicht nur für die Anpassung ans Dunkle, sondern auch für die ans Helle gebrauchen, und daß wir unter Dunkeladaptation nicht nur die Erhöhung der Empfindlichkeit für schwächste Lichtreize, sondern zugleich auch ihre Herabsetzung für die Unterschiede der starken (Blendung) und außerdem die zugehörigen Verschiebungen der anschaulich „mittleren" Helligkeit verstehen.

Die zweite Art der Nullpunktsverschiebung umfaßt alles, was unter dem Namen der Konstanz oder Beständigkeit bekannt ist, und noch einiges mehr[2]). Man kann sich den Unterschied gut veranschaulichen, indem man einen reinen Fall eines Bewegungsnachbildes mit einem gut ausgeprägten Fall induzierter Bewegung vergleicht. Die ausnahmslos substratgebundene Adaptation ist zweifellos die entwicklungsgeschichtlich ältere Form. Ihr Endergebnis ist bei gleichartig fortdauernder Reizung die qualitative Einebnung des betreffenden Sinnesfelds, d. h. das Aufhören der Wahrnehmung.

---

[1]) Besonders § 16 dieses Kapitels.
[2]) Warum wir den gebräuchlichen Namen „Transformation" vermeiden, siehe oben § 4 dieses Kapitels.

Eine qualitative Einebnung kann man sich dynamisch auf verschiedene Weisen zustande gekommen denken. Erstens im Sinn eines gegenseitigen Ausgleichs von benachbarten Prozessen im Wahrnehmungsfeld, die miteinander kommunizieren, im Sinne des einfachsten bzw. des „wahrscheinlichsten" Gesamtzustandes. Äußerlich genau derselbe Endzustand der qualitativen Gleichmäßigkeit könnte aber zweitens auch dadurch zustande kommen, daß völlig stückhaft, ohne jede Wechselwirkung, an jedem einzelnen Punkt des Feldes für sich, schließlich die „Nullbeschaffenheit" sich herstellte. Die Substratgebundenheit der Adaptationswirkungen legt zwar die zweite Deutung nahe. Aber abgesehen davon, daß in diesem Falle der Ausgleich stets nur einem einzigen, ganz bestimmten qualitativen Niveau, eben dem unscheinbarsten, erfolgen könnte, ist diese Deutung bei allen nicht rein qualitativen Nullpunktsverschiebungen, also bei den Änderungen des Ruhezustandes, der Geradlinigkeit, der Rechtwinkligkeit und der Maßgleichheit gar nicht durchführbar, da es sich um Eigenschaften handelt, die überhaupt nur an ausgedehnteren Bereichen vorkommen können.

Die geringe Geschwindigkeit der Adaptationswirkung eines Reizes im Vergleich mit der seiner qualitativ-inhaltlichen Wirkung ist, von ihrem Endergebnis aus betrachtet, nicht etwa ein Mangel, sondern im Gegenteil die notwendige Vorbedingung dafür, daß überhaupt spezifisch verschiedene Qualitäten wahrgenommen werden können. Wären die beiden Wirkungen gleich schnell, so käme überhaupt keine Wahrnehmung spezifischer Qualitäten und infolgedessen keine anschauliche Aussonderung zustande. Ist die Nullpunktsverschiebung nur wenig langsamer als die qualitative Wirkung, so gibt es spezifisch verschiedene Qualitäten und infolgedessen Aussonderung nur unmittelbar nach Reizänderungen (Frosch, Netzhautperipherie, Berührungssinn). Die Wahrnehmung gleichbleibender charakteristischer und charakteristisch verschiedener Zustände, d. h. auch die räumliche Aussonderung und Gliederung bei gleichmäßig fortdauernder ungleichförmiger Reizung eines größeren Gebietes ist nur möglich, wo im Vergleich mit der inhaltlichen Wirkung der Reize ihre Systemwirkung sehr langsam ist. In diesem Geschwindigkeitsverhältnis glauben wir ein wesentliches funktionelles Merkmal der höheren Sinne gefunden zu haben.

§ 20. Die Beständigkeit der Wahrnehmungsdinge unter wechselnden Reizbedingungen; der Grundsatz der gegabelten Wirkung.

Wenn bei der Umstimmung die einzelnen örtlichen Qualitäten oder Inhalte sich auf den zugehörigen Nullpunkt zu verschieben, so ändern sich die Beziehungen zwischen ihnen: das bestehende Eigenschaftsprofil wird eingeebnet. Das Kennzeichen der Konstanzerscheinungen ist nun im reinen Fall, daß der Nullpunkt bzw. Maßstab sich für umfassendere Bereiche oder Gebilde insgesamt verlagert, so zwar, daß wesentliche Beziehungen ungeändert, daß das Profil erhalten bleibt, das Wahrnehmungsfeld also inhaltlich nicht verarmt. Ihre biologische Bedeutung ist, daß bei bestimmten Unterschieden oder Änderungen der Reizbedingungen möglichst deren gesamte Wirkung sich in Unterschiede oder Änderungen des Maßstabs bzw. des Bezugssystems überhaupt oder in geeignete Verlagerungen des betreffenden Gebildes in dem Bezugssystem umsetzt und infolgedessen die konkreten Wahrnehmungsgebilde und ihre Eigenschaften selbst gleich oder ungeändert bleiben. Das ist nur möglich, wenn die inhaltliche und die Systemwirkung einer Reizmannigfaltigkeit nicht fremd nebeneinander herlaufen, sondern in einem lebendigen Wechselverhältnis zueinander stehen, derart, daß das, was der einen Wirkung abgeht, der anderen zugute kommt. In einer Formel ausgedrückt, in der r die Reizmannigfaltigkeit, w_1 und w_2 ihre beiden Teilwirkungen bedeuten, würde das heißen: Bei Beständigkeit aller übrigen Bedingungen gilt

nicht   r const. → w const.,
sondern   r const. → ($w_1 + w_2$) const.,
oder   r const. → ($w_1 \cdot w_2$) const.

Welche der beiden Ausdrucksweisen zutrifft, muß für jeden Fall die Untersuchung erweisen. In Worten bedeuten die beiden letzten Formeln: Im reinen Fall ist von außen nur die Gesamtheit zweier Wirkungen bestimmt; einem und demselben Reizzustand sind (bei Beständigkeit aller übrigen Bedingungen) unendlich viele Paare von je zueinander passenden Wirkungen zugeordnet, so daß beim Wachsen der einen die andere abnimmt. Wir nennen dieses Grundverhältnis zwischen Reiz und Erscheinung Verhältnis der gegabelten Wirkung. Es findet sich in konkreten Realsystemen und auch in abstrakten Eigenschaftssystemen. U. a. herrscht es überall, wo das Anschauungsfeld mehr Dimensionen hat als das Reizfeld. So ist die Größe jedes Netzhautbildes gleichzeitig Reizgrundlage für die anschauliche Größe und die anschauliche Nähe; eine Größenänderung des Netzhautbildes kann ebensowohl nur zu einer Größenänderung wie nur zu einer Entfernungsänderung führen, aber außerdem zu beiden zugleich in jedem beliebigen Verhältnis. An weiteren Fällen sind bisher folgende bekannt und zum Teil schon mehr oder weniger eingehend untersucht:

Die Wirkung der Form eines Netzhautbildes ist gegabelt in die Form der gesehenen Fläche und ihre Ausrichtung im Raum. Die Wirkung der Schallstärke ist gegabelt in die Lautheit und die anschauliche Entfernung der Schallquelle. Die Wirkung der Lichtstärke und Strahlungsart ist gegabelt in die Helligkeit (und Farbe) der Dinge und die Helligkeit (und Farbe) der Beleuchtung oder des Mediums vor den Dingen.

Ein besonders einfaches Beispiel ist die Gabelung der relativen Verschiebung zwischen zwei Reizgruppen a und b in die anschaulich selbständigen Bewegungszustände zweier Gebilde A und B (etwa A ruhend — B bewegt, oder A bewegt — B ruhend, dazwischen in allen möglichen Verhältnissen Bewegung von A und von B). An dem eindrucksvollsten Beispiel, in welchem A und B den Bewegungszustand des Körper-Ich und den der Gesamtumgebung bedeuten, wurde nach Niederschrift dieses Kapitels von anderer Seite ein „Prinzip des Ersatzes oder der Äquivalenz", auch „der gegenseitigen Vertretung" abgeleitet, das mit unserem Gabelungsprinzip zusammenfällt. Beispiele für die Gabelung an der Bewegung eines einzigen Gebildes bietet die schon mehrfach behandelte „Konstanz" der Bewegungsform, etwa der Kreisförmigkeit der Bewegung des Kranzes am rollenden Rad, bei welcher objektive Zykloide anschaulich in ihre natürlichen Komponenten Drehung und Verschiebung aufgeteilt sind.

Aus dem Gebiet der Wahrnehmung nennen wir weiter die Erhaltung der Farbe bei Verdeckung durch einen durchsichtigen Gegenstand, bei der die Farbmaterie, ein Grau z. B., sich in seine Komponenten (schwarz und weiß, gelb und blau usw.) aufspaltet; und die Gewichtskonstanz, z. B. beim Vergleich eines mit freier Hand und eines mit einer Zange gehobenen Gegenstandes, wobei der Gewichtseindruck der Zange sich abspaltet; ferner die Ruhe (d. h. Konstanz der Lage) der Objekte bei Blickbewegungen, beim Entlangfahren mit der Hand und bei der Fortbewegung des ganzen eigenen Körpers; die Konstanz der Raumrichtungen bei Neigungen des eigenen Körpers, wobei jedesmal dieselbe, aus den verschiedensten Sinnen stammende Erregungsmannigfaltigkeit sowohl für das anschauliche Verhalten der Dinge wie für das des Betrachters selbst die Grundlage abgibt. Ein wenig bekanntes und erst kürzlich genauer geprüftes Beispiel aus diesem Gebiet: Wenn man mit der Hand an einer Kante entlangfährt, so führt die dabei entstehende Mannigfaltigkeit von Tast- und Bewegungsreizen zugleich zu dem Eindruck einer gewissen Form der Kante und einer gewissen Bahn der eigenen Bewegung; diese beiden Eindrücke sind in der besprochenen Weise derart wechselseitig bestimmt, daß unter denselben örtlichen Bedingungen u. a. einmal eine Bewegung im Bogen an einer geraden Kante, einmal eine gerade Bewegung an einer gebogenen Kante erlebt werden kann. Weiter scheint hierher zu gehören das Verhältnis zwischen der Deutlichkeit der „Empfindung", d. h. dem Erlebnis der Einwirkung auf den eigenen Körper, und der Deutlichkeit der Wahrnehmung der Eigenschaften des einwirkenden Dinges; beispielsweise das Verhältnis zwischen der Empfindung des Gedrücktwerdens und der Wahrnehmung des Gewichts des betreffenden Körpers.

Wir gebrauchen das Wort Empfindung hier in seinem guten alten Sinn, nicht mehr für hypothetische einfachste Elemente des Seelenlebens, sondern für eine bestimmte Art anschaulicher Erlebnisse, die das Verhältnis zwischen Umwelt und Ich betreffen: die Erlebnisse einer Einwirkung auf den Körper oder das Ich, eines Betroffen- oder Angemutetwerdens, im Gegensatz einerseits zu der Wahrnehmung der Eigenschaften von Dingen und anderen Wesen, die seelisch ohne unmittelbaren Bezug auf das Ich des Betrachters gegeben sind, und andererseits sowohl zu den reinen Gemütszuständen oder Gefühlen, die wir in leichter Abänderung des geläufigen Sprachgebrauchs als Ganzqualitäten des anschaulichen Ich definieren, als auch zu den Einstellungen und Gesinnungen, also den Gerichtetheiten des Ich auf die Gegenstände seiner Umwelt und Mitwelt. Die Empfindung in diesem anschaulichen Sinn darf natürlich nicht mit der physikalischen Reizeinwirkung auf ein Sinnesorgan verwechselt werden, wie das noch in neueren wahrnehmungspsychologischen Veröffentlichungen geschieht.

In seiner umfassendsten Anwendung scheint das Verhältnis der gegabelten Wirkung wiederzukehren in der nicht nur für die Seelenheilkunde grundlegenden Wechselbeziehung zwischen der **Reizbarkeit** („Irritabilität") oder Empfindlichkeit im engeren Sinn, nämlich für **Störungen und Angriffe,** und der **Feinfühligkeit** („Sensibilität"), nämlich für **Eigenschaften und Zustände von Menschen und Sachen**[1]).

Wie der obigen Zusammenstellung zu entnehmen ist, gibt es eine Wirkungsspaltung nicht nur zwischen konkreten Gebilden und ihren Bezugssystemen. Bei dem Eindruck der Überschneidung eines durchsichtigen und eines undurchsichtigen Dinges liegt eine Aufteilung auf **zwei konkrete Gebilde** vor. Es ist nicht verwunderlich, daß es auch schwankende Fälle gibt. Zu diesen scheint mir z. B. der Eindruck einer Trübung des Raumes vor den Dingen (eines Dunstes) zu gehören, im Gegensatz zu dem Eindruck der Raumhelligkeit, die eindeutig den Charakter eines Bezugssystems besitzt. —

Höchst eindrucksvolle Beispiele der Formbeständigkeit auch unter stark wechselnden Bedingungen finden sich auch im Gebiet der **ausgeführten Bewegungen:** Man denke an die angenäherte Erhaltung der „Handschrift" beim Schreiben mit dem Fuß; an die bekannten Amputationsversuche an Insekten und anderen Gliederfüßlern, bei denen nicht das Phasenverhältnis zwischen den Bewegungen der einzelnen Beine, sondern die **Gekreuztheit** der Gangart im Ganzen des verbliebenen Restbestandes sich als beständig erwies.

Ob es sich hier um echte Entsprechungen zu den oben behandelten Erscheinungen der Beständigkeit in der Wahrnehmung handelt, ist ungewiß. Dagegen ist dies höchst wahrscheinlich bei der Erhaltung der augenblicklich eingenommenen Stellung oder eben in Durchführung begriffenen Bewegung des Körpers oder einzelner Glieder vermittels der sog. „Eigenreflexe". Dieser Fall von Beständigkeit kann möglicherweise sogar unmittelbar aus dem Gabelungsprinzip oder einer geeigneten Umformung desselben verstanden werden; doch können wir diesen Gedanken hier nicht weiter verfolgen.

§ 21. Zur Frage der Bestimmtheit der Einzelkomponenten; Gestaltbedingungen und Gestaltgesetze der Wirkungsgabelung.

In allen Fällen der gegabelten Wirkung ist die entscheidende Frage: Wie kommt es, daß unter den vielen Möglichkeiten der Gabelung gerade ein bestimmtes, zumeist sogar das biologisch zweckmäßigste Paar von Wirkungen sich verwirklicht, durch das eine annähernde Beständigkeit der Anschauungsdinge erreicht wird?

Im einfachsten Fall ist eine der beiden Teilwirkungen durch zusätzliche, äußerlich zwingende Ursachen festgelegt, und infolgedessen mittelbar auch die andere. So ist es beispielsweise bei der Festlegung der Tiefen-

---

[1]) Vgl. dazu auch Kapitel 9, § 6.

verhältnisse, der Entfernung und Ausrichtung, durch die Querdisparation, durch die dann mittelbar auch die scheinbare Größe und Form festgelegt ist. Es ist aber wichtig sich klar zu machen, daß in eben diesen Paaren gekoppelter Teilwirkungen die Festlegung auch von der anderen Seite ausgehen kann, indem aus bestimmten Gründen eine bestimmte Größe oder Form bevorzugt ist und von dieser her dann die zugehörige Entfernung oder Neigung sich bestimmt. Da es sich um ein echtes, lebendiges Wechselverhältnis handelt, führt es von sich aus zu bestimmten Wirkungsverteilungen sogar auch dann, wenn weder die eine noch die andere der Teilwirkungen durch zwingende äußere Ursachen festgelegt ist. Über Einzelheiten ist noch wenig bekannt. Einiges Nähere wissen wir z. B. über das Wechselverhältnis von anschaulicher Raumform einerseits und Oberflächenfarbe und Beleuchtungseindruck andererseits. Zu der schon länger bekannten Tendènz des Helligkeitsdurchschnitts, zur mittleren Helligkeit zu werden[1]), treten hier noch mindestens zwei weitere, und zwar eine Tendenz zur Einheit des Beleuchtungsfeldes, die sachlich genau übereinstimmt mit der Tendenz zur Einheit des Bezugssystems bei Bewegungsmannigfaltigkeiten, und eine Tendenz zur Einheitlichkeit der Farbe figural zusammenhängender bzw. zusammengehöriger Oberflächen[2]).

Die Frage, warum die Änderungen am Bezugssystem so häufig derart erfolgen, daß sie zur angenäherten Beständigkeit der konkreten Dinge führen, d. h. zur Übereinstimmung mit denjenigen objektiven Verhältnissen, auf die es dem Lebewesen ankommt, kann allgemein erst beantwortet werden, wenn die dabei herrschenden Gesetzmäßigkeiten näher erforscht sind. Als Ergebnis bisheriger Nachprüfungen, an denen auch der Verfasser beteiligt ist, steht schon heute fest, daß Gewohnheit und Wissen keine entscheidende, jedenfalls nur eine mittelbare und abgeleitete Rolle spielen; und zweitens, daß es sich um keinen Zauber, keine mysteriöse prästabilierte Harmonie handelt. Es gibt mehr Fälle als man ahnt, wo die Beständigkeit fehlt. Nicht nur, wo der Änderung des Bezugssystems Grenzen gesetzt sind, wie bei der aristotelischen Täuschung, d. h. der scheinbaren Verdoppelung kleiner Gegenstände, die man zwischen zwei gekreuzte Finger derselben Hand bringt, und dem *Aubert*schen Phänomen: der scheinbaren Neigung, die man an objektiv senkrechten Linien im dunklen Umfeld bei seitlicher Neigung des Kopfes beobachtet; — sondern auch überall, wo das Bezugssystem sich ändert oder verschieden ist, ohne daß die Reizgrundlage eines in ihm befindlichen Gebildes sich entsprechend mit ändert oder sich ebenfalls entsprechend unterscheidet, — muß man ganz auffallende Änderungen bzw. sachlich unbe-

---

[1]) Die übrigens einer der eindrucksvollsten Beispielsfälle des „Zugs des Nullpunkts nach der Mitte" (oben § 16 dieses Kapitels) ist.
[2]) Vgl. auch unten Kapitel 7, § 4.

gründete Verschiedenheiten [„Transformationen"[1])] an den Dingen beobachten.

Hierunter fallen unter vielem anderen die Größenänderungen an Nachbildern beim Wechsel der Entfernung des Grundes, die als *Emmert*sches Phänomen bekannt sind, die verschiedenen Schattenfeldphänomene, d. h. die auffälligen Helligkeitsabweichungen und -schwankungen, die ein gesehenes Flächenstück erleidet, wenn man durch passende Festlegung bzw. Änderung der Umgebungsbedingungen den Eindruck erweckt, als ob es dauernd oder vorübergehend unter anderen als den objektiv vorliegenden Beleuchtungsverhältnissen stünde. Ferner gehört hierher die induzierte Bewegung (z. B. des Mondes hinter wandernden Wolken) und das Vorauseilen des gesamten Sehfeldes bei dem Versuch, mit gelähmten Augenmuskeln Blickbewegungen auszuführen, u. dgl. m.

Zum Schluß sei betont, daß wohl in keinem der eben besprochenen Gebiete die Wirkungsspaltung die einzige Grundlage der Maßstabveränderungen ist. So beobachtet man, was erst kürzlich näher untersucht wurde, daß schräge Flächen im dunklen Umfeld bei länger fortgesetzter Betrachtung sich senkrecht zur Blickrichtung stellen, und zwar ohne gekoppelte Änderungen ihrer Form, also z. B. ohne den Übergang der (objektiven) Quadratform in die Form eines Trapezes. Ferner ist in der Mikropsie, etwa wenn man durch einen Nadelstich oder bei übertriebener Naheinstellung der Augen beobachtet, die anschauliche Größe der Dinge verringert, ohne daß auch ihre anschauliche Entfernung entsprechend vermindert wäre. Endlich denke man daran, daß der Versuch, die scheinbare Größe und Entfernung der Himmelskörper nach dem Gabelungsprinzip zu verstehen, zu gänzlich abwegigen Voraussagen führt: daß nämlich die Gestirne, wenn man von ihrer anschaulichen Entfernung ausginge, außerordentlich viel größer —, und wenn man von ihrer anschaulichen Größe ausginge, nur wenige Meter über unseren Köpfen schwebend erscheinen müßten.

6. KAPITEL.
Das Problem der Zentrierung.

§ 1. Die Bedeutung der Zentrierungsverhältnisse in der Wahrnehmung.

Über das Problem der Zentrierung seelischer Gebilde liegt noch wenig systematische Arbeit vor, obwohl, nicht nur aus der Lehre von der Aufmerksamkeit (vom „Beachtungsrelief", von den „Bewußtseinsgraden"), schon eine Menge einzelner Tatsachen bekannt ist. Unsere Aufgabe besteht daher in diesem Fall vor allem in der Aufweisung des Problems, in der Sammlung der zerstreuten Beobachtungen, in der begrifflichen Klärung und in dem Hinweis auf Anwendungsfälle im weiteren Bereich.

---

[1]) Transformation ist hier ein rein beschreibender Ausdruck, der nichts mit Abweichungen von einem theoretisch angenommenen Normalzustand im Sinn des § 4 dieses Kapitels zu tun hat.

Daß die Zentrierungsverhältnisse für die Form und den Charakter schon der einfachsten anschaulichen Gebilde ebenso grundlegend sind wie ihre Zusammenhangsverhältnisse und ihre Stellung im Bezugssystem, das wird am deutlichsten in denjenigen Fällen, wo zwar die Gliederung, aber nicht die Zentrierung eindeutig festliegt. An solchen Gebilden kann die bloße Änderung der Zentrierung Form und Charakter völlig verwandeln. Wie gehen von einigen bekannten Beispielen aus.

Ist in Abb. 22 der Abstrich samt dem Schlußschwung nach links Hauptbereich, so sehen wir ein lateinisches S. Gehört statt dessen der Anschwung und die Durchkreuzung mit zum Hauptbereich, so sehen wir ein griechisches Phi.

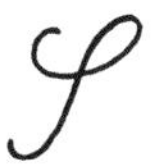

Abb. 22. (Nach W. Fuchs, Untersuchungen über das Sehen der Hemianopiker usw. Z. Psychol. 86, 1920.)

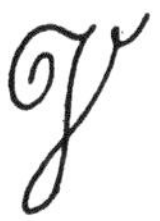

Abb. 23. (Aus M. Wertheimer, Untersuchungen zur Lehre von der Gestalt, II. Psychol. Forschg. 4, 1923.)

Abb. 24. (Nach K. Bühler. Die Gestaltwahrnehmungen I. Stuttgart 1913.)

Je nachdem, ob die zwei natürlichen Teile der Kurve in Abb. 23 von gleichem Gewicht sind, oder der rechts gelegene sich als Hauptteil darstellt, lesen wir entweder Sigma-Gamma oder ein etwas verschnörkeltes lateinisches V. — Aus dem Gebiet des Hörens sind hier die alten Beobachtungen über die Änderungen des Charakters zu nennen, die ein Akkord beim Wechsel des „Haupttons" erleidet.

Vielleicht noch auffallender ist die Wandlung an dem Bogenviereck (Abb. 24): Sind die Haupterstreckungen senkrecht und waagrecht, so ist es ein verbogenes Quadrat; sind sie schräg, so ist es eine etwas geschwungene Drachenfigur.

Je nachdem, ob in Abb. 25 die Hauptrichtung nach oben oder nach unten geht, sehen wir links einen „Kolben" oder einen „Zahn", und rechts entweder einen „Tropfen" („Sack") oder einen „Keim" (ein „Flämmchen"). Und je nachdem, ob die Hauptrichtung in Abb. 26 nach rechts oder nach links geht, sehen wir einen Hasen oder eine Ente.

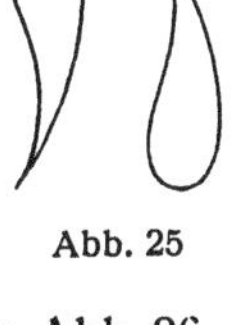

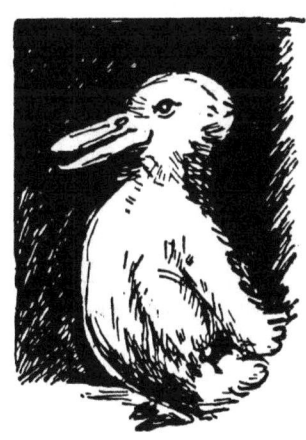

Abb. 25

Abb. 26
(Aus W. Ehrenstein, Untersuchungen über Figur-Grundfragen. Z. Psychol. 117, 1930.)

Das letzte Beispiel findet sich in der Literatur im Zusammenhang mit Beispielen des Wechsels verschiedener „Bedeutungen", ohne daß auf den Wechsel der Zentrierungsverhältnisse dabei näher eingegangen wird. Der Einfluß der Lage der Hauptachse im Quadrat (diagonal oder seitenparallel) gehört zu den frühesten Entdeckungen der Wahrnehmungspsychologie; doch wurde dabei zunächst vor allem der gleichzeitige Wechsel der feineren Zusammengehörigkeitsverhältnisse gesehen, der besonders dann auffällt, wenn man zur Veranschaulichung eine Strichfigur wählt (Abb. 27). Es gehören dann im ersten Fall mehr die gegenüberliegenden Parallelen, im zweiten mehr die aneinanderstoßenden Schenkel der Winkel als „Gegenstücke" zusammen. Diese Änderungen sind aber erst eine Folge der Umzentrierung.

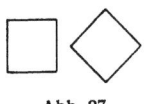

Abb. 27

§ 2. Die Mannigfaltigkeit der möglichen Rangstufenverhältnisse innerhalb eines Ganzen in der Wahrnehmung.

a) Die Mannigfaltigkeit der Gesichtspunkte. Wie die obigen Beispiele zeigen, können die Rangverhältnisse schon unter einfachen Bedingungen höchst verwickelt sein. Es war die Rede von Hauptbereichen, Hauptteilen, Haupterstreckungen, Hauptrichtungen, Hauptachsen. Weiter sind zu nennen: Hauptpunkte oder -stellen (etwa der Mittelpunkt einer Kreisscheibe, auch wenn er nicht eingezeichnet ist); Hauptbeziehungen (etwa — die schon sehr früh entdeckten — zwischen einander „zugeordneten" Teilen oder Stellen eines Ganzen; z. B. die Größenbeziehung zwischen den beiden Augen eines Gesichts); endlich Haupteigenschaften im allgemeinsten Sinn (in den obigen Beispielen durchweg die Form im Vergleich mit Farbe und Größe).

Über die Unterscheidung von Haupt- und Nebengrenzen und zwischen umfassenderen und engeren Bezugssystemen ist zu dem in den vorigen Kapiteln Gesagten hier nichts hinzuzufügen.

b) Die Menge der Rangstufen. Die Menge der Stufen kann in jedem der aufgezählten Fälle sehr verschieden sein.

An Punkten bzw. Stellen verschiedenen Rangs gibt es etwa im Kreis drei (den Mittelpunkt, die Stellen auf der Peripherie und die beliebig im Inneren liegenden Stellen); in einem regelmäßigen Vieleck schon gegen 6, wenn nicht mehr Stufen zu zählen, was aber hier nicht im einzelnen ausgeführt werden kann. Eine Haupterstreckung kann ganz fehlen (Kugel); ist sie vorhanden, so sind mit ihr sogleich zwei niedrigere Rangstufen gegeben (rechtwinklig und schräg dazu).

Über den anschaulichen Charakter von Punkten (oder Erstreckungen), die „nicht ganz" an ausgezeichneter Stelle liegen (oder nicht ganz in ausgezeichneter Richtung verlaufen), gilt in sinngemäßer Übertragung dasselbe, was oben Kap. 3, § 9, und ausführlicher unten Kap. 7, § 9, über den anschaulichen Charakter von Ganzen mit „nicht ganz richtiger" Form gesagt wird.

Die Anwendung auf die übrigen Gesichtspunkte möge der Leser selbst versuchen.

§ 3. Fortsetzung. — c) Spielarten des Wesens der Stufung, erörtert an dem Verhältnis zwischen Haupt- und Nebenteil.

Wir erörtern dieses Problem zweckmäßig nicht sogleich allgemein, sondern zunächst für die Unterscheidung von Haupt- und Nebenteilen, anschließend von Haupt- und Nebeneigenschaften, und gesondert für die Unterscheidung von Haupt- und Nebenpunkten oder -stellen eines Ganzen.

1. Notwendiges und Überflüssiges. Wenn wir von Haupt- und Nebenteilen sprechen, bedeutet das im einfachsten Fall (Abb. 23) einerseits unentbehrliche und andererseits überflüssige Teile eines Ganzen, also das sachlich Notwendige im Gegensatz zum Beiwerk, Schnörkel, Zierrat. Der letztere stellt sich meist schon unmittelbar anschaulich als minder wichtig dar; seine Entbehrlichkeit kann aber auch durch faktische Wegnahme, und seine mindere Wichtigkeit entsprechend durch faktische Änderung, bestätigt werden, sofern durch diese Eingriffe der Charakter und damit die Erkennbarkeit des Ganzen nicht gestört und dieses nach wie vor als „vollständig" bzw. als im wesentlichen unverzerrt erlebt wird, wenn nicht gar sein Wesen nach der Beseitigung dieser Teile erst rein hervortritt; wofür bei jedem bedeutenden Zeichner Belege zu finden sind. Einfache und für Versuchszwecke geeignete Beispiele liefert die Schrift (Kanzlei-Schnörkelschrift — Schulschrift — stark vereinfachte Gelehrtenhandschrift).

Wenn man die Wichtigkeit von Teilen im Verfahren der Wegnahme prüfen will, muß man streng darauf achten, daß man dabei nicht zugleich ganz andere Eigenschaften des Gefüges, etwa die Zusammenhangsverhältnisse, mit verändert; wie es häufig der Fall sein wird, wenn man nicht natürliche Teile, sondern willkürlich herausgegriffene Stücke wegnimmt. Die figuralen Beispiele für die Gewichtsverhältnisse in einem gegliederten Ganzen, die in einer bekannten Darstellung des Gestaltproblems gegeben werden, sind infolge dieses Versuchsfehlers nicht beweisend. Dieselbe Vorsicht muß auch beim Verfahren der Änderung walten. Umfassende Untersuchungen liegen nach keinem der Verfahren vor.

2. Verdichtungsbereiche. Bei dem Bildnis eines Menschen begnügt man sich vielfach mit dem Gesicht: in ihm tritt das Wesen des Menschen am konzentriertesten in Erscheinung; trotzdem würde niemand ein solches Bild vollständig nennen. Innerhalb des Gesichts wiederum erscheint der Ausdruck, etwa die Freundlichkeit, in den Augen konzentriert.

Verdichtungsbereich ist in einem geschriebenen Wort die Gesamtheit der Abstriche, in einem gedruckten der obere Rand der Buchstabenreihe, in einer Melodie die Gesamtheit der betonten Taktteile; was man ebenfalls durch Auslassung leicht prüfen kann: fehlt der Verdichtungsbereich, so ist die Erkennbarkeit aufgehoben, während beim Fehlen anderer Bereiche das Ganze erkennbar, wenn auch ausgesprochen unvollständig ist. In der Figur eines belaubten Zweiges ist es z. B. der Außenrand; sonst könnte der Zeichner nicht ohne Schaden das Innere einfach mit Strichlagen statt einzelner Blätter ausfüllen. In Abb. 25 ist der Verdichtungsbereich jeweils an dem Ende, das in die Hauptrichtung

weist; für das Ganze charakteristisch ist dabei einmal die Spitze, das andere Mal die Rundung am anderen Ende. Es gibt auch Gestalten ohne Verdichtungsbereich (Kugel).
Die eigentliche Natur der Verdichtungsbereiche ist noch nicht geklärt. So ist es vor allem noch fraglich, ob notwendig kennzeichnende Einzelmerkmale darin enthalten sein müssen, oder nicht auch eine echte Anreicherung des zur Struktur des Ganzen gehörigen Charakters (Kap. 3, § 8, 3) in ihnen vorliegen kann. Allerlei Verdeckungsversuche an menschlichen Gesichtern, deren Verdichtungsbereich zweifellos in den Augen liegt, scheinen dafür zu sprechen, daß das zweite mindestens möglich ist.

3. Tragender und getragener Bestandteil. Den unmittelbaren Eindruck von Haupt- und Nebenteil haben wir auch in gegliederten Ganzen, wo eine Beseitigung jedes der vorliegenden Teile das Ganze

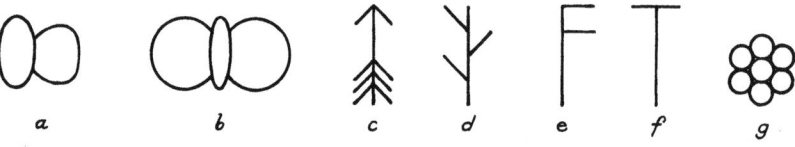

Abb. 28

zerstören bzw. unkenntlich machen würde. In Abb. 28 ist eindeutig bei a und b die geschlossene Kurve, bei c bis f der senkrechte Strich und bei g der mittlere Kreis tragender Bestandteil (Rumpf, Stamm, Gerippe, Schaft u. dgl.), der Rest „Anhang" (Flügel, Zweig, Arm, Glied im engeren Sinn). Beide Arten von Teilen sind hier notwendige Bestandteile des Ganzen; auch die Anhänge sind es in viel eigentlicherem Sinn als etwa die Aufstriche eines geschriebenen Buchstabens. Vielmehr: die getragenen Bestandteile sind gerade die für das Ganze charakteristischen, die sein Gesicht bestimmen. Durch Wegnahme kann also über diesen Unterschied nichts ausgemacht werden.

Schöne Beispiele für dieses Verhältnis bietet u. a. die Sprache mit ihren Wortstämmen und den daran hängenden Vor- und Nachsilben; ferner die natürliche Gliederung von Vorgängen in Haupt- und Nebenkomponenten, etwa die natürliche Aufteilung einer Zykloide in Verschiebung und Umlauf; weiter denke man an den „Kern" einer Handlung (beim Schießen der Abschuß) in seinem Verhältnis zu den vorbereitenden und abschließenden Tätigkeiten.

4. Erweiterung auf Eigenschaftsmannigfaltigkeiten beliebiger Art. Das Verhältnis zwischen Haupt- und Nebenteil, das wir bei ausgebreiteten und gegliederten Ganzen vorfanden, wiederholt sich bei der Eigenschaftsmannigfaltigkeit jedes beliebigen Gegenstands in allen drei Bedeutungen: Der anschaulichen Unterscheidung zwischen entbehrlichen und unentbehrlichen Teilen entspricht die zwischen „Zustand" und „Eigenschaft" im engeren Sinn; der Auszeichnung des Verdichtungsbereichs entspricht die der im „Eigenschaftsrelief" „hervortretenden" Züge; und dem Unterschied zwischen tragendem

und getragenem Bestandteil entspricht der zwischen primären und abgeleiteten Eigenschaften, der, wenn es sich nicht um ruhend ausgebreitete Gestalten, sondern um Geschehenszusammenhänge handelt, in den Unterschied zwischen (anschaulich) unabhängigen und abhängigen Vorgängen übergeht.

Für die Unterscheidung von Eigenschaft und Zustand und zugleich für die zwischen ursprünglichen und abgeleiteten Bestimmungen im anschaulichen Erleben sei auf das Beispiel der photographischen Abbildung eines Körpers verwiesen: Hier ist anschaulich die Raumform Eigenschaft, die Helligkeit nur Zustand; und zugleich erscheinen die verschiedenen Neigungen, die jeder Oberflächenteil besitzt, als das Ursprüngliche, die zugehörigen Helligkeiten als dessen Folge. Wir kommen auf dieses Beispiel zurück.

Das Verhältnis zwischen anschaulich unabhängigem und abhängigem Geschehen läßt sich schön an dem Zusammen von Verschiebung und Drehung aufweisen, das wir schon vorhin erwähnten. Es gibt hierbei drei Möglichkeiten: 1) den ptolemäisch verstandenen Lauf eines Planeten, bei dem Verlagerung und Umlauf (bzw. großer und kleiner Zyklus) einfach in Undsumme überlagert sind; 2) das „Rollen" auf einer Unterlage, wobei entweder die Umdrehung als Folge der Verschiebung gesehen wird, oder 3) umgekehrt die Verschiebung als Folge der Umdrehung. Ähnlich sieht man beim „Schlenkern" die Bewegungsart des gezogenen Teils unmittelbar als Folge der Richtungsänderungen des Ziehenden. Übrigens bedeuten schon so alltägliche Ausdrücke wie schieben und ziehen einfachste anschauliche Geschehensabhängigkeiten von bestimmter Struktur.

5. **Erläuterung: Wichtigkeit und Wirklichkeit.** Wenn wir uns oben (Kap. 2, § 16) gegen die Verwechslung von Wichtigkeit und seelischer Wirklichkeit wandten, so sollte damit nicht bestritten werden, daß ein enger Zusammenhang zwischen diesen beiden Bestimmungen des Seelischen besteht, wie er in dem alten, beides gemeinsam umfassenden Ausdruck „Bewußtseinsgrad" zum Ausdruck gebracht ist. Tatsächlich ist das in einem gegebenen Zusammenhang sachlich Unwichtige, das für den einen Menschen im Eigenschaftsrelief eines Ganzen zurücktritt, für einen anderen unter denselben äußeren Umständen überhaupt nicht vorhanden [es ist ihm nicht „bewußt"[1]], und von seiner Existenz kann im psychologischen Sinn nur uneigentlich gesprochen werden, sofern es für diesen zweiten Menschen unter anderen Bedingungen ebenfalls anschaulich wirklich werden könnte. So ist in dem Beispiel des beleuchteten Körpers die für den einen Menschen „abgeleitete" und „zufällige" Eigenschaft der Licht-Schatten-Verteilung für den anderen (z. B. für ein Kind) gewöhnlich überhaupt nicht vorhanden.

§ 4. Fortsetzung. — d) Der Begriff des Gestaltschwerpunkts.

Was unter dem Schwerpunkt einer Gestalt zu verstehen ist, ist in den meisten Fällen gefühlsmäßig deutlich. Beim Versuch einer begrifflichen

---

[1] Was aber keineswegs zu bedeuten braucht, daß es ihm etwa „unbewußt vorhanden" wäre —, weshalb man den Ausdruck „unbewußt" in diesem Zusammenhang am besten ganz vermeidet.

Klärung (für den Vorarbeiten noch kaum verfügbar sind) stellt sich jedoch heraus, daß dieses Wort recht Verschiedenes bedeuten kann. Ohne Anspruch auf Vollständigkeit seien im folgenden drei Grundbedeutungen besprochen.

1. **Massenmittelpunkt.** Die Lage dieses Punkts scheint sich, ganz wie in einem physikalischen Körper, nach der Verteilung der „Masse" im Ganzen zu richten, wobei wir vorläufig offen lassen, wie der Begriff der anschaulichen Masse zu definieren ist, und selbstverständlich vorläufig auch keine Unterscheidung zwischen Masse und Gewicht im Sinne der Physik versuchen.

Sind Teile von verschiedenem anschaulichem Gewicht oder Dichte vorhanden, so wird der Massenmittelpunkt im gewichtigeren, z. B. im wesentlichen oder im tragenden Bestandteil liegen. An Abb. 25 kann man schön verfolgen, wie er bei dem Wechsel der Hauptrichtung und der Lage des Verdichtungsbereichs diesem folgt, ohne aber mit ihm zusammenzufallen. Ob das immer so ist, bleibt zu untersuchen. Verteilt sich der Verdichtungsbereich, wie beim Kreis oder Stern, über die ganze Peripherie, so ist es kein Wunder, daß der Schwerpunkt nicht in dieser, sondern in der Mitte liegt. Umfassendere Beobachtungen wären erwünscht.

2. **Verankerungspunkt.** Wir verstehen darunter denjenigen Punkt, von dem aus das Ganze aufgebaut erscheint, und der deshalb auch den Ort des Ganzen in seiner Umgebung repräsentiert. In Ganzen mit Gliedern verschiedenen Gewichts befindet er sich stets an einer Stelle des „tragenden Bestandteils" (vgl. die Figuren in Abb. 28), aber nicht notwendig in dessen Mitte. Eine ähnliche Rolle, wie der Verankerungspunkt für den **Ort**, spielt eine etwaige **Haupterstreckung** bzw. **Hauptachse** für die **Ausrichtung** des Ganzen in seiner Umgebung: Das Bogenquadrat (Abb. 24) steht bei senkrechter und waagrechter Lage der Hauptachsen anschaulich aufrecht; bei diagonaler Hauptachse liegt es — als Ganzes — schräg.

Daß das Ganze anschaulich von seinem natürlichen Verankerungspunkt aus aufgebaut ist, bestätigt sich auf eindrucksvolle Weise als entscheidende seelische Tatsache bei Änderungen der Lage und der Größe des Ganzen.

Im Fall der **Lageänderung** erscheint die Bewegung des Verankerungspunktes als die Bewegung **des Gesamtgebildes** in seiner Umgebung. Befinden sich nun verschiedene Stellen des Ganzen in verschiedenem Bewegungszustand zur gemeinsamen Umgebung (was außer bei reiner Verschiebung stets der Fall ist), so kann die Bewegung jeder Stelle, die nicht selbst Verankerungspunkt ist, typisch nicht als unmittelbar auf die Umgebung, sondern **nur als auf den Verankerungspunkt bezüglich** erlebt werden. Das heißt: Ohne daß von der Reizmannigfaltigkeit die geringste Nötigung dazu ausginge, zerfällt die Bewegung einer solchen Stelle des Ganzen in „natürliche Komponenten", deren Grundkomponente die Bewegung des Verankerungspunkts ist, — und zwar derart zwingend, daß man überzeugt ist, es könne gar nicht anders sein. Daher unter vielem anderen die Unmöglichkeit, an einem rollenden Rad die Zykloidenform der Bahn eines Felgenpunktes wahrzunehmen, solange das Rad als Ganzes zu sehen ist. Hiermit hängt es auch zusammen, daß bei objektiven Drehungen um eine Achse, die der gestaltlichen Hauptachse parallel ist, aber nicht mit ihr zusammenfällt, anschaulich doch bevorzugt eine Drehung um die (zugleich in Verschiebung gesehene) Hauptachse erfolgt.

Ähnlich bestätigt der Verankerungspunkt in gewissen Fällen der Größenänderung seine anschauliche Funktion, indem er sich im wörtlichen Sinn als „Quellpunkt" des Ganzen erweist. Eine einfache Flächenfigur kann man dadurch größer und kleiner machen, daß man gleiches Material außen ansetzt oder wegnimmt (Abb. 29). Anschaulich wirkt diese Änderung aber typisch nicht als Hinzukommen von außen bzw. als Wegfallen, sondern als Wachsen und Schrumpfen der identischen Figur; dies im Sinn von Kap. 3, § 18, und Kap. 4, § 16, 2, indem sich die anschauliche Identität ihrer verschiedenen Stellen während des Geschehens nach ihrer Funktion im Ganzen und nicht nach ihrem absoluten Ort bestimmt: Was früher Grenzpunkt war, wäre beim anschaulichen Hinzukommen später ein Innenpunkt; beim anschaulichen Wachsen aber bleibt, solange die Reizänderung das erlaubt, jeder Punkt seiner Funktion, nach was er war. Doch könnte das anschauliche Wachsen auch unter dieser Einschränkung theoretisch von sehr verschiedenen Punkten aus erfolgen. Nach den wenigen bisher vorliegenden Beobachtungen ist sein tatsächlicher Ausgangspunkt zwingend der Verankerungspunkt der Gestalt: Das Quadrat und der Kreis wachsen anschaulich immer nur aus der Mitte, nie vom Rand nach einer Seite. In dem obigen Beispiel sieht man also das Quadrat aus der Mitte wachsen und zugleich nach rechts rücken, so daß die linke Ecke anschaulich „zufällig", „infolge zweier gleicher entgegengesetzter Verschiebungen", an derselben Stelle bleibt. Ebenso wächst ein Strich wie in Abb. 30 anschaulich immer nur vom Fußpunkt, nie vom freien Ende her; was an sich, bei passender Verschiebung des Rechtecks, durchaus denkbar wäre.

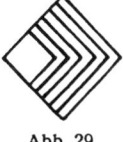

Abb. 29

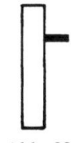

Abb. 30

Erläuterung: Die beschriebenen Erscheinungen zeigen, wie auch schon die Beziehung zwischen tragendem Bestandteil und anhängendem Glied (oben §3,3), eine deutliche Verwandtschaft mit dem Verhältnis zwischen einem Bezugssystem und den darin befindlichen konkreten Gebilden. Es gibt Grenzfälle, wo es nicht leicht zu entscheiden ist, ob es sich um ein Zentrierungsverhältnis zwischen zusammenhängenden Teilen eines konkreten Ganzen oder um das Verhältnis eines ausgesonderten Ganzen zu seinem Bezugssystem handelt. Logisch sind beide Verhältnisse trotzdem zu trennen. Das Problem der Zentrierung besteht auch für die Bezugssysteme selbst: Der Ort der Figur in einem sonst ungegliederten Feld wird zu dessen Schwerpunkt; und wie schon ältere

Untersuchungen gezeigt haben, bestehen Tendenzen zum Zusammenfall von Schwerpunkt und Nullpunkt des Bezugssystems. Der Verankerungspunkt fällt in den oben genannten zentralsymmetrischen Gebilden mit dem Massenmittelpunkt zusammen. Dagegen ist er in dem Tropfen, und auch bei dem Baum oder der Muschel (Abb. 31)

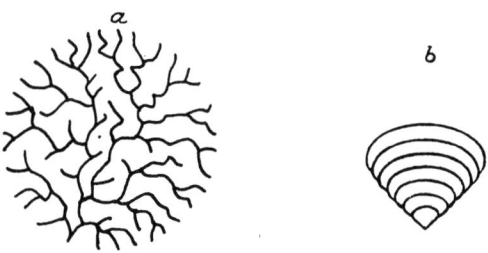

Abb. 31

mehr oder weniger weit davon entfernt, und zwar befindet er sich an dem Ende, das dem Verdichtungsbereich entgegengesetzt ist. Ob dieses gegensätzliche Verhältnis zwischen Verankerungspunkt und Verdichtungsbereich allgemein ist, bleibt zu untersuchen. Jedenfalls trifft es u. a. auch für so abstrakte Gebilde wie die Schriftzeichen (oben § 3, 2) zu, desgleichen für die Gebilde mit zentralem Verankerungspunkt, deren Verdichtungsbereich die Peripherie ist.

Der Unterschied zwischen Innen- und Außenlage des natürlichen Verankerungspunkts ist entscheidend für den Charakter des Ganzen und insbesondere für sein anschauliches Verhältnis zu seiner Umgebung. Während bei Innenlage das Ganze einfach „da ist", allenfalls „schwebt", hat man bei Außenlage den Eindruck, daß es von bestimmten anderen Umgebungsdingen (auch wenn solche gar nicht zu sehen sind) getragen wird, daran angebracht ist, sich darauf stützt: es „steht" oder „hängt", und der Verankerungspunkt oder -bereich erhält den besonderen Charakter des „Fußes" (der Wurzel, Basis usw.) oder des Aufhängungspunkts. Zugleich erhält das Ganze eine bestimmte Hauptrichtung, und zwar vom Verankerungspunkt weg.

3. Leitende Stelle. Bei bewegten bzw. beweglichen Gegenständen, vor allem bei solchen mit Eigenbewegung und einer natürlichen Bewegungsrichtung, findet sich eine anschaulich ausgezeichnete Stelle, die wir leitenden Teil oder Leitpunkt nennen wollen. Sie liegt in bezug auf die natürliche Bewegung des Ganzen stets vorn: beim Pfeil die Spitze, beim Lebewesen der Kopf, besonders das Gesicht. Sinngemäß fällt der leitende Bereich zusammen mit dem Verdichtungsbereich (Pfeilspitze, Kopf). Befindet sich das Gebilde „an" einem anderen, so ist er dem Verankerungspunkt entgegengesetzt (Kopf und Fuß), und der Massenmittelpunkt liegt (auch anschaulich) dazwischen. Das Letztere gilt auch für diesbezüglich

erfahrungsfreie Gebilde wie den Pfeil, der, wenn er nicht als fliegend, sondern als befestigt aufgefaßt wird, bevorzugt an seinem hinteren Ende verankert erscheint. Sogar ein ausdrücklich an seiner Spitze angebrachter Punkt (↓) wirkt typisch nicht als Befestigungspunkt, sondern als angestrebtes und eben erreichtes Ziel. Wird er doch zum Verankerungspunkt, so kehrt sich, in Übereinstimmung mit dem oben Gesagten, die Hauptrichtung um, und an Stelle eines Pfeils sieht man eine Art „Pflanze".

§ 5. Funktionale Begleiterscheinungen der anschaulichen Zentrierung.

Bei dem Hauptteil und dem Schwerpunkt handelt es sich um Strukturfunktionen im Sinn des Kap. 3, §§ 18ff., bei der Gewichtsverteilung um eine Ganzeigenschaft, und zwar um eine Eigenschaft des Gefüges (Kap. 3, § 8, 1). Auch diese Erscheinungen sind keineswegs phänomenologische Feinheiten, sondern handfeste seelische Tatsachen, die sich in greifbaren funktionalen Begleiterscheinungen äußern; freilich liegen bisher nur zerstreute Einzelbeobachtungen vor.

Grundsätzlich sind hier möglich: 1) Wirkungen, die sich von der fraglichen Stelle auf ihr Ganzes erstrecken; 2) Wirkungen auf bestimmte Stellen oder Teile desselben Ganzen, und endlich 3) Wirkungen auf die Umgebung, insbesondere den Betrachter.

1. Wirkungen am Ganzen. Beispiele der ersten Art wurden oben wiederholt besprochen: wo von der verschiedenen Stärke der Wirkung der Wegnahme oder Veränderung von Teilen und von der Wirkung der Verlagerung anschaulicher Hauptpunkte an andere Stellen des reizmäßig unveränderten Gebildes auf den Charakter des Ganzen, und von der Bedeutung des Verankerungspunkts für den anschaulichen Bewegungsaufbau und für die Eigenart von Größenänderungen die Rede war.

2. Wirkungen an Teilen. Zu zweiten Gruppe von Wirkungen gehört u. a. die alte Beobachtung an ruhenden Gruppen wie auch an Folgen von objektiv genau gleichen Gliedern (Punkten, Schlägen), daß die als Hauptglieder erscheinenden eindringlicher und größer wirken als die „Nebenglieder"; ferner die schon verschiedentlich vermutete, aber bisher nicht planmäßig gesicherte Tatsache, daß die Schwelle für Änderungen an gewichtigeren Teilen als solche besonders niedrig und eine überschwellige Änderung dort anschaulich besonders stark sei.

Außerdem gehört vermutlich in diesen Zusammenhang der Gegensatz zwischen der „Nivellierung" (Einebnung) und der „Pointierung" (Überspitzung) von Einzelheiten an einem Ganzen, wie sie sowohl in den Abweichungen kurzzeitig dargebotener Gebilde von der Reizmannigfaltigkeit (bei der Untersuchung der sogenannten Gammabewegungen) als auch in den allmählichen Veränderungen optischer Spuren (Kap. 7, § 7) beobachtet wird: Die Einebnung erfolgt an solchen Einzelheiten, die als „zufällige", unwesentliche, die Überspitzung an solchen, die als wesentliche, für das Ganze kennzeichnende und zentrale anschaulich gegeben waren.

Verschiedene Beobachtungen führten zu der Vermutung, daß bei gewissen Wechselwirkungen zwischen den Teilen eines Ganzen (Kap. 3, § 11) die Wirkung von dem Hauptteil auf den Nebenteil ausgiebiger ist als umgekehrt, d. h., daß die stärkere Änderung am Nebenteil stattfindet, daß der Nebenteil nachgiebiger ist. Hierzu wurde schon in der ersten klassischen Untersuchung über Farbangleichung gefunden, daß der gewichtigere (tragende) Teil einen im Verhältnis zu seiner Ausdehnung und Eindringlichkeit verstärkten Einfluß auf die übrigen (getragenen) Teile hat.

In einem bekannten Beispielsfall, der Zeichnung eines „lächelnden" Gesichts, durch welche die verstärkte Wirksamkeit von Änderungen der Augen als zentraler Teile auf die anschauliche Form anderer Teile des Gesichts (z. B. des Mundes) dargetan werden soll, fehlt die Gegenprobe, daß die Änderung anderer Teile weniger folgenreich ist, wie überhaupt die methodische Sicherung.

Bei dem Farbkontrast und auch bei anderen sogenannten Kontrasterscheinungen wird bekanntlich scheinbar das Gegenteil beobachtet, nämlich daß das Infeld, die Figur, d. h. der hervortretende und gewichtigste „Teil" des Gesamtfelds entweder allein oder doch am stärksten verändert ist. Bei diesem Gegensatz ist daran zu erinnern, daß das Verhältnis zwischen einem Ganzen und einem Teil davon und das zwischen einem Bezugssystem und einem darin befindlichen Ganzen streng auseinander zu halten sind (oben § 4); bei den Angleichungsfällen mit Dominanz des gewichtigeren Teils handelt es sich nun einwandfrei um das Verhältnis zwischen verschiedenen anschaulich zusammengehörigen Teilen eines Ganzen, in den Fällen mit ausgesprochen einseitiger Kontrastwirkung dagegen in der Regel (immer?) um das Verhältnis zwischen einer Figur und ihrem Grund, allgemeiner zwischen einem Ganzen und der „Gegend", in der es sich befindet, ohne als ein Teil dazu zu gehören. Es kommt darin anscheinend zum Ausdruck, daß sachlich nicht angeht, den Grund als einen weniger gewichtigen (anhängenden?) „Teil" desselben Ganzen zu betrachten, dessen „tragender" Teil dann die Figur wäre.

Endlich ist hier noch die „subjektive" Ergänzung einfacher Figuren zu nennen, die bei krankhaften Beeinträchtigungen des Gesichtsfelds erfolgt[1]). Auch wenn der Kranke durchaus weiß, „wie es weiter gehen müßte", vermag nicht jeder Abschnitt einer solchen Figur, der in den sehtüchtigen Teil fällt, eine anschauliche Ergänzung im gestörten Gebiet anzuregen. Zahlreiche sorgfältige Beobachtungen zeigten, daß Gebilde mit zentral gelagertem Verankerungspunkt nur dann ergänzt werden, wenn dieser noch mit in das sehtüchtige Gebiet fällt. Ob diese Beobachtung verallgemeinert werden kann, ist nicht geprüft.

3. Wirkungen in der Umgebung, besonders auf den Betrachter. Wenn man einen etwas ausgedehnteren Gegenstand betrachtet, strebt der Blick von selbst an eine bestimmte Stelle, diejenige nämlich, von der aus das Ganze am besten zu überschauen und in seiner Eigenart zu erfassen ist, zu der man daher auch, nachdem man zur Erfassung von Einzelheiten umhergewandert ist, immer wieder zurückkehrt. In einfacheren Fällen deckt sich diese Stelle durchaus mit dem Gestaltschwerpunkt.

---

[1]) Vgl. unten Kap. 7, § 8, 3.

Doch bleiben für die Gestalten mit auseinanderfallenden Hauptpunkten (oben § 4) die genaueren Verhältnisse zu untersuchen.

Eine Erörterung der verschiedenen Verfahren, die hierzu in Frage kommen, würde hier zu weit führen. Es sei nur bemerkt, daß bei dem Bestreben, den Blick willkürlich längere Zeit auf eine nicht zentrale Stelle zu heften, die ursprünglichen, natürlichen Zentrierungsverhältnisse völlig umgestürzt werden können, daß man also zur Untersuchung der natürlichen Zentrierung weniger eingreifende Verfahren suchen muß.

Wie der Gestaltschwerpunkt den Blick, so zieht eine etwa vorhandene Haupterstreckung (Hauptachse) des Gesehenen die Haltung des Betrachters in sich hinein: Bei schräger Haupterstreckung neigt sich unwillkürlich der Kopf entsprechend zur Seite.

§ 6. Gesetze der Gewichtsverteilung und Schwerpunktslage.

1. Die herkömmliche Auffassung („Grundsatz der Ranglosigkeit"). Die Erörterungen über die sachlichen Grundlagen von Zentrierungsverhältnissen beruhen auf denselben Voraussetzungen wie die über Ort und Maß: Die Möglichkeit einer natürlichen, d. h. aus der Natur des fraglichen seelischen Gebildes selbst erwachsenden Zentrierung wird zumeist nicht gesehen. (Man könnte geradezu von einem Grundsatz der Ranglosigkeit oder Gleichgewichtigkeit aller Teilbestimmungen des Gegebenen sprechen.) In jedem Fall wird sogleich nach sachfremden Ursachen gesucht: Entweder auf der Objektseite: in der Reizintensität, und das zweifellos häufig mit Recht; oder, und das ebenfalls in gewissen Fällen mit Recht, auf der Subjektseite: in der Aufmerksamkeit (Zuwendung, Beachtung, Anteilnahme); gelegentlich auch in der Projektion subjektiver Empfindungen in das draußen Wahrgenommene, im Sinn der sogenannten „Einfühlung" (so, wenn in einer neueren Arbeit das besondere „Gewicht" eines Figurteils auf Druckempfindungen in der Herzgegend zurückgeführt wird, die manche Beobachter bei seiner Betrachtung verspürt zu haben behaupten).

Wenn wir oben die Bedeutung der Zentrierungsverhältnisse in der Wahrnehmung durch willkürliche Verlegung von Hauptpunkten, Haupterstreckungen usw. im objektiv unveränderten Gebilde nachzuweisen suchten, so schien das vielleicht zunächst die Annahme zu bestätigen, daß die Zentrierung allgemein eine Angelegenheit subjektiven Beliebens sei. Die Beliebigkeit ist jedoch auch hier auf ganz bestimmte, objektiv definierbare Bedingungen beschränkt, auf die wir zurückkommen.

2. Die Grundlagen der anschaulichen Gewichtsverteilung und Schwerpunktslage. Wir haben vorhin von einem anschaulichen Massenmittelpunkt gesprochen, und müssen daher jetzt auf das Problem der anschaulichen Masse etwas näher eingehen[1]).

---

[1]) Bei dem augenblicklichen Stand der Frage wäre es eine zwecklose Spitz-

Es ist richtig, daß die Aufmerksamkeitszuwendung eine ausgesprochen gewichtssteigernde Wirkung hat; wäre sie der einzige Faktor, so müßte man freilich erwarten, daß das anschauliche Gewicht alles Wahrgenommene vom Beachtungsbrennpunkt, wo es am stärksten sei, nach allen Seiten abnehme. So einfach liegen aber die Dinge nicht: Es gibt auch sachliche Grundlagen anschaulichen Gewichts.

Unter einfachsten Bedingungen spielt die Reiz- bzw. Erregungsstärke als solche eine entscheidende Rolle: Wo ein blendendes Licht aufleuchtet, wo ein betäubender Lärm sich erhebt, wo man heftig gestoßen wird oder sonst unerträglichen körperlichen Schmerz empfindet (Zahnweh), dort ist der Schwerpunkt des gesamten Wahrnehmungsfelds; dort wird unsere Aufmerksamkeit unwiderstehlich hingezogen: im äußersten Fall wird der Rest des Wahrgenommenen wesenlos oder verflüchtigt sich ganz. Doch gilt auch dieser Zusammenhang nicht allgemein.

Unter weniger krassen Bedingungen ist die Eindringlichkeit, die das anschauliche Gewicht unmittelbar verkörpert, nicht so einfach an die Reizstärke gebunden. Sie hängt vielmehr von dem Grad der Abhebung der fraglichen Teilgebilde von ihrer Umgebung ab. In reizstärkerer raumzeitlicher Umgebung ist das reizschwächste Gebilde am stärksten abgehoben und somit am gewichtigsten: auf weißem Grund ist das Schwarze gewichtiger als das Graue.

Unter noch verwickelteren Reizbedingungen, die zur Wahrnehmung dreidimensionaler Gebilde mit Vorder- und Rückseite, mit Außen und Innen und mit gegenseitiger Verdeckung führen, löst sich die anschauliche Gewichtsverteilung vollends von der Verteilung der Reizstärken. Sie ist da selbstverständlich nicht an die zufällige und ständig wechselnde Ansicht (Kap. 2, § 13) der Dinge geknüpft: die „unsichtbar wirklich vorhandenen" Seiten und Teile des Dinges gehen in die natürliche Gesamtmasse und Gewichtsverteilung mit demselben Gewicht ein wie die augenblicklich reizwirksamen.

Dagegen bleiben — wie zu erwarten —, die nur „vorgestellten", aus Erfahrungswissen ergänzten, wirkungslos. Beispiel: Der Tiefgang eines Schleppkahnes ist (aus figuralen Gründen) anschaulich gewöhnlich viel zu gering; infolgedessen scheint uns ein kleiner Schlepper, wenn er vor leere, also hoch aus dem Wasser ragende Kähne gespannt ist, eine viel größere Last zu bewältigen, als wenn die Kähne schwer beladen sind und daher bloß noch wie flache Flöße aussehen; und das trotz besserem Wissen (Abb. 32).

Wenn wir von diesem besonderen Fall absehen, brauchen wir uns auf der Suche nach den Grundlagen anschaulichen Gewichts zunächst nur an die altbekannten Auffälligkeitsursachen zu erinnern: Figurbereiche sind danach gewichtiger als Grundbereiche; reich gegliederte und konturierte

---

findigkeit, im Sinn der Physik „Masse" und „Gewicht" auseinanderzuhalten. Wir brauchen im folgenden diese Ausdrücke vorläufig gleichbedeutend.

Gesetze der Gewichtsverteilung und Schwerpunktslage 181

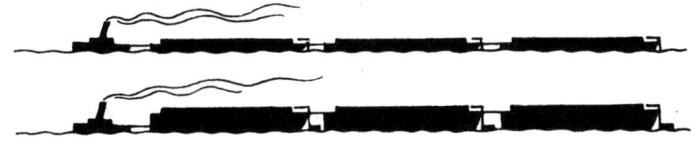

Abb. 32

gewichtiger als konturarme; Bereiche, in denen etwas vorgeht (sich bewegt oder verändert) gewichtiger als Ruhebereiche; usw. Die Auffälligkeit, also auch das anschauliche Gewicht von Figurbereichen wächst außer mit der schon erwähnten Eindringlichkeit — innerhalb gewisser Grenzen — auch mit ihrer Größe, mit der Prägnanz ihrer Form und in Figurgruppen mit deren Dichte (Sternhimmel). Doch kann sich alles dieses auch umkehren, indem in mehr oder weniger eintönigen Gruppen einfach dasjenige zum Gewichtigsten wird, was aus der Reihe fällt, was die Eintönigkeit irgendwie stört und unterbricht (Abb. 33). Dem entspricht es, daß an zusammenhängenden Gebilden alle Arten von Inhomogenitäten (Ecken, Enden, Lücken, Kreuzpunkte, Abzweigungsstellen) zu Hauptpunkten irgendwelcher Art vorbestimmt sind.

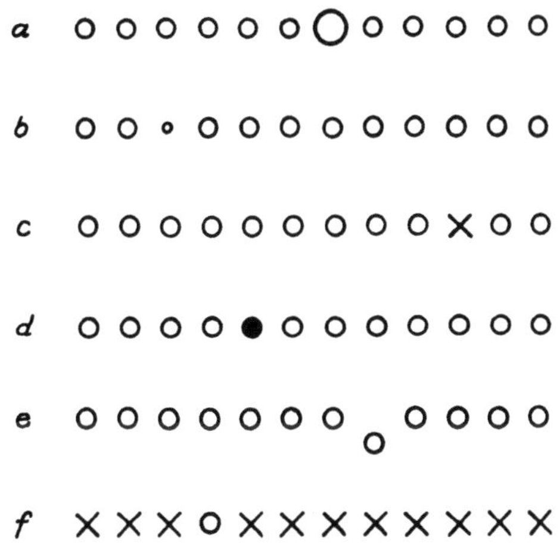

a o o o o o o O o o o o o

b o o ∘ o o o o o o o o o

c o o o o o o o o o x o o

d o o o o ● o o o o o o o

e o o o o o o o   o o o o
                      o

f x x x o x x x x x x x

Abb. 33

Bezüglich der Hauptachse, und zwar sowohl der figuralen bei ruhenden wie der Drehungsachse bei bewegten Gebilden, gelten ähnliche Regeln. Von mehreren geometrischen (bzw. geometrisch möglichen) Achsen eines gesehenen Gebildes (bzw. Vorgangs) ist gewöhnlich nur eine einzige und allenfalls noch eine zu dieser rechtwinklige anschaulich verwirklicht. Nach den bisherigen Einzelbeobachtungen verläuft sie bevorzugt 1) innerhalb des Hauptteils, 2) in der Haupterstreckung des Gesamtgebildes, 3) ceteris paribus in lockeren Gruppen durch besonders dicht besetzte Bereiche, 4) im Gesamtfeld anschaulich senkrecht, allenfalls waagrecht, und nur bei besonders zwingendem Aufbau auch schräg.

3. **Gestaltfaktoren bezüglich Haupt- und Nebenteil in gegliederten Ganzen.** Hierbei kommen zu den Gesichtspunkten der (verhältnismäßigen) Größe und der qualitativen Auszeichnung noch einige ausgesprochen gestaltliche, die sogar unter nicht allzu extremen Bedingungen die Unterordnungsverhältnisse im Gegensatz zu jenen bestimmen können. Zum Hauptteil geeignet macht u. a. die ausgezeichnete Haupterstreckung (senkrecht, in zweiter Linie waagrecht), die zentrale Lage im Ganzen (Abb. 28g), das Durchgehen (Abb. 28d), und vor allem die Geschlossenheit (Abb. 28a): Teile, die erst durch Anschluß (Anlehnung) an einen anderen geschlossen werden, wirken meist zwingend als Nebenteile.

Hierher gehört auch die schöne alte Beobachtung, daß in einem zunächst vielgliedrigen Akkord, wenn man die einzelnen Töne vom höchsten angefangen der Reihe nach schweigen läßt, jeweils der dadurch zum Randton werdende zugleich als Hauptton wirkt.

Systematische Untersuchung wäre erwünscht.

4. **Bemerkungen über die Grundlagen des Eigenschaftsreliefs und des Eigenschaftsgefüges.** Hier liegt die Meinung besonders nahe, der entscheidende oder gar einzige Faktor sei die Beachtung, die selbst wieder vornehmlich auf die dauernde oder augenblickliche Interessenrichtung des Betrachters zurückgehe. Daß dieser Faktor von größtem Einfluß ist, dafür bedarf es keiner neuen Belege[1]). Wichtiger ist in der augenblicklichen Lage der Hinweis darauf, daß es sachliche Faktoren gibt, die auch bei ausgeglichener Interessenrichtung ein ausgeprägtes Eigenschaftsrelief veranlassen können. Bei der Hervorhebung von Einzelgebilden, die durch gewisse Abweichungen in eine sonst eintönige Menge eine Störung bringen, wird zugleich das Eigenschaftsrelief innerhalb des störenden Gebildes in eindeutiger Weise festgelegt: Diejenige Eigenschaft, durch welche das Gebilde sich aus der Menge der übrigen heraushebt, wird zwingend zu der anschaulich in ihm vorherrschenden Eigenschaft. In Abb. 33 ist es zweimal die Größe, sonst Form, Farbe, Lage. In dieser Art von Beispielen wird die eintönige Gruppe zum Bezugssystem für die Eigenschaften des herausfallenden Einzelgliedes[2]).

Auf die Rolle dieser Erscheinung für die gegenseitige Beurteilung der Menschen wurde schon oben hingewiesen. Sie hat übrigens auch eine praktische Bedeutung für den psychologischen Versuch: Wenn man Folgen von Darbietungen irgendwelcher Art in ihrem Sinne aufbaut, kann man eine Vp. ganz ohne mündliche Anweisung (also auch ohne Suggestion) zur Beachtung einer gewünschten Eigenschaft veranlassen.

Allgemein gesprochen: das Eigenschaftsrelief innerhalb eines Ganzen ist aufs stärkste durch den Zusammenhang mit bestimmt, in dem dieses steht.

Über den Unterschied zwischen selbständiger und abhängiger Eigenschaft sei mangels Vorarbeit nur die notwendige Bemerkung angefügt, daß es völlig

---
[1]) Sieh oben Kap. 4, § 16, 3.
[2]) Vgl. oben Kap. 5, § 16.

abwegig ist, im Sinne mancher Urteilstheorien in dem Abhängigkeitsverhältnis zwischen zwei anschaulichen Eigenschaften eine Abbildung des psychophysischen Abhängigkeitsverhältnisses suchen zu wollen. Wenn gelegentlich eine solche Übereinstimmung zu finden sein sollte, kann diese nur zufällig sein. In dem Beispiel der photographischen Abbildung eines Körpers (oben § 3, 4) ist anschaulich eindeutig die Neigung der verschiedenen Oberflächenteile die ursprüngliche, ihre Helligkeit die abgeleitete Eigenschaft; und dies, obgleich das psychophysische Verhältnis ebenso eindeutig das umgekehrte ist, sofern die Verteilung der Lichtstärke auf der Netzhaut die einzige Grundlage auch der anschaulichen Körperlichkeit bildet.

Auf weitere schöne Beispiele für solche Gegensätzlichkeit zwischen dem anschaulichen und dem psychophysischen Abhängigkeitsverhältnis zweier Eigenschaften wurde erst kürzlich hingewiesen: u. a. gehört dazu das Verhältnis zwischen der Aufeinanderfolge der Eindrücke und dem Nebeneinander im Raum, wenn der Finger über einen Kamm gleitet, zwischen der Mannigfaltigkeit der Drucke und Druckgefälle und der räumlichen Form, wenn man einen kleinen Körper betastet, — wobei jedesmal die „unwichtige" Eigenschaft sich unter Umständen anschaulich gar nicht verwirklicht.

5. Gestaltgesetze der Lage des Verankerungspunkts. Wenn man den Nagel sieht, an dem etwas hängt, so ist — wenn auch nur in einem ganz äußerlichen und einer strengeren Analyse nicht standhaltenden Sinn — die Lage des Verankerungspunkts bekannt. Ist das nicht der Fall, so kann, wie wir an Abb. 25 sahen, seine Lage schwanken und subjektiv beeinflußt werden. Doch ist sie schon nach den bisher zerstreut vorliegenden Beobachtungen auch dann keineswegs beliebig. Auch wo der Verankerungspunkt nicht eindeutig festliegt, stehen nur gestaltlich ausgezeichnete Stellen zur Wahl. In Versuchen des Verf. mit bewegten Gruppengebilden lag der Verankerungspunkt bevorzugt 1) bei symmetrischen Gebilden in der Mitte, auch wenn diese nicht durch ein besonderes Gruppenglied besetzt war; 2) in unsymmetrischen Gruppen auf dem hervorstechendsten (dicksten, eindringlichsten, — unter reizmäßig gleichgestellten Gliedern auf dem ins Auge gefaßten, im Blickpunkt befindlichen, von der Aufmerksamkeit verfolgten) Glied; gern auf einem Randglied, und zwar bei gleichartiger Bewegung der verschiedenen Glieder bevorzugt auf dem vorauslaufenden, bei ungleichartiger auf dem am wenigsten bewegten, usw.

Vollführt ein symmetrisches Gebilde, z. B. ein Rotationskörper, Drehungsbewegungen, deren Achse zur figuralen Achse einen spitzen Winkel bildet (z. B. Kreiselschwankungen), so ordnen sich diese anschaulich möglichst so, daß wenigstens ein Punkt der figuralen Achse, und zwar möglichst ein ausgezeichneter Punkt auf ihr, zum Schwankungsmittelpunkt wird. — Um Mißverständnisse zu vermeiden, sei nochmals bemerkt, daß in allen herangezogenen Fällen die Reizverteilung auch die Ausbildung beliebiger anderer anschaulicher Drehungsachsen erlauben würde, daß es sich also um echt psychologische Gesetzmäßigkeiten handelt.

6. Der Einfluß des Betrachters. Es gibt, wie wir sahen, bestimmte Gestaltfaktoren, durch welche die Gewichtsverteilung und Zentrierung seelischer Gebilde mehr oder weniger eindeutig festgelegt ist. Ebenso

wie die natürliche Gliederung hängt die natürliche Zentrierung außer vom inneren Aufbau auch von dem umfassenderen Zusammenhang ab, in den das fragliche Gebilde eingebettet ist; also insbesondere auch von der Vorgeschichte („Erfahrung") und von dem augenblicklichen Zustand und Verhalten des Betrachters[1]). Übereinstimmung besteht ferner darin, daß die natürliche Schwerpunktslage durch die Eigenstruktur des fraglichen Gebildes mehr oder weniger eindeutig festgelegt sein kann, daß sich beim Zusammenwirken mehrerer Faktoren sehr stabile, von Umgebungsbedingungen schwer angreifbare, und beim Widerstreit der Faktoren entsprechend labile und mehr oder weniger leicht und weit verschiebbare Gewichtsverteilungen und Zentrierungen ergeben[2]). — Auflockerung und Fügsamkeit der Gewichtsverteilung scheint ein besonderes Merkmal der „praktischen Intelligenz" und im äußersten Maß der entfesselten praktischen Intelligenz zu sein, wie sie in der abendländischen Zivilisation gezüchtet wurde.

§ 7. Zusammenfassung: Grundsatz der Rangstufung.

Wir versuchen nun zusammenfassend den Grundsatz zu formulieren, der nach den bisher vorliegenden wahrnehmungspsychologischen Einzelbeobachtungen an die Stelle des „Grundsatzes der Ranglosigkeit" zu treten hat.

1. Jedes seelische Gebilde, jedes Ding, jeder Vorgang, jedes Erlebnis im engeren Sinn, bis hinunter zu den einfachsten Wahrnehmungsgestalten, weist eine bestimmte Gewichtsverteilung und Zentrierung auf; unter seinen Teilen, Stellen, Eigenschaften besteht eine Rangordnung, unter Umständen ein Ableitungsverhältnis.

2. Diese sind nicht erst in es hinein verlegt (projiziert, eingefühlt), sondern gehören zu seinem Wesen. Es gibt eine natürliche Zentrierung und Gewichtsverteilung, für die zum Teil schon bestimmte Gestaltgesetze bekannt sind.

3. Die Zentrierung und Gewichtsverteilung hat nicht nur für das Gefüge und den Charakter, sondern auch für das funktionelle Verhalten der seelischen Gebilde entscheidende Bedeutung.

Anschließend besprechen wir noch einige Zentrierungsfragen aus anderen Gebieten des Seelischen.

---

[1]) Vgl. Kap. 3, § 14 und 15.
[2]) Vgl. Kap. 4, § 9.

§ 8. Die Bedeutung der Zentrierungsverhältnisse beim Denken.

Die Bedeutung von Zentrierungsverhältnissen bei Denkvorgängen deutete sich schon oben mehrfach an (§§ 3 und 6). Eine Sache (z. B. einen Menschen oder ein geschichtliches Ereignis) **verstehen** oder **begreifen**, den rechten Begriff davon haben, heißt nicht nur, sie in der richtigen Gliederung und im richtigen Bezugssystem, sondern vor allem auch, sie mit der richtigen Gewichtsverteilung und mit den richtigen Abhängigkeitsverhältnissen zu sehen. Beim Übergang vom Nicht-Verstehen zum Verstehen oder vom Falsch-Verstehen zum Richtig-Verstehen spielen daher neben den schon besprochenen Arten des Strukturwandels (Umgliederung, Wechsel des Bezugssystems) die Ausbildung und die Änderung von Gewichts-, Abhängigkeits- und Ableitungsverhältnissen eine entscheidende Rolle. Auch bei andern Formen des fruchtbaren Denkens, beim **Erfinden** und **Beweisen**, haben sich Wandlungen des Eigenschaftsreliefs unter dem Druck der vorliegenden Aufgabe: das Hervortreten derjenigen Eigenschaft, die ein Ding zur Behebung einer augenblicklichen Schwierigkeit geeignet macht, oder die an einem Begriffsgebilde für die Beantwortung einer eben gestellten Einzelfrage (für die Durchführung eines Beweises) entscheidend ist, als einer der entscheidenden Vorgänge erwiesen. Das Beispiel des Hervortretens der Eigenschaft, durch die ein Glied in einer sonst eintönigen Gruppe sich heraushebt (§ 6), ist also nur ein Sonderfall, und dazu ein besonders äußerlicher, solcher sachlich bedingten Ausbildung eines bestimmten Eigenschaftsreliefs.

Das **Urteil** im logischen Sinn (A ist B) erweist sich in Fällen wirklichen Denkens bei näherer Betrachtung häufig als der Ausdruck des **Hervortretens der Eigenschaft B am Gegenstand A**. Da es in diesem allgemeinen Sinn der Logik durchaus einwandfrei ist, auch eine bestimmte Gliederbarkeit u. dgl. als „Eigenschaft" eines Gegenstands zu bezeichnen, die in der Mannigfaltigkeit aller Eigenschaften mehr oder weniger hervortreten kann, ist es vielfach üblich, den Ausdruck „Umzentrierung" in diesem allgemeineren Sinn für alle Arten des Strukturwandels, die beim fruchtbaren Denken eine Rolle spielen können, also auch für Wandlungen der Gliederung und des Bezugssystems, zu verwenden. Um der Klarheit und Konkretheit willen möchten wir vorschlagen, in psychologischen Erörterungen diesen Ausdruck nur in seiner engeren Bedeutung: zur Bezeichnung der Änderung von Gewichts-, Abhängigkeits- und Ableitungsverhältnissen im eigentlichen Sinn, zu gebrauchen.

Nicht zufällig betrachtet man nach dem Gesagten das Gefühl eines Menschen für Zentrierungsverhältnisse, seine Fähigkeit, Haupt- und Nebensache, Wesentliches und Zufälliges, Ursprüngliches und Abgeleitetes (Feuer und Rauch) zu unterscheiden, und den Kern einer Sache (die Pointe) aufzuspüren und zu erfassen, als ein besonders sicheres Merkmal und Maß seiner Begabung und seines Sachverständnisses; und entsprechend hat beim schaffenden Künstler die Fähigkeit, in dem Kunstwerk — neben klarer Gliederung und klaren Maßverhältnissen — eine klare und zwingende Gewichtsverteilung zu schaffen, für die Beurteilung seines Ranges grundlegende Bedeutung. Übrigens lassen sich schon aus der Fähigkeit eines Menschen, an geschriebenen Buchstaben das Skelett *und das Beiwerk* zu unterscheiden, allerlei Schlüsse auf sein geistiges Niveau ziehen.

§ 9. Zentrierungsverhältnisse des anschaulichen Gesamtfelds.

Im anschaulichen Gesamtfeld, einschließlich des wahrnehmenden und handelnden Subjekts, findet sich ein ganzes System voreinander gelagerter Zentren, deren Zusammenfallen oder Auseinanderklaffen und deren gegenseitiges Gewichts- und Abhängigkeitsverhältnis für ganz bestimmte Bewußtseinszustände kennzeichnend und für die Art und Wirksamkeit des Verhaltens entscheidend ist:

1) Der natürliche sachliche Schwerpunkt des Wahrnehmungsfelds, der entweder als ein mehr oder weniger scharf ausgesondertes und in sich wiederum zentriertes Gebilde (z. B. der Redner in einer Versammlung) wahrgenommen oder auch als besonders eindringliche (gewaltige, bedrängende, lebhafte) Einwirkung auf mich selbst (beispielsweise ein Stoß oder ein blendendes Licht) empfunden werden kann.

2) Das Deutlichkeitszentrum des Sinnesfelds, zusammenfallend mit dem Bereich der Blickrichtung, dem normalerweise, aber nicht unlösbar, anatomisch der Bereich der Fovea entspricht; beim Blinden tritt dafür der Bereich der Fingerspitzen ein.

3) Der Aufmerksamkeitsbrennpunkt: die Stelle, auf die ich mich konzentriere (wobei wir das Wort Aufmerksamkeit nicht, wie in letzter Zeit vorgeschlagen wurde, in dem weiten und verblaßten Sinn von „Wachheit", das ist von Aufnahmebereitschaft ganz im allgemeinen, gebrauchen).

4) Das Tätigkeitsziel (bearbeiteter Gegenstand, angesprochener Mensch; also nicht zu verwechseln mit der Endabsicht unserer Tätigkeit).

5) Der Angriffspunkt des Willens am eigenen Körper oder dessen Verlängerungen (Hammer, Schreibfeder usw.).

6) Der räumliche Mittelpunkt des Ich.

Die Behandlung dieser Zentren und ihrer Beziehungen war bisher mehr theoretisch als experimentell, und es seien daher an ihre Aufzählung nur einige kurze und vorläufige Bemerkungen geknüpft.

Die Tatsache, daß die Stelle, auf die ich „mich" konzentriere, an der ich eben „bin", häufig mit den sachlich ausgezeichneten Stellen des Gegenstandsbereichs zusammenfällt, konnte leicht zu der Meinung verführen, es handle sich bei diesen ausnahmslos um Folgen der Aufmerksamkeit bzw. der Zuwendung; dies ist, wie schon wiederholt angedeutet, die Meinung der „klassischen" Empfindungspsychologie, die mehr oder weniger ausdrücklich auch heute noch vielfach vertreten wird. Dazu ist zu bemerken: auch wenn der Brennpunkt der Aufmerksamkeit noch so häufig mit dem natürlichen Sachschwerpunkt (und dem Deutlichkeitszentrum des Sinnesfelds) zusammenfällt, so bedeutet das nicht, daß diese drei Zentren einfach dasselbe sind oder daß auch nur ein einseitiges Abhängigkeitsverhältnis (etwa von innen nach außen) zwischen ihnen besteht.

Es handelt sich hier um ein lebendiges Wechselverhältnis, in dem eine ganze Fülle verschiedener Beziehungen und Abhängigkeiten sich verwirklichen kann. Das Zusammenfallen der drei Zentren ist dabei nur ein ausgezeichneter Fall. Dieser ist erstens vielfach gar nicht verwirklicht, z. B. nicht bei „willkürlicher" Aufmerksamkeit auf Stellen des Grundes in einem fest gegliederten Wahrnehmungsfeld, oder auf das Beiwerk eines sachlich fest zentrierten Ganzen; wie schon oben (§ 5) erwähnt, besteht dabei ein spürbarer Vereinigungsdruck zwischen dem natürlichen Sachschwerpunkt und dem Brennpunkt der Aufmerksamkeit, gegen den man sich ständig anstemmen muß. Zweitens kann dieser Druck auf zweierlei Weise zum Ziel des Zusammenfalls von Sachschwerpunkt und Verhaltensbrennpunkt führen; die Führung kann von der sachlichen Seite so gut wie von der Betrachterseite ausgehen. Im ersten Fall liegt die „unwillkürliche Aufmerksamkeit" vor, im zweiten die „Aufmerksamkeitsbestimmtheit" des gegenständlichen Schwerpunkts. Bei der letzteren kann dann noch entweder — wie beim „Suchen" — ein Bedürfnis des Betrachters oder endlich auch seine bloße Willkür, sein Belieben, die wirkende Kraft enthalten; der letzte, im psychologischen Versuch nächstliegende Fall kommt unter natürlichen Bedingungen kaum vor.

Auch wenn die Aufmerksamkeit nicht auf dem Sachschwerpunkt liegt, ist sie gewöhnlich wenigstens mit dem Sinnesfeldzentrum gekoppelt. Aber auch diese Bindung läßt sich, wie schon ältere Untersuchungen zeigten, vorübergehend lösen. Freilich ist hierbei der Vereinigungsdruck noch viel stärker als bei der Trennung des Sach- und Aufmerksankeitszentrums. Diese Trennung ist noch unnatürlicher als die andere und führt, falls es gelingt, sie längere Zeit durchzuhalten, zu eigenartigen Zuständen des Orientierungsverlusts.

Mit der Aufweisung dieser Mannigfaltigkeit soll nicht etwa eine fertige Theorie der Aufmerksamkeit gegeben, sondern es sollen nur einige Hindernisse weggeräumt werden, die ihrer Ausbildung bisher im Weg standen.

Auch Aufmerksamkeitsbrennpunkt und Tätigkeitsziel sind — wenigstens auf späteren Entwicklungsstufen — trennbar; doch bleibt ihr Zusammenfallen stets der, wiederum u. a. durch einen beträchtlichen Vereinigungsdruck, ausgezeichnete Fall.

Über den Angriffspunkt des Willens liegt bisher nur ein einziger phänomenologischer Beitrag vor; und über die Bedeutung seiner Lage, am eigenen Körper oder an dem gehandhabten Werkzeug, und seines Verhältnisses zum Brennpunkt der Aufmerksamkeit finden sich nur zerstreute Beobachtungen, namentlich in Beiträgen zur Heilung des Stotterns und verwandter „nervöser" Handlungsstörungen.

Die räumliche Ichmitte kann, wie schon ältere Beobachtungen ergaben, — *im Zustand der ruhigen Beobachtung* — überraschend leicht und genau festgestellt werden; sie fand sich in jenen Versuchen inmitten des Kopfs, etwas hinter dem *Hering*schen Zyklopenauge, etwa an der Stelle, auf die man beim Umgang mit anderen Menschen natürlicherweise gerichtet ist.

Der Streit der Völker über den Sitz der Seele und auch eine Reihe gebräuchlicher bildlicher Ausdrücke — das „Herz in der Hose" — regen mindestens die Frage an, ob nicht für die verschiedenen Gemütserregungen ganz bestimmte Verlagerungen der räumlichen Ichmitte kennzeichnend sind; man denke ferner an die bisher von der Psychologie kaum ernsthaft berücksichtigten Bemerkungen *H. v. Kleists* über die exzentrischen Lagen der „Seele" beim gezierten Benehmen.

Nicht nur die absolute und gegenseitige Lage, sondern insbesondere auch das Gewichtsverhältnis zwischen Ichmitte, Angriffspunkt des Willens, Aufmerksamkeitsbrennpunkt und Tätigkeitsziel scheint für die Natur und den Erfolg des Handelns von grundlegender Bedeutung zu sein. Doch wird man darüber — abgesehen von dem schon erwähnten Aufsatz eines Dichters und allenfalls gewissen Anweisungen mancher Gymnastikschulen — bei uns kaum etwas finden, was sich auch nur entfernt mit der von der *Zen*-Lehre beeinflußten pädagogischen Überlieferung des fernen Ostens vergleichen ließe.

§ 10. Zentrierungsprobleme in der Lehre von der Person, vom Charakter und vom Zusammenleben.

1. Zur Frage des „eigentlichen Ich". Ob die rein formale Analyse gestaltlicher Hauptpunkte auch das Verständnis des Ich im engsten Sinn zu fördern vermag, muß sich noch erweisen.

Nur als Hinweis auf Möglichkeiten seien einige Erscheinungen erwähnt, die in den Blickpunkt treten, wenn man das engere, eigentliche Ich als Quellpunkt des eigenen Verhaltens und als Verankerungspunkt der Person in ihrer menschlichen Umgebung betrachtet. Außer seiner viel besprochenen Eigenschaftsarmut fällt dabei eine gewisse Seite des Freiheitsbewußtseins auf: der gewaltige Unterschied nämlich, den es für manchen Menschen ausmacht, ob man, um ihn zu einem bestimmten Verhalten zu veranlassen, sich „an ihn selbst" wendet, sich der Vermittlung seines Ichkerns bedient, oder ob man, zu äußerlich genau demselben Endzweck, — beim „Zwang" — unmittelbar an seinen Gliedern, — bei der „Verführung" — unmittelbar an seinen Trieben oder Gelüsten, oder — bei der „Heilsuggestion" — unmittelbar an seinen unerwünschten Gewohnheiten angreift. Nur beim ersten, „natürlichen" Weg der Beeinflussung haben wir das Gefühl, als Menschen behandelt zu sein, während wir bei dem zweiten uns zur Sache erniedrigt fühlen, sogar auch, wenn der örtliche Eingriff — in der „Autosuggestion" — von uns selber ausgeht. Dieser Unterschied scheint auch bei gewissen Erscheinungen des sogenannten Trotzalters eine wichtige, bisher nicht planmäßig untersuchte Rolle zu spielen.

2. Bei dem Aufbau des Charakters ist sowohl nach dem Gewichts- als auch nach dem Ableitungsverhältnis der verschiedenen Eigenschaften zu fragen. Das erste geschieht in der zunächst rein phänomenologischen Frage nach der „charakterologischen Dominante", der Eigenschaft oder Eigenschaftsgruppe, die in der Gesamtheit der Charakterzüge besonders

hervortritt, an die sich die übrigen Eigenschaften gewissermaßen anlehnen. In der neueren Graphologie ist diese Frage in der Anweisung enthalten, daß die Deutung nicht schematisch einer vorgegebenen Eigenschaftsliste folgen, sondern von der jeweils hervorstechendsten Eigentümlichkeit der vorliegenden Handschrift ihren Ausgang nehmen soll. Noch folgenreicher wird die Berücksichtigung von Gewichtsverhältnissen, wenn in neueren Untersuchungen verschiedene Ausdrucksgebiete auf ihr Gewicht für das Verständnis eines fraglichen Menschen verglichen werden; wenn z. B. gefragt wird, ob Schreiben, Schrift und Geschriebenes für ihn überhaupt wesentlich ist. — Die zweite Frage, nach dem Abhängigkeitsverhältnis, ist überall dort gestellt, wo man nach dem System der „Grundfunktionen" sucht, wo man von Eigentümlichkeiten, die man als „Folgeeigenschaften"[1]) betrachtet, zu der „eigentlichen", sich in diesen äußernden Beschaffenheit des Charakters vorzudringen bemüht ist.

3. Dominanzverhältnisse beim Zusammenleben. Im umfassendsten Bereich tritt das Zentrierungsproblem bei der Bildung von Gruppen von Menschen und auch schon von höheren Tieren auf. Die bekannten Beobachtungen über die „Hackliste" im Hühnerhof und entsprechende Verhältnisse auch bei den verschiedensten freilebenden Tieren, also über die Ausbildung möglichst klarer und feststehender Dominanzverhältnisse zwischen sämtlichen Gliedern einer zusammenlebenden Gruppe, stimmen in den allgemeinen Merkmalen, auf die es in diesem Zusammenhang allein ankommt, durchaus überein mit den Beobachtungen, die man an menschlichen Gruppierungen beliebiger Größe jederzeit machen kann. Die zahlreichen Versuche der vergangenen Jahrzehnte, unzentrierte soziale Gebilde künstlich herzustellen — von der völlig kameradschaftlichen Ehe über den parlamentarischen Staat bis zur Fiktion der Gleichheit von Zwergstaaten mit führenden Nationen im Völkerbund —, haben wohl zur Genüge gezeigt, daß solche Gebilde niemals stabil sind, sondern früher oder später im Sinn der tatsächlichen Mächtigkeitsverhältnisse ihrer Glieder zurechtkippen. Diese Andeutung möge bei dem augenblicklichen Stand des allgemeinen Zentrierungsproblems genügen.

Auch diese Gestalttendenzen von Gruppen lebender Wesen äußern sich in deren einzelnen Gliedern als bestimmte „Triebe": als „Machttrieb" und als „Folgetrieb". Der sonderbare Zwiespalt zwischen diesen zwei im gleichen Wesen angeblich nebeneinander bestehenden gegensätzlichen Trieben löst sich auf, wenn man sie als Äußerung natürlicher Zentrierungstendenzen in den konkreten Gruppengebilden aus ihren jeweils ganz bestimmten, so und so starken, begabten, leistungsfähigen Gliedern betrachtet; was aber in diesem Zusammenhang nicht ausführlich dargelegt und begründet werden kann.

---

[1]) Daß man diese Folgeeigenschaften, z. B. die „Tauglichkeiten", deshalb oft „unechte" nennt und erklärt, sie seien „keine Charaktereigenschaften", geht freilich zu weit.

§ 11. Zentrierungserscheinungen im physiologischen Geschehen.

Zur Frage der Zentrierungsverhältnisse im physiologischen Geschehen sei nur auf zwei Tatsachen hingewiesen: 1) auf das Führungsverhältnis zwischen den beiden Großhirnhälften (und die Verwirrung, die nach einer neueren Annahme durch künstliche Störung dieses Verhältnisses, etwa durch rücksichtslose Rechtserziehung von Linkshändern, häufig angerichtet wird), — 2) auf die Bedeutung der Organisatoren als leitender Teile der Entwicklung des Körpers, die auch dem Wachstum ihrer näheren und weiteren Umgebung seine Richtung aufzwingen.

7. KAPITEL.
Das Problem der Ordnung.

§ 1. Der Grundsatz der Unordnung des Natürlichen.

Wir kommen im folgenden zu einem Grundsatz, der die bisher behandelten großenteils mit umfaßt, und der wegen seines besonders allgemeinen Charakters den Brennpunkt der Auseinandersetzung über die Grundlagen der allgemeinen Psychologie bildet. Man kann diese allgemeinste inhaltliche Voraussetzung der überlieferten psychologischen Theoriebildung etwa folgendermaßen in Worte fassen:

Frei sich selbst überlassenes natürliches Geschehen ist von sich aus keiner Ordnung fähig; es geht früher oder später in chaotische Zustände über. Findet sich an Vorgängen oder unstarren Gebilden Ordnung, die über das zufällige Zusammentreffen eines Augenblicks hinaus andauert, so kann diese ihnen nur von außen aufgezwungen sein[1]). Hierfür gibt es grundsätzlich zwei Möglichkeiten: entweder ist sie durch die Ordnung starrer Gebilde bedingt, die das Unstarre und Bewegliche innerhalb bestimmter Grenzen festhalten oder in bestimmte Bahnen leiten (Formen, Gefäße; Röhren, Kanäle, Schienen, Leitungsdrähte); oder sie wird durch fortgesetzte Eingriffe eines überwachenden Geistes aufrecht erhalten. Ändert sich der Verlauf eines Geschehens, das durch starre Leitungen geordnet ist, so bedeutet dies notwendig eine Annäherung an das Chaos (Ausbruch,

---

[1]) Es ist wohl klar, daß „Ordnung" hierbei nicht in dem verwässerten Sinn beliebiger „Anordnung", sondern in dem guten und ausgeprägten Sinn der alltäglichen Rede vom „Ordnung machen", „in Ordnung bringen", als Gegensatz von „Unordnung" gemeint ist.

Überschwemmung, Entgleisung, Diffusion, Irradiation), — wenn nicht die Änderung durch besondere Eingriffe eines überwachenden Geistes veranlaßt ist. Kurz: es gibt keine eigene, innere, natürliche, sondern nur äußere, fremde, aufgezwungene Ordnung: es gibt keine Ordnung ohne Leitung; entweder Zwang oder Chaos.

Wir nennen diese Voraussetzung: den **Grundsatz der Unordnung des Natürlichen**, und ihre nächste, unvermeidliche Folge: den **Satz von der Fremdbedingtheit** aller sachlichen Ordnung.

§ 2. Anwendungen des Grundsatzes.

Auch der Grundsatz der Unordnung des Natürlichen hat das wissenschaftliche Denken weit über die Psychologie hinaus beherrscht, und er hat — das muß hier gesagt werden — stellenweise zu entscheidenden Erkenntnissen geführt.

1. Seine Bedeutung in der exakten ·Naturwissenschaft. Seinen klarsten — und für dieses Anwendungsgebiet völlig zutreffenden — Ausdruck hat er im zweiten Hauptsatz der mechanischen Wärmelehre gefunden. Doch hat er in der Physik seit ihrer Erneuerung durch *Galilei* niemals den Charakter einer stillschweigenden Voraussetzung aller Theoriebildung angenommen, wie dies in der Biologie und Psychologie lange Zeit überall dort der Fall war, wo man sich bemühte, in den theoretischen Ansätzen „streng naturwissenschaftlich" vorzugehen. Es ist in den letzten Jahrzehnten viel von den Mängeln und Mißerfolgen dieser Wissenschaften die Rede gewesen, die durch die „Naturwissenschaftlichkeit" ihres Vorgehens verursacht sein sollen. Und es muß einmal gesagt werden, daß diese Behauptung, die ein Verfasser immer dem anderen nachspricht, in keiner Weise ernsthaft begründet und begründbar ist. Dagegen läßt es sich an der großen Mehrzahl aller fraglichen Ansätze zeigen, daß ihre „Naturwissenschaftlichkeit" — selbst in den psychologischen Streifzügen hervorragender **Physiker** — nur vermeintlich und in der heutigen Form der Physik keineswegs vorgebildet ist, und daß sie, außer in der Voraussetzung des Atomismus[1]), im wesentlichen in der Voraussetzung der Unordnung des Natürlichen und ihren Folgesätzen [Fremdbedingtheitssatz[2]), Kontingenzsatz[3]) usw.] besteht.

2. Der Grundsatz der Unordnung als gemeinsame Voraussetzung der mechanistischen Auffassung und des Vitalismus in der Biologie. In der Wissenschaft vom Leben setzt die mechanistische Auffassung am unverhülltesten die Unordnung des Natürlichen

---
[1]) Kap. 3.
[2]) Kap. 4—6.
[3]) Kap. 4.

voraus. Aber wie wir schon in der oben vorgetragenen Fassung des Grundsatzes andeuteten, tut das nicht weniger selbstverständlich die scheinbar im äußersten Gegensatz zu jener entworfene Lehre auch des neueren Vitalismus. Der Gegensatz zwischen den feindlichen Lehren bleibt durchaus innerhalb der Grenzen, die durch die gemeinsame Anerkennung des Grundsatzes der Unordnung gesetzt sind. Die mechanistische Auffassung hofft in ihren reinen Ausprägungen die Ordnung des Lebensgeschehens ausnahmslos auf starre Festlegung zurückführen zu können. Da die seit dem griechischen Atomismus immer wieder versuchte Annahme einer rein zufälligen Entstehung beständiger wohlgeordneter Gebilde mit den Regeln der Wahrscheinlichkeit unvereinbar ist, kann man hiergegen geltend machen, daß der Mechanist die Frage, wie die starren Festlegungen, die alles erklären sollen, entstanden seien, unbeantwortet lassen muß, wenn er nicht zur Annahme eines Schöpfergeistes greifen will. Dazu kommt, daß zur Erklärung nicht-chaotischer Änderungen einer Geschehensordnung die mechanistische Annahme von Schleusen und Umschaltungen (Schranken, Weichen, Hähnen) erst dann vollständig ist, wenn man die Annahme eines Schleusenwärters hinzufügt, der dafür sorgt, daß die Bahnen des Geschehens jeweils in zweckentsprechender Weise geöffnet und geschlossen werden. Und wenn man schon einen Wärter zum Bedienen der Schleusen braucht, warum soll man dann nicht auch annehmen dürfen, daß an denjenigen Kreuzungen und Gabelungen von Leitungsbahnen, wo keine Schleusen und Schaltvorrichtungen festzustellen sind, der Wärter das Amt eines Verkehrsschutzmannes übernimmt und statt durch Eingriffe in das System der Bahnen durch unmittelbares Eingreifen in das Geschehen selbst für den richtigen Verlauf sorgt? Dies ist die eigentliche Rolle der Entelechie im neueren Vitalismus. — Die in diesen kurzen Worten angedeutete Auseinandersetzung macht deutlich — und darauf kommt es uns hier allein an — von welcher Art die Vorstellung des „Natürlichen" ist, die der mechanistischen Auffassung wie auch der vitalistischen zur Grundlage ihrer Annahmen dient. Es sind nicht etwa selbständige natürliche Vorgänge und Systeme; es ist nicht die ursprüngliche, sondern die schon vom Menschen vergewaltigte Natur: es sind Geräte, Maschinen, die zwar aus natürlichem Material bestehen und mit natürlichen Energien arbeiten, die aber vom Menschen in bestimmter Absicht ersonnen, von Menschenhand verfertigt und später auch gesteuert und ihren wechselnden Zwecken angepaßt werden. Die Leistung des Vitalismus besteht in der Vervollständigung dieses von Anfang an vorschwebenden Bildes; das heißt: die mechanistische Auffassung geht unvermeidlich in die vitalistische über, — solange an dem Grundsatz der Unordnung des Natürlichen, nach welchem aus guten, aber hier nicht zu erörternden Gründen die überwältigende Mehrheit der von Menschen ersonnenen Maschinen angelegt ist, keine Zweifel auftauchen.

Daß noch der neueste Vitalismus völlig frei von solchen Zweifeln ist, beweist die folgende, erst unlängst veröffentlichte Stelle eines bedeutenden Vertreters dieser Lehre, für deren Geist auch die Wahl der Bezeichnungen des Natürlichen charakteristisch ist: „An jeder Nervengabelung greift Entelechie ein", d. h. „wo es nötig ist" — weil nämlich dem Geschehen mehr als ein Weg offen steht —, „um dann das materielle Getriebe" — dort nämlich, wo seine Ordnung durch Beschränkung auf eine einzige, zweckmäßig verlaufende Leitungsbahn gesichert ist — „sich selbst zu überlassen — bis zu einem neuen, von den jeweiligen Umständen, zumal Störungen, abhängigen Eingriff". Zwar deutet sich in anderen vitalistischen Überlegungen, beispielsweise in dem Begriff des „Tonustales", die Denkmöglichkeit an, daß an einer Leitungsgabelung das Geschehen auch ohne übernatürlichen Weichensteller oder Verkehrsschutzmann den richtigen Weg einschlagen könne; sie wird aber — und das ist entscheidend — nirgends festgehalten und verfolgt: Bei der Behandlung konkreter Einzelfragen des Lebensgeschehens wird in denselben Schriften immer wieder ganz selbstverständlich mit dem rein mechanistischen, die Unordnung des Natürlichen voraussetzenden Bild des Schalters, Schlosses oder Ventils gearbeitet.

3. Der Grundsatz der Unordnung als gemeinsame Voraussetzung der mechanistischen Auffassung (in ihrer nativistischen und empiristischen Form) und der Aufmerksamkeitstheorien in der Psychologie. In der Psychologie ist der Grundsatz der Unordnung des Natürlichen für die Lehre vom Verhalten wohl nirgends so ausdrücklich ausgesprochen worden wie von *J. F. Herbart*. In der Lehre von der Wahrnehmung bildet dieser Satz die gemeinsame Voraussetzung der oben wiederholt erörterten Erfahrungs- und Aufmerksamkeitstheorien. Seine unmittelbare Folge auf diesem Gebiet ist die schon mehrfach genannte „Konstanzannahme". Dabei stellt die Erfahrungstheorie selbst wieder nur eine der zwei Möglichkeiten einer mechanistischen Psychologie dar, die beide die Ordnung des seelischen Geschehens auf starre Festlegungen zurückführen möchten und sich nur nicht einig sind, ob man diese vermuteten Vorrichtungen („Mechanismen") im wesentlichen für vorgegeben (Nativismus) oder für erworben (Empirismus) halten soll. Die Aufmerksamkeitstheorie dagegen möchte im Sinn der vitalistischen Biologie den in die Tätigkeit der Sinne von außerhalb regelnd eingreifenden Geist für deren Ordnung allein oder doch in erster Linie verantwortlich machen.

Hinsichtlich der Tatsachengrundlagen für die einander entsprechenden Theorien sind die Biologie und die Psychologie sehr verschieden gestellt. In der Biologie kann der Mechanist auf zahlreiche handgreifliche Beispiele fester Vorrichtungen hinweisen, die das Geschehen in bestimmte Bahnen lenken: z. B. auf das System der Gelenke, der Blutgefäße, der peripheren Nerven; — der Vitalist dagegen kann dort den regelnden Geist nur aus bestimmten Wirkungen erschließen, z. B. aus den sinnvollen Änderungen der Geschehensordnung bei Störungen der normalen Bahnen oder aus der Tatsache, daß von den zahlreichen in derselben Blutbahn beförderten Stoffen jeder am richtigen Platz „abgeliefert" wird. In der Psychologie liegt es genau umgekehrt. Hier ist es das ordnende Eingreifen des Geistes, das man — in den Wirkungen des Willens, von denen die der willkürlichen Aufmerksamkeit zu den bescheidensten zu rechnen sind — unmittelbar aufweisen kann, während das Vorhandensein starrer **Bindungen** des Geschehens jenseits der peripheren Nervenbahnen immer nur erschlossen ist: aus den Tatsachen der Gewohnheit und der Übung; weshalb in der abgelaufenen, mechanistisch denkenden Zeit die Psychologen die Erklärung ihrer Befunde selbstverständlich in der Physiologie, in der Lehre vom Bau des Zentralnervensystems suchten, während heute, bei der raschen Zunahme der nicht mechanistisch erklärbaren Befunde, die Blicke der Biologen sich mehr und mehr hilfesuchend auf die Psychologie richten.

§ 3. Ansätze zu einer Kritik des Grundsatzes.

1. Die Gegenüberstellung „natürlicher" und „erzwungener" Ordnung in der Seelenheilkunde und Kulturphilosophie. Die allgemeine Geschichte der Überwindung des Grundsatzes der Unordnung fällt großenteils zusammen mit der Geschichte des deutschen Geistes in der entscheidenden und wechselvollen Epoche der letzten zweihundert Jahre. Sie soll an anderer Stelle eingehender behandelt werden.

Aus der Psychologie der neueren Zeit ist hier an erster Stelle zu nennen die Gegenüberstellung von „Lösungen" und „Bindungen" in der *Klages*schen Lehre von den menschlichen „Triebfedern", sofern hier gerade in den „lösenden" Triebfedern die Quelle aller ursprünglich schöpferischen, das ist gestaltenden, höhere Ordnungen schaffenden Bestrebungen des Menschen gesehen und diesen ein entsprechend höherer Rang zugesprochen wird als den „bindenden", die nach der mechanistischen Auffassung allein Ordnung schaffen und erhalten können.

Wenn diese Gedankengänge schließlich zu der befremdlichen Folgerung führten, Geist und Willen, den Wurzelboden alles gebundenen Verhaltens, als Widersacher der Seele und als lebensfeindlichen Fremdkörper im Menschen hinzustellen, so ist der eigentliche Anlaß dazu ganz eindeutig das Entsetzen über die verblendete Mißachtung natürlicher, lebendiger Ordnungen und über ihre Verdrängung und Zerstörung durch schlechtere, ärmere, flachere Zwangsordnungen, die überall dort überhand nimmt, wo der Grundsatz der Unordnung des Natürlichen das Denken und das Handeln bestimmt, und die auf dem Höhepunkt seiner Herrschaft bei den zugleich unerhört angewachsenen Machtmitteln des Europäers zu Verwüstungen geführt hat, deren Spuren man kaum mehr völlig vom Antlitz der Erde wird tilgen können. Damit ist aber zugleich gesagt, daß es höchstwahrscheinlich nicht die eigentliche Natur und einzige Möglichkeit, sondern vielmehr eine eigentümliche Krankheit und Verirrung von Geist und Willen ist, sich von diesem Grundsatz leiten zu lassen.

Von ganz anderem Ausgangspunkt gelangt die neuere Seelenheilkunde zu demselben Ergebnis in der von den verschiedensten Seiten gewonnenen, wenn auch in uneinheitlichem Sprachgebrauch vermittelten Erkenntnis, daß viele schwere Störungen und Zusammenbrüche der Ordnung des inneren Lebens durch ein Übermaß an Festlegung und Zwang (insbesondere sogenannte „Beherrschung" in Befolgung unnatürlicher „Grundsätze") entstehen und mit der Unfähigkeit zusammenhängen, das eigene Leben auch nur für Augenblicke sich selbst zu überlassen; daß daher alle Heilverfahren, die nicht mit der Auflösung dieses inneren Zwanges in seinen Wurzeln den Anfang machen, nur zu vorübergehenden Scheinerfolgen führen können. Auf dieser Erkenntnis beruhen u. a. die Grundforderungen des „Abbaues der Dressate" und des „Lebens ohne Sicherungen".

Zum Vergleich sei hier die bei uns ebenfalls noch nicht sehr alte Erkenntnis auf politischem Gebiet erwähnt, daß man Recht und Gesetz, Ehre und Sitte nicht beliebig festsetzen oder vereinbaren kann, daß sie sich nicht zum Unheil ausschlagen oder zusammenbrechen müssen, wenn sie sich nicht im Einklang mit den „natürlichen Ordnungen" befinden, — wovon wir einem wichtigen Sonderfall schon beim Problem des Zusammenhangs (Kap. 4) begegneten; es liegt nahe, die für unsere früheren Begriffe unfaßliche Dauerhaftigkeit mancher Staatsgebilde des fernen Ostens damit im Zusammenhang zu sehen, daß diese Erkenntnis dort schon seit Jahrtausenden erster Grundsatz aller Schöpfung von Recht und Sitte war.

Das für uns Bemerkenswerte an den erwähnten Gedankengängen ist die Gegenüberstellung von Zwangsordnung und natürlicher Ordnung, die für die mechanistische Auffassung, wenn sie sich selber treu bleibt, nicht vollziehbar ist, und zu der auch die vitalistische zunächst noch nicht oder doch nur scheinbar gelangt.

2. Die Unabhängigkeit der Geschehensstruktur von der anatomischen Struktur bei den Vorgängen im Nervensystem. Von einer ganz anderen Seite führt strenge Beobachtung unerwartet zu einer ganz ähnlichen Unterscheidung. In dem Augenblick, wo es sich zeigt, daß auch gesehene Formen, verhältnismäßig unabhängig von ihrer zufälligen Entfernung, Stellung, Größe und Farbe als Auslöser „bedingter Reflexe" dienen können, ist es zugleich unwiderruflich entschieden, daß eine sehr bestimmte und feste Zuordnung zwischen Reiz und Reaktion hergestellt werden kann, ohne daß der Zugang von der Sinnesfläche zu dem Reaktionszentrum durch eine bestimmte Leitungsbahn festgelegt wird; doch ist es bezeichnend für die theoretische Festgelegtheit der Urheber dieser Versuche, daß sie erst von anderer Seite auf diese für ihre mechanistischen Erklärungen tödliche Folgerung hingewiesen werden mußten. Wenn man andererseits — wie schon ältere Untersuchungen zeigten — Bewegungen, z. B. Schreibbewegungen, die man ausschließlich mit der rechten Hand geübt hat, ohne besondere Vorübung auch mit dem Kopf oder mit dem rechten Fuß richtig ausführen kann, so bedeutet dies, daß solche Übung auch nicht in der Festlegung („Einschleifung") bestimmter nervöser Leitungsbahnen von dem Bewegungszentrum

zu dem ausführenden Organ bestehen kann. Aber das ist noch nicht alles. Um uns vollends unseren gewohnten mechanistischen Boden unter den Füßen wegzuziehen, haben amerikanische Neurologen gefunden, daß die Punkte in der vorderen Zentralwindung der Großhirnrinde, deren elektrische Reizung zu Bewegungen bestimmter Körperteile führt, bei einer Wiederholung des Versuches nach längerer Pause sich nicht mehr an genau derselben Stelle befinden; d. h. daß die Reizung eines seinerzeit genau gekennzeichneten Punktes jetzt andere Muskelgruppen in Bewegung setzt als zuvor.

Alle diese Beobachtungen, die übrigens genau von derselben Art sind wie die Transponierungsversuche des Kap. 3, §§ 4 und 5, führten zu der grundsätzlichen Folgerung, daß im zentralnervösen Geschehen „**die funktionellen Einheiten nicht identisch sind mit den strukturellen Einheiten**", d. h. daß man Erregungseinheiten von charakteristischer und relativ beständiger Struktur annehmen muß, die nicht mit bestimmten anatomischen Strukturen, mit bestimmten Gruppen von Leitungen und „Schaltstellen" zusammenfallen, nicht streng an sie gebunden, sondern in ihnen verschiebbar sind.

§ 4. Die Überwindung des Grundsatzes der Unordnung in der Wahrnehmungslehre; die Prägnanztendenz.

Auch über den Grundsatz der Unordnung des Natürlichen fiel die Entscheidung in der Wahrnehmungslehre. Wir kehren daher zur eingehenderen Erörterung wieder in dieses Gebiet zurück, mit dem ausdrücklichen Bemerken, daß wir, wie in sämtlichen früheren Kapiteln, das besondere Problem etwaiger physiologischer Grundlagen des anschaulich Beobachtbaren vorläufig beiseite lassen und wie bisher von rein psychologischen Befunden sprechen, die sich ohne Seitenblicke auf physikalische oder physiologische Verhältnisse ergaben, ja sogar den zeitweilig geläufigsten physiologischen Vorstellungen durchaus widersprachen.

Die Wahrnehmung, und besonders das Sehen, eignet sich zur Prüfung der vorliegenden Frage, wie überhaupt für grundsätzliche Entscheidungen der verschiedensten Art, aus mehreren Gründen besser als andere Gebiete der Psychologie. Erstens handelt es sich in ihr — im Gegensatz etwa zum Träumen oder Dichten — nicht um ursprüngliche, sondern um abgeleitete Ordnungen. Zweitens liegen die ursprünglichen Ordnungen, von denen diese abgeleitet sind, die Reizmannigfaltigkeiten, an der Oberfläche des Körpers und sind dort (z. B. auf Grund unserer Kenntnisse der geometrischen Optik) sehr genau feststellbar — im Gegensatz etwa zu den ursprünglichen Ordnungen im Innern eines Menschen, von denen die Ordnung seines sichtbaren Verhaltens sich herleitet —; ein Vergleich der anschaulichen Mannigfaltigkeit mit der zugehörigen Reizmannigfaltigkeit ist mit genügender Schärfe möglich, um die Wirksamkeit etwaiger starrer Vorkehrungen zur Wahrung der ursprünglichen Ordnung ans Licht zu bringen. Drittens ist hier — im Gegensatz etwa zu allen biologischen Ordnungen — auch der möglicherweise ordnend eingreifende Geist, nämlich unser eigener Wille, unmittelbar bekannt, und seine Wirksamkeit kann ebenfalls ganz einfach geprüft werden, indem man seinen Ordnungsplan, die Auffassungsabsicht, mit der tatsächlichen Ordnung der Anschauungsmannigfaltigkeit vergleicht; wie wir das schon oben mehrfach getan haben.

In Versuchen dieser Art, die inzwischen in größter Fülle und Vielseitigkeit vorliegen, stellt sich heraus:

1) Die abgeleitete Ordnung ist der ursprünglichen stets in bestimmten Zügen verwandt; im einzelnen aber weicht sie fast ausnahmslos von ihr ab, oft im stärksten Maß: die sogenannten Täuschungen bilden nur einen mehr oder weniger zufällig schon näher untersuchten geringen Bruchteil aller tatsächlichen Abweichungen. Diese Abweichungen sind wechselnd, — und nicht konstant, wie sie es sein müßten, wenn sie durch die vorgegebene Anordnung eines Führungssystems erzwungen wären.

2) Der Wechsel der Abweichungen vollzieht sich, wie man bei strenger Prüfung immer wieder findet, häufig in solcher Weise, daß man ihn nicht als Folge erworbener und dann fest bleibender Änderungen eines Führungssystems verstehen kann. Und selbst, wo er der Erfahrung entspricht, ist es meist fraglich, ob er ihr auch entspringt, oder nicht vielmehr zu der Entsprechung aus ganz anderen, tieferen Gründen gelangt, die den erfahrungsgemäßen und den erfahrungswidrigen Fällen vielleicht gemeinsam sind.

3) Der Wechsel der Abweichungen entspricht nur in besonderen, im Leben seltenen Fällen einem Wechsel der Auffassungsabsicht, — während er das ausnahmslos tun müßte, wenn das ordnende Eingreifen unseres Willens die eigentliche Ursache der Abweichungen wäre.

4) Die Abweichungen der anschaulichen Ordnung von der Reizordnung haben trotzdem nur zum geringen Teil die Art und Richtung, die nach dem Grundsatz der Unordnung des Natürlichen bei einer gewissen Unvollkommenheit des Führungssystems (Lockerung des Zwangs, Undichte) und beim Ausbleiben regelnder Eingriffe unvermeidlich wäre. Zu erwarten wäre, daß bei solchen Abweichungen eine gute Ordnung sich nur verschlechtern könnte und eine schlechte mindestens ebenso oft wie besser noch schlechter werden müßte. In der Hauptsache müßten die Abweichungen die Richtung auf Vermischung, Verwirrung, Ungenauigkeit, Unvollständigkeit, Verzerrung, Verschwimmen und Ausgleich einschlagen. Wenn wir von Fällen mangelnder Fassungsgabe und von den Endstadien des Vergessens absehen, beobachten wir aber nicht etwa ebenso oft, sondern unverhältnismäßig viel öfter Beispiele der Entmischung, der

Entwirrung, der Verschärfung, der Ergänzung, der Entzerrung, der Klärung und der Abhebung. Die Aussichten für gute und schlechtere Ordnungen sind in Wirklichkeit den oben angegebenen genau entgegengesetzt: Bei der Übertragung vom Sinnesorgan in die Anschauung hat eine gute Ordnung alle Aussicht, gut zu bleiben, und — wenn wir von ganz verworrenen Reizverteilungen absehen — eine weniger gute alle Aussicht, besser zu werden.

Fast parallele Linien und fast symmetrische Figuren werden es ganz. Winkel von 87 oder 93 Grad werden zu rechten. Wacklige „gerade" Linien und „Kreise" werden geglättet. „Lücken" werden ausgefüllt. „Überflüssige", „sinnlose", nicht in das Gesetz des Ganzen sich fügende „Anhänge" oder „Zusätze" werden ausgesondert oder fallen weg. Kurzum, die Abweichungen sind, im ganzen genommen, klar auf eine Verbesserung der Ordnung gerichtet. Diese erfolgt in der Regel ganz von selbst; der Betrachter findet ihr Ergebnis fertig vor. — Die Verbesserung der Ordnung im Vergleich mit der Reizordnung ist das, was den erfahrungsgemäßen und den erfahrungswidrigen Abweichungen gemeinsam ist. Und andererseits: wo sich die Anschauungsmannigfaltigkeit dem ordnenden Eingreifen des Willens widersetzt, können wir sicher sein, daß die natürliche Ordnung besser ist als die gewollte, oder — wie bei der räumlichen Umkehrung (Inversion) —, daß die· betreffenden Wahrnehmungsgebilde bei der Überführung von der gegebenen zu einer anderen, ähnlich guten Ordnung wenigstens unterwegs vorübergehend viel schlechtere Ordnungen durchlaufen müßten.

Die genannten, nicht mehr bestreitbaren Tatsachen werden unter dem Namen „Tendenz zur ausgezeichneten Gestalt" oder „Prägnanztendenz" zusammengefaßt[1]).

Mitten in der elementaren Psychologie, an jedem unscheinbaren Wahrnehmungsvorgang, stoßen wir also auf Erscheinungen und Fragen, die man sonst als ästhetische bzw. allgemein werttheoretische zu betrachten pflegt. Und ihre Beantwortung ist so dringlich und so entscheidend für unser Verständnis des Seelischen, daß der Gesichtspunkt der „Zuständigkeit", der noch unlängst manchen deutschen Wissenschaftstheoretikern so sehr am Herzen lag, ganz zurücktreten muß.

---

[1]) Wenn kürzlich behauptet wurde, diese Tendenz sei eine Eigentümlichkeit eines bestimmten (und sogar höchst fragwürdigen) Menschentyps, so wird es nicht ganz leicht sein, die bisher ausstehenden Beweise dafür nachzuliefern. — Neuerdings wurde auf Grund von Erscheinungen der oben beschriebenen Art von einer „Tendenz zur Improvisation von kurzfristigen Schnellösungen nach dem Prinzip der geometrischen und physikalischen Simplifikation" gesprochen; aus historischen und auch aus sprachästhetischen Gründen verdient aber der im Rahmen der Gestalttheorie schon vor Jahrzehnten geprägte Ausdruck den Vorzug.

§ 5. Der Grundsatz der natürlichen Ordnung.

Die tragende Rolle des Begriffs der Prägnanztendenz in der Gestalttheorie ist darin begründet, daß in ihm der Grundsatz der Unordnung des Natürlichen mit allen seinen Folgesätzen klar und endgültig überwunden und verlassen ist.

Es besteht freilich auch die Möglichkeit, trotz der Anerkennung der Prägnanzerscheinungen als Tatsachen diesen Schritt ins vermeintlich Ungewisse zu vermeiden. Man könnte nämlich die an den Wahrnehmungsgebilden beobachteten Verbesserungen der Ordnung auch als ein Hineingezogenwerden in vorgeformt bereitliegende, also angeborene Ordnungsschemata („Strukturen") deuten, die ähnlich wie die Inhalte des Gedächtnisses durch geeignete Reizgruppierungen in das Licht des Bewußtseins gehoben werden. Nach diesem Ansatz — der bekanntlich von einer der ganzheitspsychologischen Schulen ausdrücklich gemacht wird und sich zur Zeit bei uns ziemlich allgemeiner Anerkennung erfreut — ist (ähnlich wie in der Lehre *Platons*, daß das Erfassen einer Idee eigentlich ein Erinnern sei) jede ausgezeichnete Gestalt, die irgendwann einmal vielleicht bewußt werden kann, im voraus fertig vorhanden; aber merkwürdigerweise würden alle diejenigen unter uns, die keine Dichter sind, von den in ihnen verborgenen Schätzen nie etwas ahnen, wenn ihnen nicht durch bestimmte Reizgruppierungen irgendwann einmal das eine oder andere Stück ihrer Schatzkammer ans Licht gehoben würde. Dazu kommt, daß der einzige bisher vorliegende Versuch, konkretere Vermutungen darüber zu entwickeln, wie die Hebung der bereitliegenden „Strukturen" vor sich gehen soll, sofort zu äußerst verwickelten und in sich fragwürdigen Annahmen geführt hat, deren genauere Erörterung aber hier zu weit führen würde.

Nach dem Ansatz der Gestalttheorie dagegen entspricht unser Eindruck, im Leben auch wesentlich Neuem zu begegnen, der Wirklichkeit: Unser erkennender Geist enthält nach ihr keine fertig vorliegenden Einzelformen und -ordnungen, die nur noch hervorgeholt zu werden brauchen[1], sondern vielmehr (ganz im *Kant*ischen Sinn) nur die Bedingungen dafür, daß sie entstehen —, den Boden, auf dem sie so wachsen können. Aber diese Annahme ist nur durchführbar unter folgenden neuen Grundvoraussetzungen:

Es gibt — neben anderen — auch Arten des Geschehens, die, frei sich selbst überlassen, einer ihnen selbst gemäßen Ordnung fähig sind.

---

[1] Ausdrücklich sei bemerkt: Wenn wir die Erklärung der Prägnanzerscheinungen aus angeborenen Schemata („Strukturen") für verfehlt halten, so bestreiten wir damit nicht, daß es solche Schemata überhaupt gibt oder geben kann; zum Verständnis des instinktiven Verhaltens gegenüber ganz bestimmten, zum Teil außerordentlich scharf festgelegten Gegenständen der Umgebung (den „Triebkomplementen") erscheint auch uns diese Annahme zum mindesten naheliegend.

Frei sich selbst überlassenes Geschehen führt darum nicht ausnahmslos zu schlechterer, sondern kann —, und zwar nicht nur in Zufallshäufigkeit und -dauer — unter Umständen auch zu besserer Ordnung führen. Ordnung kann unter Umständen von selbst — ohne das äußere Eingreifen eines ordnenden Geistes — **entstehen**. Sie kann sich unter **denselben** Umständen auch ohne den Zwang starrer Vorrichtungen **erhalten**. Sie kann — ja muß —, sofern sie nicht auf starren Vorrichtungen beruht, sich unter **veränderten Umständen** ohne besonderen Eingriff (ohne die Umschaltungen der Mechanisten und ohne die Verkehrsschutzmänner der Vitalisten) **ändern**. Endlich kann solche Ordnung wegen des Mangels an starren und daher auch schützenden Vorrichtungen zwar leichter gestört werden, aber sie kann sich — und das begründet ihre ungeheure Überlegenheit über jede Zwangsordnung — nach Aufhebung der Störung grundsätzlich auch ohne weiteres **wiederherstellen**: Es sind dieselben Kräfte und Bedingungen, denen sie ihre Entstehung, ihre Erhaltung, ihre Anpassung an veränderte Umstände und ihre Wiederherstellung verdankt.

Mit einem Wort: Es gibt — neben den Tatbeständen der von außen geführten Ordnung, die niemand leugnet — auch natürliche, innere, sachliche Ordnungen, die nicht aus Zwang, sondern „in Freiheit" da sind. Für diese Ordnungen lassen sich ebenso gut Gesetze aussprechen und sichern wie für irgend eine Zwangsordnung. Das heißt: Gesetz und Zwang sind keineswegs dasselbe; Gesetz und Freiheit schließen sich nicht aus. Es kann an Gebilden und Geschehnissen grundsätzlich ebensowohl erzwungene Unordnung bzw. gesetzlosen Zwang wie freie Gesetzmäßigkeit bzw. nach Gesetzen sich ordnendes freies Geschehen geben.

§ 6. Erläuterungen zum Grundsatz der natürlichen Ordnung.

1. **Der Grundsatz in seiner konkreten Anwendung.** Es ist wichtig, sich klar zu machen, daß bei der Anwendung des Grundsatzes nicht etwa vollkommene Festlegung und vollkommene Freiheit als einzige, ausschließliche Möglichkeiten behandelt werden dürfen. Zwischen der vollkommenen Festlegung einer starren Form (Merkbeispiel: Ölfarbe auf einer Bildtafel) und der Festlegung eines Geschehens auf eine einzige Bahn (Merkbeispiel: Fernsprechleitung) einerseits und der völligen Frei-

heit der Formbildung (Seifenblase) und des Geschehensverlaufs (Planetensystem) andererseits liegen unzählige niedere und höhere Grade der Freiheit bzw. der Führung. Aber sowie auch nur mehr als ein Freiheitsgrad, mehr als ein möglicher Weg des Geschehens da ist, muß etwa vorfindbare Ordnung mindestens zum Teil innerlich bedingt sein. Wenn eine Bahn z. B. vom Typus eines breiten Strombetts ist, so gilt dies für alle Ordnung des Geschehens, die über das bloße Zwischen-den-Ufern-bleiben hinaus vorhanden ist, also für alle Ordnung im Innern des Stroms. Wir benötigen den Grundsatz der natürlichen Ordnung für diese Fälle genau so wie für vollkommen freies Geschehen. Da der menschliche Geist nicht im leeren Raum schwebt, sondern nur in Verbindung mit dem Körper und seinen mehr oder weniger fest vorgegebenen Organen angetroffen wird — ganz abgesehen von den Bindungen, die sich als Gewohnheiten, Sitten, Grundsätze usw. in ihm selbst ausbilden —, sind gerade solche Typen mittlerer Freiheit für den Psychologen von besonderer Bedeutung, und es zeugt von wenig Verständnis des Grundsätzlichen, wenn man etwa an der Gestalttheorie bemängelt, daß sie sich zu wenig mit dem äußersten Typus völliger Freiheit befasse.

2. Geltungsbereich des Grundsatzes. Der Geltungsbereich des Grundsatzes der natürlichen Ordnung umfaßt bewiesenermaßen — wir kommen darauf sogleich zurück — das Gebiet der Wahrnehmung und des Gedächtnisses, sowie das der Koordination der Bewegungen. Die Ausblicke, die man erhält, wenn man ihn versuchsweise auf den übrigen Bereich des Seelischen anwendet, sind, wie wir schon andeuteten und noch weiterhin sehen werden, so bedeutsam, daß auch dort seine Geltung als sicher angesehen werden kann.

Hier sei gleich auf die gänzlich neue Lage hingewiesen, die sich für das Problem der Willensfreiheit ergibt, sobald die den meisten unter uns selbstverständliche Koppelung von Gesetz und Zwang als nicht notwendig erkannt ist. Denn, wenn auch in lebensfernen theoretischen Überlegungen Willensfreiheit oft als die Fähigkeit verstanden wird, ohne jeden Anlaß, oder als die Fähigkeit, ohne jedes Gesetz zu handeln, so lassen diese Denkmöglichkeiten den tätigen Menschen in der Regel mehr oder weniger ungerührt; dagegen ist es für ihn entscheidend, ob sein Verhalten von außen bestimmt wird: durch einen fremden, vielleicht verhaßten Willen, oder durch Zäune oder Verbotstafeln, die ihn von allen Seiten zur Einhaltung eines einzigen, womöglich ihm selber unverständlichen oder widerwärtigen Weges zwingen, — oder ob es sich damit anders verhält, d. h., ob er es nach seiner eigenen Ordnung, nach seinem inneren Gesetz frei vollzieht. Außerdem bekümmert es ihn vor allem, wie die Kraft, die er (aus triftigen Gründen) für allerlei gute Vorsätze aufgewendet hat, so häufig ganz nutzlos verpufft; wie es kommt, daß er immer wieder alles mögliche gegen seinen eigenen Vorsatz tut. Auch dieses Problem hängt, wie die Aufzeichnungen der Nervenärzte beweisen, mit der Frage nach dem Verhältnis von freier und geführter Ordnung zusammen: häufig scheint es, daß das Verhalten durch unbekannte innere Dämme von der vorgesetzten Richtung abgelenkt wird; vielfach aber ist der Vorsatz selbst vom Typus eines Dammes, der dann möglicherweise für die Kräfte der inneren Ordnung zu schwach ist oder andernfalls unter Umständen zusammen mit schon bestehenden anderen Dämmen zu inneren Versperrungen und Stauungen und in deren Folge zu Ausbrüchen an anderen, nicht ohne weiteres voraussagbaren Stellen führt.

Die Erkenntnisse über die Zellteilung, die Entwicklung des Keimes, den Haushalt des unbeschädigten und des beschädigten Körpers, die Heilungsvorgänge und das Verhalten lebender Substanz außerhalb des Körpers, die in neuerer Zeit in überwältigender Fülle gewonnen wurden, sind mit dem Grundsatz der Unordnung des Natürlichen schon jetzt auch unter den künstlichsten Hilfsannahmen nicht mehr vereinbar.

Endlich gibt es, wie schon in den obigen Merkbeispielen angedeutet, „natürliche", nicht ausschließlich durch äußeren Zwang erzielte und gesicherte Ordnung auch an den verschiedensten Arten von Gebilden und Vorgängen der unbelebten Natur. Die Physik verfügt für die Behandlung solcher freien Ordnungen, etwa in der Elektrostatik, in der Lehre vom Magnetismus, in der Strömungslehre usw., schon seit langem über hochentwickelte mathematische Verfahren, die mit Selbstverständlichkeit gehandhabt werden. Nichts anderes ist zu erwarten, wenn, wie oben gesagt, in der Physik — im Gegensatz zur Biologie und Psychologie — die Festlegung durch starre äußere Anordnungen schon seit Jahrhunderten nicht mehr selbstverständliches Erklärungsprinzip für alles geordnete Geschehen ist. Wer zu lesen versteht, wird bemerkt haben, daß Gebilde und Vorgänge, die sich frei, wenn auch nicht durchweg völlig ohne äußere Bindung ordnen, gemeint sind, wenn der Psychologe von „physischen Gestalten" spricht, daß es also ganz und gar nicht seine Meinung sein konnte, er habe in diesen etwas dem Physiker in seinem eigenen Gebiet bisher Entgangenes entdeckt. Daß solche Ordnung gewisse Eigenschaften, oder vielmehr — was etwas durchaus Anderes ist — gewisse Eigenschaftsverhältnisse zwischen den sich ordnenden Elementarteilchen voraussetzt, ist nur selbstverständlich[1]); entscheidend aber ist die Unterscheidung und Abhebung des Tatbestands der freien, dynamischen Ordnung (Grenzbildung, Formbildung, Dichteverteilung, Verlaufsrichtung usw.) von dem der „mechanischen", d. h. bis ins letzte durch starre Vorkehrungen der oben § 1 genannten Art gesicherten Zwangsordnung[2]).

Dieser Tatbestand ist auch heute vielen Biologen und Psychologen noch längst nicht so vertraut, wie er das angesichts der von ihnen in ihren eigenen Gebieten zu erklärenden Erscheinungen sein müßte. Wir haben also allen Grund, uns mit ihm aufs eingehendste vertraut zu machen, unbekümmert um das Gerede von unserem „Physikalismus".

---

[1]) Man vergleiche hierzu das oben Kap. 4, § 7, über psychische Gestalten Gesagte.

[2]) Daß in der Größenordnung der Atome und Elektronen auch die Zwangsordnung sich als dynamische herausstellt, kann den Gegensatz, der für die Verhältnisse im Großen besteht, in keiner Weise aus der Welt schaffen; dies im einzelnen auseinanderzusetzen ist freilich hier nicht der Ort.

§ 7. Typen spontaner Verbesserung von Anschauungsgebilden.
A. Die Erscheinungen bei gelockerter Reizbindung.

1. In der Wahrnehmung. Wir gehen nun etwas näher auf die Einzelbefunde im Gebiet der Wahrnehmung ein, die zur Einführung des Begriffs der Prägnanztendenz geführt haben. Bei der Verbesserung von Wahrnehmungsordnungen kann man, je nach den Bedingungen, zunächst zwei verschiedene Typen unterscheiden. Als man auf die hierher gehörigen Erscheinungen aufmerksam wurde, fiel der Blick begreiflicherweise zunächst vor allem auf diejenigen Fälle, in denen die anschauliche Ordnung durch ihre Verbesserung mit der Ordnung der Reizmannigfaltigkeit in Widerspruch gerät, also im erkenntnistheoretischen und biologischen Sinn falsch wird. Der erste Typ fällt also unter den Begriff der Täuschung im eigentlichen Sinn. Freilich verspürt man beim Gebrauch dieser Ausdrücke oft ein inneres Widerstreben. Versucht man nämlich, sich das Verhältnis zwischen äußeren Bedingungen und anschaulichen Gegebenheiten, wie es hier vorliegt, recht deutlich zu machen, so fühlt man sich bisweilen versucht zu fragen, ob man nicht besser die „Täuschung" als richtig und die Reizgruppierung als falsch bezeichnen sollte. — Es handelt sich um Erscheinungen, die in auffallender Stärke hauptsächlich (erkenntnistheoretisch ausgedrückt) unter ungünstigen Beobachtungsbedingungen, psychologisch gesprochen bei gelockerter Reizbindung auftreten; und die schon in zahlreichen Arbeiten des verschiedensten Ursprungs untersucht sind. Man beobachtet sie unter anderem: wenn die Darbietungsdauer oder die Ausdehnung oder die Abhebung der Reizmannigfaltigkeit auf die Größenordnung der Wahrnehmungszeit bzw. der Sehschärfe bzw. der Unterschiedsschwelle herabgesetzt wird; wenn man in Gebiete mit weniger dicht verteilten Elementarorganen und rascheren Adaptationsgeschwindigkeiten übergeht, also zum peripheren Sehen oder zum Berührungssinn; wenn die Festigkeit des Wahrnehmungsfelds durch Bewegung oder durch Flimmern herabgesetzt ist; ferner bei unscharfer Abbildung und bei Helligkeitsgleichheit verschiedener Farben; endlich im Nachbild und im Anschauungsbild [wobei freilich hierher nur diejenigen Fälle gehören, wo dieses sich unmittelbar an die Darbietung anschließt[1])].

2. Im Gedächtnis. Völlige Loslösung von der Reizgrundlage liegt bei der Gedächtnisspur vor, und natürlich hat deren Untersuchung in diesem Zusammenhang eine wichtige Rolle gespielt; die erste — unerwartete und unverstandene — Beobachtung von Formverbesserungen an optischen Erinnerungsbildern stammt schon aus dem Jahr 1906, und sie wurde inzwischen an Tausenden der verschiedensten Beobachter immer

---
[1]) Bei späterer Wiedererzeugung reiht es sich unter die Versuche über das Schicksal der Gedächtnisspur ein.

wieder bestätigt, darunter an zahlreichen Schülern deutscher, englischer und nordamerikanischer Land- und Kleinstadt-Volksschulen[1]). Entsprechende Feststellungen wurden auch an inhaltlich ganz anderem Material gemacht, nämlich an der Wiedergabe von Geschichten; die Beziehung zur natürlichen Gerüchtbildung ist ersichtlich, obgleich die Herstellung eindeutiger Versuchsbedingungen auf diesem Gebiet viel schwieriger ist als im Gebiet des Sehens.

Die gestaltliche Verbesserung der Gedächtnisspuren hat zur Folge, daß dasselbe, gestaltlich nicht ausgezeichnete Gebilde, wenn man es nach genügend langer Zwischenzeit zum zweiten Mal antrifft, vielfach unmittelbar verschlechtert, verblaßt usw. aussieht. Ohne daß dazu ein Vorstellungsbild des früher gesehenen Gegenstands oder gar eine Erinnerung an die erste Begegnung wachgerufen zu werden braucht, ist doch als heimlicher Maßstab für die neue Wahrnehmung die verbesserte Spur der alten wirksam. Aus der Veränderung dieser Spur, von der wir nichts ahnen, folgt dann ohne weiteres die scheinbare Abweichung des Gegenstandes bei der zweiten Begegnung. Man kann das schon an einfachen Strichfiguren verfolgen und hat in solchen Versuchen gewissermaßen die „gute alte Zeit" im Reagenzglas.

Vor einiger Zeit wurde das Bedenken geäußert, ob es angehe, die Änderungen der Gedächtnisspur bei ihrer außerordentlich viel geringeren Geschwindigkeit mit den formal entsprechenden anschaulichen Abweichungen tachistoskopisch dargebotener Figuren von ihrer Vorlage in einem Atem zu nennen. — Tatsächlich kann auch der gewaltigste Unterschied dieser Art nicht die Annahme verhindern, daß die Ursache in beiden Fällen dieselbe ist. Es gehört zu den elementarsten Sätzen der neueren Charakterlehre, daß bei jedem seelischen Geschehen nicht nur mit einem bestimmten Antrieb, sondern auch mit einem unabhängig von diesem variablen Widerstand zu rechnen ist. Die Gültigkeit dieses Satzes ist selbstverständlich auch in der Wahrnehmung und im Gedächtnis vorauszusetzen. Und hinsichtlich der Natur der Spuren kann man vernünftigerweise nur annehmen, daß in ihnen die etwa vorhandenen Spannungen herabgesetzt und wahrscheinlich zugleich die Widerstände erhöht sind, wenn man sie mit denen des lebendigen Wahrnehmungsgeschehens vergleicht; aus beiden Gründen muß sich genau das ergeben, was zu dem Bedenken Anlaß gab.

Ernster ist schon der folgende, neuere Einwand: Prüft man die Änderungen der Spur im Wiedergabeverfahren, indem man die unprägnante Gestalt aus dem Gedächtnis (nach dem Vorstellungsbild) aufzeichnen läßt, so sind die Abweichungen von der Vorlage wohl ausnahmslos größer, als wenn man zur Prüfung das Wiedererkennungsverfahren benutzt, d. h. aus einer Serie von Varianten die vermeintlich früher gesehene Figur heraussuchen läßt. In manchen Fällen ließ sich im zweiten Verfahren überhaupt keine Abweichung feststellen. — Dieser Unterschied im Maß der Abweichung läßt sich jedoch ebenfalls durch eine ganz einfache, in der Natur der Sache begründete Annahme verständlich machen. Es genügt anzunehmen, daß das Vorstellungsbild, das für die Wiedergabe die unmittelbare Grundlage bildet, numerisch und örtlich nicht identisch ist mit der zugehörigen Gedächtnisspur, sondern vielmehr eine „Projektion" dieser Spur

---

[1]) Durch diese umfassende Bestätigung ist die oben angeführte Behauptung über die Typenbedingtheit der Prägnanztendenz klar widerlegt.

in das Wahrnehmungsfeld darstellt. Die Spur bildet dabei für das Vorstellungsbild in ähnlicher Weise die Grundlage wie die äußere Reizmannigfaltigkeit für das Wahrnehmungsbild. Da es sich in diesem Fall zweifellos um eine sehr wenig energiegeladene Grundlage handelt, hätten wir es mit einer Abart der „gelockerten Reizbindung" zu tun; d. h. wir hätten auf dem Weg von der Spur zur Vorstellung eine neue gleichgerichtete Abweichung zu erwarten, die sich der Abweichung der Spur überlagert. Beim Wiedererkennen dagegen wird typisch kein Vorstellungsbild entwickelt, und es ist kein Zweifel, daß es die Spur selbst ist, die hier als heimlicher Maßstab wirkt. Es würde daraus folgen, daß nur der Erkennungsversuch die Änderungen der Spur selbst rein zum Ausdruck bringt, und daß deren Änderungen bei bestimmten Menschen so geringfügig sind, daß sie sich unter den bisher angewendeten Versuchsbedingungen nicht bemerkbar machen. Für die Untersuchung der Prägnanztendenz im allgemeinen dagegen, bei der die Frage nach dem eigentlichen Angriffspunkt ihrer Wirksamkeit offen bleiben kann, wäre gerade wegen der Überlagerung das Wiedergabeverfahren besonders gut geeignet.

Zu den freien Änderungen von Gedächtnisinhalten gehört als einfachste auch das „Absinken" der Spur, aus dem man den sogenannten negativen Zeitfehler beim Sukzessivvergleich verstehen kann, und das wohl die ersten Anfänge des Vergessens darstellt; nach neueren Befunden ist dieses Absinken nicht etwa im Sinn des Grundsatzes der Unordnung als mechanische Abtragung und Verwischung, sondern als dynamische Angleichung an das Niveau der raum-zeitlichen Umgebung zu deuten: bei stärkerer (lauterer, hellerer) Umgebung der beiden verglichenen Gebilde steigt die Spur an, anstatt abzusinken. — Als bemerkenswerter Übergangsfall sei abschließend das *Gelb*sche oder τ-Phänomen erwähnt, das auftritt, wenn drei Licht- oder Berührungspunkte in gleichen räumlichen, aber ungleichen zeitlichen Abständen (oder umgekehrt) kurz nacheinander dargeboten werden; hierbei gleicht sich die räumliche Verteilung der zeitlichen an (und in geringerem Maß auch umgekehrt), was man, wie anscheinend bisher noch nicht gesehen wurde, aufs einfachste als eine Glättung des Zeitgefälles verstehen kann (Abb. 34).

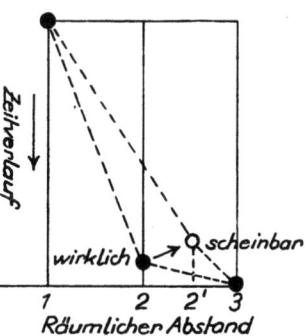

Abb. 34. Wenn der objektiv in der Mitte liegende Punkt scheinbar **näher** bei demjenigen Außenpunkt liegt, der nach **kürzerer** Pause erscheint, so ist das **Zeitgefälle** der drei Punkte geglättet.

§ 8. Typen spontaner Verbesserung von Wahrnehmungsgebilden.
B. Die Erscheinungen bei unvollständiger äußerer Festlegung der Wahrnehmungsgestalt.

Im weiteren Verlauf der Forschung rückte ein zweiter Typ der Verbesserung anschaulicher Ordnung mehr und mehr in den Brennpunkt der

Beachtung. Dieser Typ ist dadurch gekennzeichnet, daß er nicht zu einem Widerspruch zur Reizordnung, also auch nicht notwendig zu einer Täuschung im eigentlichen Sinn, zu einer biologisch falschen Anschauungsordnung führt, — und zwar, weil die anschauliche Ordnung von der reizmäßigen auch bei festester Reizbindung[1]) **nicht vollständig bestimmt und festgelegt ist.** Das kann verschiedene Gründe haben: Erstens hat das Wahrnehmungsfeld **mehr Dimensionen** als das Reizfeld, wie im Fall der Raumtiefe; zweitens fallen **bestimmte Gebiete, die im Anschauungsfeld funktionsfähig sind, in der äußeren Sinnesfläche oder in der Leitung einfach aus,** wie im Fall des blinden Flecks; drittens enthält das Wahrnehmungsfeld **neue Ordnungsgesichtspunkte,** die dem Reizfeld fehlen, wie im Fall des Zusammenhangs bzw. der Gliederung; viertens kann auch noch aus anderen Gründen als der vermehrten Dimensionszahl das Verhältnis der „**gegabelten Wirkung**" vorliegen, wobei durch die Reizung nicht die Größe bzw. Stärke der einzelnen anschaulichen Komponenten, sondern nur ihr gemeinsamer Gesamtbetrag festgelegt ist; usw.

Nach dem Grundsatz der Unordnung müßte alles, was im Reizfeld nicht festgelegt ist, auch im Wahrnehmungsfeld entweder unbestimmt, haltlos, schwankend oder unklar und verschwommen bleiben, sofern nicht besondere erworbene Zwangsvorrichtungen vorhanden sind oder unmittelbare Eingriffe des Willens erfolgen. Wie es sich damit tatsächlich verhält, sei nun für die verschiedenen Arten der unvollständigen Festlegung kurz berichtet.

1. **Überzählige Dimension im Wahrnehmungsfeld.** Beim Sehen mit einem Auge oder allgemein beim Ausschluß von Disparationswirkungen (also auch beim Betrachten einer Zeichnung oder einer Filmvorführung) dürfte nach dem Grundsatz der Unordnung — da bekanntlich die Akkommodation der Linse als Tiefenfaktor praktisch nicht in Frage kommt — nur die Höhe und Breite eindeutig festgelegt sein, nach der Tiefe dagegen müßte jeder einzelne Punkt des Sehfelds (man versuche sich das zu veranschaulichen!) jede beliebige Lage von Null bis Unendlich einnehmen können, bzw. seine Lage müßte innerhalb dieses Bereichs ungewiß bleiben. Als Verbesserung kann man schon die Tatsache verbuchen, daß trotzdem unter natürlichen Bedingungen in der Regel beim einäugigen Sehen die anschauliche Tiefe im Nahraum eine Bestimmtheit erreicht, die nicht erheblich hinter derjenigen der Höhe und Breite zurückbleibt. Aber wichtiger ist, daß nach zahlreichen Untersuchungen, u. a. des Verf., diese Bestimmtheit selbst erreicht wird, indem — oft gegen die Erfahrung und gegen eine etwa bestehende Auffassungs-

---

[1]) Was feste Reizbindung bedeutet, ergibt sich ohne weiteres aus der Umkehrung der Möglichkeiten gelockerter Reizbindung, oben § 7, 1.

absicht — unter den zahllosen denkbaren dreidimensionalen Gebilden nur solche sich anschaulich verwirklichen, deren Raumform möglichst einheitlich, einfach, regelmäßig und beständig[1]) ist, und deren Bewegungen möglichst sparsam und sprunglos sind und in möglichst figurgerechte natürliche Komponenten zerfallen.

Hier findet ihren natürlichen Platz u. a. die alte Beobachtung, daß jede zweidimensionale Kurve, in deren Ebene die Blickrichtung verläuft, als gerade Linie, und zwar mit frontalparallelem Verlauf, gesehen wird; überhaupt alle Erscheinungen, die zu der Annahme einer „orthogonalen Lokalisationstendenz" führten. Ferner gehört hierher die wichtige räumliche Wirkung der Kopfbewegungsparallaxe (die „Parallaktoskopie"): sofern sich bei ihr die anschauliche Tiefe von selbst so herstellt, daß die Bewegungen des Beobachters weder — wie bei falscher Tiefenordnung — zu Verzerrungen und gegenseitigen Verschiebungen, noch — wie bei der Umkehrung der im übrigen richtigen Tiefenordnung — außerdem zu (im Ausmaß verdoppelten) Mitbewegungen der Sehdinge führen. Nach demselben parallaktischen Prinzip arbeitet übrigens — wie sich erst neuerdings in sorgfältigen Untersuchungen herausstellte — die Schallokalisation nach oben oder unten und nach vorn oder hinten; d. h. sie wird nur bei bewegtem Kopf wirksam: Würde der Schall z. B. vorn statt richtig hinten oder oben statt richtig unten gehört, so hätte das bei ruhiger Haltung des Kopfes keine Folgen; bei Drehungen des Kopfes aber müßte er dann diesem scheinbar mit doppelter Winkelgeschwindigkeit voraneilen. Tatsächlich erscheint er dort, wo er bei Kopfbewegungen anschaulich in seiner Umgebung die geringste Verschiebung erleidet, d. h. unter natürlichen Bedingungen, wo er in dieser ruhend verharrt.

An den Erscheinungen der einäugigen Raumtiefe konnten entscheidende Beobachtungen über die eigentlichen Ursachen der Übereinstimmung mit der Wirklichkeit gemacht werden. Das Erstaunliche an den hier und im folgenden behandelten Abweichungen der anschaulichen von der reizmäßigen Ordnung ist, daß diese Abweichungen überaus häufig die Richtung auf die Ordnung der wirklichen Dinge einschlagen, von der die Reizordnung immer nur eine verzerrte und verarmte Ableitung darstellt, — und daß diese Ordnung der Dinge sogar innerhalb bestimmter Grenzen unter günstigen Bedingungen in der Anschauung praktisch vollständig erreicht wird. Durch die Abweichung von der Reizordnung wird in diesen Fällen die anschauliche Ordnung, biologisch gesehen, nicht falsch, sondern im Gegenteil erst richtig[2]), wenn auch vielfach die Berichtigung dieses ihr „Ziel" nicht ganz erreicht und in anderen, selteneren Fällen sogar darüber hinausschießt[3]). Nicht zufällig befinden wir uns hier, in der Lehre

---

[1]) Diese Beständigkeit als Folge einer „Erwartung über Wirkliches" (im 1. Sinn) zu erklären, ist nicht möglich, da es auch unfestes Wirkliches ebenso wie anschaulich Unfestes gibt.

[2]) Der Leser mag hieraus entnehmen, daß wir unter „Reiz" ausschließlich ein solches Geschehen verstehen, das unmittelbar an einer Sinneszelle angreift, daß wir also eine entfernte Reizquelle nicht „Fernreiz" nennen, wie dies noch vielfach üblich ist; — aus Gründen, auf die wir im Kap. 9, § 9 zurückkommen.

[3]) Hierüber wurden in den letzten Jahren ausführliche zahlenmäßige Angaben zusammengebracht, wenn auch leider großenteils in Verbindung mit einer

von den „empirischen Tiefenkriterien", in einem bis heute unbestrittenen Anwendungsgebiet der Erfahrungstheorie. Für diese scheint es da kein Rätsel zu geben, um so mehr aber für die Gestalttheorie. Denn jedes zweidimensionale Bild, also auch jedes Netzhautbild mit seinen Änderungen kann die Projektion unendlich vieler dreidimensionaler Ding- und Geschehensanordnungen sein; es wäre sonderbar — so möchte man denken —, wenn unter diesen sich nicht außer der einen, sachgemäßen, eine größere Anzahl anderer mehr oder weniger ausgezeichneter Ordnungen befände. Da diese dann nach der Gestalttheorie in der Anschauung doch ebenso leicht und oft verwirklicht sein sollten wie die sachgemäße — so schließt man weiter —, dürfte nach dieser Theorie die Abweichung von der Reizordnung nur gelegentlich, jedenfalls aber nicht entfernt so regelmäßig auf eine Übereinstimmung mit der Wirklichkeit hinführen, wie dies tatsächlich der Fall ist. — Es ließ sich nun zeigen, daß die Voraussetzung einer größeren Anzahl annähernd gleich ausgezeichneter Ordnungen, auf welcher dieser Schluß beruht, unter natürlichen Umständen falsch ist. Ein zweidimensionales Netzhautbild kann nur dann zugleich das Abbild von mehr als einer, das heißt: auch von einer anderen als der wirklichen, oder gar von einer größeren Anzahl annähernd gleich guter dreidimensionaler Ding- und Geschehensordnungen sein, wenn ganz bestimmte Bedingungen erfüllt sind hinsichtlich der Dingform, der Bewegungsform, des Verhältnisses zwischen Dingform und Bewegungsform und endlich der Stellung und des Verhaltens des Beobachters zu dem Ding und dem daran sich vollziehenden Geschehen.

Schon damit an einem dreidimensionalen Gegenstand, der sich relativ zum Beobachter bewegt — und das tut jeder, der nicht mit festgeschraubtem Kopf beobachtet wird —, bei einäugiger Betrachtung auch nur zwei Fassungen sich ohne kräftige innere Nachhilfe oder besondere Vorbereitung des Beobachters verwirklichen können, nämlich außer der richtigen die räumlich umgekehrte und zugleich im entgegengesetzten Sinn sich drehende, dürfen sich die jeweils ferneren Teile erstens weder durch sichtbare Verdeckungen, noch zweitens durch merklich geringeren Gesichtswinkel, noch drittens durch geringere Eindringlichkeit, noch viertens durch geringere Schärfe von den näheren unterscheiden; außerdem darf fünftens die Drehungsachse nicht mit der Blickrichtung zusammenfallen (wenn der gesehene Gegenstand nicht zufällig ein Rotationskörper ist, dessen figurale Achse vom Blick schräg getroffen wird). Um eine dritte und vierte und möglicherweise noch eine fünfte und sechste relativ ausgezeichnete räumliche Fassung zu erzielen, muß sechstens der Gegenstand aus Gliedern bestehen, die der Drehungsachse parallel verlaufen; diese müssen siebentens eine offene, nicht in sich zurücklaufende Reihe bilden, die achtens einen relativ einfachen Aufbau (Kreisbogen, Winkel, S-Form) besitzt. Die höchste vom Verf. beobachtete Zahl räumlicher Fassungen eines wirklichen bewegten Gegenstandes betrug 13; hierzu mußte aber der Gegenstand neuntens symmetrisch und zehntens in einer ebenen Fläche verteilt sein, außerdem elftens sich um seine Symmetrie-

---

unhaltbaren, weil psychologische und erkenntnistheoretische Gesichtspunkte im Sinn des Kap. 2, § 5, vermengenden Theoriebildung.

achse drehen. In allen späteren Fassungen ist aber auch im günstigsten Fall die Prägnanz schon erheblich geringer als in der richtigen und ihrer einfachen Umkehrung: Sie werden gewöhnlich erst dann beobachtbar, wenn jene durch länger fortgesetzte Dauerbeobachtung schon „gesättigt", d. h. totgelaufen sind; und auch dann haben sie gewöhnlich nur vorübergehenden Bestand[1]).

(Es sei ausdrücklich bemerkt, daß wir hier ausschließlich von dem Eindruck wirklicher Räumlichkeit sprechen, die der im Stereoskop beobachteten gleichkommt, nicht von der matten, nur angedeuteten und zugleich gegenüber willkürlichen Auffassungsabsichten viel nachgiebigeren Räumlichkeit einer mehrdeutigen Strichzeichnung.)

Dieses Heer von Bedingungen läßt sich schon im Versuch nur bei erheblicher Sorgfalt künstlich herstellen; im Leben ist es ein seltener Zufall, daß auch nur einige wenige davon gemeinsam verwirklicht sind. Dann aber — und dies ist entscheidend — stellen sich neben der richtigen sogleich auch die von der Gestalttheorie geforderten, von der Wirklichkeit abweichenden Formen ein; wie die altbekannten Täuschungen an den Flügeln ferner Windmühlen, an Ventilatoren und Rasensprengern beweisen. Und wenn es gar — was ebenfalls nicht ganz einfach ist — gelingt, einen wirklichen Vorgang zur Beobachtung zu bringen, dessen Netzhautbild eine gestaltlich noch günstigere Verwirklichung zuläßt, so ist diese in der Wahrnehmung tatsächlich der objektiven bevorzugt; wie jeder Fall gut ausgebildeter Scheinkörperlichkeit beweist. Hier ist wiederum entscheidend, daß dies auch dann gilt, wenn die bevorzugte Fassung aller Erfahrung widerspricht: Niemand sah ein ungeschältes Hühnerei sich jemals in einen schwingenden Tropfen verwandeln, und ebensowenig kommt es in der Erfahrung vor, daß ein Uhrzeiger sich senkrecht in der Mitte seines Zifferblatts aufpflanzt. Trotzdem kann man durch Versuchsanordnungen, die die obige Bedingung erfüllen, Eindrücke dieser Art ohne weiteres erzwingen (Abb. 35).

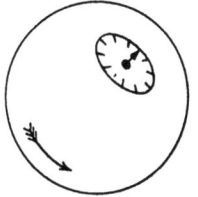

Abb. 35. Wird die Scheibe mit dem Bild des Zifferblatts langsam gedreht, so erhebt sich der kleine Zeiger, falls er in die kleine Achse der Ellipse gezeichnet ist, anschaulich senkrecht — als Achsenstück — aus der Fläche des Zifferblatts. (Nach P. Renvall, Zur Theorie des stereokinetischen Phänomens, Turku 1929.)

Das bedeutet — zunächst für das untersuchte Gebiet —: Die Übereinstimmung mit der Wirklichkeit in der erfahrungsgemäßen Wahrnehmung folgt aus der Gestalttheorie ebenso wie aus der Erfahrungstheorie; über

---

[1]) In genügend lang fortgesetzter Dauerbeobachtung besteht übrigens die oben angedeutete besondere Vorbereitung des Beobachters, unter der dieser auch beim Fehlen einer oder der anderen aufgezählten Bedingung gelegentlich mehr als die beiden ersten Fassungen zu Gesicht bekommt.

diese hinaus aber folgt aus ihr auch der Mangel an Übereinstimmung mit der Wirklichkeit überall dort, wo die Wahrnehmung der Erfahrung widerspricht, die Erfahrungstheorie also versagt. Welcher der beiden Theorien der Vorzug zu geben ist, kann also für dieses Gebiet nicht mehr zweifelhaft sein und ist insoweit dem Belieben persönlichen Dafürhaltens endgültig entzogen.

2. **Ordnungsgesichtspunkte, die in der Reizmannigfaltigkeit fehlen.** An Ordnungsgesichtspunkten der Anschauungsmannigfaltigkeit, die in der Sinnesfläche fehlen, ist außer der Stellung im Bezugssystem und der Gewichtsverteilung vor allem der Zusammenhang bzw. die Gliederung zu nennen: Die Lichtstrahlen, die nebeneinander auf die Netzhaut fallen, müssen als völlig unzusammenhängend betrachtet werden, und dasselbe trifft in Annäherung auch für die Erregungen in den einzelnen Elementarempfangsorganen und für die Leitungsvorgänge innerhalb der von Markscheiden umgebenen Nervenfasern zu. Untereinander gleiche Nachbarvorgänge haben dabei ebensowenig Verbindung miteinander wie ungleiche. In den grauen Kern- und Rindengebieten kehrt sich dieses Verhältnis um, und wir müssen aus physiologischen und psychologischen Gründen annehmen, daß hier mit einem Mal überhaupt keine äußeren Vorkehrungen zur Trennung von benachbarten Teilerregungen mehr vorhanden sind[1]). Während man sich beim Ausgehen von den Verhältnissen an der Sinnesfläche wundern muß, daß so etwas wie Zusammenhang des Gesehenen möglich ist, muß man sich bei Berücksichtigung der Verhältnisse in der Hirnrinde nicht weniger wundern, daß es am Gesehenen so etwas wie Grenzen und Gliederung geben kann und daß nicht vielmehr alles durcheinander läuft.

Daß Zusammenfassung und Gliederung im Wahrnehmungsfeld **allgemein**, nicht nur hinsichtlich des figuralen Zusammenhangs von Bildern, Dingen und Melodien, sondern auch des inhaltlich ganz anders gearteten Zusammenhangs der Fortdauer und der Verursachung, sich im Sinn der besten Ordnung vollzieht, ist, wie wir in Kap. 4 ausführlich berichteten, einer der am gründlichsten geprüften und am besten gesicherten Tatbestände der neueren Psychologie.

Man überdenke aber unter dem Gesichtspunkt der Prägnanz auch das, was in Kap. 5, § 14c, über die Regeln der natürlichen Stufenordnung von Bezugssystemen und § 16 über die Tendenz des natürlichen Nullpunkts von Gebieten zur Mittellage gesagt wurde, von der die Tendenz des Wahrnehmungsraums zur euklidischen und cartesischen Struktur, d. h. zur Geradlinigkeit, Rechtwinkligkeit und Maßgleichheit, vielleicht das eindrucksvollste Beispiel ist.

---

[1]) Siehe auch Kap. 8, § 8, 4.

Ebenso ist hier an die in Kap. 6, § 6 erwähnten Regeln der natürlichen Schwerpunktslage zu erinnern.

Als bemerkenswertes Beispiel einer Schwerpunktsverlagerung, die im Sinn der Prägnanz und zugleich der biologischen Zweckmäßigkeit erfolgt, sei hier noch die Ausbildung einer Pseudofovea bei Hemianopsie erwähnt: Wenn infolge halbseitigen Gesichtsfeldausfalls die für das deutlichste Sehen vorgebildete Stelle unmittelbar an die Grenze des Restgesichtsfelds zu liegen kommt, verlagert sich die Stelle des deutlichsten Sehens, je nach der Ausdehnung des eben betrachteten Gebildes, mehr oder weniger weit in das Innere des noch sehtüchtigen Bereichs, also an anatomisch weniger gut ausgebildete Stellen.

3. **Unversorgte Teilgebiete des Wahrnehmungsfelds.** Daß das Anschauungsfeld funktionsfähige Teilgebiete enthält, die der Sinnesfläche fehlen, d. h. an denen diese nicht reizempfänglich ist, trifft an jedem gesunden Menschen beim einäugigen Sehen für das Gebiet des blinden Flecks und bei Dunkeladaptation außerdem für den nur von Zäpfchen besetzten Bereich der Fovea zu. Bei gewissen Verletzungen und Erkrankungen der Netzhaut oder des Sehnerven kann dasselbe an jeder anderen Stelle des Gesichtsfelds vorkommen. Liegt eine solche Schädigung hinter der Sehnervenkreuzung, so ergeben sich Ausfälle für beide Augen, die bei kortikaler Lage des Schadens sich ziemlich genau decken können, wie bei der soeben genannten Hemianopsie; in diesem Fall gilt das Gesagte auch für das zweiäugige Sehen.

Die Ordnung der in den Nachbargebieten der unversorgten Bereiche anfangenden und teilweise in diese hineinragenden oder von ihnen unterbrochenen Gebilde setzt sich dabei, sofern ihr Prinzip schon in dem „sichtbaren" Teil enthalten ist, anschaulich auch im unversorgten Teil fort; die reizmäßig unvollständigen Gebilde werden ohne Zutun des Willens „sinngemäß", aber dabei oft erfahrungswidrig ergänzt, und auch auf diesem Weg wird die Ordnung der Anschauungsmannigfaltigkeit in eindrucksvoller Weise verbessert (Abb. 36). Daß diese Art der Ergänzung sich auf einfachere Ordnungstypen beschränkt, ist einleuchtend; doch ist die hierin gesetzte Einschränkung noch nicht endgültig bestimmt und gedeutet.

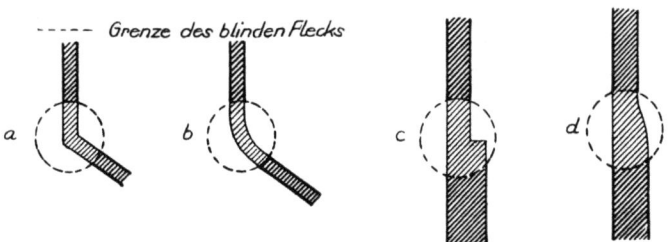

Abb. 36. a und c dargeboten, b und d gesehen (schematisch).

4. **Wirkungsgabelung.** Bei den verschiedenen Fällen von Wirkungsgabelung ist — worauf wir schon oben in Kap. 5, § 19, hingewiesen haben — im reinen Fall keine der gekoppelten Teilwirkungen, sondern nur die Gesamtwirkung durch die unmittelbar zugeordneten Eigenschaften der Reizung festgelegt. Trotzdem findet man in der Regel die Gesamtwirkung auch dann in sehr bestimmter Weise aufgeteilt, wenn keine der beiden Teilwirkungen durch anderweitige äußere Ursachen in ihrem Betrag festgelegt ist. Soweit die Verhältnisse eingehender untersucht sind, erwiesen sich dabei bestimmte Tendenzen der anschaulichen Gebilde und auch der psychischen Bezugssysteme als maßgebend. Als Beispiele haben wir aus dem Gebiet der Gabelung in Dingfarbe und Beleuchtungsfarbe erwähnt: eine Tendenz der Durchschnittshelligkeit und -farbe, zum Nullpunkt des Helligkeits- und Farbsystems zu werden; eine Tendenz zur Einheit des Beleuchtungsfelds; eine Tendenz zur Farbeinheit zusammengehöriger und figural zusammenhängender Oberflächen. Ersichtlich handelt es sich hier durchweg um Sonderfälle der Prägnanztendenz.

Den wenigen gründlichen Untersuchungen, die über die Wirkungsgabelung bisher vorliegen, ist übrigens noch folgender theoretisch bedeutsamer Befund zu entnehmen: Es handelt sich bei der Wirkungsgabelung in einigen ganz bestimmten Fällen darum, daß ein Paar von Erfolgsarten im voraus festliegt, dessen Glieder, nachdem sie nun einmal so da sind, von derselben Reizgrundlage irgendwie gespeist werden müssen: Dies ist, soviel ich sehe, überall der Fall, wo das Anschauungsfeld eine überzählige Dimension enthält: bei der Gabelung in Größe und Tiefe bzw. in Form und Ausrichtung beim Sehen und bei der Gabelung in Lautheit und Entfernung der Schallquelle beim Hören; und hierbei hat das Prägnanzprinzip nur noch über die jeweilige **Verteilung** zu entscheiden. Es gibt aber Erscheinungen anderer Art, in denen sein Einfluß tiefer geht. Bei gewissen, schon vor längerer Zeit untersuchten Erscheinungen tritt **bereits die Spaltung selbst** nur infolge bestimmter Strukturverhältnisse auf; schon ob die Wirkung sich spaltet oder nicht, erweist sich da als in der Tendenz zur größten Ordnung begründet. Dies ist beispielsweise der Fall bei der anschaulichen Durchsichtigkeit, die, wie schon oben Kap. 4, § 9 gezeigt, als gestaltbedingte Spaltung von Farbwirkungen aufzufassen ist; und ebenso bei der natürlichen Herauslösung von Teiltönen aus Klängen, d. h. der Spaltung von Klangwirkungen, die bekanntlich besonders leicht ist und manchmal sogar von selbst erfolgt, wenn die betreffenden Teiltöne einander zeitlich überschneiden, d. h. nicht gleichzeitig einsetzen und enden. Mit Bedingungen solcher Art hängt es zweifellos zusammen, daß vielfach (z. B. im Bereich der Farben) unter allzu einfachen Reizbedingungen keine Wirkungsspaltung (z. B. in Dingfarbe und Beleuchtung) und infolgedessen auch keine Konstanzerscheinungen im Sinne des Kap. 5, § 20 zu beobachten sind.

5. Das Zusammenfallen von Wahrnehmungsgebilden bei mehrfacher Reizgrundlage. In gewissem Sinn ist das Gegenstück zur Wirkungsgabelung die Vereinigung, besser das Zusammenfallen psychischer Strukturen[1]) zu nennen. Dieses Zusammenfallen genügt der Forderung der größten Ordnung, wenn das Zusammenfallende innerlich zusammengehörig, im einfachsten Fall, wenn es in genügender Annäherung gestaltidentisch ist. Hierher gehört in erster Linie die Vereinigung der Bilder oder sonstigen Inhalte von Doppelorganen. Am auffallendsten ist die dabei erreichte Klärung und Vereinfachung der anschaulichen Ordnung bei der Vereinigung (Fusion) der sogenannten Halbbilder im zweiäugigen Sehen.

Beim zweiohrigen Hören ist dieselbe Wirkung der Vereinigung zwar physiologisch vorauszusetzen, aber nicht der Veranschaulichung fähig, weil infolge ihrer außerordentlich raschen Aufeinanderfolge[2]) das „Chaos" der unvereinigten akustischen „Halbprozesse", wenn ein solches vorkäme, weit unter der Zeitschwelle läge. Aus dem Gebiet des Tastsinns ist hier zu erwähnen die Unmöglichkeit, die gegenseitige Berührung zweier Stellen des eigenen Körpers (z. B. Fingerspitze und Stirn) anschaulich in ihre „Bestandteile" aufzulösen und als zwei Berührungen zu empfinden.

Von großer biologischer Bedeutung ist die Vereinigung zusammengehöriger Wirkungen verschiedener Sinne. Bekanntlich erfolgt diese, z. B. bei einer zugleich gesehenen und gespürten Berührung oder einem zugleich gesehenen und gehörten Glockenschlag, auch dann, wenn infolge künstlicher Maßnahmen objektiv beträchtliche Abweichungen des Ortes bestehen. Bekannt ist auch, daß bei dieser Vereinigung häufig beträchtliche anschauliche Form- und Größenunterschiede überwunden werden müssen, die sich bei der Einwirkung desselben Gegenstandes auf verschiedene Sinne natürlicherweise ergeben. Die zur völligen Deckung erforderliche Angleichung erfolgt hierbei so, daß dasjenige Sinnesgebiet nachgibt, dessen Erregungsstrukturen weniger scharf, reich und fest durchgebildet sind, daß also z. B. die getastete Form der gesehenen sich angleicht. Die eindrucksvollsten Beispiele für das Zusammenfallen von inhaltlich gleichbedeutenden Strukturen verschiedener Sinne bilden aber die Versuche, in denen durch Prismen oder Spiegel, die man längere Zeit hindurch ununterbrochen vor den Augen trägt, der gesamte Sehraum aus seiner normalen Deckung mit dem durch die Gesamtheit der übrigen Sinne begründeten Raumsystem gebracht, z. B., wie in dem frühesten derartigen Versuch, auf den Kopf gestellt oder, wie in neueren, schräg zur Seite geneigt wird. In allen solchen Versuchen kommen nach einem anfänglichen Zustand des Widerspruchs, der Verwirrung und des Schwankens früher oder später die objektiv gleichbedeutenden Daten der verschiedenen

---
[1]) Siehe oben Kap. 3, § 5.
[2]) Siehe wiederum Kap. 3, § 5.

Sinne wieder zur Deckung; nach Abnahme der optischen Vorrichtungen, also wenn die normale Zuordnung wieder hergestellt ist, besteht dann zunächst derselbe verwirrende Widerspruch, wenn auch die Rückgewöhnung, d. h. die Wiedervereinigung des nunmehr Getrennten, die Wiederherstellung des ursprünglichen Deckungsverhältnisses, sich begreiflicherweise bedeutend rascher vollzieht.

Wenn man aus diesen Beobachtungen folgert, daß selbst so einfache Eigenschaften der Gesichtswahrnehmung wie die Lage und Ausrichtung der Dinge im Raum „nicht rein sinnlich bedingt" sein können, so heißt das zunächst, ganz konkret genommen, daß die Lage und Ausrichtung der Wahrnehmungsdinge nicht Punkt für Punkt durch die vorgebildete Anordnung eines Systems von Leitungsbahnen erzwungen wird; und gegen diese bedeutsame[1]) und gut gesicherte Behauptung wird nicht leicht ein Einwand zu finden sein. Wenn man aber daraufhin sofort weiter folgern zu müssen glaubt, daß also die Ordnung der Wahrnehmungsdinge eine Leistung des „Verstandes" sein müsse, so kann damit schwerlich etwas anderes gemeint sein als die von außen ordnend eingreifende geistige Macht, der deus ex machina der Vitalisten. Daß der Gedanke, die Wiedervereinigung der künstlich gegeneinander verlagerten Raumsysteme könne vielleicht das Endergebnis einer unmittelbaren freien Wechselwirkung der aus den verschiedenen Sinnesgebieten stammenden Erregungsgesamtheiten sein, überhaupt nicht auftaucht, nicht einmal um widerlegt zu werden, macht diesen aus der jüngsten Zeit stammenden Deutungsversuch zu einem besonders klaren Beispiel einer wahrnehmungspsychologischen Erörterung, in der die Unordnung des Natürlichen noch mit unberührter Selbstverständlichkeit vorausgesetzt ist.

Auch eine bestimmte Gruppe ausgesprochener **Fehlleistungen** beruht höchst wahrscheinlich auf dem Zusammenfallen von gestaltidentischen oder gestaltverwandten Erregungen.

Hierzu gehört vor allem das *Ranschburg*'sche Phänomen: Wenn man durch äußere Vorrichtungen gezwungen wird, eine sinnlose Reihe von Buchstaben oder Zahlen, in der ein bestimmtes Zeichen zweimal vorkommt, sehr rasch zu lesen, so findet sich unter den übersehenen Zeichen auffallend häufig eines der beiden gleichen. Auch von zwei gleichen oder sehr ähnlichen Bewegungen, die man übermäßig rasch hintereinander auszuführen beabsichtigt — z. B. beim überstürzten Reden oder beim schnellen Schreiben —, fällt leicht die eine aus; und hierbei hat man oft das unmittelbare Gefühl, daß die beiden irgendwie ineinandergerutscht sind, so daß in der ausgeführten auch die unterbliebene „enthalten ist". Schließlich ist hier noch zu nennen die sogenannte „Verdichtung", d. h. das Zusammenfallen verschiedener Personen von verwandtem Charakter oder verwandter Bedeutung (etwa des Vaters und des Lehrers oder Vorgesetzten) in eine einzige, wie im Traum und in Visionen nicht selten erlebt wird. — Mit den besprochenen Erscheinungen auf das engste verwandt ist der Tatbestand des Schwerpunktszusammenfalls aufeinander bezogener psychischer Systeme (Kap. 6, § 9). Zu den Beispielen, die schon im vorigen Kapitel angeführt sind, sei hier noch ein weiteres gefügt: der Übergang der deutschen Sprache zur Stammbetonung, durch welchen es erreicht ist, daß der Klangschwerpunkt mit dem Sinnschwerpunkt des Wortes zusammenfällt.

---

[1]) Das oben § 3, 2, dieses Kapitels Gesagte bestätigende.

§ 9. Die Erscheinungsweise des Unprägnanten und ihre psychologische Bedeutung.

Die Entwicklung des Ordnungsproblems in der Wahrnehmung geht in der in § 8 angedeuteten bemerkenswerten Richtung weiter, indem zuletzt diejenigen Fälle theoretisch am bedeutsamsten werden, in denen die Verbesserung ausbleibt oder sich auf nur experimentell feststellbare Andeutungen beschränkt, also von der Wirkung etwaiger seelischer Ordnungstendenzen an der Form der Wahrnehmungsgebilde selbst unmittelbar nichts zu bemerken ist: in denen eine unvollkommene Reizordnung nicht, wie im ersten Typ, gewissermaßen überrannt wird, und in denen auch durch die soeben besprochenen, zum Wesen der Wahrnehmung gehörigen Änderungen des zweiten Typs keine vollkommene Ordnung der Anschauungsmannigfaltigkeit erreicht wird.

Einen Übergangsfall bildet die Verdeckung und Überschneidung: sie ist verwandt mit den vorigen Fällen dadurch, daß ganz ohne Zutun des Betrachters der Eindruck der Lückenlosigkeit des teilweise verdeckten Ganzen besteht: der Eindruck, das Verdeckte „gehe hinter dem anderen durch" und sei dort „ganz wirklich vorhanden", mit allen funktionellen Folgen, wie sie oben Kap. 2 beschrieben wurden. Aber sie weicht dadurch von ihnen ab, daß die Unsichtbarkeit, die qualitative Unausgefülltheit bestehen bleibt, daß das Gebilde an den verdeckten Stellen wenigstens optisch nicht vorhanden ist, also im reinen Fall keine „Täuschung" entsteht; daß sie leicht entstehen kann —, wobei das verdeckende Gebilde scheinbar durchsichtig wird —, ist schon aus älteren Versuchen bekannt.

Das Ausbleiben einer Verbesserung kann grundsätzlich zwei Ursachen haben. Entweder sind die ordnenden Kräfte zu schwach. Oder die Bindung des anschaulich Gegebenen an eine unvollkommene Reizanordnung ist zu fest[1]). Ob es sich um das eine oder andere handelt, ist trotz der Übereinstimmung des rein formal betrachteten anschaulichen Ergebnisses unschwer zu entscheiden.

1. **Das Gesicht einer Wahrnehmungswelt ohne ordnende Kräfte.** Im Fall des Fehlens ordnender Kräfte würde die von uns unvollkommen genannte Ordnung mit all den Merkmalen, die für uns ihre Unvollkommenheit ausmachen, einfach zur Kenntnis genommen, nicht anders als die — von uns — vollkommen genannte; es wäre „gar nichts weiter dabei". Das eine wäre eine Anordnung x mit den Merkmalen a, b, c, das andere eine Anordnung y mit den Merkmalen u, v, w.

Der Winkel von 90° wäre dann kein „Rechter"; er wäre in nichts vor dem Winkel von 107° ausgezeichnet, sondern „nur ein anderes, ebenso gleichgültiges Glied der Reihe von Null bis Unendlich; der Winkel von 87° oder 93° wäre nicht „beinahe ein rechter", sondern von ganz der gleichen Eigenbedeutsamkeit wie der Winkel von 90°. Ein beliebig unregelmäßiges Viereck mit den Seitenlängen 1, 9, 13, 20 wäre ebenbürtig einem Rechteck, einer Drachenform, einer Raute,

---

[1]) Siehe oben § 7, 1 dieses Kapitels.

einem Quadrat. Ein mit dem Zirkel geschlagener Kreis hätte nichts auffallendes neben einem „Kreis", den ein Kind aus freier Hand gezeichnet hat. Auch in einer solchen Welt könnte Geometrie getrieben, könnten Gesetze der Form von Figuren aufgestellt werden. Für einen „Kreis" oder eine „gerade Linie", die ein Kind gezeichnet hat, kann man sicherlich nach einem Verfahren vom Typus der *Fourier*-Analyse ein „mathematisches Gesetz" finden. Daß dieses nicht so leicht abzuleiten wäre wie für die mit Zirkel und Lineal hergestellten Figuren, und daß es viel verwickelter aussehen würde, braucht keinen grundsätzlichen Unterschied auszumachen. Denn obgleich die dringend fällige vergleichende Untersuchung noch aussteht, läßt sich schon heute mit Bestimmtheit sagen, daß man — trotz aller naheliegenden, z. B. der eben erwähnten Beispiele, in denen anschauliche Vollkommenheit und mathematische Einfachheit zusammentreffen — nicht annehmen darf, das sei allgemein so. Schon für viele der geläufigsten „einfachen" Figuren erweist sich diese Annahme bei verschiedenen naheliegenden mathematischen Deutungen von Einfachheit als unzutreffend. Versteht man darunter etwa eine möglichst geringe Zahl von Elementen, so ist unter den regelmäßigen Vielecken das Dreieck als das „einfachste" zu bezeichnen; während a n s c h a u l i c h dem V i e r e c k der erste Platz zukommt. Noch geringer wird die Übereinstimmung, wenn auf der mathematischen Seite die Einfachheit der analytischen Formel in den Vergleich eingeht.

Obwohl es uns unmöglich ist, uns eine Wahrnehmungswelt wirklich auszumalen, in der die verschiedenen Anordnungen in der geschilderten Weise, d. h. im eigentlichen Sinn des Wortes, „gleichgültig" sind, in der es den Unterschied zwischen Ordnung und Unordnung nicht gibt, — muß doch daran erinnert werden, daß dieser Zustand in umfassenderen Bereichen jederzeit zu beobachten ist. Denn je reicher, weitschichtiger und verwickelter das Gefüge einer Mannigfaltigkeit ist, um so geringer wird die Zahl der Menschen, deren Fassungskraft zu ihrer anschaulichen Verwirklichung als Ganzer und damit zur Erfassung ihrer Prägnanz hinreicht.

Einem musikalisch unausgebildeten einfacheren Menschen — er braucht nicht amusisch (melodietaub) zu sein — wird man einen Satz aus einer schwierigeren Symphonie mit allerlei groben Fehlern, und erst recht vier Sätze aus vier Jahrhunderten angeblich als Teile eines Werkes nacheinander vorspielen können, ohne daß er den Eindruck einer Unstimmigkeit erhält. Die Anwendung auf das Reich des Sichtbaren mag jeder Leser selbst versuchen; er braucht sich nur mit offenen Augen in seiner täglichen Umgebung — z. B. in einer gewöhnlichen Großstadtstraße oder einem durchschnittlichen bürgerlichen Wohnraum umzusehen und sich zu vergewissern, ob und wie weit sie so, wie sie sind, von ihm selbst oder seinen Mitmenschen selbstverständlich hingenommen werden.

Für die Auffassung umfassender und verwickelter Zusammenhänge wird auch die besondere Veranlagung und Begabung der Menschen entscheidend, und hier, wenn irgendwo, darf man handfeste und gut zu sichernde typologische

Symptome erwarten. — Ein ungeheuerlicher allgemeiner Absturz der genannten Fähigkeit ist seit dem Beginn des zweiten Drittels des vorigen Jahrhunderts erfolgt; und erst die Zukunft wird erweisen, ob er einem massenhaften Aussterben entsprechender Begabungen oder — wie wir hoffen — in der Hauptsache der Blickverengung (bzw. dem Übergang der kulturellen Führung an Individuen mit verengtem Blick) entsprungen ist, die den Individualismus in seiner äußersten Ausprägung kennzeichnet.

2. **Das tatsächliche Gesicht der Wahrnehmungswelt als Beweis des Vorhandenseins ordnender Kräfte.** Trotz allem, was zuletzt gesagt wurde, bleibt die Tatsache bestehen, daß auch beim besten Willen niemand sich eine Welt vorzustellen vermag, die ganz aus gleichgültigen Anordnungen besteht. Die Inhalte unserer Wahrnehmung erscheinen uns unmittelbar behaftet mit einem „Ordnungsindex", wie ein Schulheft, das der Lehrer schon mit seinen roten Strichen versehen hat. Das ist der gemeinsame Sinn unzähliger Ausdrücke.

Hierher gehören: unvollkommen, unvollständig, knapp, annähernd, ungefähr, reichlich, übertrieben, überspannt, überflüssig, lückenhaft, grob, falsch, schlecht, unrein, verbogen, schief, verzerrt, wackelig usw., sofern wir sie nicht nur auf menschliche Handlungen und Gebrauchsgegenstände, sondern in ihrem vollen Sinn auch auf die einfachsten Wahrnehmungsgegebenheiten anwenden, wo von Brauchbarkeit, Zweckmäßigkeit und Moral keine Rede sein kann. In einer Welt gleich-gültiger Anordnungen wäre für Ausdrücke dieser Art kein Platz und kein Bedarf. Und ebensowenig wäre dort Platz und Bedarf für Ausdrücke wie: vollkommen, vollständig, richtig, rein (reines Tischtuch, aber auch reine Quint und reine Gotik), wahr (eine wahre Begebenheit, aber auch ein wahrer Freund — in einer Dichtung), ganz (ein ganzer Teller, aber auch ein ganzer Kerl), recht (eine rechte Tat, aber auch ein rechter Winkel und ein rechter Deutscher), genau, stimmend, passend, ausgeglichen, einheitlich, harmonisch, konsequent, konsistent und dergleichen.

Alle die genannten Ausdrücke bezeugen, was wir schon bei der Frage der Eigenschaften (Kap. 3, § 9) kurz angedeutet haben: Nur ein Bruchteil aller denkbaren Anordnungen (räumlicher, zeitlicher und raum-zeitlicher Art) bietet sich uns als eigenständig, in sich selbst ruhend dar. Alle anderen werden (wenn nicht als ganz wirr und „ungeordnet") als mehr oder weniger starke „Abweichung von" derjenigen besseren Ordnung erlebt, deren Gesetz in ihnen „angelegt", aber nicht erfüllt ist (wobei in Grenzfällen auch der zwiespältige Eindruck einer Abweichung zugleich oder wechselnd von mehreren besseren Ordnungen — „weder Fisch noch Fleisch" — entstehen und überdies ein und dasselbe Gebilde für mehrere Betrachter auf ganz verschiedene Prägnanzstufen bezogen sein kann).

Hierin liegt u. a. der ernste Sinn des viel belachten Ausspruchs: „ich sehe schon wieder einen, der nicht da ist", und nicht zuletzt die Lösung des alten Rätsels der Mathematiker, wieso man an den ausnahmslos nur angenäherten Bleistiftstrichen einer Zeichnung, das heißt an einer breiten und auch im günstigsten Fall nicht einmal mit ihrer Mitte wirklich richtig verlaufenden Graphitansammlung, ja sogar an recht erbärmlichen und grob falschen Handskizzen ohne vorherige Gebrauchsanweisung die Eigenschaften der idealen geometrischen Gebilde, des ausdehnungslosen Punkts, der breitelosen Linie, der wirklich Geraden, des idealen Kreises ablesen und ableiten kann. Man kann das, weil diese Figuren als Wahrnehmungsgebilde den Hinweis und Drang zu dem, was sie eigentlich sein sollten, ohne unser Zutun in sich tragen, und weil dieses so zu ihrer Natur gehört, daß es uns auch beim besten Willen gar nicht gelingt, sie rein „pragmatisch" als eigenständige und in sich beschlossene Fakten zu haben.

(Natürlich ist es bei starker Verzerrung möglich, daß eine Zeichnung als Hinweis auf etwas genommen wird, was es gar nicht gibt, oder was eben nicht gemeint ist. Das sagt aber nichts gegen das Grundsätzliche. Wie überall ist auch hier zu betonen, daß trotz aller Wunder im Seelenleben nicht gezaubert wird, sondern alles ganz natürlich hergeht und auch dementsprechend daneben gehen kann.)

Mit dem Obigen ist zugleich gesagt: Das Verhältnis zwischen erfüllter und gestörter bzw. nur angenäherter Ordnung kann, mindestens in einfachen Fällen, in unserer Wahrnehmungswelt nicht umgekehrt werden.

Es ist unmöglich, einen Zirkelkreis als „Abweichung" von einem als „eigentlich richtig" festgesetzten Kinderzeichnungskreis aufzufassen, obwohl es für einen mathematisch geschulten Europäer des 20. Jahrhunderts durchaus denkbar ist. Ein Winkel von 88°, ist „beinahe ein rechter", aber dieser für uns nicht einer von „beinahe 92°"; ein Kind im Alter von 360 Tagen ist „fast ein Jahr" alt, aber „eines von einem Jahr nicht „reichlich 360 Tage"; eine „etwas scharfe" Quint klingt „nicht ganz rein", aber nicht umgekehrt eine reine „nicht ganz scharf". Ein „im gotischen Stile erbautes" Haus des 19. Jahrhunderts kann fast wie ein echt gotisches aussehen, aber für einen Menschen von einigem Stilgefühl nicht umgekehrt. Daß der Unterschied auch im letzten Beispiel nicht einfach äußerlich aus der Tatsache hervor, daß das gestaltliche Verhältnis im höchsten Kunstwerk, wenn dieses Naturgegenstände „nachbildet", sich umkehrt; worauf wir ebenfalls schon hinwiesen. Das Ähnlichkeitsverhältnis zwischen einem gesunden und einem kranken, zwischen einem wohlgeformtem und einem verkrüppelten oder verkümmerten Organismus gehört nicht zuletzt hierher; doch können wir das Rätsel des inneren Zusammenhangs zwischen Lebenstüchtigkeit und unmittelbar anschaulicher gestaltlicher Prägnanz, das uns in den Beispielen aus dem Reich des Lebens neu entgegentritt, an dieser Stelle nicht zu lösen versuchen. Auf der Nichtumkehrbarkeit dieses Ähnlichkeitsverhältnisses beruht u. a. die scherzhafte Wirkung der Erzählung von den Leuten aus einer Kropfgegend, die einen Zugewanderten als armen Kranken bemitleiden, weil ihm der prächtige Anhang fehlt.

3. **Prägnanzstufe und Begriff.** Bei den bisherigen Erörterungen dieses Paragraphen würde man vergeblich darüber streiten, ob von Fällen reiner Wahrnehmung oder von solchen natürlichen Denkens die Rede sei. Tatsächlich gibt es hier keine Grenze; denn das natürliche Denken vollzieht sich, wie wir immer wieder sehen werden (vgl. unten § 12), großenteils schon an und in der Wahrnehmung selbst und ist in seiner Art wesentlich von deren Eigentümlichkeit bestimmt. Da umfassende Veröffentlichungen noch fehlen, ist es viel zu wenig bekannt, daß die Begriffe unseres natürlichen Denkens — nicht etwa nur diejenigen der Naturvölker — großenteils alles andere sind als die Klassen von Gegenständen mit gemeinsamem Merkmal, die sie nach den Definitionen der Logik sein müßten,

und deren Erfaßbarkeit in den sogenannten „Abstraktionstests" geprüft wird. Sie fallen, wie sich im obigen immer wieder andeutete, vielfach zusammen mit den anschaulichen Prägnanzstufen und deren Bereichen. Über die Zugehörigkeit zu einem Begriff (einer Klasse) der formalen Logik, auf die es z. B. in mathematischen Überlegungen ankommt, entscheidet, wie gesagt, das Vorhandensein oder Fehlen eines bestimmten Merkmals. Es kann daher ex definitione nicht mehr oder weniger gute, wahre, echte Verwirklichungen eines solchen Begriffs geben. Für das natürliche Denken dagegen ist, wie wir sahen, das Bestehen derartiger Unterschiede mit allen seinen Folgen, wie der logisch höchst schwierigen Nicht-Umkehrbarkeit der Ähnlichkeitsbeziehung, eine Selbstverständlichkeit. Dagegen ist das Vorhandensein oder Fehlen eines Einzelmerkmals hier bezeichnenderweise vielfach nicht entscheidend für die Zugehörigkeit zu einem gegebenen Begriff. Die Abgrenzung der natürlichen Begriffe weicht daher vielfach in bezeichnender Weise von der der logischen Klassen ab. Eine rechteckige Figur mit den Seitenlängen 1 und 150 und eine Figur wie Abb. 37a

Abb. 37

sind trotz ihrer vier Ecken und ihrer geradlinigen Begrenzung für unser natürliches Denken nicht „Vierecke", nicht ein Rechteck und ein Trapez, sondern ein „Band" und ein „Dreieck mit abgeschnittener Spitze"; und Abb. 37b ist für uns trotz ihrer acht Ecken kein Achteck, sondern ein „abgestumpftes Quadrat". Nach allem liegt in solchen Fällen die Kategorie des Typus dem natürlichen Denken viel näher als die Kategorie der Klasse, mit welcher der in der traditionellen Logik geschulte Wissenschaftler heute noch vorzugsweise zu arbeiten gewohnt ist; was ihn leicht zu Schlußfolgerungen verführt, die zwar für eine Klasse, aber für den Bereich eines Typs so wenig wie für den einer Prägnanzstufe Berechtigung besitzen. Doch müssen wir uns an dieser Stelle damit begnügen, durch diesen kurzen Hinweis die Bedeutsamkeit der gestalttheoretischen Grundkategorie der Prägnanz auch für die Psychologie des wirklichen Denkens und die zugehörigen Zweige der Logik aufzuweisen.

§ 10. Das Wesen der Prägnanztendenz und der Prägnanz.

Das über die Erscheinungsweise der unprägnanten Gestalten Gesagte gilt auch, wenn wir der ausgezeichneten Ordnung, als deren Zerrbild sie erscheinen, bisher nie begegnet sind. So konnte man fühlen, daß die römischen Bildwerke und noch viel mehr die Theaterfiguren des 19. Jahrhunderts Verzerrungen des wirklichen Bilds des Germanen waren, bevor man dieses aus Funden kannte; und ein musikalischer Mensch hört die Fehler auch in einem Musikstück, das ihm zum ersten Mal vorgespielt wird. Das alles ist deshalb so wichtig, weil es, wenn man nicht zu phantastischen Annahmen greifen will, nur aus einer nicht-platonischen[1]) Theorie der Prägnanztendenz im Sinne des Grundsatzes der natürlichen Ordnung zu verstehen ist. Der Eindruck des Stimmens oder Nicht-Stimmens kann in Beispielen dieser Art nicht dadurch entstehen, daß die Wahrnehmungsgestalt und eine außer ihr bestehende andere, ein Musterstück („Idee", „Idealtyp", angeborene „Struktur") unbewußt aneinandergehalten werden. Wenn es aber nicht darauf ankommen kann, ob die Wahrnehmungsgestalt mit einer irgendwo und -wie schon vorhandenen zweiten Gestalt zusammenstimmt, sich mit ihr deckt oder nicht, so bleibt die einzige mögliche Annahme: es komme darauf an, ob sie in sich selbst stimmt, ob ihre Teile und Eigenschaften „widerspruchslos", „ohne Bruch" zu einander passen, einander fordern und gegenseitig ergänzen, ob das Ganze „aus einem Guß" ist, oder nicht. Wenn wir oben sagten, daß die Ordnung eines unprägnanten Gebildes als „Abweichung von einer besseren" erlebt werde, so hieß das also nicht — mindestens nicht ausnahmslos und notwendig —: als Abweichung von einer außerdem schon für sich bestehenden, sondern: von der in ihm selbst angelegten, aber noch nicht verwirklichten Ordnung.

Es ist schwer, hierfür die richtigen Ausdrücke zu finden; was sich an Bildern bietet, ist mißverständlich, — wie wir überhaupt hier in einem fort mit der in der Sprache niedergelegten Philosophie zu kämpfen haben. Insbesondere könnte man leicht im Sinne des aristotelischen Entelechiebegriffs daraus lesen, daß die unverwirklichte prägnante Ordnung eigentlich doch in einer irgendwie außernatürlichen oder übernatürlichen Weise schon in oder hinter dem unprägnanten Gebilde fertig und lenkend oder steuernd vorhanden sein soll. Dies ist aber nicht gemeint. Vielleicht sollte man statt von einer Abweichung lieber von einem Hinweisen und Hindrängen oder Hinstreben auf die noch unverwirklichte ausgezeichnete Ordnung sprechen. Denn ein Hinweisen und ein Drängen kann in seiner Richtung sehr bestimmt sein, ohne daß das Ziel als solches vorgegeben zu sein braucht. Daß eine Waage, die man aus ihrer Ruhestellung gezerrt hat, in eine bestimmte Richtung strebt, verstehen wir durchaus, ohne annehmen zu müssen, es schwebe ihr ein Bild des Zustands vor, der bei einer Bewegung in der Richtung ihres Strebens erreicht wird. Das Drängen in mehr oder weniger bestimmter Richtung, und zwar in solcher Richtung, daß die bestehende Gestalt, wenn ihr Material (oder die sonstigen, sie

---

[1]) Siehe oben § 5 dieses Kapitels.

festhaltenden äußeren Bedingungen) nachgäbe, zur ausgezeichneten würde, und nicht das gedanklich vorweggenommene Endergebnis des Drängens ist, wie wir meinen, das eigentlich Wirkliche, das die eigentümliche Seinsweise des Unprägnanten ausmacht.

Wir haben oben (Kap. 3, § 9,2) eine Struktur als prägnant bezeichnet, wenn in ihr ein „Wesen" sich rein verkörpert; und jetzt nennen wir sie so, wenn sie eine ausgezeichnete und infolgedessen beständige Ordnung aufweist. Erst in der Verbindung dieser beiden Bedeutungen ist der ganze Sinn dieses grundlegenden Begriffs enthalten. Es gehört kein besonderer Scharfblick dazu, um zu sehen, daß tatsächlich viele der als reine Verkörperungen eines Wesens ausgezeichneten Strukturen auch unter dem rein formalen Gesichtspunkt der Ordnung ausgezeichnet sind. Wahrscheinlich sind es alle; doch wird es kaum möglich sein, das vollständig nachzuweisen. Daß es oft in ganz unerwarteten Fällen so ist, z. B. bei den Erregungsstrukturen, die den reinen Zusammenklängen entsprechen, hat seit Jahrtausenden das Staunen der Philosophen erregt. Und im Reich der Klänge finden sich neben diesen unscheinbarsten auch die großartigsten Belege für unsere Behauptung: in den Werken der klassischen und vor allem der *Bach*schen Musik.

Daß zwischen den Begriffen der „prägnanten" Gestalt und der — verwirklichten — „Idee" (beispielsweise im Sprachgebrauch *Fichte*s) eine enge Verwandtschaft besteht, ist demnach deutlich; ob sie völlig dasselbe sind, darüber soll hier nicht gestritten werden.

§ 11. Unprägnanz als Forderung und Anlaß zur Tätigkeit.

Unsere Darstellung der grundsätzlichen Verhältnisse ist noch durch einen wichtigen Punkt zu ergänzen: Ordnungen, die als nicht ausgezeichnete erlebt werden, treten mit dem Anspruch auf Verbesserung, auf Berichtigung: Glättung, Vervollständigung, Entzerrung usw., kurz nach Erfüllung ihres Gesetzes, vor uns hin. Damit ist nochmals gesagt: ihr Mangel beruht nicht auf einem Fehlen ordnender Kräfte in unserer Wahrnehmung; im Gegenteil: Während sonst die Prägnanztendenz eine heimlich arbeitende unterirdische Macht ist, die man nur aus ihren Wirkungen erschließen kann, ist sie hier aufs eindringlichste spürbar im Erleben vorhanden. Sie tritt, wie gesagt, als in dem anschaulichen Gebilde lebende, im äußersten Fall höchst beunruhigende Forderung an den Betrachter heran.

Zu den eindrucksvollsten Beispielen der Forderung an den Wahrnehmenden gehören abgebrochene Zeitgestalten, worüber schon einige sorgfältige Untersuchungen vorliegen: unvollendete Arbeiten oder Geschichten, in einem unaufgelösten Mißklang abbrechende Melodien mit ihrer für manchen Menschen unwiderstehlichen Forderung, selbst einen „sinngemäßen", in das Gesetz des Bisherigen sich fügenden, — oder noch eigentlicher: den einen, von dem Bisherigen geforderten Schluß hinzuzufügen.

Hierher gehört als unscheinbarstes Beispiel schon die Geschichte von dem empfindsamen Herrn im Gasthaus, der im Zimmer nebenan einen Stiefel an die Tür schmettern hört und nun nicht schlafen kann, ehe der zweite nachfolgt. Beispiele gewaltigsten Ausmaßes findet man in der — vor allem dem Staatsmann unentbehrlichen — Fähigkeit echter Voraussagen auch da, wo sich nicht etwas Altbekanntes zum so und so vielten Mal abspielt: die Fähigkeit, in dem bisherigen Verlauf des Zeitgeschehens das innere Gesetz so klar zu spüren, daß man sieht: es kann nur so und so weitergehen, nur da und da hinführen, falls nicht ganz Unbekanntes sich neu dazwischendrängt, und daß man zugleich weiß: das und das muß geschehen, getan oder verhindert werden, damit eine bestimmte Entwicklung ihren sinngemäßen Fortgang und Abschluß findet.

Entsprechendes gilt auch für alle übrigen, z. B. nicht zeitlichen, Arten von Gestalten, und desgleichen für jede andere Art von Unstimmigkeiten. Diese bilden für den Menschen, der sie vorfindet, d. h. der überhaupt fähig und bereit ist, sie wahrzunehmen, einen wesentlichen Anlaß für das Tätigwerden, auf den wir deshalb mit besonderem Nachdruck hinweisen, weil wir im Bisherigen für wesentliche Eigentümlichkeiten von Wahrgenommenem wiederholt auf Grund gesicherter Forschungsergebnisse die geläufige Meinung bestreiten mußten, daß sie von einer besonderen Tätigkeit des Betrachters bedingt seien. Der Drang, Gestörtes in Ordnung zu bringen und bei Unentwickeltem Geburtshelfer zu sein, gehört zweifellos zu den tiefsten Triebanlagen des Menschen, und es ist vielleicht eines der wesentlichen Kennzeichen der besonderen menschlichen Natur, daß dieser Drang sich von bestimmten Einzelinstinkten (Nestbau, Brutpflege, Reinlichkeit) ablöst, selbständig macht und verallgemeinert.

In einigen bisher vorliegenden Untersuchungen aus diesem Fragenkreis war der Drang zum Beenden einer abgebrochen vorliegenden Arbeit nur dann erheblich, wenn man sie selbst begonnen hatte und in ihrer Durchführung unterbrochen wurde; dagegen war er unbeträchtlich oder fehlte ganz, wenn die Versuchsperson eine von jemand anderem angefangene und halb fertig liegengebliebene Arbeit vorfand. Doch wird man daraus einstweilen kaum allgemeine und endgültige Schlüsse ziehen dürfen, besonders nicht auf jede Art von natürlichen Bedingungen: Der Forscher und der Staatsmann finden fast ausnahmslos Aufgaben vor, mit deren Durchführung er nicht selbst begonnen hat, und die ihn trotzdem im stärksten Maß zur Fortsetzung reizen. Außerdem dürfte die Größe des Unterschieds im Anreiz zur Fortsetzung eigener und von Fremden begonnener Arbeiten von einiger charakterologischen Bedeutung sein. Am Grundsätzlichen ändert sein Bestehen nichts, solange man es als feststehend betrachten darf, daß unter natürlichen Bedingungen der Anreiz auch bei fremden Arbeiten nicht in jedem Fall völlig fehlt.

§ 12. Erste Art der durch Unprägnanz veranlaßten Tätigkeit: der Auffassungswechsel.

Die durch Unstimmigkeiten des Vorgefundenen angeregte Tätigkeit kann, wie schon angedeutet, verschiedener Art sein. Sie kann zunächst eine unmittelbar auf die Erscheinung gerichtete, rein geistige

Anstrengung sein, eben jene Anstrengung, aus der manche Kantianer und Aufmerksamkeitstheoretiker gern die ganze Welt mit allem, was darin ist, entspringen lassen möchten. Schon für diese unmittelbare, rein geistige Einwirkung auf die Erscheinungen bestehen grundsätzlich zwei Möglichkeiten, deren wirklicher (auch biologischer) Wert im umgekehrten Verhältnis steht zu dem Maß an Selbstherrlichkeit und „Freiheit", das der betrachtende Mensch dabei beansprucht.

1. Die Vertuschung („Verdrängung"). Am größten ist dieses Maß der Freiheit bei der Anstrengung, eine bestimmte andere Auffassung des Gegebenen, eine Ordnung, die man sich „in den Kopf gesetzt" hat, weil man sie etwa selbst für besser hält, unter Vernachlässigung der zunächst vorgefundenen oder sich bei dem eigenen geistigen Eingreifen neu ergebenden Unstimmigkeiten zu erzwingen, indem man „großzügig" ist, „ein Auge zudrückt", „fünf gerade sein läßt", oder durch eine sonstige Art der „Vogel-Strauß-Politik" (durch ein Verhalten, das die Reizbindung lockert, wenn nicht völlig aufhebt) die Unstimmigkeiten vertuscht, das Vorhandene beschönigt. Es ist wohl deutlich, daß das etwas anderes ist als das pragmatisch gleichgültige Hinnehmen von Unstimmigkeiten, — obwohl die praktischen Folgen oft übereinstimmen.

Dieses Verhalten kann man freilich nicht gut an Dreiecken und Kreisen studieren, um so besser aber an Ereignissen des menschlichen Lebens; z. B. an dem Eindruck, den das Verhalten eines anderen Menschen auf uns macht.

Welche Folgen kann es haben, wenn man bei einem Wort oder einer Miene, die in das bisherige Bild des Anderen nicht paßt, vielleicht einen Augenblick stutzt, sich aber dann „nichts dabei denkt" und sie aus dem Bild des betreffenden Menschen einfach „wegläßt", — obwohl sie vielleicht in Wirklichkeit das erste ernste Zeichen eines entscheidenden Gesinnungswandels oder auch einer schweren Krankheit waren.

Eines der Hauptangriffsgebiete dieser Art von Anstrengung ist begreiflicherweise die eigene Lebensgeschichte und die der nächsten Angehörigen. Es war sinnlos, aus der „Verdrängung" alles und jedes Vergessen und Versäumen erklären zu wollen. Und wie schon oben § 7 angedeutet, halten wir es auch für sehr voreilig, z. B. das Gesamtphänomen der „guten alten Zeit" als Beweis einer (unbewußten) verdrängenden Tätigkeit des Subjekts zu beanspruchen. Aber es wäre nicht weniger verfehlt, aus den Zeichen solcher Tätigkeit, wo sie als solche wirklich unverkennbar sind, jedesmal sofort auf das Bestehen einer schweren seelischen Erkrankung zu schließen. Selbst wer als Psychologe in diesem Gebiet des Allzumenschlichen auf vieles gefaßt ist, muß immer wieder staunen, was viele durchaus gesunde und erfolgreiche Menschen, die niemals etwas mit einem Nervenarzt zu tun bekommen, bei der Beseitigung und „Berichtigung" von Erinnerungen leisten, die in ihr etwas idealisiertes Selbstbildnis nicht recht hineinpassen und dadurch Anlaß zur Beunruhigung geben.

Achtung Versuch! — Vor dem Umblättern stelle man sich mit dem Buch so auf, daß das Licht von links → einfällt.

224 Das Problem der Ordnung

2. **Das Eindringen in den Sachverhalt.** Das Bemühen um eine andere Auffassung kann aber auch ganz anders beschaffen sein, bescheidener, weniger „frei" und selbstherrlich, nicht selbst formend, sondern nur suchend: ohne ein von dem Betrachter selbst vorher fest bestimmtes Ordnungsprinzip; nur darauf bedacht, tiefer in das Gegebene einzudringen, einen günstigeren Standpunkt oder ein günstigeres Licht zu gewinnen, (etwa durch Zurücktreten) eine bessere Übersicht oder (z. B. durch Augenreiben, Brillenaufsetzen u. dgl.) eine festere Reizbindung zu erzielen; alles, um neue Merkmale daran zu entdecken, durch deren Hinzukommen das anschaulich Vorliegende vielleicht plötzlich aus sich heraus, ohne Zwang des Betrachters, sich ganz neu gestalten, neu ordnen, neu gliedern, neu zentrieren, einen neuen Maßstab gewinnen könnte; in einer Weise, bei der die vorher unstimmigen oder „ohne Sinn und Verstand" nebeneinanderstehenden Teilsachverhalte sich entweder als doch notwendig so Zusammengehörige herausstellen oder sich als offensichtliche „Fremdkörper", als sachlich unzusammengehörig und nur „zufällig" zusammen gesehen trennen. In diesen nicht umkehrbaren Strukturwandlungen, die das Bild eines Tatbestandes „berichtigen", d. h. nicht nur für jetzt und alle Zu-

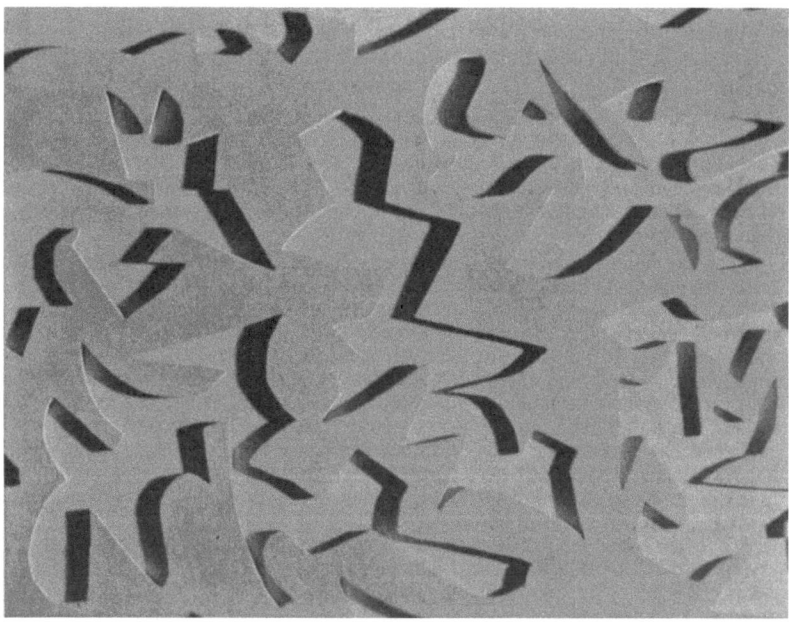

Abb. 38

kunft, sondern auch für seine Vergangenheit umstürzen und besser neu aufbauen, haben wir das vor uns, was im schönsten und eigentlichsten Sinn „Erfahrungen machen" heißt, und was von dem stumpfsinnigen „Öfter-zusammen-dagewesensein" der empiristischen Psychologie soweit wie möglich entfernt ist, aber, wie man leicht sieht, zu den Grundvorgängen allen Denkens und aller Wissenschaft gehört. Einen einfachen und leicht verfolgbaren Vorgang dieser Art kann man an Abb. 38 erleben, in welcher man ein Relief in der Regel zunächst „falsch" und erst nach einiger Auffassungsarbeit mit einem Mal „richtig" sieht, wobei eine ganze Reihe von Unstimmigkeiten sich in überraschender Weise auflöst.

Bei der ersten Auffassung, die sich in der Regel einstellt, wenn das Licht von vornherein von links auf das Bild fällt, weist dieses folgende Unstimmigkeiten auf:

1) Auffallend einseitige Neigung der Seitenwände: rechts schräger als links;

2) Figurteile ohne Oberfläche, in denen die rechte und linke Seitenwand unmittelbar in einem Grat aneinanderstoßen;

3) auffallend weiße, unorganisch breite Kanten, zum Teil sogar am Fuß der dunklen Seitenwand, besonders auf der linken Hälfte des Bilds (nachretuschiert?);

4) verdoppelte Konturen am unteren Rand rechter Seitenwände, besonders auf der rechten Hälfte des Bilds (verwackelt?);

5) schlechte Durchzeichnung der dunklen Seitenwände, auffallende Lücken darin, besonders rechts oben im Bild (Ursache?);

6) unorganische Lichtscheine, die auf den dunklen Seitenkanten besonders deutlich zu sehen sind, aber zum Teil auch über die höchsten Stellen des Reliefs hinweggehen (Lichthöfe?, schlechte Optik?, schlechte Platte?).

Beim Umschlagen, das sich entweder von selbst oder beim Wechsel der Einfallsrichtung des Lichts einstellt, tauschen die erhöhten und vertieften Teile ihre Rollen; und nun fällt es einem wie Schuppen von den Augen und alles ist ganz klar und einfach: Ein ausgesägtes Brett liegt auf einem glatten Grund. Dabei sind

1) sämtliche Seitenwände einheitlich senkrecht; was vorher „schräg" aussah, sind die Schlagschatten auf dem Grund;

2) die ehemaligen „Grate" sind Stellen des Grundes, an denen der Schlagschatten bis an die gegenüberliegende Seitenwand reicht;

3) die vorher wie retuschiert aussehenden weißen Kanten an den Seitenwänden sind die Seitenwände selbst, und wo sie besonders auffallend nachgezeichnet aussahen, sind deren Ecken nach dem Aussägen nicht geglättet;

4) auch die „verdoppelten Konturen" stellen sich als obere und untere Kante derselben weißen Seitenwand heraus;

4a) daß sich links mehr weiße Striche und rechts mehr Verdoppelungen befinden, was früher einfach als Zufall hingenommen werden mußte, geht jetzt ganz einfach aus dem verschiedenen Blickwinkel hervor: man sieht links auf die (von rechts beleuchteten) rechten und rechts auf die (im Schatten liegenden) linken Seitenwände;

5) von einer schlechten Durchzeichnung der dunklen Seitenwände ist nichts mehr zu entdecken; gelingt es, eine der Stellen wiederzufinden, wo früher eine Lücke in der Zeichnung war, so bemerkt man, daß dort das aufgelegte Figuren-

brett sich etwas von dem Grundbrett abgehoben und infolgedessen der Schlagschatten sich von einer schattenwerfenden Spitze abgelöst und etwas nach links verschoben hat;

6) auch die vorher unorganischen Lichtscheine fügen sich jetzt in das Ganze: es sind Reflexe der hellen Seitenwände, die sich selbstverständlich über beleuchtete und unbeleuchtete Stellen des Grundes — und nur des Grundes — erstrecken;

6a) man entdeckt nun, daß diese Lichtscheine sinngemäß an den abgehobenen Stellen des Figurbretts (5) und dort, wo ein Schlagschatten auf die beleuchtete Seitenwand fällt (2), etwas nach rechts verschoben sind.

Wie man sieht, ist die Zahl der Störungen erheblich zurückgegangen, und die wenigen übrigen (ungeglättete Kanten, abgehobene Teile) sind anderer Art als vorher: sie stehen im Zusammenhang untereinander, als Eigenschaften ausgesägten Holzes, und vor allem hängen sie auch zusammen mit bestimmten, vorher beziehungslos dastehenden Eigenschaften der Lichtverteilung, die sich nun als ihre unmittelbaren Folgen darstellen, und durch die sie selbst getragen und bestätigt werden. Und jetzt erst hat man das sichere Gefühl, das Bild richtig verstanden zu haben.

Die bescheidene Zurückhaltung und der Verzicht auf Selbstherrlichkeit und „Freiheit" im Wahrnehmen, die manchem Kantianer unter den Psychologen so ärgerlich ist, daß er sie durch die Behauptung vom „menschlichen Geist als Schlachtfeld der Reize" verächtlich zu machen sucht, verschafft, wie schon angedeutet, dem Menschen eine viel höhere Selbstherrlichkeit, nämlich die Fähigkeit erfolgreichen Handelns, das sich nicht damit begnügt, durch geistigen Druck Erscheinungen zurechtzurücken, sondern mit dem Zugriff der Hände die Ursachen der Erscheinungen, die Dinge selbst, verändert und dadurch auch auf ihre Erscheinung in so gründlicher und nachhaltiger Weise einwirkt, wie es der Auffassungskünstler nie vermöchte. Je mehr der Handelnde schon bei der Entstehung seiner Wahrnehmungsgegenstände eigenmächtig mitwirkt, je weniger er sie selbst zu Worte kommen läßt, um so sicherer wird sein Handeln aus „Mißgriffen" bestehen; wie wir am Umgang der Menschen untereinander jeden Tag mit mehr oder weniger Betrübnis beobachten können.

§ 13. Zweite Art der durch Unprägnanz veranlaßten Tätigkeit: das handelnde Eingreifen; Sachlichkeit und Gehorsam.

Damit sind wir bei der zweiten und wichtigeren Art von Tätigkeit angelangt, die durch Unstimmigkeiten eines Wahrnehmungstatbestandes angeregt werden kann und die zu den gewaltigsten und verehrungswürdigsten Anstrengungen des menschlichen Willens führt. Ist es nämlich von vornherein klar oder stellt es sich bei dem Bemühen um eine bessere Auffassung heraus, daß eine Unstimmigkeit der Sache selbst vorliegt, die also (von der Vertuschung abgesehen) durch rein geistige Anstrengung nicht aus der Welt zu schaffen ist, so besteht für denjenigen

Menschen, der irgendwie mit ihr verbunden ist, die Forderung, die Sache selbst so zu ändern, daß sie das in ihr angelegte Gesetz erfüllt; mitzuhelfen, daß sie die natürliche Ordnung, zu der sie hindrängt, tatsächlich erreicht.

Hier ergibt sich, je nach dem Horizont eines Menschen, je nach der Größe, Fülle und Weite der Gestalten, mit denen er verbunden sein kann, eine lückenlose Stufenreihe von dem kleinen Kind, das Knöpfe auseinander ordnet, bis hinauf zu dem Staatsmann, der die Möglichkeiten ahnt, die in einem ganzen Volk schlummern, und nicht rastet und ruht, ehe sie Wirklichkeit geworden sind.

Wir stoßen hier auf den tiefsten Sinn, den das Wort „Sachlichkeit" haben kann; und so, nicht im Sinn einer Ablehnung und Verachtung allen Gefühls und aller lebendigen Wärme, ist dieses Wort z. B. in der neueren Seelenheilkunde tatsächlich gemeint. Es bezeichnet das Höchste, was ein Mensch im Leben erreichen kann: seinen Scharfblick, seine Voraussicht, seine Führerbegabung, seinen Mut, seine Tatkraft und seine Macht in den Dienst einer natürlichen Ordnung zu stellen, mit wachen Sinnen zu spüren, was ihr nottut, was sie stört und verzerrt, und wie ihr geholfen werden kann, — und danach zu handeln. Schon der unscheinbarsten und alltäglichsten Verrichtung kommt es in oft ungeahntem Maß zugute, wenn das eben zu Besorgende nicht lediglich als leider unvermeidliches Mittel für ganz andere Zwecke: Lohn, Freizeit, Lob, Ehre, gutes Gewissen ..., gleichgültig, mißmutig oder widerwillig „erledigt", sondern im Geist des Dienstes und der Fürsorge, mit „Hingabe", d. h. mit Sachlichkeit im eigentlichen Sinn getan wird; und nichts unterscheidet zwei arbeitende Menschen und ihre Leistungen mehr als das Vorhandensein oder Fehlen dieser sachlichen Haltung. Bei dem Bekenntnis, „erster Diener des Staates", und dem Gefühl, „Beauftragter", ja „Werkzeug" einer Verkündigung oder eines Werkes zu sein, handelt es sich nicht um unverbindlich poetische Wendungen, sondern um die schlichte, sachliche Beschreibung dessen, was hier gemeint ist. Ein Dienender aber hat gehorsam zu sein.

Diesen Gehorsam, — nicht das dumpfe, willenlose Sich-ducken eines Sklaven unter eine fremde Willkür meint Meister *Eckhart*, wenn er „vom wahren Gehorsam" spricht. Die Bestimmtheit des Handelns durch die Forderung der Sache meint er, wenn er sagt, man müsse seines eigenen Willens ledig und ganz in den liebsten Willen Gottes versunken sein, um ein kräftiges und vollkommenes Werk vollbringen zu können. Meister *Eckhart* hat diesen entscheidenden Punkt seiner Lehre in einer Fülle der verschiedensten Bilder und Gleichnisse klarzumachen versucht; den schärfsten und darum meist mißverstandenen Ausdruck gibt er ihr in dem Wort von dem Willen „ohne Eigenschaft". *Fichte* wiederholt den Ausdruck Meister *Eckhart*s fast wörtlich als „gemeinverständliche Darstellung" dessen, was er sonst als das „Leben in der Idee" beschreibt.

Also selbst hier, im Bereich des tätigen, schaffenden Lebens, wiederholt sich das umgekehrte Verhältnis zwischen Selbstherrlichkeit und Fruchtbarkeit, auf das wir schon bei der Behandlung der Auffassungsvorgänge stießen. Die größere Selbstherrlichkeit ist zweifellos demjenigen Handeln zuzuschreiben, das einen frei ausgesonnenen Plan unbekümmert um sachliche Ordnungen, wenn nötig „über ihre Leichen", in die Wirklichkeit zu zwingen strebt.

Es ist kennzeichnend für den Geist der sich ihrem Ende zuneigenden abendländischen „Neuzeit", daß diese Möglichkeit des menschlichen Geistes und Willens ernsthaft als deren eigentliches und unentrinnbares Wesen betrachtet werden konnte. Aber die Geschichte bestätigt die Aussprüche der Weisen, indem sie beweist, daß nur dienendes Wirken fruchtbar und von Bestand ist, während das „selbstherrliche" entweder statt zu neuer Ordnung zu teuflischer Zerstörung und Verwüstung führt oder sich mehr und mehr auf eine rein theoretische Verehrung des „Ideals" oder auf den bloßen Schein der Erfüllung zurückzieht.

§ 14. Die formale Entsprechung von Verstehen und Bessern; Wahrheit und Wirklichkeit.

Vergleichen wir die Änderungen der Wahrnehmungserscheinungen, die sich vollziehen, wenn jemand seine Auffassung einer Sache berichtigt, mit denjenigen, die er dadurch hervorruft, daß er durch sein körperliches Eingreifen die Sache selbst in Ordnung bringt, so kann es für eine oberflächliche Betrachtung nichts Verschiedeneres geben: Im ersten Fall wird — äußerlich betrachtet — nur die vorher mangelnde „Übereinstimmung mit der Wirklichkeit" hergestellt; man geht vom „Irrtum" zur „Wahrheit" über. Im zweiten Fall hat es an dieser Übereinstimmung nie gefehlt; sie war vor der Abstellung der vorgefundenen Mängel so gut da wie nachher: man hat sich nie geirrt. Trotzdem können wir uns nicht dem Gefühl verschließen, daß auch der zweite Fall den Übergang von einem Irrtum zur Wahrheit darstellt, nur daß es sich sozusagen um einen Irrtum der Natur handelt. Dieses Gefühl läßt sich tiefer begründen. Vergleichen wir in jedem der beiden Fälle den früheren Stand der Dinge mit dem späteren rein im Hinblick auf ihre Ordnungseigenschaften, ohne Rücksicht auf das Verfahren der Änderung und auf das Material, an dem sie stattfand, so kann die Änderung ihrem Wesen nach in beiden Fällen genau dieselbe sein. Mit anderen Worten: es kann nicht nur eine Erscheinung, sondern auch die Sache selbst erst falsch und nachher richtig sein; wie wir schon oben § 9 andeuteten, und wie auch der Sprachgebrauch vom „wahren Freund" zum Ausdruck bringt. Nehmen wir das in seiner ganzen Tragweite, so kommen wir zu der Behauptung, das Übereinstimmen der Anschauung mit den Tatsachen, ihr Zutreffen oder, wie man auch sagt, die „äußere Wahrheit", sei nicht das eigentliche Wesen der Wahrheit, sondern nur eine — in dem Sonderfall des Vergleichs der anschaulichen Welt mit der wirklichen auftretende — Begleiterscheinung der eigentlichen, „inneren" Wahrheit. Wir meinen also, in der (nicht-naturalistischen) Ästhetik sei man dem tiefsten Sinn von Wahrheit von je her näher gewesen als in der

Logik und Erkenntnistheorie; in diesen spielt zwar neben der Übereinstimmung mit der Wirklichkeit auch die „Widerspruchsfreiheit" eine Rolle, — aber es wird wohl klar sein, daß die Unstimmigkeiten einer Sache, von denen hier (z. B. in dem Beispiel Abb. 38) die Rede ist, etwas anderes sind als das A = non A der Logiker.

Die Übereinstimmung mit den Tatsachen ist selbstverständlich biologisch, d. h. für die Angemessenheit und den Erfolg allen Tuns und Lassens, entscheidend. Damit ist ihre führende Rolle in logischen und erkenntnistheoretischen Erörterungen zureichend erklärt. Doch haben wir nicht nur den oben angedeuteten ontologischen, sondern auch einen erkenntnistheoretischen Anlaß, sie trotzdem nicht als einen Grundtatbestand, sondern nur als Begleiterscheinung von etwas anderem, eben der „inneren Wahrheit" zu betrachten: Die Übereinstimmung mit der Wirklichkeit ist niemals unmittelbar gegeben. Was wir im täglichen Leben so bezeichnen, ist allenfalls die Übereinstimmung einer Vergegenwärtigung, z. B. einer Vorstellung, mit dem anschaulich Angetroffenen (im Sinn des Kap. 2, § 6), niemals aber die Übereinstimmung des anschaulich Angetroffenen mit dem erlebnisjenseitigen Tatbestand, der in ihm, d. h. in der Wahrnehmung, abgebildet ist. Es ist gänzlich ausgeschlossen, daß die Übereinstimmung mit der Wirklichkeit der eigentliche Grund unseres Vertrauens in unsere unmittelbare Wahrnehmung ist. Denn wir können nicht aus unserer Wahrnehmungswelt heraus; wir können niemals das andere Glied des Vergleichs, den „wirklichen Sachverhalt" selbst, in die Hand bekommen und ihn neben seine Wahrnehmungserscheinung halten, um deren Übereinstimmung mit ihm unmittelbar festzustellen.

Nur unser Handeln, unser wirkliches — nicht geträumtes oder halluziniertes — Handeln, spielt sich jenseits unserer Wahrnehmungswelt ab: es ist daher sogar dem Handelnden selbst ebensowenig unmittelbar gegeben wie die wirklichen Dinge, auf die es sich bezieht; was wir davon sehen und verspüren und im täglichen Leben — ohne Schaden — für die Tätigkeit selbst halten, also unsere „angetroffene" eigene Tätigkeit (im Sinn von Kap. 2, § 6) ist, wie sich bei gewissen Störungen der Handlungsfähigkeit einwandfrei herausstellt, streng genommen nur ein Geschehen im Kommandoturm unseres Organismus; in einem etwas mechanistisch klingenden, stark vereinfachenden Bild: das Drehen der Hebel und die selbsttätige Rückmeldung über die dadurch veranlaßte Tätigkeit der durch sie in Gang gehaltenen Geräte[1]). Der wahrgenommene Erfolg oder Mißerfolg unseres handelnden Eingreifens ist unter diesen Umständen das letzte und schlechthin entscheidende Kennzeichen der Übereinstimmung, nicht erst in den experimentellen Wissenschaften, sondern ebenso

---

[1]) Näheres hierüber Kap. 9.

schon bei dem unscheinbarsten Handgriff des Alltags, im Umgang mit Menschen, in der Staatskunst und wo immer es sei. Es gibt nichts, was „in der Praxis falsch" und trotzdem „in der Theorie richtig" sein könnte. Nun unterscheiden wir freilich, auch wo wir nicht handelnd eingreifen können oder dürfen, vielfach ohne Zögern die wahre von den falschen Auffassungen des in der Wahrnehmung Gegebenen. Hierfür aber ist die einzige unmittelbar greifbare Grundlage seine „innere Wahrheit", die größere Einheitlichkeit, Geschlossenheit und Notwendigkeit, die größere Schärfe, Härte, Festigkeit, Unbeeinflußbarkeit durch den Wechsel der Einstellung, des „Standpunkts" und der „Beleuchtung"; wozu man nochmals die beiden möglichen Fassungen der Abb. 38 vergleiche. Das Erlebnis, erfaßt zu haben, „wie es wirklich ist", ist mit dem beschriebenen Übergang zur besseren Ordnung untrennbar verbunden. Ja, es stellt sich nach Beobachtungen des Verf. auch da ein, wo dieser Übergang im Widerspruch zu dem anderweitig (durch handelnden Umgang) bekannten tatsächlichen Sachverhalt, also wider besseres Wissen erfolgt. In dem betreffenden Versuch wird ein Gewirr von parallelen Schattenstreifen, die auf einer von hinten beleuchteten durchscheinenden Fläche durcheinander wimmeln, plötzlich zu einer anschaulich wirklichen Gruppe von Stäben, die sich in fester Anordnung hinter dem nun anschaulich ganz durchsichtigen Fenster im Kreise drehen. Das unmittelbare Gefühl, es erst jetzt bestimmt richtig zu sehen, wird durch das Wissen, daß es sich nach wie vor um auf einer ebenen Fläche hin und her laufende Schatten handelt, nicht verhindert. Als einfacheres, allerdings auch weniger eindrucksvolles Beispiel hierfür kann auch schon die Abb. 38 dienen, die ja „tatsächlich" ebenfalls eine ebene Fläche und kein dreidimensionaler Körper ist.

Wie diese Beispiele zeigen, besteht die natürliche und häufigste Auflösung dieser besonderen Art von Widerspruch nicht etwa darin, daß der „besser gewußte" wirkliche Sachverhalt sich einfach gegenüber dem unmittelbar wahrgenommenen durchsetzt und diesen verdrängt. Es kommt vielmehr ebenso vor, daß der unmittelbar wahrgenommene Sachverhalt über das bessere Wissen Sieger bleibt. Siegt keiner der beiden streitenden Sachverhalte, so erlebt man z. B. den tatsächlichen, d. h. durch tätigen Umgang gesicherten Sachverhalt als bloßes Bild eines anderen, eigentlichen, wie er der unmittelbaren Wahrnehmung entspricht. Wir glauben hierin eine wichtige, wenn nicht die entscheidende funktionelle Wurzel des Bildeindrucks überhaupt gefunden zu haben; die genauere Analyse steht jedoch noch aus.

Wenn wir, wo die Wahrnehmungsstruktur die „inneren" Merkmale der Wahrheit aufweist, ohne weiteres die „äußere", die Übereinstimmung mit der Wirklichkeit, voraussetzen, das heißt, wenn wir die bessere Ordnung — sofern sie ohne Vertuschung entstanden ist — ohne weiteres für die wirkliche nehmen, so enthüllt das ein Vertrauen in die Ordnung der Welt, das schon in den Tiefen unseres Wesens angelegt sein muß, da es unser Verhalten in jedem Augenblick beherrscht und leitet, auch wenn es noch gar nicht in einer „Weltanschauung" ausgesprochen ist, — ja sogar, wenn (wie beim Skeptiker und Nihilisten) die ausgesprochene Weltanschauung genau das Gegenteil behauptet. Wie weit dieses Vertrauen berechtigt ist, ist eine Frage, deren Beantwortung nicht mehr zu den Aufgaben der Psychologie gehört.

8. KAPITEL.
Das Problem der Wirkung.
§ 1. Fragestellung: Die Möglichkeit nicht-erzwungener Ordnung.

Die Frage dieses Kapitels erwächst unmittelbar aus der Antwort des vorigen:
Welcher Art muß ein Geschehen sein, damit es ohne starre Festlegungen geordnet verlaufen kann, damit es fähig ist zur Erhaltung vorhandener, zur Wiederherstellung gestörter, zur Ausbildung neuer, oft höherer Ordnung?

§ 2. Die Behauptung der Naturfremdheit des Seelischen; „Erklären" und „Verstehen".

Daß seelisches Geschehen von ganz besonderer Art sein muß, ist schon immer in der verschiedensten Form ausgesprochen worden.

Die verbreitetste Weise, in der sich diese Überzeugung ausdrückt, ist wohl die Behauptung, seelisches Geschehen sei nicht naturwissenschaftlich erklärbar, natürliches Geschehen dagegen nicht wie das seelische verständlich.

Der Inbegriff naturwissenschaftlichen Erklärens wird dabei bekanntlich in der mathematischen Formel gesehen, das Wesen des menschlichen Verstehens dagegen in dem Nacherleben, das ist im Nachfühlen und Nachempfinden des vom Anderen Empfundenen und Gefühlten. Daran ist richtig, daß man einer Erlebnisfolge muß inne werden können, um sie zu verstehen; und ferner, daß Erlebniszusammenhänge nicht auf mathematische Formeln gebracht, physikalische Verursachungszusammenhänge dagegen nicht „nacherlebt" werden können.

Aber unzutreffend ist die Meinung, menschliche Erlebnisse seien einfach durch das Nacherleben als solches schon verstanden — und ebenso die Meinung, der Naturforscher halte einen Bedingungszusammenhang für erklärt, wenn eine zutreffende, d. h. empirisch sich bestätigende, mathematische Gleichung gefunden ist.

Nacherleben ist noch kein Verstehen. Auch vom Verstehen eines Menschen kann erst in dem Augenblick die Rede sein, wo seine Verhaltensweisen und, soweit sie bekannt sind, auch seine Erlebnisse, im richtigen Zusammenhangs-, Ableitungs- und Gewichtsverhältnis, jedes an seinem richtigen Ort und in seiner wirklichen Rolle im Ganzen gesehen wird; wobei freilich das „Ganze", das in Betracht gezogen werden muß, stets außer der Person des fraglichen Menschen noch andere Menschen, Umstände und Ereignisse seiner Umwelt umfaßt, und vielfach außerdem auch innere Tatbestände, die in seinem bewußten Erleben gar nicht vorkommen. Wäre menschliches Verständnis nichts anderes als Nacherleben, so würde das bedeuten, daß der Nacherlebende allen Selbsttäuschungen des fraglichen Menschen ebenso hilflos ausgeliefert wäre wie dieser selbst.

Es wäre grundsätzlich ausgeschlossen, daß man einen anderen Menschen besser versteht, als er sich selbst: niemand könnte die Verliebtheit eines Menschen eher bemerken, als er selbst — was alle Tage geschieht —, und niemand könnte den tieferen Sinn beispielsweise einer Unfallneurose durchschauen und sie auf Grund dieser Einsicht an der Wurzel bekämpfen und beseitigen; was nicht zu den schwierigsten Aufgaben der heutigen Seelenheilkunde gehört.

Die Nacherlebenstheorie menschlichen Verstehens in dieser Form beruht auf einem phänomenologischen Irrtum, welcher der alten und falschen Gleichsetzung von Seele und Bewußtsein im Sinne von Innenwelterleben entspringt: auf der Verkennung der Tatsache, daß, wie *Nietzsche* sagt, „das Du älter ist als das Ich".

Auf der anderen Seite: welches ist in Wirklichkeit die Rolle der (zutreffenden) mathematischen Formel für den Physiker? Fühlt er sich am Ziel seiner Bemühungen, wenn es ihm gelungen ist, einen bestimmten Naturvorgang vorauszuberechnen?

Um nur ein Beispiel aus der neueren Zeit zu nennen: Gibt es ein einfacheres und zugleich sichereres mathematisches Hilfsmittel zur Voraussage bestimmter physikalischer Erscheinungen als etwa die *Balmer-Ritz*sche Formel über die Spektrallinien des Wasserstoffs? Für die Physiker war sie keine Antwort, sondern eine Frage; sie bezeichneten sie verächtlich als vorläufige „Buchführungsregeln" und betrachteten es als ihre dringlichste Aufgabe, ihrer „tieferen physikalischen Bedeutung ... auf die Spur zu kommen"; auf diesem Weg entstand nichts Geringeres als die moderne Theorie des Atombaues.

Der Physiker unterscheidet bei seinen mathematischen Formeln Gesetze, die auf Grund wirklichen Verständnisses eines Sachverhalts — auf Grund tieferer Einsicht — entwickelt sind, aufs schärfste von den rein „empirischen" Regeln, wie sie der üblichen geisteswissenschaftlichen Ansicht vom naturwissenschaftlichen „Erklären" zugrunde liegen. Daß das Verständnis natürlicher Vorgänge vielfach in mathematischer Form ausgedrückt werden kann, ja daß manchmal eine zutreffende mathematische Formel gefunden wird, bevor der fragliche Sachverhalt verstanden ist, und daß man sogar in seltenen Ausnahmefällen durch „blinde" Umformung solcher Gleichungen unbekannten Tatsachen auf die Spur kommt, ändert nichts daran, daß das Verstehen selbst auch in diesem Gebiet auf derselben Art struktureller Vorgänge beruht, wie wir sie schon wiederholt und zuletzt für das Verständnis menschlichen Verhaltens kurz beschrieben haben. Trotz aller Verschiedenheit der äußerlichen Verfahren besteht zwischen dem eigentlichen Wesen naturwissenschaftlichen „Erklärens" und menschlichen „Verstehens" nicht der Unterschied, der, besonders in Deutschland, jahrzehntelang als wissenschaftstheoretische Grundlehre behauptet wurde. Die Besonderheit des seelischen Geschehens muß also in etwas anderem gesucht werden.

§ 3. Das vermeintliche Ausschließungsverhältnis zwischen Einmaligkeit und Gesetzmäßigkeit.

Viele grundsätzliche Erörterungen über die Natur des Seelischen arbeiten mit dem Satz, daß für Seelisches keine Gesetze ausgesprochen werden können.

Der Satz tritt in zwei Formen auf: Erstens, besonders bei neukantianisch beeinflußten Psychiatern und Nervenärzten, als die in gewissem Sinne durchaus richtige heraklitische Behauptung, niemand könne zweimal dasselbe erleben, da seit dem, ja mit durch das äußerlich gleiche frühere Zusammentreffen der Erlebende selbst geändert sei; daß das Erlebte beim erstenmal „neu", beim zweitenmal „bekannt" ist, ist nur einer der vielen hier zu nennenden Unterschiede. — Zweitens, besonders in typologischen Erwägungen, als die Behauptung, wegen der Verschiedenartigkeit der einzelnen Menschen könne man keine Verhaltensregeln aufstellen, die für die gesamte Menschheit gleichermaßen gelten; es sei ein Irrweg gewesen, eine allgemeine Psychologie entwickeln zu wollen; denn in Wirklichkeit gebe es so viele Psychologien wie Einzelwesen oder wenigstens wie Rassen oder charakterologische Typen.

Mit anderen Worten lautet die hier ausgesprochene Meinung, die auch von geistvollen und verdienten Forschern noch heute immer wieder vertreten wird und darum nicht leicht genommen werden darf: Gesetze aufstellen könne man nur bei genügender Einförmigkeit und Gleichartigkeit des Geschehens innerhalb des fraglichen Wirklichkeitsbereiches. Alle Wandelbarkeit schränke die Gesetzmäßigkeit ein: wer also allgemeine Gesetze aufstellt, der behaupte damit zugleich Einförmigkeit und unabänderliche Gleichartigkeit alles von diesen Gesetzen beherrschten Geschehens. Da diese aber für den Bereich des Seelischen niemals ernsthaft behauptet werden kann, müsse es sich bei allen vermeintlich allgemeinen psychologischen Gesetzen um Konstruktionen handeln, mit der sich nur derjenige abgebe, der mit der Wirklichkeit des Seelischen keine rechte Fühlung besitzt. Man sträubt sich, so einfache Dinge ausführlich zu besprechen, aber das Argument kehrt im psychologischen Schrifttum noch der allerletzten Zeit so hartnäckig wieder, daß seine Stichhaltigkeit an dieser Stelle nochmals kurz erörtert werden muß.

Es handelt sich um dasselbe Argument, mit welchem von *Aristoteles* allem Geschehen in der Welt diesseits des Mondes, in unserer unmittelbaren, greifbaren Umgebung, strenge Gesetzmäßigkeit abgesprochen wurde, im Gegensatz zur Himmelswelt, deren erhabene Gleichförmigkeit schon damals wenigstens teilweise rechnerisch erfaßt war. — In der gegenwärtigen Naturforschung ist dieses Argument nicht nur faktisch, sondern auch logisch völlig sinnlos geworden, weil es einen in ihr längst überwundenen Gesetzesbegriff voraussetzt, der endlich auch in geisteswissenschaftlichen Erörterungen zu den Akten gelegt werden sollte.

Ein Gesetz wäre danach (und ist es noch bei *Aristoteles*) ein Satz oder eine Formel, in der unmittelbar bestimmte Vorgänge, konkrete Verhaltensweisen einer Gegenstandsart beschrieben werden, in der Art: Planeten verhalten sich so und so, Steine verhalten sich so und so, Feuer verhält sich so und so, Menschen verhalten sich so und so — wenn sie nicht durch irgendwelche zufälligen Einwirkungen oder unnatürliche Verhältnisse daran verhindert werden, — wodurch dann die „Ausnahmen von der Regel" entstehen.

Die Gesetze der heutigen Naturwissenschaft haben bekanntlich einen durchaus anderen Inhalt: sie beschreiben nicht konkrete Vorgänge, sondern Bedingungszusammenhänge, u. a. in der allgemeinen Form: wenn die und die Bedingungen zusammentreffen, geschieht das und das; oder: wenn diese Größe sich so verändert, verändert ceteris paribus jene sich so.

Erst dadurch, daß an gewissen Stellen der Formel feste Zahlen eingesetzt werden, erfolgt der Übergang vom Gesetz zur Beschreibung eines Vorganges (oder Zustandes); sinngemäß beschreibt also jedes Naturgesetz eine unendliche Mannigfaltigkeit der verschiedensten konkreten Vorgänge (oder Zustände), eine mehrfach unendliche, wo mehrere Variablen einzusetzen sind.

Die Gesetze der heutigen Physik können ihrer Natur nach nie die Behauptung enthalten, daß dasselbe mehr als einmal sich ereignen oder vorkommen müsse; im Gegenteil gehört es gerade zu ihrem Wesen, daß sie über das Vorkommen überhaupt nichts aussagen und ihre Gültigkeit von der Wiederkehr äußerlich durchaus gleichen Geschehens oder gleicher Gebilde gänzlich unabhängig ist. Da sie keine konkreten Vorgänge beschreiben, entfällt für sie grundsätzlich auch der Gegensatz zwischen „Regel" und „Ausnahme"; zwischen „normalem" und „gestörtem" („unnatürlichem", „krankhaftem", „pathologischem") Verhalten. Die „Ausnahme", das außergewöhnliche Verhalten, folgt aus ihnen im Fall außergewöhnlicher, ja einmaliger Bedingungen ebenso streng und notwendig, wie das übliche Verhalten unter alltäglichen Bedingungen. Was sie sinngemäß behaupten können, ist, daß ein zweites Mal dasselbe sich ereignen wird, wenn ausnahmslos dieselben Bedingungen ein zweites Mal gemeinsam erfüllt sind. Und wenn dies im Bereich des Menschlichen tatsächlich nie der Fall ist, so folgt gerade aus der Annahme allgemeiner strenger Gesetzmäßigkeit des Seelischen im Sinne der Naturwissenschaften nichts anderes, als daß niemals dasselbe seelische Ereignis sich wiederholen kann. Die Unwiederholbarkeit des Erlebens und die Wandelbarkeit der Funktionen ist demnach so wenig wie die Eigenart des Einzelwesens ein zwingender Grund, das Seelische nicht bis auf weiteres als ebenso gesetzmäßig zu betrachten wie die außerseelische Natur.

§ 4. Fehlen des Verursachungszusammenhanges im Seelischen?

Vielfach wird dem Seelischen zwar eine Gesetzmäßigkeit in irgendeinem Sinn zugestanden, jedoch mit der Einschränkung, daß es sich keinesfalls um eine Kausalgesetzmäßigkeit im Sinn der klassischen Naturwissenschaft handeln könne.

Aus dieser Überzeugung kommt die in neuester Zeit vielfach vertretene Meinung, durch die Entdeckung der *Heisenberg*schen Unbestimmtheitsrelation und das Fraglichwerden der strengen Vorbestimmtheit bei den physikalischen Elementargebilden und -vorgängen werde die — vermeintliche — Kluft zwischen physikalischen und seelischen Vorgängen überbrückt; eine Meinung, mit der wir uns hier nicht ausführlich auseinandersetzen wollen.

Seelisches Geschehen, so meint man, sei der Notwendigkeit des Zusammenhangs von Ursache und Wirkung entzogen; es sei durch die jeweils gegebenen Bedingungen nicht, oder wenigstens nicht streng, vorausbestimmt: die alte Behauptung von der „Freiheit" der Seele im äußerlichen Sinn. Es sind im wesentlichen drei Gründe, die hierfür vorgebracht werden:

1) (hauptsächlich von Wissenschaftstheoretikern), daß über das Erleben und Verhalten beseelter Wesen keine Voraussagen gemacht (keine Wenn-Dann-Sätze aufgestellt) werden können;

2) (vor allem von Erziehern und Nervenärzten), daß sich beim Menschen ein bestimmtes Verhalten nicht erzwingen läßt;

3) (in erster Linie von Geschichts- und Kulturwissenschaftlern), daß durch schöpferische Menschen immer wieder Neues, vorher nie Dagewesenes hervorgebracht werde.

Das erste Argument ist einfach falsch; es übersieht die tausendfachen richtigen Voraussagen, die wir alle jeden Augenblick über menschliches Verhalten im allgemeinen und im besonderen machen, und ohne deren regelmäßiges Zutreffen es niemals auch nur Ansätze von Zusammenarbeit, Planung und Organisation geben könnte. Es übersieht ferner, daß, wenn wir einen Menschen „von Charakter" höher schätzen als einen „wetterwendischen", „unberechenbaren", wir auch im Bereich des Menschlichen der Voraussagbarkeit des Verhaltens sogar eine ganz besondere Achtung zollen. Und es übersieht gleichermaßen die außerordentliche Unsicherheit der Voraussagen über gewisse Naturvorgänge (etwa das Wetter), die deshalb doch niemand als nicht kausal bestimmt betrachtet.

Sollte nur behauptet werden, daß Voraussagen über menschliches Verhalten sich häufig nicht bestätigen, so ist nach der in der Naturwissenschaft üblichen Auffassung von Kausalität nichts anderes als dies zu erwarten: denn zu einer sicher zutreffenden Voraussage gehört ihr zufolge eine praktisch vollständige Kenntnis der maßgeblichen Bedingungen; und von einer solchen kann bei der Voraussage über menschliches Verhalten sinngemäß häufig nicht die Rede sein; selbst wenn man von den leichtfertigen, sichtlich falsch oder gar nicht begründeten Erwartungen absieht, die auf diesem Gebiete unzählige Male gemacht werden.

Das zweite Argument gilt zwar nur in dem eingeschränkten Sinn, daß sich bestimmtes Verhalten häufig nicht erzwingen läßt; allgemein gilt es zweifellos für grundsätzliche, nicht umkehrbare Änderungen der gesamten Verhaltensart, wie sie der Erzieher und vor allem der Nervenarzt zu erzielen versuchen. Aber auch in diesen entscheidenden Fällen folgt die Nichterzwingbarkeit unmittelbar aus der in der Naturwissenschaft üblichen Auffassung von Kausalität. Um ein gewisses Geschehen zu erzwingen, genügt es ihr zufolge nicht, die maßgeblichen Bedingungen vollständig zu kennen; es ist darüber hinaus erforderlich, sie praktisch vollständig zu beherrschen, sie in der Hand zu haben. Und es wäre leichtfertig zu glauben, die von Arzt und Patienten gemeinsam gewonnene richtige Einsicht in die inneren Ursachen eines unerwünschten Verhaltens, einschließlich der besten Vorsätze des Kranken, komme einer vollständigen Beherrschung der Bedingungen gleich, durch die das Verhalten endgültig geändert werden könnte. Es handelt sich hier vielfach um Vorgänge von der Art des Wachstums und der Reife, bei denen der beherrschbare Teil der Gesamtbedingungen naturgemäß mehr oder weniger beschränkt ist.

Es bleibt das Argument der geistigen Neuschöpfung. Doch auch die Neuschöpfung gehört zu den Möglichkeiten, die, anstatt der Kausalitätsauffassung der heutigen Naturwissenschaft zu widersprechen, vielmehr zu ihren notwendigen Folgerungen gehören. Hier gilt, was oben über die unendliche Zahl möglicher Bedingungsmannigfaltigkeiten und demnach möglicher Einzelereignisse gesagt wurde (und als Vergleichsfall im Bereich des Außerlebendigen, der Kausalität zweifellos unterworfenen, bietet sich die neuere Entwicklung der angewandten organischen Chemie). Die Bedeutung des oben Gesagten wird dadurch nicht geschmälert, daß wir im Reich des Geistes noch genau so wenig über die besonderen Bedingungen des Entstehens neuer charakteristischer Gebilde wissen wie im Reich des Lebens.

§ 5. Entwicklungsstufen des Ursachbegriffs.

1. Der substanzielle Ursachbegriff und seine Überwindung. Die besprochenen Argumente, insbesondere das der Neuschöpfung, verdienen aber noch etwas nähere Betrachtung. Man kann nämlich fragen:

Welcher Art muß die Vorstellung von dem Wirkungszusammenhang in der Natur sein, damit die allgemeine Voraussagbarkeit, die Erzwingbarkeit und vor allem die Unmöglichkeit von Neuschöpfungen notwendig daraus zu folgen scheinen?

Vorläufig kann man sagen, daß der Glaube an die Möglichkeit einer vollständigen Kenntnis und Beherrschbarkeit der Ursachen des Verhaltens eines anderen Menschen nur dann begründet wäre, wenn diese sämtlich außerhalb des fraglichen Menschen zu suchen wären. Es wird hier mehr oder weniger stillschweigend ein Ursachbegriff vorausgesetzt, der im naiven Erleben häufig anzutreffen ist und in dem unscharfen Brauch, von „der Ursache" zu sprechen, zum Ausdruck kommt, in der Naturwissenschaft jedoch wohl kaum je eine Rolle spielte: Danach würde der Erfolg einer Einwirkung ausschließlich von dem einwirkenden Gegenstand oder Agens bestimmt und wäre unabhängig von der Natur des Gegenstandes, der die Einwirkung erleidet. Man möchte hier von einem halbseitigen Ursachbegriff sprechen, weil darin diejenige oft nicht unerhebliche Gruppe von Bedingungen eines Erfolges, die nach dem wissenschaftlichen Begriff durch die Natur des die Einwirkung erleidenden Gebildes gesetzt ist, übersehen wird, oder auch von einem substanziellen Ursachbegriff, weil die Einwirkung auf den Organismus wie das Einfließen irgend eines Wesens bzw. einer Substanz aufgefaßt wird, die dann unter Umständen an irgend einer Stelle als „Wirkung" wieder zum Vorschein kommt. Durch die zweite Bezeichnung wird der Wesenszusammenhang dieses Ursachbegriffs mit der „materialistischen Voraussetzung" (Kap. 2, § 8) angedeutet.

Der Organismus wäre dabei wirklich nichts als das „Schlachtfeld der Reize", eine Durchgangsstation für die betreffende „Kausalkette": Daß nach solcher Auffassung nichts Neues entstehen kann, d. h. nichts, was in der einfließenden Substanz nicht schon vorher enthalten war, leuchtet ein.

Wir wissen nicht, ob diese Voraussetzung noch bei der Entstehung des klassischen Reflexbegriffs eine Rolle gespielt hat: der Reflexbogen wäre dann gewissermaßen nur ein Tunnel durch den Organismus, den eine physikalische Wirksubstanz als „Reiz" betritt, als „Erregung" durchfährt und als „Reaktion" wieder verläßt. Abgesehen von der Vorzeichnung des Weges würde die Natur des Organismus bei dieser Vorstellung kaum eine Rolle spielen, denn er selbst brauchte dabei eigentlich gar nicht in Tätigkeit zu treten.

Wie weit wir in unserem alltäglichen Denken an diesen vorwissenschaftlichen Ursachbegriff gebunden sind, zeigt sich eindrucksvoll in unserer naiven Verwunderung über die Erscheinungen der Resonanz: es ist eine unmittelbare Folgerung dieses Begriffes, daß jede genügend starke Einwirkung auf jedes beliebige Gebilde an diesem irgendwelche Folgen zeigen, daß eine gleich starke Einwirkung natürlich überall gleich starke Folgen haben müsse: der äußerste Widerspruch zu dieser Erwartung liegt dort vor, wo auf eine Reihe einander ähnlicher Gegenstände ein- und dieselbe Einwirkung erfolgt, und daraufhin der eine sich aufs stärkste, der andere sich überhaupt nicht beeinflußt erweist.

Jeder Blick auf die Tatsachen, z. B. auf das meist gar nicht einfache Verhältnis zwischen der Reizstärke und der Stärke der Reaktion, erweist die Unzulänglichkeit dieser Vorstellung für das Verständnis seelischen Geschehens. Wenn aber schon hieraus — in dem sogenannten „Telegramm-Argument" eines neueren Vitalisten — die Gegensätzlichkeit des seelischen zum physikalischen Geschehen geschlossen wurde, so beleuchtet dies nur die kindliche (eben substanzielle) Form des Ursachbegriffs, die der Verfechter dieses Arguments der heutigen Physik zuschreibt.

2. **Der Auslösungsbegriff.** Wo man vor der Aufgabe stand, bestimmtes vorliegendes seelisches Geschehen einfacher Art zu erklären, war man um Vorbilder aus der unbelebten Natur nie verlegen. Die von vornherein nächstliegende Möglichkeit, im Rahmen physikalischer (oder vielmehr technischer) Vorstellungen die Verwicklungen in dem Verhältnis zwischen den Reizen und ihren Wirkungen theoretisch zu fassen, besteht in der Annahme von **Auslösungsbeziehungen**. Hier wird der Organismus verstanden nach dem Bild eines Pulverfasses, in das ein Funke fliegt, oder eines Markengebers, in den man einen Groschen steckt. Dabei braucht nicht die gesamte Energie der Reaktion mit dem Reiz in den Organismus einzutreten, sondern der Hauptanteil davon kann in seinem Inneren bereit liegen. Aber immer noch ist der Organismus als etwas Totes, — als ein Satz von Maschinen, von „Mechanismen" — gesehen, die untätig bereit stehen, bis sie von dem äußeren Anlaß der jeweils zugehörigen Reize „in Gang gesetzt" werden. In anderer Hinsicht bedeutet die Auslösungsannahme gegenüber dem substanziellen Ursachbegriff sogar **einen Rückschritt**: zwischen Reiz und Reaktion, die dort einfach als wesensidentisch angesetzt waren, wird nun überhaupt **keine sachlich-inhaltliche Beziehung, kein sinnvoller Zusammenhang** mehr angenommen: Welcher Reiz mit welcher Reaktion im Auslösungszusammenhang steht, hat überhaupt nichts mit ihrer beiderseitigen Natur zu tun, sondern ist ausschließlich von der **zufälligen** Konstruktion des Mechanismus festgelegt.

3. **Die Selbsttätigkeit des Subjektes; Grundsatz der Vieldeutigkeit der Reizmannigfaltigkeit.** Zahlreich sind in den letzten Jahrzehnten die Versuche einer neuen Begründung der Psychologie, deren Ausgangspunkt der Widerspruch gegen diese allzu kindlichen Vorstellungen ist; zu deren Kern die Behauptung gehört, daß das Subjekt oder der Organismus den äußeren Einwirkungen nicht rein erleidend, weder als „Schlachtfeld" noch als ausgelöster Automat, ausgeliefert sei, daß er tätig, selbsttätig, ja schöpferisch sich mit ihnen auseinandersetze, sie beantworte, ihnen entgegenwirke, sich ihnen anpasse, Störungen ausgleiche oder beseitige, und all das auch beim scheinbar bloßen Empfangen, beim Wahrnehmen und Empfinden; daß er keine „tabula rasa" sei und kein Maschinensatz, sondern ein hoch verwickeltes, lebendig-tätiges System

von Anlagen, Kräften und Strebungen mit dauernden und wechselnden Innenbedingungen (der Wachheit, der Aufmerksamkeit, des Bedürfniszustandes, der Einstellung, des Interesses, der Zielgerichtetheit usw.), ohne deren Berücksichtigung der Einfluß, den „die Reize" als Außenbedingungen (bzw. als deren Wechsel) ausüben, nie verstanden werden kann.

Auf die oft sehr verschwommenen, oft sehr speziellen und reichlich phantastischen Annahmen über die Art der „Eigentätigkeit" des Organismus, etwa die Behauptung „virtueller Bewegungen" (des eigenen Körpers) als Grundlage der Wahrnehmung, kann hier nicht im einzelnen eingegangen werden.

Der Beitrag der Physiologie zu diesem Umschwung bestand vor allem in der Entdeckung, daß zahlreiche Reflexzentren nicht einfach Kupplungsstellen zwischen zuleitendem und ableitendem Ast des Reflexbogens, sondern der eigentliche Ursprungsort von (meist rhythmischen) Bewegungsfolgen sind, die durch äußere Reizung unter Umständen im Sinne einer „Auslösung" in Gang gesetzt, in den typischen Fällen aber nur in der oder jener Weise abgewandelt (beschleunigt, verzögert, verstärkt, geschwächt) werden; eines der eindrucksvollsten Zeugnisse für diesen Tatbestand ist wohl die Entdeckung, daß Tierlarven koordinierte Bewegungen ausführen, bevor die Sinnesnerven, durch deren Erregung diese nach der alten Reflexlehre allein veranlaßt werden können, in die motorischen Zentren hineingewachsen sind.

Eine allgemeine Folge der berichtigten Ansicht über die Bedingungsgesamtheit seelischen Geschehens ist der Grundsatz der Vieldeutigkeit jeder Reizmannigfaltigkeit, wie er oben vielleicht am auffälligsten in dem Grundsatz der gegabelten Wirkung zum Ausdruck kommt, aber auch der Behandlung der Probleme von Zusammenhang, Ort und Maß, Zentrierung und Ordnung überhaupt allgemein zugrunde gelegt ist. Auf diesen Grundsatz haben die verschiedensten experimentellen Untersuchungen der letzten Zeit hingeführt; er bildet auch den Ausgangspunkt der kürzlich unter dem Namen „Gestaltkreistheorie" entworfenen Wahrnehmungslehre, auf die wir in Kapitel 9 zurückkommen. In allgemeine Darstellungen der Psychologie hat er bisher keinen Eingang gefunden.

4. Systembedingungen und Randbedingungen. Vielfach vermeinten die Vertreter der angeführten theoretischen Forderungen sich mit diesen von der Verursachungsauffassung der exakten Naturwissenschaft zu entfernen. Tatsächlich haben sie sich dadurch gerade erst auf einen gemeinsamen Boden mit ihr begeben; denn sie haben damit in der Psychologie eine Entwicklung des Ursachbegriffs nachgeholt, die in der Physik längst vollzogen war und die ihren auch für psychologische Fragen angemessenen Ausdruck in der Unterscheidung zwischen „Rand-

bedingungen" und „Systembedingungen" findet, die der Physik seit langem geläufig ist.

In diesen Begriffen ist nicht nur der substanzielle Ursachbegriff überwunden, sondern auch zu dem Prinzip der Auslösung ein ganz neues Prinzip von größter Fruchtbarkeit hinzugekommen.

Ein physikalisches System ist nicht ein totes Gebiet, in das die Randbedingungen einfach „eindringen", es ist aber auch nicht ein Automat, der, wenn auf den dazu vorgesehenen Knopf gedrückt wird, zu schnurren beginnt. Es mag einem Anstoß solcher Art sehr ähnlich sein, wenn ein zunächst ruhendes physikalisches System auf eine Änderung der Randbedingungen plötzlich in die lebhafteste innere Bewegung kommt. Und doch ist es etwas gänzlich anderes; und wo ein schon arbeitendes System infolge einer Änderung der Randbedingungen nur die Art und Richtung seiner Tätigkeit ändert, ist diese Verwechslung nicht mehr möglich. In beiden Fällen, beim ruhenden und beim arbeitenden System, wird ein ruhender oder fließend-beständiger Gleichgewichtszustand, der zwischen innen und außen bestand, durch die Änderung der Randbedingungen gestört und dann durch die inneren Verschiebungen und Verlaufsänderungen ein neuer Gleichgewichtszustand zwischen innen und außen wieder hergestellt.

Hierbei liegt es in der Natur der Sache, daß zwischen Einwirkung und Rückwirkung sachlich-inhaltliche Beziehungen bestehen, wenn auch meist nicht ganz so einfacher Art wie beim substanziellen Ursachbegriff.

Daß es in der Natur (und vielleicht auch im Nervensystem) Verursachungszusammenhänge von der Art der Auslösung gibt, wird damit nicht bestritten; wohl aber, daß in ihnen das Wesen seelischen Wirkungszusammenhangs getroffen sei.

§ 6. Finalität gegen Kausalität.

Es bleibt als bedeutsamste (zugleich zur Eingangsfrage dieses Kapitels zurückführende) Eigentümlichkeit seelischen Geschehens seine Zielbestimmtheit. Die Tatsache, daß von den verschiedensten Ausgangslagen, auf den verschiedensten Wegen, immer wieder bestimmte Leistungen, Erfolge, Ziele, ausgezeichnete Endzustände erreicht werden, — sei es nun die Befriedigung einfacher Bedürfnisse oder die Erreichung von Willenszielen, die Lösung von Denkaufgaben oder die Ausbildung einer ausgezeichneten Struktur bei Wahrnehmungsgebilden, oder auch nur die Ausrichtung des Blicks auf einen auffallenden Gegenstand oder die Erhaltung des Körpergleichgewichts —, bedeutet vielen psychologischen Theoretikern eine endgültige und unüberbrückbare Kuft zwischen den physikalisch erklärbaren Bereichen der Natur und dem Seelenleben oder schon dem Leben überhaupt; und dies um so mehr, als die lebenswichtigen Geschehensordnungen oft auch nach den einschneidendsten Eingriffen in die anatomischen Grundlagen nervösen Geschehens (Durchschneidungen, Überkreuzungen und Spaltungen von Nerven, Sehnen und Muskeln) über kurz oder lang, günstigsten Falls schon im ersten Augenblick, wieder erreicht werden. Die Folgerung, daß man also darauf verzichten müsse, die Leistungen des Organismus aus der Natur der organischen Vorgänge zu verstehen, liegt nahe und ist erst in diesen Tagen wieder ausdrücklich ausgesprochen worden.

Hier ist zunächst zu fragen: Gibt es in der unbelebten Natur wirklich keine hiermit vergleichbaren Vorgänge? Vorgänge, in denen von den verschiedensten Ausgangsbedingungen aus, ohne vorgezeichnete Bahnen und ohne sonstige Führung, derselbe (ausgezeichnete) Endzustand erreicht wird? — Über die Antwort ist kein Streit möglich: Vorgänge solcher Art gehören in der unbelebten Natur zu den alltäglichen Erscheinungen: um nur einige besonders einfache zu nennen: Eine geringe Menge einer Flüssigkeit von genügender Oberflächenspannung strebt, sich selbst überlassen, aus jeder beliebigen, etwa durch Gefäße aufgezwungenen Ausgangsform auf die Kugelgestalt zu (bzw. an der Grenze zwischen zwei anderen Flüssigkeiten auf die Gestalt einer Linse); die Nadel eines Kompasses kehrt aus jeder beliebigen Ausgangslage, in der man sie losläßt, in die magnetische Nord-Süd-Richtung zurück.

Auch in der unbelebten Natur können zahllose Vorgänge nur durch die Gegenüberstellung von Anfangs- und Endzustand wirklich verstanden werden. Die Erklärung hat dann die typische Form: Das fragliche Gebilde oder System verhält sich so, daß schließlich der und der (statische oder stationäre, übrigens gewöhnlich auch gestaltlich ausgezeichnete) Zustand erreicht wird.

Wegen der grundlegenden Wichtigkeit dieser Geschehensarten für unsere Auffassung von der Stellung des Seelischen in der Natur führten gestalttheoretische Überlegungen zu eingehenderer Beschäftigung mit der Frage, unter welchen Bedingungen in der Natur ohne starre Vorrichtungen ausgezeichnete Endzustände erreicht werden. Nach einfachen physikalischen Gesetzmäßigkeiten ist dies überall dort möglich, wo geringe Massen unter verhältnismäßig hohem Reibungswiderstand bewegt werden, d. h. wo im Grenzfall wegen der laufenden Verwandlung der kinetischen Energie in Wärme nicht die Beschleunigung, sondern die Geschwindigkeit den wirkenden Kräften proportional ist und infolgedessen auch die Richtung der Bewegungen mit der Richtung der Kräfte übereinstimmt. Dies ist also die Bedingung, unter der auch einem Naturgegenstand vergangene Einwirkungen nicht bis zum Ende der Zeiten nachhängen, sondern früher oder später für ihn „erledigt" sind[1]). Übrigens gilt die entscheidende Bedingung:

---

[1]) Während die erste diesbezügliche Untersuchung sich nur auf stabiles Gleichgewicht als ausgezeichneten Endzustand bezog, sind inzwischen von

Metzger, Psychologie

geringe Massen, große Reibung, für Vorgänge im Zentralnervensystem
ausnahmslos; das ist sicher kein Zufall. — Ein Gegensatz zwischen
seelischem und natürlichem Geschehen kann jedenfalls auch aus der
Tatsache der Zielbestimmtheit nicht gefolgert werden.

§ 7. Die Bedingungen frei geordneten Geschehens. Berührungskräfte und Fernkräfte.

Die Erreichung eines ausgezeichneten Endzustandes ist nur ein wichtiger Sonderfall von frei und doch geordnet verlaufendem Geschehen in der Natur: Ist die Magnetnadel praktisch reibungslos aufgehängt, so wird sie zwar in der für sie ausgezeichneten Nord-Süd-Lage nie zur Ruhe kommen, sondern ewig über sie hinauspendeln; in anderen Fällen reibungsfreier Verläufe, etwa im Planetensystem, wird die Stelle, auf die die wirksamen Kräfte hinzielen, von den bewegten Gebilden nicht einmal durchlaufen, sondern nur ewig umspielt. Gleichwohl handelt es sich hier um ein so vollkommen geordnetes Geschehen, daß Ort, Richtung, Geschwindigkeit und Beschleunigung für jeden Augenblick aufs genaueste festliegen.

1. Der makroskopische Einzelstoß als Urbild der Kraftübertragung. Es muß also noch mindestens eine allgemeine, bisher nicht behandelte Bedingung geben, die nicht nur ziel-erreichendes, sondern frei geordnetes Geschehen überhaupt möglich macht, und die überall dort übersehen sein muß, wo man freiem natürlichem Geschehen keine Ordnung zutraut. — Anders ausgedrückt: die mechanistisch-vitalistische Auffassung, die geordnetes Geschehen in der Natur nur unter Zwang oder unter Aufsicht für möglich hält, muß als Urbild, oder richtiger: als einzig möglichen Fall natürlichen Geschehens, eine Art von Vorgängen betrachten, in denen diese Bedingung nicht erfüllt ist, in denen also tatsächlich „von selbst" nichts Ordentliches zustandekommt. Dies trifft in guter Annäherung zu für alle diejenigen Naturvorgänge, in denen die Wirkung durch „blindes", d. h. zielloses Stoßen und Schieben übertragen wird, d. h. allgemein, wo eine (feste) Masse eine andere aus dem eben von ihr eingenommenen Platz verdrängt. Beim Stoß hängt es von allerlei „Zufällen" (der beiderseitigen Form und Schwerpunktlage, der Stelle des Auftreffens u. dgl.) ab, ob der in Bewegung gesetzte Körper geradeaus oder in irgend einem Winkel zur Seite springt, und auch wie weit er rollt. Hier kann tatsächlich die Einhaltung einer gewünschten Richtung sowie das Stoppen am Ziel nur dadurch gesichert werden, daß man durch starre Vorrichtungen von der Art einer Maschine, die selbst wieder durch Stoß alles Ausweichen verhindern, jede andere Bewegungs-

---

anderer Seite analoge Bedingungen auch für den psychophysisch wohl wichtigeren Fall nachgewiesen worden, wo es sich um fließend-beständige (stationäre) Gleichgewichtszustände handelt.

richtung und auch das Darüberhinauslaufen verbaut. Außer der treibenden Kraft sind hier besondere steuernde Kräfte, z. B. der elastische Widerstand der Leitungswände, erforderlich.

2. Der Gesichtspunkt der Fernwirkung. Der entscheidende Gesichtspunkt, der dieser Auffassung fehlt, ist die Möglichkeit von Fernkräften und Fernwirkungen; wobei wir hier einstweilen davon absehen können, daß es auch im Seelischen zweckmäßig ist, alle Fernwirkungen im Sinne der neueren Feldphysik durch die Annahme bestimmter Änderungen des gemeinsamen Mediums, also als eine besondere Art von Nahewirkung zu verstehen.

a) Stoß als Fernkraft. Es gibt eine Bedingung, unter der auch die Kraftübertragung durch Stoß zu einer echten Art von Fernwirkung führt: Wenn zahllose kleinste Elementarteilchen in kürzesten Zeitabständen unaufhörlich aufeinandertreffen, so entstehen ebenfalls praktisch unverzögerte dynamische Wechselbeziehungen zwischen mehr oder weniger entfernten Stellen des von ihnen erfüllten Bereiches, die Erscheinungen wie die Resonanz und auch, als statistischen Durchschnitt, im Großen geordnete Zustände, wie den Druckausgleich in ruhender und die Stromlinienbildung in bewegter Flüssigkeit zur Folge haben. Gerade an diesen Grenzfall ist jedoch bei der ursprünglichen Vorstellung von der Natur und den Möglichkeiten des Stoßes ganz und gar nicht gedacht, sondern an den „makroskopischen Einzelstoß", auf den als Einzelfall statistische Gesetzmäßigkeiten keine Anwendung finden.

b) Anziehung als Grundlage eindeutiger Zielbestimmtheit. Als Fernwirkung: als „Anziehung", bekommt der Zug eine im Vergleich mit der „Abstoßung" hervorragende Bedeutung; nur die Anziehung nämlich kann von jeder beliebigen Ausgangslage eines frei verschieblichen Gebildes[1]) zu ein und derselben eindeutig bestimmten Endlage führen, wie dies zum Verständnis der Zielbestimmtheit erforderlich ist.

c) Anziehungskräfte in ihrer Bedeutung für den inneren Zusammenhalt. Nicht geringer als für die Wechselwirkung zwischen verschiedenen Gebilden ist die Bedeutung der Anziehung für den Zusammenhalt innerhalb desselben Gebildes. Dieser Zusammenhalt ist nur unter der Annahme verständlich, daß zwischen zwei Elementarteilen a, b eines zusammenhängenden Gebildes immer dann, wenn Kräfte auf a einwirken, die keine von a nach b gerichteten Komponenten enthalten, zwischen a und b Zugkräfte auftreten, so daß b von a „mitgenommen" wird. Eine Trennung von a und b kann nun bei der materialistischen Auffassung[2]) nur dadurch verhindert werden, daß diese gegeneinander praktisch unverschiebbar „verklebt" oder „verkittet" sind; (oder andernfalls

---
[1]) Unter den im vorigen Paragraphen besprochenen Bedingungen.
[2]) Kapitel 2, § 8.

von einem entsprechend in sich verkitteten Gefäß oder Band zusammengehalten werden). Der innere Zusammenhalt ausgedehnterer Gebilde beruht dann auf der örtlichen Verkittung jedes Elementarteiles mit dem zunächst daranstoßenden. Das Urbild des zusammenhängenden Gebildes ist hier der Stein oder der Erdbrocken, wie man ihn beim Pflügen vom Boden aufhebt, für dessen einzelne örtliche Verkittungen es völlig gleichgültig ist, ob an anderen Stellen weitere hinzukommen oder vorhandene wegfallen, und für den es infolgedessen nur zufällige, keinerlei bevorzugte Formen gibt.

Grundsätzlich anders sind die Verhältnisse, wenn der Zusammenhalt auf „Anziehungskräften" beruht, die ihrem Wesen nach Fernkräfte sind, die also nicht nur jeweils über das nächst benachbarte Element hinauswirken, sondern vor allem auch ohne Verlust oder Beeinträchtigung ihrer Wirksamkeit eine gegenseitige Verschiebung und Verdrehung der beteiligten Elemente erlauben: sind die Anziehungskräfte im Vergleich zur Festigkeit der örtlichen Verkittung, d. h. zu der Zähigkeit bzw. Starrheit des Gebildes groß, so entstehen die eindrucksvollen und immer wieder fesselnden Gebilde, die sich keine beliebige „zufällige Form" dauernd aufprägen lassen, sondern, sich selbst überlassen, früher oder später in diejenige ausgezeichnete „Gestalt" übergehen, in welcher die in ihnen wirkenden Zug- und Druckkräfte sich gegenseitig die Waage halten.

3. Die Bedeutung der Fortdauer der Wirkung von Fernkräften: Das „freie Kräftespiel" oder die „lebendige Dynamik". In beiden Fällen: sowohl bei der gegenseitigen Einwirkung zwischen ausgedehnten, je in sich zusammenhängenden Gebilden, also bei der Wirkung „äußerer" Kräfte, wie auch bei dem Zusammenhalten eines und desselben Ganzen, das heißt bei der Wirkung „innerer" Kräfte, ergibt sich aus der Annahme von Fernwirkungen die entscheidende Möglichkeit des freien Spiels von Kräften als Grundlage natürlicher Ordnung. Diese Möglichkeit ist darin begründet, daß unter der genannten Annahme durch das bloße Vorhandensein eines Gebildes in einem gegebenen Bereich eine bestimmte Kräfteverteilung in seiner Umgebung dauernd besteht; ein zweites Gebilde, das sich in dieser Umgebung bewegt, ist dieser Einwirkung ununterbrochen, wenn auch je nach seinem Ort in gesetzmäßig schwankender Stärke und Richtung, ausgesetzt[1]).

Gäbe es nur Berührungskräfte, so wäre ein „Kräftespiel" in diesem Sinne ausgeschlossen. Die Wirksamkeit der Kräfte wäre dann von ganz bestimmten gegen-

---

[1]) Von der Verwicklung, die sich dadurch ergibt, daß alle Kraftwirkung gegenseitig ist, kann hier, wo es nur aufs Grundsätzliche ankommt, abgesehen werden; ebenso auch davon, daß die „inneren Kräfte" physikalisch genau wie äußere behandelt werden können, die zwischen den „Elementen" des fraglichen Ganzen wirksam sind.

seitigen Verhältnissen der Lage und auch der Bewegungsrichtung abhängig: beim Stoß erfolgt nur eine einmalige, augenblickliche Einwirkung der Kraft, beim Schieben eine zufällige Folge solcher Einwirkungen, die grundsätzlich von Augenblick zu Augenblick in nicht gesetzmäßiger Weise schwanken kann; beim Zug wäre die Möglichkeit einer Wirkung auf diejenige gegenseitige Lage beschränkt, in der die fraglichen Gebilde verkittet sind, und sie wäre bei der Aufhebung dieses Lageverhältnisses ebenfalls augenblicklich unterbrochen.

Erläuterung: Wenn die moderne Physik auch die Berührungs- und Zwangskräfte als eine besondere Art von — nur bei kleinsten Entfernungen wirksamen — Fernkräften behandelt, so ist der Unterschied zwischen der Größenordnung, in der diese auftreten, und derjenigen der unmittelbar als solche sich darstellenden Fernkräfte so gewaltig, daß für die Zwecke psychologischer Überlegungen an dem besprochenen Gegensatz sich nicht das Geringste ändert.

Das Geschehen bei freiem Kräftespiel ist vor dem Geschehen in festen Bahnen zugleich dadurch ausgezeichnet, daß die treibende und die steuernde Kraft dabei dieselbe ist. Diese Tatsache, die weder von der mechanistischen noch von der vitalistischen Auffassung des Geschehens im Lebewesen gesehen wird, ist für die Psychologie von besonderer Bedeutung; denn sie enthält zugleich die Voraussetzungen für das, was wir einen „verständlichen" oder „sinnvollen" Zusammenhang nennen. Wir führen darum ein längst nicht genügend bekanntes gestalttheoretisches Beispiel nochmals an:

Setzt jemand ein Glas mit einem schlecht schmeckenden Getränk ab, so nennen wir sein Verhalten sinnvoll; aber nicht etwa, weil überhaupt ein Gefühl dabei ist, sondern weil der Kern jenes Gefühls eine Abstoßung zwischen ihm und dem Getränk ist, d. h. eine Kraft, die sein Verhalten unmittelbar, ohne besondere Vorrichtungen, in der Richtung lenkt, die dem Verhältnis zwischen ihm und dem Getränk entspricht, sofern sie ihre gegenseitige Berührung aufhebt. Wenn jemand — etwa im Dressurversuch — gelernt hat, eine Flüssigkeit, die einen bestimmten, nicht abstoßenden Geschmack hat und ihm im übrigen nicht bekannt ist, abzusetzen, so kann dieses durch eine rein mechanische Koppelung veranlaßte Verhalten zweifellos objektiv zweckmäßig sein (falls es sich z. B. tatsächlich um ein Gift handelt); aber es ist trotz allem nicht sinnvoll, weil es nicht unmittelbar aus der Natur der Lage entspringt; und dies kann sich z. B. darin äußern, daß dieser Mensch — etwa infolge eines Versagens seines Gedächtnisses, infolge einer Verwechslung — „aus Versehen" das Getränk doch einmal zu sich nimmt, was im Fall des ursprünglich sinnvollen Verhaltens ausgeschlossen ist. Ganz ebenso müßte es allgemein hergehen, d. h. sinnvolles Verhalten im eigentlichen Sinn wäre unmöglich, wenn das Gefühl etwa des Ekels nichts als eine neutrale „Zuständlichkeit", eine bloße „Färbung" ohne jeden Antriebsgehalt wäre, d. h. wenn nicht zu seinem Wesen der eigentümliche Spannungszustand zwischen dem Ich und dem ekelhaften Gegenstand gehörte.

4. Geschichtliche Schlußbemerkung. Es ist bezeichnend, daß die neuere westeuropäische Naturphilosophie (*Bacon, Descartes*) aus der griechischen gerade das mechanistische Urbild des Geschehens von *Demokrit* übernommen[1]) — und daß das ganz andersartige des *Empedokles* gerade die deutsche

---

[1]) *Hume* zieht zwar irgendwo einen Vergleich zwischen der Vorstellungsverknüpfung und der Anziehung physikalischer Massen, aber von einer Durchführung dieses Gedankens ist bei ihm nicht nur zufällig nichts zu finden; sie würde seiner ganzen Art zu denken widersprochen haben.

Naturphilosophie in Zeiten der Selbstbesinnung immer wieder beschäftigt hat. Es ist nämlich, wenn man einmal von der „Färbung" der Gefühle absieht, inhaltlich dasselbe, ob man sagt, daß „Liebe und Haß" auch in der unbelebten, außerseelischen Natur das Geschehen bestimmen, oder ob man, mit *Klages* und der goethisch-romantischen Auffassung von einem „lebensmagnetischen Zug" der „Komplemente", das ist der „Stillung-verheißenden Bilder", eines Bedürfnisses spricht. Und es ist darum auch kein Zufall, daß diejenigen Betrachter des Seelischen, für die der Magnet das fesselndste Beispiel außerlebendiger Wirksamkeit darstellte, in der Zielbestimmtheit menschlichen und tierischen Verhaltens niemals einen Grund zu der Annahme einer Wesensverschiedenheit von Natur und Seele oder von belebter und unbelebter Natur gefunden haben.

Daß es hierbei nicht auf die Eigenart des Magneten als solchen ankommt, sondern auf die Möglichkeit und grundlegende Wichtigkeit von Fernwirkung überhaupt, beweist die kaum geringere Aufmerksamkeit, die von denselben Denkern ganz anderen Arten von „Fernwirkungen" gewidmet wird, zum Beispiel der „Resonanz" oder „Sympathie"; wobei wieder ein Ausdruck aus dem physikalischen und einer aus dem psychologischen Wortschatz gestaltlich dasselbe bezeichnen.

§ 8. Die Natur der Ganzbestimmtheit in der Wahrnehmung; Überlagerung oder Wechselwirkung.

Wie man sieht, führt die Frage nach der Möglichkeit frei geordneten Geschehens zurück auf die Frage der Ganzbestimmtheit von Teilgebilden und Teilmomenten (oben Kap. 3, § 11 ff.); denn die Annahme von Fernkräften ist gleichbedeutend mit der Annahme von außerörtlichen Bedingungen und Ursachen örtlicher Zustände und Vorgänge. Dies ist der Grund, warum die Frage der Ganzbestimmtheit in der theoretischen Arbeit der Gestaltpsychologie einen so großen Raum einnimmt. Während oben nur nachgewiesen wurde, daß es Ganzbestimmtheit in diesem Sinne gibt, ist jetzt von den Vorstellungen die Rede, die man sich über die Natur der außerörtlichen Bedingungen gemacht hat.

Man kann die Entwicklung dieser Vorstellungen wieder am klarsten an der Geschichte eines einfachen wahrnehmungspsychologischen Problems verfolgen, und zwar an dem des optischen (qualitativen und figuralen) Kontrasts.

1. Konstanzannahme. Die ursprüngliche, zumeist gar nicht ausdrücklich formulierte Ansicht ist die streng atomistische der sogenannten „Konstanzannahme": der Zustand jedes einzelnen Punktes des Sinnesfeldes ist danach ausschließlich von der Einwirkung auf das zugehörige Elementarorgan bestimmt. Was dieser Voraussetzung widerspricht, wird ganz selbstverständlich als Ergebnis geistiger Verarbeitung, als nachträgliche Abänderung des ursprünglichen, „eigentlichen" Bestandes gedeutet. — Das Sinnesfeld ist gar kein „Feld" im Sinne der Physik, sondern eine Mannigfaltigkeit von Enden selbständiger, gegeneinander isolierter Leitungen vom Empfangsorgan zum Zentralorgan.

2. Auffassungsbedingte unmittelbare Beziehungen. Daß es sich hier nicht um eine Selbstverständlichkeit handelt, wird zum erstenmal gegen Ende des vorigen Jahrhunderts vereinzelt erkannt: „Die bei Reizung einer Netzhautstelle auftretende Raumempfindung ist in erster Linie eine Funktion der Lage der gereizten Netzhautstelle (auf der Retina). Es fragt sich, ob sie nicht auch eine Funktion der gleichzeitig durch benachbarte Netzhautelemente ausgelösten Raumempfindungen ist."

Diese Frage wird auf Grund der experimentellen Befunde bejaht, aber es wird eine bezeichnende Zusatzbedingung eingeführt: nämlich, daß die verschiedenen Sehdinge, um einander zu beeinflussen, „gleichzeitig der Aufmerksamkeit unterliegen" müssen. In der Produktionstheorie der Grazer Schule lautet sie dann später, daß die betreffenden Inhalte vom Subjekt in „Realrelation" gebracht, d. h. zu einer Einheit zusammengefaßt sein müssen.

Der Gedanke einer gegenseitigen Beeinflussung von Wahrnehmungsinhalten ist also gefaßt. Aber die Annahme, daß dies ganz ohne besonderes Eingreifen des Subjekts geschehen könne, erscheint doch noch allzu kühn; und so wird diesem wenigstens noch eine vorbereitende, die Möglichkeit der unmittelbaren Wechselwirkung erst eröffnende Rolle allgemein zugeschrieben.

3. Überlagerungsannahme. Der nächste Schritt ist vollzogen, wenn in der Theorie des Farbkontrasts jedem Punkt der äußeren Sinnesfläche eine (mit der Entfernung vom unmittelbar zugeordneten Punkt abnehmende) Wirkung auf die gesamte Ausdehnung des Wahrnehmungsfeldes zugesprochen wird, (die in diesem Fall zu der Wirkung auf den unmittelbar zugeordneten Punkt gegensätzlich ist).

Hierbei wird aber noch nicht angenommen, daß innerhalb des Wahrnehmungsfeldes selbst Kräfte irgendwelcher Art auftreten, sondern nur, daß sich an jedem Punkt des Wahrnehmungsfeldes Einwirkungen von sämtlichen Punkten der Sinnesfläche überlagern. Da es sich um eine grundsätzlich entscheidende Begriffsentwicklung handelt, sei das Gemeinte an einem Schema erläutert: a, b, c, d seien Punkte der Sinnesfläche, A, B, C, D zugeordnete Punkte des Sehfelds. Wenn z. B. von dem Sinneselement a nicht nur eine Einwirkung auf A, sondern außerdem auf B, C, D, und von dem Punkt d auch Wirkungen auf A, B, C stattfinden, so summieren sich zwar in den betreffenden Sehfeldpunkten Wirkungen, die in den verschiedenen Sinneszellen ihren Ursprung haben; aber das bedeutet keineswegs, daß zwischen den Sehfeldstellen A und D selbst irgendwelcher Zug oder Druck oder sonstige durch das Zwischenmedium vermittelte gegenseitige Beeinflussungen stattfinden.

Wird diese Annahme rein durchgeführt, d. h. gibt es tatsächlich nur diese „Wechselwirkung" im uneigentlichen Sinne der Wirkungsüberlagerung, so folgt, daß das Maß der Einwirkung, die etwa der Sehfeldpunkt A von dem Sinneselement d aus erleidet, völlig unabhängig ist erstens von der Einwirkung, die er gleichzeitig von dem unmittelbar zugeordneten Sinneselement a und anderen Sinneselementen erfährt, und zweitens auch von dem Erregungszustand der dazwischen liegenden und der umgebenden Stellen.

4. **Wechselbeeinflussung durch Querkräfte.** Gegen diese Folgerung entschied der folgende, schon früher erwähnte Versuch (Abb. 14, S. 116): Von zwei gleichen Feldern derselben mittelgrauen Färbung liegt das eine dem Winkel des Kreuzes „außen" an, das andere „innen" an der Kante des Dreiecks, das durch geeignetes Abschneiden der Kreuzarme entsteht. In der näheren Umgebung des grauen Felds erfolgt beim Kreuz bedeutend mehr Schwarzreizung als beim Dreieck; nach der Annahme „blinder" Überlagerung müßte demnach die gegensätzliche Wirkung des Schwarzen beim Kreuz stärker sein. Tatsächlich ist sie schwächer.

Ihre Stärke richtet sich unter anderem danach, ob die graue Fläche[1]) anschaulich „im" schwarzen oder „im" weißen Bereich liegt. — Unterstützt wird diese Entscheidung durch die Tatsache, daß der Randkontrast nicht entfernt in der nach der Überlagerungsannahme geforderten Häufigkeit auftritt; was nach den vorliegenden Untersuchungen auf einem unmittelbaren Qualitätsausgleich im Innern gestaltlich zusammenhängender Sehfeldbereiche beruhen muß. Dieser wird nur unter ganz besonderen Bedingungen verhindert, und ausschließlich unter diesen Bedingungen tritt Randkontrast auf.

Die grundsätzliche Folgerung aus diesen und verwandten Beobachtungen (der Grundsatz der wechselseitigen Getragenheit) lautet:

Innerhalb des Wahrnehmungsfeldes bzw. der ihm zugeordneten Erregungsmannigfaltigkeit, und zwar in ihrer Querrichtung, treten Kräfte auf: Was an einer Stelle geschieht, ist mitbestimmend für das Geschehen an jeder anderen Stelle und hängt zugleich selbst mit von dem Geschehen an jeder anderen Stelle ab: Die Zustände und Vorgänge an den verschiedenen Stellen des Feldes „tragen und halten einander gegenseitig". Die anzunehmenden Kräfte treten auf als „innere" Kräfte, die die Form und stoffliche Beschaffenheit eines und desselben Wahrnehmungsgebildes, und als „äußere", die die gegenseitigen Beziehungen verschiedener Wahrnehmungsgebilde beeinflussen. Das Wahrnehmungsfeld ist nicht ein Nebeneinander („Mosaik") unabhängig reagierender Leitungsenden, sondern ein „Feld" im physikalischen Sinn.

Es wird damit behauptet, daß die Vorgänge an den zentralen Enden

---

[1]) Nach dem Zusammenhangsgesetz der guten Gestalt; Kapitel 4, § 8.

der zuleitenden Bahnen nicht bloß nachträglich, durch besondere „Assoziationsbahnen", miteinander „in Verbindung gebracht" werden können, daß sie vielmehr überhaupt nicht im Innern einzelner, sie gegeneinander abschirmender Elementarorgane, sondern in gegenseitigem Kontakt stattfinden; — wie dies übrigens nach unserer Kenntnis der grauen Felder sehr wohl erwartet werden kann[1]). Dies gilt auch, wenn man nicht die umstürzende Annahme macht, daß die psychophysischen Vorgänge sich im „freien Raum" zwischen den nervösen Bestandteilen abspielen. Denn ein dichtes Netz feinster Leiter wirkt in vielen Hinsichten praktisch genau wie ein homogenes Feld. Worin es sich von einem solchen unterscheiden kann, besprechen wir später; vgl. Kap. 9, §. 11, 1.

Es verträgt sich mit der obigen Folgerung durchaus, daß unter bestimmten Bedingungen, vielleicht sogar in der Regel, Wirkungsüberlagerung im eigentlichen Sinne stattfindet, wobei freilich der Überlagerungsbereich nicht anatomisch festliegen muß, sondern von den jeweiligen anschaulichen bzw. funktionellen Zusammenhangsverhältnissen mitbestimmt sein kann (Kap. 4, § 15).

Das physikalische Musterbeispiel einer Wirkungsüberlagerung ist die Übermittlung der elektromagnetischen Schwingungen: Daß man am gleichen Platz hunderte von Sendern empfangen kann, beruht darauf, daß die Frequenzen jedes einzelnen Senders durch die überlagerten Frequenzen der anderen nicht im mindesten beeinflußt werden. Beispiele solcher reinen Wirkungsüberlagerung im Nervensystem sind in den letzten Jahren zahlreich beobachtet worden: zuerst an den — verschieden schnellen — Rhythmen der Flossen von Fischen (Abb. 39).

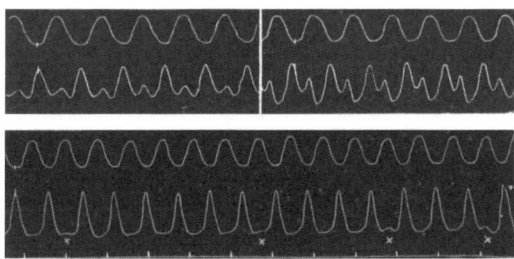

Abb. 39 a. Beispiel der Überlagerung von automatischen Rhythmen; oben der unabhängige, unten der abhängige Rhythmus; Registrierung der Bewegung einer Brustflosse (oben) und der Rückenflosse (unten) von *Labrus*; waagrechter Strich = 2 Sekunden.

---

[1]) Auf die solchermaßen „zusammenführende" Funktion des Nervensystems, die ein unentbehrlicher Bestandteil der gestalttheoretischen Psychophysik ist, wurde kürzlich, übrigens im Rahmen eines sonst wieder unverfälscht mechanistischen Gesamtansatzes, unter dem Namen „Synallaxe" aufs neue mit Nachdruck hingewiesen.

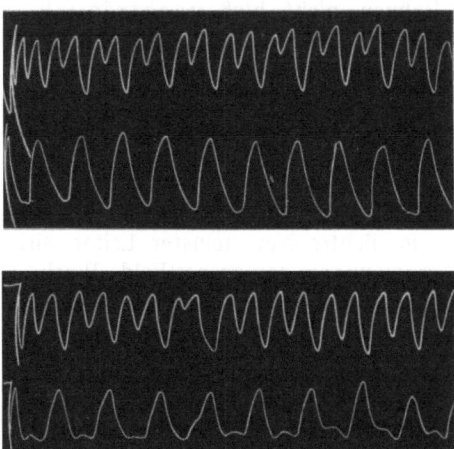

Abb. 39jb. Dasselbe bei willkürlicher Auf- und Abbewegung der rechtwinklig abgebeugten Unterarme im Frequenzverhältnis 1:2; oben rechter, unten linker Arm; oberes Bild: abhängiger Rhythmus im rechten Arm, unteres Bild: beiderseitige Abhängigkeit.

Daneben gibt es aber auch eine Erscheinung, die man an elektromagnetischen Wellen niemals beobachten würde: nämlich, daß ein bestimmter Rhythmus einen anderen von ursprünglich abweichender Frequenz in sich hineinzieht[1]) (Abb. 40). In diesem sogenannten „Magnet-

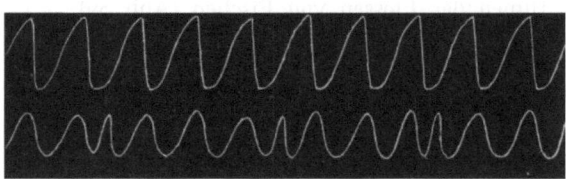

Abb. 40. Beispiel des „Magneteffekts" oder des „Einfangens" eines Rhythmus durch einen anderen; oben Brustflosse (unabhängig), unten Rückenflosse (abhängig) von *Labrus*.
[Abb. 39 und 40 aus *E. v. Holst*, Vom Wesen der Ordnung im Zentralnervensystem, Naturwiss. 25 (1937)].

effekt" liegt nun auch der physiologische Beleg dafür vor, daß im Nervensystem gleichzeitige Vorgänge sich nicht nur überlagern, sondern sich wirklich gegenseitig abändern können, daß also die Vorgänge an einer bestimmten Stelle des Organismus sich nicht aus der „Summe der dort eintreffenden Einwirkungen" verstehen lassen.

---

[1]) Dem würde es entsprechen, wenn man von zwei gleichzeitig erklingenden Rundfunksendungen nicht etwa ein Gemisch, sondern ein akustisches Zwischending hörte.

§ 9. Diffusion und Gestaltzusammenhang.

1. **Mischung als vorläufiges Bild der „Ganzheitlichkeit".** Wenn man sich echte Wechselwirkung verständlich zu machen versucht, führt die materialistische Voraussetzung (wie schon Kap. 2, § 8, angedeutet) sofort zu einer ganz bestimmten Erwartung. Es kann danach keine Substanz wirken, wo sie nicht ist; sie muß also, wenn sie irgendwo wirken soll, erst dort hingelangen. Umkreiswirkungen könnten dann nur in der Form stattfinden, daß die einer Sinneserregung entsprechende „Materie" oder Qualität von der unmittelbar zugeordneten Stelle aus sich in die Umgebung ergießt, in sie hineinsickert.

Nur so ist es zu verstehen, wenn auf die erste Behauptung von Umkreiswirkungen (im Zusammenhang mit der Theorie der Scheinbewegungen) unter anderem eingewendet wurde, es sei ja von einer Ausbreitung der Qualität in die Umgebung der Ursprungsstellen der Wirkung gar nichts zu bemerken. Dieselbe stillschweigende Voraussetzung wird gemacht, wenn bei dem Versuch, überörtliche Eigenschaften von Ganzen (Kapitel 3, § 8) zu verstehen, der nächstliegende Gedanke immer wieder der an eine Diffusion, ein Auseinanderströmen und Abfärben von Eigenschaften eines Teiles in das Ganze ist und andere Möglichkeiten häufig gar nicht gleich gesehen werden. — In diesem Zusammenhang ist auch der „Irradiations"-Begriff der klassischen Reflexlehre zu nennen.

2. **Die wechselseitige Getragenheit als Grundmerkmal echter Ganzheit.** Um zu verstehen, wie weit man damit von der Lösung des Problems der unmittelbaren Wechselwirkung ist, wie es in der Psychologie gestellt ist, muß man sich die Erscheinungen vor Augen halten, die die Annahme solcher Wechselwirkung fordern:

Es handelt sich vor allem um die Tendenz zur größten Ordnung (Kapitel 7), ferner um die Umkehrbarkeit der Verursachungsrichtung (z. B. Kapitel 5, § 21), überhaupt um die Tatsache **dynamischer Vorgänge** innerhalb seelischer Gebilde; die Tatsache, daß örtliche Eingriffe in solche Gebilde wie Gleichgewichtsstörungen, sie je nach dem Gebiet sofort oder in einer kürzeren oder längeren Übergangszeit zu Umlagerungen des Gesamtsystems bis an seine entferntesten Stellen führen können. Es gehört dazu, daß Bewegung (Drehung, Verlagerung, Wachsen, Schrumpfen, sich krümmen, sich strecken ...) nicht zu „aufeinanderfolgenden Ortsdaten" (die den Enden einzelner isolierter Leitungen entsprechen würden) hinzugedacht, sondern als einer der ausdrucksvollsten Tatbestände der Wahrnehmungswirklichkeit **vorgefunden wird**. Aber auch Befunde aus den Kerngebieten geisteswissenschaftlichen Forschens, bei denen kein Verdacht auf Seitenblicke nach der Physik möglich ist: Man denke an die (schon Kapitel 3, § 11 erwähnten) Folgen der Ersetzung des Flammenrittes für die Entwicklung des Nibelungenliedes und an die Folgen der Verlagerung der Betonung auf den Wortstamm für die Entwicklung des Althochdeutschen.

Nicht daß Spuren von Material aus jedem Teil eines Ganzen an allen übrigen Stellen dieses Ganzen angetroffen werden, ist hier zu erklären, sondern, daß der Zustand und die Lage **jedes Teiles oder Momentes** eines Ganzen **von allen anderen mit bedingt ist und zugleich auf sie wirkt**: Das heißt, daß die verschiedenen Teile und Momente eines Ganzen im freien Kräftespiel sich **gegenseitig tragen und halten**.

3. **Das Sachverhältnis zwischen Sich-Tragen und Mischung.** Dieses gegenseitige Sich-Tragen besteht überaus häufig gerade darin, daß ein beliebiges Durcheinanderfließen verschiedener Substanzen ver - hindert wird: Fließen mehrere Materialarten, zwischen denen keine Kräfte auftreten, von verschiedenen Quellpunkten in dasselbe Gebiet ein, so ist der Ausbreitungsbereich jeder einzelnen zufällig und nur bestimmt von der Menge des Materials, von der Durchdringbarkeit des Gebiets und von etwa fest vorgegebenen undurchlässigen Wänden; sie werden also je nach den Umständen beliebig durcheinanderfließen und sich vermischen.

Beim Auftreten von Kräften und Wechselwirkungen zwischen den verschiedenen, in denselben Bereich einfließenden Substanzen ist das ganz anders; jetzt hängt die Mischbarkeit von dem „Zueinander", von bestimmten Eigenschaftsverhältnissen zwischen ihnen ab und ist nicht mehr zufällig. Bei geeigneten Kräftekonstellationen können dann an beliebigen, in keiner Weise vorgezeichneten Stellen Grenzflächen jederzeit neu entstehen, die außer für die betreffenden Substanzen selbst auch für die verschiedensten anderen Vorgänge und Wirkungen, aber nicht notwendig für alle beliebigen, ebenso undurchlässig sein können wie eine anatomisch vorgegebene Wand.

Wir haben allen Grund zu der Annahme, daß die Klarheit und Bestimmtheit der Begrenzung der Dinge und Figuren in unserem Sehfeld, in der die Besonderheit und ungeheure Überlegenheit des Gesichts über alle anderen Sinne begründet ist, auf solcher Grenzflächenbildung zwischen den augenblicklich bestehenden Bereichen verschiedener Erregungsart beruht. Zwischen aneinander grenzenden Farbbereichen genau gleicher Helligkeit bilden sich bekanntlich auch bei korrekter optischer Abbildung keine scharfen Konturen aus.

Die Annahme von Grenzflächenbildung ähnlicher Art bietet auch die nächstliegende Möglichkeit, die Ausbildung und Ersetzung von — gegen die anatomischen Strukturen des Nervensystems verschiebbaren — in sich relativ geschlossenen „funktionalen Einheiten" in anderen Gebieten des Seelischen (Kap. 7, § 3, 2) zu verstehen. — Von hier aus wird sich zweifellos der erstaunliche, erst kürzlich betonte Widerspruch auflösen lassen, daß von beschränkten Zellgruppen, die bei ausgebreiteten Zerstörungen der Hirnmasse erhalten bleiben, sich nur noch ausgedehntere Muskelgruppen in Bewegung setzen lassen; und daß gerade die isolierte Innervation eines einzelnen Muskels besonders große Mengen unversehrt erhaltener Hirnsubstanz erfordert.

4. **Die Natur der Umkreiswirkung.** Wenn wir die Möglichkeit des Auftretens von Fernkräften, beispielsweise zwischen verschiedenen Stellen des Wahrnehmungsfelds, verstehen wollen, so bedeutet das, wie gesagt, daß jede örtliche Sinneserregung nicht nur die altbekannte örtliche Qualitätsänderung bzw. Entstehung eines Wahrnehmungsgebildes, sondern außerdem eine Veränderung des Umfeldes, eine mehr oder weniger weit, im äußersten Fall durch das ganze Wahrnehmungsfeld reichende

"Umkreiswirkung" zur Folge hat; diese Umkreiswirkung kann aber nicht selbst wieder ein Auseinanderfließen der Materialart des unmittelbar zugeordneten Ortes sein, sondern nur eine „unsichtbare" Zustandsänderung des „Mediums" oder „Raumes" von der Art einer Spannungs-(Potential-) oder 'Druckänderung, die sich natürlich sowohl auf die Stärke als auch auf die Richtung und Steilheit des Gefälles beziehen kann, und die sich im typischen Fall nur mittelbar bemerkbar macht: in charakteristisch veränderten Eigenschaften und Verhaltungsweisen anderer darin befindlicher Wahrnehmungsgebilde oder auch in mehr oder weniger durchgreifenden, oft höchst eindrucksvollen Vorgängen der Neuordnung des gesamten „materiellen" Geschehens in dem fraglichen Bereich.

5. Vorgangssummation und Feldstärkensummation. Die „materiellen" Gesamtvorgänge sind bei dem kräftefreien Durcheinanderfließen, genau wie bei der Wirkungsüberlagerung, durch Summation von Einzelvorgängen zu verstehen. Dies ist nicht mehr möglich, sobald zwischen den Einzelvorgängen oder -gebilden Kräfte auftreten.

Wenn wir bei der Durchführung der Feldannahme nun jedem örtlichen Vorgang oder Zustand eine Umkreiswirkung zuschreiben, so spielen auch in dieser Annahme letztlich summative Verhältnisse eine Rolle: Es ist jetzt die Gesamtverteilung der Feldstärke, die einfach durch Überlagerung der Felder der einzelnen in dem fraglichen Gebiet befindlichen Gebilde gefunden wird. Und doch ist nichts verkehrter als die Folgerung, daß damit grundsätzlich alles wieder beim alten wäre. Denn es bleibt als grundsätzlich Neues nach der Annahme von Querkräften, daß jetzt die Vorgänge an diesen Gebilden nicht mehr aus der Summation artgleicher Teilvorgänge verständlich gemacht werden können.

Und selbst die summative Verstehbarkeit des Feldzustandes führt im konkreten Fall nicht sehr weit; denn wegen der Folgen des Feldzustandes für die materiellen Vorgänge innerhalb des Feldes beschränkt sie sich auf einen angenommenen Anfangszustand und entfällt sogleich für alle auf diesen folgenden Zustände, da diese selbst von den inzwischen erfolgten Verschiebungen der Körper in dem Feld abhängen. Andernfalls wäre die Lösung des Drei-Körper-Problems in der Gravitationslehre ein Kinderspiel.

Die Wandlung in der physiologischen und psychologischen Theoriebildung seit der Übernahme des Feldbegriffes zeigt übrigens deutlich genug, wie tiefgreifend der Unterschied zwischen der alten und neuen Auffassung in Wirklichkeit ist.

6. Materialverschiebung und Zustandsfortpflanzung. Es ist für den Anfang nicht ganz leicht, die Beförderung irgendwelchen „Materials" und die Fortpflanzung von Feldzuständen gedanklich genügend klar auseinanderzuhalten. Darum sei das Verhältnis der beiden Vorgangsarten im Anschluß an vorliegende gestalttheoretische Arbeiten nochmals kurz erläutert.

Dabei soll der Einfachheit halber davon abgesehen werden, daß dem anschaulichen „Material" in der Wahrnehmung, also den Sinnesqualitäten, physiologisch nicht irgendwelche materielle Substanz, sondern „Erregungen", das heißt „in Umsetzung begriffene Substanzen", also statt Körpern Vorgangsgebilde entsprechen müssen, die nicht infolge der Identität ihres Materials, sondern nur infolge des Zustroms neuen und des Abflusses verbrauchten Materials längere Zeit hindurch erhalten bleiben können.

Das physikalische Gegenbeispiel, das man zur Klärung des fraglichen Verhältnisses herangezogen hat, ist das Verhältnis zwischen der Strömung einer Flüssigkeit und der Ausbreitung der Krafteinflüsse (Drucke), durch welche der Gestaltzusammenhang der Strömung hergestellt wird. Der nächstliegende physikalische Fall dieser Art ist das Geschehen in einem Kanal von dem Augenblick an, wo eine Schleuse geöffnet wird, die zwei Teile mit verschieden hohem Wasserspiegel trennt: Der Druckunterschied, der das Wasser zum Fließen bringt, pflanzt sich mit Schallgeschwindigkeit fort: d. h. nach Ablauf einer Sekunde gerät das Wasser schon fast anderthalb Kilometer oberhalb und unterhalb der Schleuse in Bewegung[1]). Dagegen beträgt die Strecke, die in derselben Zeit von einem zunächst der Schleuse befindlichen Quantum Wasser zurückgelegt wird, allenfalls ebensoviele Meter (im äußersten Fall, bei sehr hohem Unterschied des Wasserspiegels, 4,9 m).

Wir müssen annehmen, daß auch im Psychophysischen zwischen der Fortpflanzung von Feldzuständen und der Verschiebung von „Material" bzw. dem Vordringen von Erregungszuständen oder Umsetzungsvorgängen, das dieser analog zu setzen ist, ein ähnlich gewaltiger Geschwindigkeitsunterschied besteht; denn die praktische Gleichzeitigkeit der gegenseitigen Aussendung und Aufnahme der Feldwirkung ist die unerläßliche Voraussetzung des Gestaltzusammenhangs, des gegenseitigen Sich-Tragens der Zustände an den verschiedenen Stellen des Feldes, das die Voraussetzung aller frei sich herstellenden Ordnung ist.

§ 10. Einige Anwendungen der Annahme dynamischer Wechselbeziehungen, besonders in der Wahrnehmungslehre.

1. **Anziehungserscheinungen.** Das Problem, an dem der Gedanke eines Kräftespiels zwischen den verschiedenen Stellen des Wahrnehmungsfeldes zunächst gefaßt wurde, ist bekanntlich die stroboskopische Scheinbewegung. Während die ursprüngliche Erörterung durchaus an dem zunächst in vorläufiger Weise gewählten Vergleich mit einem Kurzschluß und anderen Nebenfragen kleben blieb, wurden in der neueren — übrigens noch keineswegs abgeschlossenen — Entwicklung der Theorie Anziehungswirkungen zwischen den zum Großhirn aufsteigenden Prozessen vorausgesetzt, also Wirkungen, die nicht erst innerhalb des psychophysischen

---

[1]) Übrigens ist die (longitudinale) Druckwelle nicht zu verwechseln mit der zugleich entstehenden (transversalen) Oberflächenwelle, deren Geschwindigkeit von der Oberflächenspannung abhängt und viel geringer ist.

Niveaus, sondern schon in vorausgehenden Abschnitten ihres Weges gesucht werden.

In diesem Zusammenhang wurde auch schon darauf hingewiesen, daß Anziehungswirkungen auch sonst vielfach vorzuliegen scheinen: besonders zwischen gleichzeitigen Druckempfindungen, wobei das Maß der Verlagerung unter anderem von der Stärke des Druckes abhängt: die schwächere Empfindung wird stärker verlagert; im Grenzfall führt diese Anziehung zum völligen Zusammenfall, und Beobachtungen im Gebiet des Berührungssinnes und besonders des peripheren Sehens über das Anwachsen der hierbei überwundenen Strecken bei länger fortgesetzter Darbietung machen es wahrscheinlich, daß die bekannte Erscheinung der Veränderlichkeit der Raumschwelle, der alle Annahmen über die Größe und den Abstand der Elementar-Empfangsorgane hilflos gegenüberstehen, hierin ihre eigentliche Erklärung findet. — Im gleichen Zusammenhang wurde auch auf den „Vereinigungsdruck" (die „Fusionstendenz") der beiden Halbbilder im zweiäugigen Sehen (worauf wir noch zurückkommen) und auf gewisse Gedächtniserscheinungen hingewiesen. Anziehungswirkungen stärkster Art findet man ferner unter anderem in der Tendenz benachbarter gleichartiger Gebilde, — gegen die Disparation — in der gleichen Tiefe zu erscheinen.

2. **Sprung und Gefälle.** Auch das Problem der qualitativen Schwelle (z. B. der Farbschwelle) ist auf Grund der dynamischen Theorie des Wahrnehmungsfeldes neu in Bewegung geraten; während frühere Theorien die Schwelle immer mit dem dynamischen Zusammenhang in der **Längsrichtung**: zwischen den Vorgängen in dem einzelnen elementaren Empfangsorgan und den von ihnen veranlaßten Leitungs- und Erregungsvorgängen, ins Auge gefaßt hatten, führten gestalttheoretische Überlegungen zum erstenmal zu dem Versuch, das *Weber*sche Gesetz aus den dynamischen Beziehungen in der **Querrichtung**, zwischen benachbarten Stellen des zentralen Felds, abzuleiten, und zwar aus den Bedingungen der Ausbildung elektrischer Verschiebungen an der Grenze zweier ungleich erregter Gebiete. In Betrachtungen über die Rolle des **Gefälles** gelangte man ferner zu einleuchtenden Annahmen über den bekannten Einfluß des räumlichen und zeitlichen Abstandes auf Schwellen aller Art.

3. **Druckausgleich in zusammenhängenden Gebilden.** Eine weitere Gruppe von Beobachtungen betrifft Erscheinungen des Spannungs- bzw. Druckausgleichs auf den verschiedensten Gebieten. Hierher gehört der schon erwähnte **Ausfall des Randkontrasts** und überhaupt des Kontrasts in allen denjenigen Fällen, wo er eine anschaulich zusammenhängende, einheitlich gefärbte Fläche ungleichfarbig machen würde, wie überhaupt die schon gründlicher untersuchte „Tendenz zur Farbeinheit zusammenhängender Flächen" (Kap. 5, § 21; Kap. 7, § 8, 4); — ferner nach neueren Versuchen die **Einebnung der Spuren**, die beim Sukzessivvergleich den sogenannten negativen Zeitfehler verursacht, und die in den ersten gestalttheoretischen Untersuchungen noch als mechanische Abtragung gedeutet war.

4. **Innendruck und Oberflächenspannung.** Wenn die Festigkeit der gesehenen Dinge und der Wahrnehmungsdinge überhaupt auf

Spannungszuständen beruht, bei denen vor allem das Verhältnis zwischen dem inneren Druck und der Zugspannung von Oberflächen eine Rolle spielt, so sind unter gewissen, besonders unter vereinfachten Bedingungen Veränderungen ganz bestimmter Art zu erwarten:

Verlust der Gliederung des Gesamtsehraumes muß im äußersten Fall zunächst zu einer Vereinfachung der Form in Richtung auf eine hohle Blase und schließlich zur Schrumpfung führen; beides ist nach Beobachtungen des Verfassers am homogenen Ganzfeld bei herabgesetzter Beleuchtung der Fall. Eine auffallende Schrumpfung des Gesamtsehraumes beobachtet man schon auf hoher See bei unbewölktem Himmel: Nach dem Versinken der letzten fernen Küsten findet man sich statt in der erwarteten „endlosen Weite" inmitten eines Tellers von enttäuschend geringer Ausdehnung: die Endlosigkeit äußert sich dann nur mittelbar darin, daß man trotz allen Fahrens ewig in die Mitte dieses Tellers festgebannt zu sein scheint. Eine entsprechende, freilich verständlicherweise viel langsamere Schrumpfung erleiden Teile des eigenen anschaulichen Körper-Ich, wenn sie nicht mehr durch die Mannigfaltigkeit der Empfindungen dauernd „aufgepumpt" werden: beim Phantomglied der Amputierten, das übrigens bezeichnender Weise hauptsächlich in seinen einförmigen Teilen (Arm), viel weniger oder kaum merklich an den reich gegliederten (Gelenke, besonders Hand) schrumpft. Die Tendenz zur Blasenform des Gesamtsehraumes bei einförmiger Beschaffenheit wird auch durch die Beobachtung bestätigt, daß bei sehr hohem Flug der Erdboden eher konkav als konvex (wie in Wirklichkeit) erscheint. — Die Tendenz aller tachistoskopisch dargebotenen Gebilde zur Kreisform wurde schon oben erwähnt.

Möglicherweise geht das scheinbare Wachstum gesehener Figuren im Augenblick plötzlichen Auftauchens (das γ-Phänomen) auf dieselbe Tendenz zurück: Man braucht nur die in das Wahrnehmungsfeld eindringenden Erregungsvorgänge im Längsschnitt zu betrachten, dann zeigt sich sofort, daß die zur Kreisform tendierenden Oberflächenkräfte dessen vorderste Front zu einer „Kuppe" abrunden müssen, so daß notwendig der Querschnitt, mit dem er das psychophysische Niveau erreicht, zunächst kleiner als der normale ist. Wie viel diese Vermutung auf alle Besonderheiten des Gammaphänomens anwendbar ist, kann hier nicht verfolgt werden.

5. Sonstiges. Die verschiedenen Tendenzen zur Mitte des Gesamtsystems (räumlich bei der Pseudofovea, qualitativ besonders bei den Systemnullpunkten, Kap. 5, § 16) ist der innere Zusammenhang mit Gleichgewichtsverhältnissen besonders deutlich. Auch das zweiäugige Tiefensehen muß zweifellos aus dem Ausgleich der Spannungen verstanden werden, die bei der Vereinigung disparater Halbbilder entstehen; doch liegt eine ausgeführte dynamische Theorie noch nicht vor.

6. Dynamische Beziehungen über die Grenzen des Wahrnehmungsfelds hinaus. Als letztes Beispiel dynamisch bedingter Gefügeeigenschaften besprechen wir etwas eingehender die Stabilität des Gesamtsehfelds: seine Geradlinigkeit, die Rechtwinkligkeit seiner Hauptachsen und die angenäherte Gleichförmigkeit seines Maßstabs, kurz seine euklidische und cartesische Struktur.

Diese Struktur ist, wie die zahlreichen im Versuch feststellbaren Abweichungen zusammen mit der Tatsache ihrer spontanen Wiederherstellung nach allerlei Störungen und Verzerrungen beweisen (Kap. 5, § 17), nicht durch starre maschinelle Vorrichtungen gesichert; und es wurden noch in jüngster Zeit höhere geistige Fähigkeiten, wie der „Verstand", als deus ex machina dafür bemüht (Kap. 7, § 8, 5).

Versuchen wir statt dieses fragwürdigen Auswegs zunächst die Annahme, daß das euklidische Gesamtsystem unseres anschaulichen Umraums nach Form und Verteilung ein dynamisch sich tragendes und haltendes Gefüge ist, so ergibt sich sofort die Frage, was dieses System von außen zusammenhält.

Der Annahme fester Außenwände um den Bereich, in dem sich die psychophysischen Prozesse der Wahrnehmung abspielen (einem Flußbett entsprechend, welches das im Innern sich frei tragende System der Stromlinien zusammenhält), widerspricht schon die Möglichkeit unmittelbar nach den Gliedern und nach den Lebensnerven durchschlagender Wirkungen, die in der ursprünglichen Wechselbeziehung des Menschen mit der Umwelt fast ununterbrochen stattfinden, und nur infolge unserer zufälligen Ausrichtung auf Fragen der „reinen" Wahrnehmung im Versuch häufig in den Hintergrund treten und leicht übersehen werden.

Es bleibt als zweite Antwort: Das von außen Tragende sind ebenfalls Spannungen, und zwar Spannungen desjenigen Systems, auf welches in einem fort Wirkungen vom anschaulichen Umraum her ausgeübt werden: des Systems der Muskeln; die von außen haltenden Kräfte fallen nach dieser Annahme zusammen mit der normalen Tonusverteilung der Gesamtmuskulatur, genauer: mit den dazugehörigen Zuständen oder Erregungen der zugeordneten Abschnitte des Zentralnervensystems. Trifft das zu, so muß bei gewissen Störungen der Tonusverteilung auch der Halt und das Gleichgewicht des Wahrnehmungsfeldes gestört sein. Und zwar müssen nach der Feldtheorie diese Störungen, im Gegensatz zu den Störungen durch rein topographische Änderungen (oben Kap. 5, § 17 und Kap. 7, § 7), unkorrigierbar sein; während die Annahme einer regelnden Einwirkung des „Verstandes", solange dessen Natur nicht näher bestimmt ist, keine Erklärung dafür gibt, warum er Störungen der Dynamik nicht ebenso sollte beseitigen können wie rein mechanische Störungen. Tatsächlich liegt über solche unkorrigierbaren Schwankungen und Abweichungen des Umraums von der euklidischen und cartesischen Struktur bei Labilität und Asymmetrie des Muskeltonus im Gefolge von Kleinhirnerkrankungen u. dgl. schon eine Menge sorgfältiger Beobachtungen vor.

Die Annahme, daß die Strukturfestigkeit des anschaulichen Umraumes mit auf der Intaktheit des Muskeltonus beruht, hat übrigens nicht das geringste zu tun mit älteren Vorstellungen, wonach Einzelformen im Sehfeld durch besondere motorische Impulse, etwa „virtuelle" Bewegungen (der Augen z. B.) erst vom Betrachter „hergestellt" würden.

7. Resonanzartige Vorgänge. Seit die Annahme fester leitender Verbindungen auf den verschiedensten Fragegebieten sich als entweder falsch oder unzulänglich erwiesen hat, spielt die Annahme resonanzartiger Wirkungszusammenhänge in der neueren Psychologie und Physiologie eine außerordentlich wichtige Rolle.

Psychologisch beim Verständnis der „Paarbildung" sowohl in der Wahrnehmung als besonders bei Gedächtniserscheinungen, beim Wiedererkennen, beim Suchen usw. (oben Kap. 4 § 16, 3); ferner bei den Erscheinungen der „Gefühlsansteckung"; physiologisch in den Annahmen über die Sicherung der Zuordnung zwischen Koordinationszentren und Gliedmaßen. Vor allem scheint mir die Annahme resonanzartiger Beziehungen auch fruchtbar für das Verständnis der natürlichen Gesellung und allgemein für das Verhältnis zwischen den sog. „Auslösern" oder „Signalen", das heißt den Gestalten der Triebkomplemente[1]) und den angeborenen oder erworbenen „Schemata" oder „inneren Bildern" beim Instinktverhalten (wozu, wenn ich recht verstehe, auch das zu rechnen ist, was in der *Jung*schen Seelenlehre als „animus" und „anima" bezeichnet wird).

Wir sprechen ausdrücklich von resonanzartigen Zusammenhängen und nicht einfach von Resonanz, denn diese ist in der Natur bisher nur bei periodischen Vorgängen bekannt, während wir im Psychischen zur Annahme verwandter Wirkungen auch zwischen Eigenschaften gezwungen sind, für die wir noch keine physikalischen Gegenbeispiele kennen: z. B. für die Raumform eines gesehenen Gebildes.

§ 11. Der Feldbegriff in der Lehre vom Verhalten.

1. **Erste Ansätze.** Die Anwendung des Feldbegriffs auch auf Fragen des Verhaltens ist vor der Ausbildung der Gestalttheorie nur vereinzelt, und ohne spürbaren Widerhall, versucht worden.

Wohl der früheste Versuch dieser Art, aus dem Jahre 1897, besteht in Überlegungen über „Psychische Spannungen bei Motiven-Konflikten", in denen an Hand der *Dante*schen Vorlage zur Geschichte von „Buridans Esel" (der mitten zwischen zwei gleich verlockenden Heubündeln verhungert) aus dem Unterschied zwischen „Zugspannung" und „Druckspannung" Folgerungen über menschliches Verhalten gezogen werden. Etwa ein halbes Dutzend Jahre jünger ist der erwähnte, in charakterologischem Fragezusammenhang entstandene Entwurf der Lehre von den tierischen Trieben als Wirkungen „lebensmagnetischen Zugs", der von den „Triebkomplementen" auf das Lebewesen ausgeübt wird (oben § 7, 5). Nach einem weiteren knappen Jahrzehnt folgt die erste eingehende phänomenologische Untersuchung einer Grunderscheinung des höheren menschlichen Seelenlebens, nämlich der „Gesinnungen", wobei es sich wiederum als sachlich gefordert erweist, den ganzen Menschen (den „Träger" der Gesinnung) und mit ihm noch andere (die „Gegenstände" der Gesinnung) als Glieder, als natürliche Teile, und zwar Pole, in umfassenderen dynamischen Zusammenhängen aufzufassen.

2. **Augenblicklicher Stand; Anwendungsbeispiele: zur Theorie des Gewissens und des Willens.** In der heutigen Lehre vom Verhalten ist der Feldbegriff schlechthin grundlegend, und zwar durchweg: von der Reflextheorie über die Lehre von den einfachen Willenshandlungen bis zu der Lehre von den Gemeinschaften und den zugehörigen Triebanlagen des Einzelnen.

Was wir über die letztere oben (Kap. 4, § 16, 4; Kap. 5, § 8; Kap. 6, § 10, 3)

---

[1]) Warum wir nicht von „Reizen" sprechen, darüber vgl. Kap. 9, § 9.

nur andeuten konnten, wird ergänzt durch die wohl zuerst im Leipziger Kreis ausgesprochene Deutung des Sollens und des Gewissens als der Erscheinungsform der Antriebe, die aus der Lebendigkeit und den Eigenstrebungen des umfassenden Ganzen heraus im Einzelnen wirksam sind und auch gegen etwaige Teilansprüche des Einzelnen, ja über die Zerstörung seines Lebens hinweg ihre Erfüllung beanspruchen. Der gewissenlose Mensch ist danach derjenige, in dessen Welt es ein Ganzes, zu welchem er selbst als Teil oder Glied gehörte, nicht gibt; für den die ihm etwa vermittelten Vorstellungen über solche Ganze nichts Wirkliches bedeuten.

Nicht unwahrscheinlich ist es, daß auch die Natur des Willens im engeren Sinn, das heißt im Gegensatz zu Trieben, Bedürfnissen, Gelüsten, Neigungen, Leidenschaften, in diesem Zusammenhang geklärt werden kann.

Falsch ist es zweifellos, ihn einfach als Resultante jener anzusetzen, wie dies kürzlich versucht wurde. Denn eine Resultante in dem gebräuchlichen klaren Sinn der Vektorsumme kann nie mit ihren Komponenten in Streit geraten; das können nur die Komponenten selbst untereinander[1]). Die Möglichkeit des Streites mit augenblicklichen Trieben, Bedürfnissen und Neigungen und des Sieges über sie in der Beherrschung ist aber die Ur-Erscheinung des Willens im engeren Sinn. Sein Zusammenhang mit Plan und Ziel, Aufgabe, Sorge, Pflicht, Dienst und Opfer, Amt, Beruf und Berufung, die Tatsache, daß wir von Stärke oder Schwäche des Willens sprechen, je nachdem, ob die Forderungen des Ferneren über die des Näheren, des Umfassenderen über die des Engeren, des Unverwirklichten über die des greifbar sich Aufdrängenden siegen oder umgekehrt, der Wesenszusammenhang also von Wille und Vernunft im eigentlichen Sinne der ,,Vernünftigkeit", alles weist darauf hin, daß auch eine Theorie des eigentlichen Willens vom Feldbegriff aus zumindest möglich ist. Wie schon Kap. 7, § 13 angedeutet, vermuten wir, daß die Energien des ,,starken" Willens den Forderungen einer Sache (einer ,,Idee") entstammen können, wobei die ,,auf das Ich gerichteten Gesinnungen" oder, wie wir das auch übersetzen können, die Prägnanztendenzen des eigenen Persönlichkeitsbildes, die kürzlich ebenfalls als eigentliche Quelle der Willensenergie bezeichnet worden sind, sicherlich nur einen — fast nicht mehr zeitgemäßen — Sonderfall darstellen.

3. Allgemeine Analyse des strebenden und wertenden Verhaltens. Handelt es sich hierbei um vorläufige Ansätze und Vermutungen, so ist auf anderen Gebieten schon Greifbareres geleistet. So bei der Deutung mancher Eigentümlichkeiten des — seiner Natur nach besonders durchsichtigen — kindlichen Ausdrucksverhaltens, etwa der Ausdrucksformen der Verlegenheit, der Scham, der Verzweiflung, der Ablehnung usw.; vor allem aber in der grundsätzlichen Klärung der Erscheinungen des Forderns und Gefordertseins, des Strebens und Verlockens, des Wertens und des Wertvoll-Erscheinens, die erst kürzlich in umfassender Weise versucht wurde. Schien früher das strebende, wertende und fordernde Verhalten des Lebewesens mit seiner Zielgerichtetheit und Parteiischkeit eine Sonderstellung in der Gesamtheit des Seelischen einzu-

---

[1]) Dieses Argument tritt übrigens zum erstenmal schon in *Platons* Phaidon auf bei der Erörterung der Frage, ob ,,die Seele" als ,,Harmonie" aufgefaßt werden könne.

nehmen, wodurch es einen der gewichtigsten Anlässe zu der leidigen Annahme einer unüberbrückbaren Wesensfremdheit zwischen „niederem" und „höherem" Seelenleben bildete, so können wir es heute dank der Umwälzung im psychologischen Denken, die in der Gestalttheorie mit ihren schärfsten Ausdruck findet, als einen besonders bedeutsamen Beispielfall des allgemeinen Strebens von Gestalten nach ausgezeichneten Endzuständen verstehen. — Bei jeder Art von Forderung liegt, ganz allgemein betrachtet, eine Paargestalt vor, bestehend aus dem Fordernden, als Ursprungsort der Forderung, und dem Zielgebilde, an welches die Forderung gerichtet ist, mit der in dem Gefordertsein enthaltenen Spannung als dynamischer Gestalteigenschaft (Kap. 3, § 8). Dieses spezifische Zusammenhangverhältnis zwischen dem Ursprungsglied und dem Zielglied der Forderung entsteht (nach Kap. 4, § 7ff.) auf Grund des Zueinander ganz besonderer „mitgebrachter" Eigenschaften beider, z. B. also einerseits bestimmter Wesenseigenschaften (Kap. 3, § 8, 3), der „eigenen Würde" (*Lotze*), des Ausdrucks oder auch der Tauglichkeit des Gegenstandes, und anderseits bestimmter dazu stimmender Eigentümlichkeiten (nicht nur Bedürfniszustände) des Subjekts. Aber das Eintreten in diesen Zusammenhang ändert sowohl das Ursprungsglied als auch das Zielglied, indem beide erstens bestimmte Funktionseigenschaften (Kap. 3, § 18ff.) annehmen, aber zweitens auch in ihrem eigenen Zustand (z. B. „Erwünschtheit", „Reiz" im anschaulichen, nicht physiologischen Sinn) mehr oder weniger abgewandelt werden (Kap. 3, § 11ff.).

Zu diesen vom Ganzen des Strebezusammenhangs (nach Kap. 3, § 11f.) bestimmten Zuständen des Subjekts gehört die Mehrzahl der Gemütserregungen und Gefühle. Auf den Wesenszusammenhang zwischen Gefühl und Streben wurde schon bald nach Beginn des Jahrhunderts von verschiedenen Seiten fast gleichzeitig hingewiesen. Damit ist übrigens eine Frage näher beantwortet, die oben Kap. 3, § 8, 3 offen geblieben war. Weniger beachtet ist die Tatsache, daß auch der Gegenstand, das Zielgebilde eines Strebens vom Ganzen des Strebezusammenhangs eine besondere Färbung empfängt, die wir auch bei den Triebkomplementen der Tiere annehmen müssen, und die vorläufig als „Aufforderungscharakter", oft auch einfach als „Ton" (z. B. „Freßton") bezeichnet wird[1]).

Während in herkömmlichen Werttheorien das Subjekt ganz selbstverständlich als einzige oder wenigstens als ursprüngliche Quelle jeder Forderung und Bewertung behandelt wird, fällt nun der Blick unversehens auch auf eine nicht minder grundlegende zweite Art von Fällen, wo eine Forderung von außen an das Subjekt herantritt, wo dieses also

---

[1]) Der Ausdruck Aufforderungscharakter wurde von englisch sprechenden Verfassern mit „valence" übersetzt, und wir finden nun in dem Sprachgebrauch unserer Tierpsychologen neuerdings auch den Ausdruck „Valenz", und zwar als vermeintlich englische Erfindung.

Zielglied des Forderungsverhältnisses ist: auf das „Sollen", aber auch die „Verlockung" und den schon genannten „Aufforderungscharakter", — und auf eine dritte Art, wo sich die gesamte Forderungsgestalt ausschließlich innerhalb des Gegenstandsbereiches erstreckt. Hierbei wieder ist theoretisch am bedeutsamsten nicht der Fall, in dem wir zuschauen, wie ein fremdes Subjekt, wie wir, Forderungen stellt; sondern derjenige, wo ein klares Forderungsverhältnis zwischen reinen Sachverhalten, ohne Teilnahme eines Ich, auch nicht eines fremden, als Ursprungsglied oder Zielglied besteht: Es handelt sich um den Fall des Nichtpassens, der Unrichtigkeit, Unstimmigkeit, Falschheit usw., den wir im Kap. 7, §§ 9—13 ausführlich behandelt haben.

Wenn auch eine solche rein gegenständliche Forderungsgestalt kaum bestehen kann, ohne sofort als Ganze zum Ursprungsglied einer Umfassenderen zu werden, deren Zielglied der interessierte Betrachter ist, der sich etwa aufgefordert spürt, die mangelnde Ordnung herzustellen (Kap. 7, §§ 12, 13), so darf dies auf keinen Fall dazu führen, die beiden so merkwürdig zusammenhängenden Forderungsverhältnisse in unklarer Weise durcheinanderzubringen. Solcher Forderungshierarchien gibt es die verschiedensten Arten: Eine andere entsteht z. B., wo verschiedene gleichzeitige Forderungen oder Strebungen in Konflikt geraten (Abs. 1 und 2 dieses Paragraphen).

4. Der Widerstand der Physiologie und seine Wurzel. In dem biologischen und physiologischen Schrifttum auch der jüngsten Zeit versucht man das strebende Verhalten fast ausnahmslos nach wie vor nach Art von Auslösungszusammenhängen und alle Koordination durch feste Vorrichtungen zu deuten.

Man sieht zwar, daß mit dem Bilde der Auslösung nicht alles in Ordnung ist, man weiß, daß die „auslösenden Reize", wenn sie allzulange ausbleiben, aktiv aufgesucht, daß, wenn keine aufzufinden, auch halbwegs ähnliche Ersatzgegenstände als Notbehelf hingenommen werden, und falls auch hierzu keine Gelegenheit ist, triebhafte Verhaltensweisen schließlich sogar in einer Weise „ablaufen" können, die zwingend den Eindruck machen, als würden die Triebkomplemente hinzu halluziniert. — Man sieht ferner, daß zwischen völlig gegensätzlichen Strebungen, denen man eine entsprechende Anzahl selbständiger Führungszentren zuordnet, engere sachliche Beziehungen bestehen, derart, daß reine Stärkeunterschiede der äußeren oder inneren Bedingungen in fließendem Übergang von der einen zur anderen führen; etwa die Tendenz zum Angriff und die zur Flucht; zum Streit oder zur Hilfe; die Tendenz zu herrschen und zu führen und die zu folgen und sich zu fügen; die Tendenz zur Gesellung und die zur Absonderung; aber ebenfalls schon so einfache Verhältnisse wie das zwischen Hunger, Sattheit und Überdruß, Ruhebedürfnis und Tätigkeitsbedürfnis usw. — Es wird endlich zugegeben, daß ohne bestimmte Zuwendungs- und Ausrichtungsreaktionen auch ausgesprochen instinktives Verhalten niemals seinen biologischen Sinn erfüllen könnte. Aber trotz aller noch hinzukommenden Erfahrungen über regulatorische Berichtigungen bei inneren und äußeren Störungen der verschiedensten Art klammert man sich wie an einen Strohhalm an die bloße Hoffnung, daß sich schließlich vielleicht doch irgendwelche, vielleicht submikroskopische Leitungssysteme würden auffinden lassen, die die „Erregung" zwangsweise zum rechten Ende leiten.

Auch bei ausgesprochen ganzheitlicher Betrachtungsweise, nach welcher das Lebewesen nur als Teil seiner ihm eigentümlichen Umwelt und das strebende Verhalten nicht aus abgekapselten Teilabläufen von der Art des Reflexes, sondern nur aus eigentümlichen Verhaltensstrukturen des gesamten Lebewesens verstanden werden soll, spricht man, ohne auch nur die Möglichkeit anderer Annahmen zu erörtern, von „Schlüsselreizen", durch die bestimmte „Verhaltenskreise" „eingeklinkt" und wieder „ausgeklinkt" werden, wie zu besonderen Zwecken bereitstehende Maschinen.

Es ist auch kein Zufall, daß die früheren Ansätze im Sinne des Feldbegriffs nicht von Physiologen, ja zum Teil nicht einmal von experimentierenden Psychologen stammen. Es ist leicht, das einzelne Lebewesen als Glied eines umfassenderen Feldzusammenhangs zu sehen, solange man in naiv realistischer Betrachtung verweilt und sich nicht eingehender mit der physikalischen und neurologisch-physiologischen Grundlage dieser Beziehungen des Einzelnen zu seiner Umgebung befaßt. Aber es ist außerordentlich schwer, diese Auffassung beizubehalten, und so gut wie unmöglich, überhaupt auf sie zu verfallen, wenn man vor der unbestreitbaren Tatsache steht, daß in der unmittelbaren Umgebung beobachteter Lebewesen außer Vorgängen, die zu Sinnesreizen werden können, nichts festzustellen ist, daß also alles Entscheidende sich in sehr begrenzten Bereichen innerhalb seines Nervensystems abspielen muß; — was die Beobachtung von allerlei Ausfällen und Störungen immer wieder bestätigt.

Vor allem ist es wohl der widersinnige Ansatz des Innen und Außen, der die Physiologen daran verhindert, sich mit dem Feldbegriff in diesem Fragebereich zu befreunden. Aber auch wenn dieser Widersinn nicht auflösbar wäre (Kap. 9), würde ihnen nichts anderes übrig bleiben, nachdem der Nachweis geführt ist, daß schon die einfachste Zuwendungsreaktion, wie die Einstellung der Augenachsen auf den auffallendsten Gegenstand des Gesichtsfeldes, um durch Leitungsannahmen vollständig erklärt zu werden, so viele selbständige Reflexbögen (d. h. Leitungskombinationen) erfordern würde, als die Zahl der empfindlichen Stellen, vervielfacht mit der Zahl der möglichen Augenstellungen beträgt; eine Zahl, die bei der bescheidensten Schätzung sich auf viele Millionen beläuft, wobei aber die Möglichkeit treffender Blickbewegungen nach operativer Überkreuzung der Augenmuskeln noch nicht berücksichtigt ist.

5. Beispiel einer dynamischen Erklärung einer einfachen gerichteten Reaktion. Gerade für diesen Fall einer einfachen Zuwendungsreaktion liegen dynamische Vorstellungen im Sinne des § 10 schon ausgebildet vor. Die Zielgerichtetheit dieser Reaktion ließ sich nur aus der naheliegenden Annahme verständlich machen, daß das Wahrnehmungsfeld nicht nur in sich, son-

dern auch nach außen, und zwar zunächst mit den Augenbewegungszentren im Gestaltzusammenhang steht. Vor dem Eintreffen eines nicht-fovealen Lichtreizes befindet es sich mit diesen in dem der Reizlosigkeit zugehörigen Gleichgewichtszustand. Die Spannung, die durch die Anziehung zwischen dem peripheren Sehding und dem Blickpunkt in dem Sehfeld entstanden ist, muß dann, da das Wahrnehmungsding selbst nicht nachgibt, über die Innervation der Augenmuskeln das Auge genau in diejenige Stellung verschieben, in welcher bei der vorhandenen Objektkonstellation das Wahrnehmungsfeld im Gleichgewicht ist; — und zwar ohne besondere Vorrichtungen von der Art des Reflexbogens, — einfach deshalb, weil jede andere Innervationsverteilung, die die Fovea nicht auf den Lichtreiz zu, also den gesehenen Gegenstand nicht auf die Mitte des Blickfelds zu verlagert, das Ungleichgewicht und damit den inneren Spannungszustand im Wahrnehmungsfeld und zwischen ihm und den motorischen Zentren vergrößern oder wenigstens nicht verringern würde.

So wird der unmittelbare Eindruck verständlich, den der äußere Zuschauer von solchem Zuwendungsverhalten eines Lebewesens erhält: als ob das Sinnesorgan oder das wahrnehmende Wesen selbst wie eine Magnetnadel sich in einem Kräftefeld der wahrgenommenen Gebilde oder Vorgänge bewegte.

Es bedarf übrigens keiner neuartigen Zusatzannahmen, um zu verstehen, wie auf diese Weise, falls die Tätigkeit der Augenmuskulatur nicht zur Herstellung der Gleichgewichtslage genügt, ebenso „unwillkürlich" die Hals-, weiter die Rumpf- und endlich auch der Beinmuskulatur in Tätigkeit tritt; und dasselbe gilt natürlich ebenso für die — unwillkürliche — Herstellung jedes anderen Gleichgewichtszustandes oder seine Erhaltung trotz äußerer Störungen — beispielsweise des ruhigen Standes bei zunehmender einseitiger Belastung. Ebenso ergibt es sich aus der zentralen Art der Verursachung ohne weiteres, daß nicht nur bei Ruhe von Wahrnehmendem und Gegenstand, sondern auch bei gemeinsamer Bewegung in günstiger Blicklage keinerlei Folgereaktion zu beobachten ist; eine Tatsache, die der Reflexbogen-Annahme unüberwindliche Schwierigkeiten verursacht.

Die hier nur angedeutete Hypothese der dynamischen Rückkoppelung bzw. des „vollkommenen Kreislaufs" der sinnlichen und Eigenbewegungsvorgänge ist nun schon fast 20 Jahre alt; und sie übertrifft in dieser Form an Bestimmtheit, Klarheit und Vollständigkeit nicht nur alle früheren Thesen, nach denen es sich um viele physiologische Assoziationen oder ebensoviele Maschinen-Einrichtungen handeln sollte, sondern auch die inzwischen entstandene „Gestaltkreistheorie", sofern diese auf die Einbeziehung der physikalisch feststellbaren Vorgänge in Sinnesorganen und Nervensystem in den „Kreis" der Begegnung des Subjekts mit dem Gegenstand verzichten zu müssen glaubt, weil sie für jene Vorgänge kein anderes Ordnungsprinzip als das der Leitung kennt.

9. KAPITEL.
Das Leib-Seele-Problem.

§ 1. Der Widersinn des Innen und Außen.

Von den vielen Stellen, an denen das Verhältnis von Seele und Welt zum Staunen und Fragen Anlaß gibt, ist eine der aufregendsten der Widersinn des Innen und Außen, der für fast alle vorliegenden physiologischen Theorien des Bewußtseins und des Verhaltens zum Stein des Anstoßes geworden ist (Kap. 8, § 11, 4). Der Mensch begegnet den Dingen und Wesen in einer ihn und sie gemeinsam umfassenden Welt, er findet sich selbst in dieser Welt. Die Physiologie lehrt, daß diese ganze Welt von Wesen und Dingen für ihn nur vorhanden ist, wenn bestimmte Reize auf seine Sinnesorgane fallen und von dort bestimmte Erregungen nach gewissen Teilen der Großhirnrinde gelangen. Das, was in diesen Teilen der Großhirnrinde dann geschieht, muß also im allerengsten Zusammenhang stehen mit dem Vorfinden und Vorhandensein der Welt: es muß irgendwie seine eigentliche, unentbehrliche Grundlage bilden. Das heißt, so scheint unvermeidlich zu folgen: diese ganze Welt müßte eigentlich irgendwo in dem Kopf des Menschen sein; hier müßte sich befinden, was er sieht und hört, was er tastet und fühlt.

§ 2. Rückschluß- und Rückverlegungshypothese („exzentrische Projektion" und „Somatisierung").

Wie man diesen Widerspruch zwischen zwei gleich handfesten und unabweisbaren Erfahrungen, der phänomenologischen: der Mensch in der Welt, und der physiologischen: die Welt im Menschen, zunächst zu lösen suchte, ist bekannt. Selbstverständlich seien die „Empfindungen" eigentlich oder wenigstens ursprünglich im Kopf; aber durch Rückschlüsse auf ihre Ursachen vermittels des Verstandes komme man zur Konstruktion der äußeren Umwelt, — so heißt die ältere Lösung; durch „Rückverlegung" zunächst auf den erregten Nervenbahnen bis zum Sinnesorgan („Somatisierung") und sogar darüber hinaus auf dem Weg der physikalischen Vorgänge bis zu dem reiz-aussendenden Gegenstand („Projektion"), so heißt die auch heute noch allgemein verbreitete jüngere. — In der neueren Wissenschaft gibt es kaum einen Begriff von ähnlicher Unklarheit wie den der Somatisierung und der Projektion der Empfindungen.

Was wird da nicht der Seele zugemutet; etwa beim räumlichen Sehen: zunächst im Sinnesnerven, den eben eine Erregung hirnwärts durchlaufen hat, ein rückläufiger Vorgang, und dieser, während vielleicht schon neue Erregungen von außen nach innen unterwegs sind; also eine gleichzeitig vor- und rückläufige Zustandsfortpflanzung im gleichen Nerven. So etwas möchte noch angehen; aber nun soll im weiteren Verlauf auch der Weg zurück verfolgt werden, auf dem soeben ein Lichtstrahlenbündel durch die Linse in das Auge eingetreten ist; und zwar soll dieser Weg nur bis zu einem ganz bestimmten Punkt verfolgt werden, z. B. zu dem gemeinsamen Ausgangspunkt der zwei in die Augen gelangten Strahlenbündel. Das muß, falls bei diesem Vorhaben der Seele die Zeitfolge sich nicht umkehren soll, in einem Augenblick geschehen, wo in demselben Bereich häufig schon wieder ganz andere elektromagnetische Schwingungszustände herrschen. Es muß also, wenn Aussicht auf Erfolg bestehen soll, die Annahme gemacht werden, daß der Lichtstrahl vor dem Auftreffen auf die Netzhaut eine Spur hinterläßt, die die Zurückverfolgung ermöglicht. Auf weitere Folgerungen, zum Beispiel daß jedes sehende und hörende Lebewesen mit einem unter Umständen bis in den Fixsternhimmel reichenden Schleier dieser Rückverfolgungsvorgänge umgeben sein müßte, brauchen wir danach kein besonderes Gewicht mehr zu legen; denn schon die erste ist tödlich.

§ 3. Verzicht auf Zusammenschau des phänomenologischen und des physiologischen Befunds ?

Man kommt aber nicht aus der Zwickmühle, wenn man einfach mit einer verächtlichen Handbewegung die lästigen Steine aus dem Spiel schiebt, wie es im Anschluß an gewisse Richtungen der philosophischen Anthropologie neuerdings in der „Gestaltkreistheorie" vorgeschlagen wird.

Die Begründung lautet: Physikalischer Vorgang, Sinnesreizung, Erregungsfortpflanzung im Nerven, Prozeß im Großhirn — nichts von alledem ist in der Wahrnehmung als solcher enthalten. Da stehen Mensch und Ding einander ganz unmittelbar gegenüber: hier ich — dort das Ding, und ich setze mich mit ihm auseinander, unbekümmert, und ohne das geringste Bedürfnis nach besonderen vermittelnden Organen und physiologischen Vorgängen zu verspüren. Also lassen wir diese doch auch, wenn wir die Auseinandersetzung zwischen Mensch und Ding theoretisch zu begreifen suchen, auf sich beruhen — wo es ohnehin nur maschinelle und vor allem Leitungsvorgänge sind, aus denen man niemals eine Zielerreichung auf verschiedenen Wegen erklären kann. Überlassen wir es den Physiologen, sich immer nur daneben zu stellen, wenn jemand anders sich mit einem Ding auseinandersetzt, und von der Seite in dieses Wechselspiel hineinzuschauen (zu „kiebitzen"). Was sie dabei finden, mag an sich ganz wissenswert sein; aber abgesehen davon, daß es erklärt, warum manchmal trotz Anwesenheit aller Partner die Auseinandersetzung nicht zustande kommt, stört es uns bloß. Beschränken wir uns — wie die Philosophen — auf den Fall, wo wir selbst in der Auseinandersetzung begriffen sind; wir finden dann uns in der Welt, wie jeder unbefangene Laie.

Daß man auf diese Weise in weite Gebiete der Psychologie, besonders des Willens und der Gemeinschaft, ein gutes Stück weit eindringen und wesentliche Feststellungen dabei gewinnen kann, ist klar. Aber den Schwierigkeiten, die schon bei der nächstliegenden sinnvollen Variation der Beobachtungsbedingungen — nichts anderes ist das „Kiebitzen" der Physiologen — auftreten, einfach dadurch entrinnen zu wollen, daß man festsetzt, die Theorien für die verschiedenen Versuchsvariationen dürften nicht zusammengefaßt werden, das ist ein Rat, der von keiner im Vordringen befindlichen Wissenschaft jemals befolgt wurde.

§ 4. Auflösung des Widerspruchs.

Die einzig mögliche Auflösung der Schwierigkeit ist schon zweimal im vorigen Jahrhundert, und vor einem Dutzend von Jahren im Zusammenhang gestalttheoretischer Überlegungen zum dritten Mal gefunden worden. Sie hat bisher nicht die Beachtung erlangt, die ihr zusteht, wohl weil sie an das Vorstellungsvermögen ungewohnte Anforderungen stellt; was aber bei der Schwierigkeit der Sache unvermeidlich ist. Wir versuchen daher, sie nochmals ausführlich auseinanderzusetzen.

Über die Forderungen, die bei der Auflösung der Schwierigkeit zu lösen sind, darf kein Zweifel bestehen: Sowohl die phänomenologische wie die physiologische Ansicht müssen als wohlbegründet in vollem Umfang und mit allen Folgerungen anerkannt, **beide** müssen gleich ernst genommen werden. Es darf weder, wie bei der Projektionsannahme, der phänomenologische Befund zugunsten des physiologischen, noch, wie in der philosophischen Dogmatik unserer Zeit, der physiologische zugunsten des phänomenologischen entwertet werden. Auf den Unbegriff der Projektion rein nervös bedingter Erscheinungen an Orte außerhalb des Organismus ist zu verzichten. Wie ist das möglich?

1. **Die Wirkungsreihe vom physikalischen Objekt zum Anschauungsding; der psychophysische als allein bewußtseinsfähiger Vorgang; Zweiheit von physikalischem Objekt und psychophysischem Dingkomplex.** — Um in diesem unübersichtlichen Gelände uns nicht zu verirren, gehen wir Schritt für Schritt, uns ständig des zurückgelegten Wegs versichernd, vorwärts. Wir beginnen auf dem verhältnismäßig sicheren Grund des Physiologen. Beispiel: Ein Gegenstand wird gesehen. Was ist dazu nötig? Es müssen von dem Gegenstand (oder seiner Umgebung, oder beiden in geeignetem Verhältnis) Lichtstrahlen ausgesandt oder reflektiert werden. Diese müssen möglichst unzerstreut an den optischen Apparat des Auges gelangen und ihn durchdringen, und es muß durch geeignete Ferneinstellung der Linse eine annähernd punktuelle Abbildung auf der Netzhaut erfolgen. Dort müssen bestimmte chemische Umsetzungen stattfinden, von denen eine bestimmte Erregungsverteilung im Sehnerven veranlaßt wird, die sich über die Sehnervenkreuzung nach der Vierhügelgegend im Hirnstamm, und von dort durch die Sehstrahlung nach der area striata im Hinterhauptslappen fortpflanzt. Ist dieser lange Weg unterbrochen, so ist — beim Fehlen von Daten anderer Sinne — für den betreffenden Menschen der Gegenstand nicht vorhanden. Und dies ist ebensowenig dann der Fall, wenn der ganze Übertragungsvorgang ordnungsgemäß abläuft, aber die area striata und ihre Umgebung nicht physikalisch und chemisch in Ordnung, z. B. nicht genügend durchblutet ist. Zwischen den Störungen auf dem Weg und den Störungen des Endbereiches selbst besteht ein grundlegender Unterschied:

Bei Unterbrechungen des Wegs, aber unversehrtem Endbereich, ist zwar die Fähigkeit, physisch vorhandene Gegenstände zu sehen, aber nicht das Sehen überhaupt, das Haben einer sichtbaren Umwelt verhindert. Man kann dabei immer noch etwas klar Geformtes und Beschreibbares vor Augen haben: nämlich Phantome, Halluzinationen, Traumbilder, optische Vorstellungen. Ist dagegen der Endbereich selbst zerstört, so ist die Unversehrtheit des Zugangs ohne jeden Nutzen. Man ist bei Zerstörung der area striata völlig blind, bei Zerstörung des nach vorn angrenzenden Bereichs seelenblind, d. h. man hat ein dem Gesunden nicht vorstellbares Gewirr von Farben und Helligkeiten. Entscheidend ist, daß in beiden Fällen nun auch keine Halluzinationen, Traumbilder und Vorstellungen mehr zustande kommen.

Das bedeutet: Von der ganzen Wirkungsreihe hat ausschließlich der Endabschnitt, das Geschehen in der Sehrinde und ihrer Umgebung, unmittelbar etwas mit dem sichtbaren Vorhandensein eines Gegenstandes zu tun; wir bezeichnen daher den Bereich jenes Endabschnitts als „psychophysisches Niveau". Nur Vorgänge in diesem Niveau sind „bewußtseinsfähig", dagegen nicht die Vorgänge im Sinnesorgan und im Leitungssystem. Wir sagen ausdrücklich: bewußtseinsfähig; denn es ist möglich und wahrscheinlich, daß noch besondere Bedingungen erfüllt sein müssen, damit das Bewußtseinsfähige auch tatsächlich bewußt ist. Man schaut also z. B. beim Sehen auch nicht „eigentlich" die Bildchen auf seiner eigenen Netzhaut an, wie dies in vielen Erklärungen von Seh-Erscheinungen mehr oder weniger ausdrücklich angenommen wird; diese stellen vielmehr eine völlig neutrale Durchgangsstation der Wirkungsreihe vom physikalischen Objekt bis zur Großhirnrinde dar, die ebensowenig bewußtseinsfähig ist wie irgend eine andere davor oder danach. — Aber auch im psychophysischen Niveau selbst sind nicht etwa Vorgänge jeder Art bewußtseinsfähig, z. B. nicht Wachstums- und Stoffwechselvorgänge, sondern nur ganz bestimmte, wie sie vor allem durch Reizung der Sinnesorgane veranlaßt werden; — und ganz und gar nicht sind es die dauernden anatomischen Strukturen: Zellen, Fasern, Stützgewebe, Blutgefäße und deren Bestandteile.

Wenn wir alles unmittelbar Gegebene, auch die Außenwelt, als „bewußt" oder als „Bewußtseinsinhalt" bezeichnen, gebrauchen wir das Wort „Bewußtsein" in einem weiteren Sinn als viele Psychologen und Philosophen, die (aus Gründen, die schon in Kap. 2 größtenteils besprochen wurden) darunter nur die Innenwelt: das „Selbstbewußtsein" einschließlich des „Vergegenwärtigten", verstehen wollen. Dafür befinden wir uns in bester Übereinstimmung mit dem alltäglichen und auch dem ärztlichen Sprachgebrauch; wenn da von „Bewußtlosigkeit" die Rede ist, oder davon, daß jemand „wieder zum Bewußtsein gekommen" sei, so ist dabei eindeutig der Ausfall und das Wiedererstehen der gesamten Erscheinungswelt gemeint. Fällt nur das Ichbewußtsein aus, so spricht man nicht von Bewußtlosigkeit, sondern von Entrücktheit, von Außersichsein, von Versunkenheit oder einfach von Selbstvergessenheit.

Was folgt für das Verhältnis zwischen dem physikalischen und dem anschaulichen Gegenstand, also beispielsweise der elektromagnetische Schwingungen verschiedener Frequenz aussendenden Sonne der Astronomie und der leuchtenden und wärmenden Sonne in der anschaulichen Umwelt des Menschen? Da die letztere nur auf Grund bestimmter Vorgänge in dessen Großhirnrinde ins Dasein tritt, kann sie von der ersten nicht weniger **verschieden** und weniger weit **entfernt** sein als die Hirnrindenvorgänge, auf denen sie beruht. Die anschauliche Sonne ist nicht die physikalische zuzüglich der sekundären Qualitäten und abzüglich der atomistischen Struktur und der elektromagnetischen Eigenschaften. Ebenso wie bei der Mündung des Gewehrlaufs und dem Loch in der Zielscheibe handelt es sich bei dem physikalischen und dem zugehörigen anschaulichen Ding nicht um **einen** und denselben, sondern um **zwei einander ähnliche** Gegenstände, die den **Anfang** und das **Ende** einer mehr oder weniger langen, **nicht in sich zurücklaufenden** Wirkungsreihe bilden. Die oft beträchtlichen Abweichungen der anschaulichen von der physikalischen Raumform, Beschaffenheitsstruktur und sogar auch Zeitfolge, die in den sogenannten Täuschungen vorliegen, und deren Zahl sich zweifellos vervielfachen würde, wenn wir jeden Augenblick alles Wahrgenommene nachmessen könnten, sind der einfachste Beleg dafür. Soweit befinden wir uns in bester Übereinstimmung mit dem Physiologen, wenn er die Welt als wahrgenommene im Kopf des von ihm untersuchten Menschen vermutet; und zugleich im Gegensatz zu denjenigen Philosophen, die diese Erkenntnis der Naturwissenschaft als nicht bestehend betrachten oder als belanglos beiseite schieben zu können vermeinen.

2. **Die Wirkungsreihe vom physiologischen Organismus zum psychophysischen Körper-Ich-Komplex; ihre Zweiheit; Bewußtseinsunfähigkeit des Organismus.** — Trotz dem eben Gesagten ist für uns die Frage noch völlig offen, ob das anschauliche Verhältnis zwischen Ich und Gegenstand nachträglich durch Projektionsvorgänge hergestellt werden muß. Denn, wenn die nervöse Grundlage der anschaulichen Sonne sich im Innern des Organismus befindet, folgt nicht, daß wir sie auch dort vorfinden. Diese Folgerung wäre nur dann unvermeidlich, wenn, im Gegensatz zu allen übrigen physikalischen Gegenständen, unser eigener Körper „im **Original**" und nicht nur in einem **Abbild** verspürt würde. Es hängt also jetzt alles davon ab, wie es zugeht, wenn wir einen Teil unseres eigenen Körpers „spüren", wenn dieser Körperteil für uns „vorhanden ist". Sehen wir zunächst von dem Fall ab, daß man den betreffenden Körperteil selbst sieht, so fehlt nur der erste Abschnitt des oben beschriebenen Wegs: der Abschnitt, den die elektromagnetischen Schwingungen im Außenraum bis zu den Sinneszellen zurücklegen; im übrigen stimmt alles überein. Es müssen in den Sinneszellen, die in dem fraglichen Glied zerstreut sind, bestimmte Vorgänge stattfinden, von denen in den

zugehörigen Nerven Erregungen veranlaßt werden, die sich in ein bestimmtes Gebiet der ·Großhirnrinde, nach unserer heutigen Kenntnis in die hintere Zentralwindung, fortpflanzen müssen. Das Verhältnis zwischen Weg und Ziel ist hinsichtlich der Wirkung von Störungen genau dasselbe wie beim Sehen; bei Unterbrechung des Weges, aber unversehrtem Endbereich, bleibt die Fähigkeit, das eigene Glied zu spüren, durchaus erhalten, nur läßt dann die Übereinstimmung mit der Wirklichkeit[1]) entsprechend zu wünschen übrig. Viele Amputierte kommen sich nicht nur im Traum, sondern sogar im Wachen vollständig vor (man spricht von ihrem „Phantomglied"); und phantomhafte, von der Wirklichkeit abweichende, aber völlig wirklich sich gebende Stellungen und Bewegungen können auch erlebt werden, wenn bei erhaltenem Körperbestand die Nervenleitung entweder anatomisch oder, wie im Traum, funktionell unterbrochen ist. Andererseits muß der eigene Körper bei Zerstörung bestimmter zentraler Bereiche für seinen Besitzer aufhören vorhanden zu sein.

Bekannt ist, daß durch bestimmte Hirnrindengifte (Meskalin) Form und Zusammenhang des eigenen Körpers ebenso eindrucksvoll und unentrinnbar verzerrt und entstellt wird wie Form und Zusammenhang gesehener Dinge. Der eigene Kopf schwebte beispielsweise in einem solchen Versuch einen halben Meter hinter dem Beobachter in der Luft, auch die eigene Stimme ertönte von dort; die Beine wurden zu Spiralen, und zwar wurden sie nicht nur so gespürt, sondern sahen auch so aus.

Das bedeutet aber: Von der ganzen Wirkungsreihe hat mit dem spürbaren Vorhandensein des eigenen Körpers ausschließlich der kortikale Endabschnitt des nervösen Vorgangs unmittelbar zu tun. Auch bei der Eigenwahrnehmung sind nur Vorgänge innerhalb des psychophysischen Niveaus bewußtseinsfähig. Der erlebte „eigene Körper" ist nicht eine durch sekundäre Qualitäten gefärbte Auswahl aus dem Bestand des eigenen Organismus. Das Zielscheibenargument gilt auch hier: Es handelt sich nicht um ein und daselbe, sondern um zwei einander ähnliche Gebilde, die den Anfang und das Ende einer nicht in sich zurücklaufenden Wirkungsreihe bilden. Wir müssen zwischen unserem eigenen physikalischen Organismus und unserem eigenen anschaulichen Körper-Ich genau so streng unterscheiden wie zwischen der physikalischen und der anschaulichen˙Sonne.

3. Das räumliche Verhältnis der psychophysischen Außenwelt- und Körper-Ich-Prozesse. Auch hier wird der Physiologe sagen: Das ist ganz unsere Ansicht; nicht zufällig nehmen wir irgendwo im Kopf der von uns untersuchten Menschen ein „Körperschema" an als

---

[1]) Übereinstimmung mit der Wirklichkeit bedeutet hier nicht bloß: mit dem, was ein Zuschauer sehen kann, oder was man selbst mit den Augen feststellt; es bedeutet z. B. auch, daß man auf einem Phantombein nicht stehen und mit einer Phantomhand nichts aufheben kann.

Grundlage des Bewußtseins von ihrem eigenen Leib. Darauf müssen wir aber antworten: wäre diese Ansicht wirklich zu Ende gedacht worden, so hätte man sich den ganzen Unbegriff der „Projektion" ersparen können. Betrachten wir nämlich nun — immer noch als Physiologen — aufs Neue das Verhältnis von Mensch und Welt, so haben wir nicht mit zwei, sondern mit vier Gliedern zu rechnen:

(1) physikalische Welt,
(2) physikalischer Organismus,
(3) psychophysische „Welt"-Vorgänge,
(4) psychophysische „Körper-Ich"-Vorgänge;

wobei (1) und (2) der Wirklichkeit im ersten Sinn, und (3) und (4) der Wirklichkeit im zweiten und speziell im dritten Sinn des Kapitels 2 entsprechen. Hiervon befindet sich zweifellos (2) in (1); ebenfalls zweifellos (3) und (4) in (2). Bewußtseinsfähig ist, wie oben gezeigt, nur (3) und (4), dagegen nicht (2) und (1). Die Tatsache, daß sich (3) in (2) befindet, also die Tatsache, von der die Projektionsannahme ausgeht, kann **daher niemals ins Bewußtsein eingehen**. Denn als bewußtseinsfähig können vernünftigerweise nur Beziehungen zwischen bewußtseinsfähigen Gliedern betrachtet werden; also beispielsweise hier: die Beziehung zwischen (3) und (4).

Das vermeintlich selbstverständliche Ausgangsverhältnis der Projektionsannahme würde demnach nur dann verwirklicht sein, wenn die psychophysischen Weltvorgänge (3) in einem Teil des Zentralnervensystems stattfänden, der von psychophysischen Ichvorgängen (4) umgeben wäre. Aber nicht das Mindeste spricht für diese Voraussetzung, sondern vielmehr alles dafür, daß zwischen den psychophysischen Dingvorgängen und den psychophysischen Ichvorgängen beim Sehen eines Gegenstands ein ganz entsprechendes Verhältnis der Abständigkeit ursprünglich besteht, wie zwischen dem physikalischen Gegenstand und dem physikalischen Organismus (Abb. 41), und daß das Verhältnis zwischen den Ichvorgängen und der Gesamtheit der Weltvorgänge genau dasselbe ist wie zwischen Organismus und physikalischer Umwelt, daß also (4) in (3), wie (2) in (1) sich befindet.

4. **Annahme der Gestaltidentität der psychophysischen Prozeßgesamtheit und des anschaulichen Außen-Innen-Erlebens.** Damit sind wir, ohne überhaupt den Boden physiologischer Vorstellungen zu verlassen, nur indem wir in der Klärung dieser Vorstellungen an der Stelle, wo man sie üblicherweise abbricht, fortfuhren, zu einer Vorstellung über die körperlichen Grundlagen des Erlebnisses der Beziehung zwischen Ich und Welt gelangt, die die Forderungen der Phänomenologie in jeder Hinsicht befriedigt. Wir brauchen nur — was wir inzwischen schon stillschweigend getan haben — die erlebte Ich-Welt-Beziehung an Stelle der Beziehung zwischen den kortikalen Außen-

Auflösung des Widerspruchs

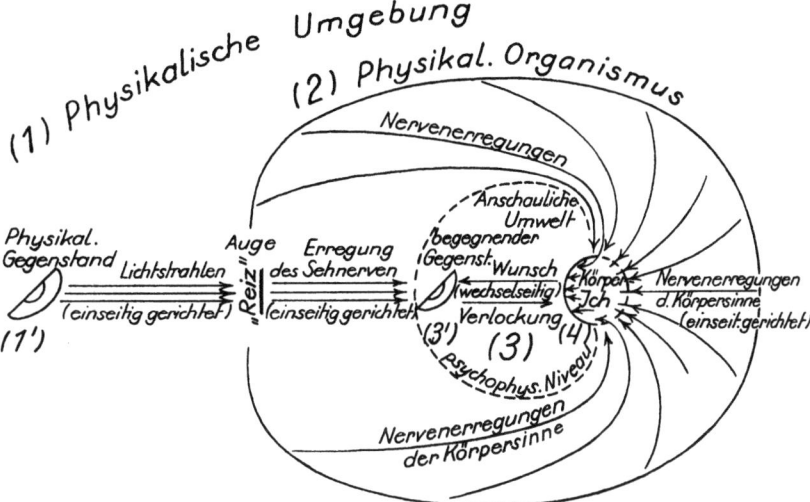

Abb. 41. Abhängigkeitsverhältnis zwischen physikalischer Welt einschließlich Organismus (= Makrokosmos) und anschaulicher Welt einschließlich erlebtem Ich (= Mikrokosmos).

weltvorgängen (3) und den kortikalen Ichvorgängen (4) einzusetzen, so ergibt sich nicht nur für das Außen-Innen-Verhältnis, sondern zugleich für eine Reihe bisher noch nicht berücksichtigter Eigenschaften der anschaulichen Welt genau das, was unbefangene phänomenologische Beobachtung fordert: der Mensch befindet sich in der Welt; er begegnet dort den Dingen und anderen Wesen, die von außen an ihn herantreten. Er findet zwischen ihnen und sich keine Lichtschwingungen und Aktionsströme; wohl aber findet er manche der ihm begegnenden Dinge anziehend und andere abstoßend. Er richtet auf die einen bestimmte Wünsche, während ihm andere gleichgültig sind. Er findet von manchen bestimmte Forderungen und Erwartungen auf sich gerichtet, während andere ihn unbehelligt lassen. Er findet sich als Glied umfassenderer Gruppen von seinesgleichen mit bestimmten Pflichten und Aufträgen, usw.

5. **Anschauliche und physiologische Welt-Subjekt-Beziehung nicht im Widerspruch.** Ein entscheidendes Merkmal des Erlebens ist die unmittelbare Wechselwirkung zwischen Ich und Gegenstand. Die Tatsache, daß hier schon bei der „bloßen" Wahrnehmung, beim Fehlen jeder tätigen Einwirkung auf den Gegenstand, ein ständiges Kräftespiel, ein ununterbrochener gegenseitiger Wirkungsaustausch zwischen beiden stattfindet, schien vielen unvereinbar mit den Vorstellungen der Physik und Physiologie, wonach eine rein einsinnig gerichtete Wirkungsfolge vom Gegenstand aus zum Betrachter hin verläuft. Erst kürzlich wurde darum kurzerhand der Verzicht auf die Einbeziehung der physiologischen Vor-

stellungen gefordert, um das psychologische Verständnis des Wahrnehmungsvorganges vor diesem vermeintlichen Widerspruch zu retten. Von einem wirklichen Widerspruch kann aber keine Rede sein: Die einsinnige Wirkungsfolge findet tatsächlich im physikalischen Außenraum zwischen dem Objekt (1) und den Sinnesorganen des Lebewesens (2) statt, das Kräftespiel dagegen ebenso tatsächlich zwischen den kortikalen Vorgangseinheiten (3) und (4). Daß es sich hierbei physiologisch um Verhältnisse und Vorgänge im engsten zentralnervösen Bereich handelt, macht es erst verständlich, daß zwischen Ich und Gegenstand überhaupt Kräfte von merklicher Stärke auftreten können, und daß diese Kräfte zwischen Ich und Gegenstand von ganz derselben Art sind wie zwischen den anschaulichen Gegenständen außerhalb des Ich (Kap. 8).

§ 5. Folgerungen (1): Probleme des anschaulichen Außenweltbereichs.

Die Tatsache, daß auch die Außenwelt (3), das gesamte Universum, wie wir es um uns vorfinden, sich in bezug auf unsern Organismus (2) innen befindet, enthält die Lösung für eine ganze Anzahl von Zweifeln und Bedenken.

1. Die Möglichkeit geistiger Eingriffe in die Außenwelt. — Sie macht erstens verständlich, wie es möglich ist, ohne den Umweg über Einwirkungen des physikalischen Organismus (2) auf das physikalische Objekt (1), unmittelbar vom Ich aus auf den Gegenstand einzuwirken, seine Struktur, Tiefenverteilung, Zentrierung und seinen Zusammenhang zu beeinflussen, wie es bei jedem Auffassungswechsel geschieht, und daß diese Änderungen, wie unbefangene Beobachtung immer wieder bestätigt, tatsächlich draußen am Gegenstand, fern vom Betrachter, sich abspielen. Es handelt sich hier — physiologisch gesehen — um „intrazentrale" Einwirkungen vom Ichkomplex (4) auf den Gegenstandskomplex (3), durch die das physikalische Objekt (1) nicht berührt wird.

2. Die Mitbestimmtheit der Außenwelterscheinungen vom augenblicklichen Zustand des Organismus. — Zweitens wird begreiflich, daß auch ohne besondere Auffassungsabsichten und -tätigkeiten der Zustand des Betrachters (Interessenrichtung, Frische, Aufregung usw.) die Art des außen Erscheinenden mitbestimmt. Das unmittelbar Bestimmende ist hierbei der Zustand des Organismus (2), vor allem desjenigen Gebiets, in dem sich die psychophysischen Außen- bzw. Gegenstandsvorgänge (4) abspielen: es ist nicht verwunderlich, sondern kann im Gegenteil schwerlich anders sein, als daß Zustandsänderungen dieses Gebiets auch zu Änderungen der dort verlaufenden Vorgänge führen.

3. Die Natur des Lebewesens allgemein bestimmend für die Bildungsgesetze seiner Welt; der Grundirrtum der Aufmerksamkeitstheorien und der Aktpsychologie. — Drittens ist nur so ohne phantastische Annahmen zu verstehen, daß sich die äußere Welt überhaupt nach in uns angelegten Gesetzen und Möglichkeiten formt (Kap. 3—7), daß ferner, wie wir Menschen, auch jedes mit Sinnesorganen begabte Lebewesen seine eigentümliche Welt besitzt: die *Uexküll*sche Merkwelt oder Gegenwelt, die aber erst durch die Hinzufügung des Ichkomplexes (4) vollständig und geeignet wird, die mit diesem Namen bisher verknüpften Leitungs- und Türklinkenvorstellungen durch sachgemäßere dynamische Vorstellungen zu ersetzen.

Die erstaunliche Tatsache, daß die Art der äußeren Welt vom Zustand und von der Natur des Betrachters mitbestimmt ist, stellt wohl die tiefste Wurzel jeder Aufmerksamkeitstheorie dar, als der scheinbar unvermeidlichen Annahme, daß eine solche Bestimmtheit des Äußeren nur möglich sei, wenn in einem fort, auch wo man es nicht beabsichtigt, unbemerkte Einwirkungen (Auffassungsakte) vom Ich nach außen stattfinden. Wenn aber die äußere Welt (3) innerhalb desselben Bereichs des Organismus (2) ihre Grundlage hat wie das Ich (4), so entfällt die Notwendigkeit ständiger unbemerkter Wirkungen von (4) auf (3), da die Natur des betreffenden Bereichs von (2) unmittelbar die Art von (3) bestimmen kann.

Die vermeintliche Schwierigkeit, die durch die Aufmerksamkeits- und Akttheorien behoben werden sollte, ist übrigens in Wirklichkeit nur zurückgeschoben. Denn wenn es sich bei ihrem Wirkungsbereich um die physikalische Umwelt (1) handelte, erhöbe sich sofort die Frage, wie denn die Aufmerksamkeit oder sonstige seelische Tätigkeiten oder Kräfte über die Grenzen des Organismus (2) hinauszugreifen vermöchten, um dort ihre Wirkung auszuüben; und wie sollte man verstehen, daß in Zuständen, die sich der Entrückung annähern, das ganze Ich seinen gewohnten Platz verlassen und „außer sich" geraten könnte. Auch diese Schwierigkeit entfällt in dem Augenblick, wo es klar wird, daß hierbei nur der anschauliche Ichbereich (4) in Richtung auf das anschauliche Außen (3), aber nicht der Bereich des eigenen Organismus (2) in Richtung auf die physikalische Umwelt (1) verlassen wird.

Von ihrem Standpunkt aus folgerichtig forderten die strengsten Vertreter der Aktpsychologie, daß unsere Wissenschaft sich überhaupt nicht mit Außenwelterscheinungen zu befassen habe, sondern sich auf die zugehörigen Verhaltensweisen („Akte") des Subjektes beschränken solle; daß sie nicht das Gesehene, sondern ausschließlich das Sehen, das Aufmerken, das Auffassen usw. untersuchen solle. Nachdem es nun klar ist, daß sie in Wirklichkeit nicht Unzugehöriges, Außerseelisches [den physikalischen Bereich (1)] ausschieden, sondern vom Grundbestand des Seelischen den weitaus größten Teil, nämlich den Außenweltbereich (3) aus der psychologischen Forschung auszuschließen versuchten, wundert es uns nicht mehr, daß die Akt-„Psychologie" eigentlich immer eine bloße Aktphilosophie und auch als solche ein dürrer Ast am Baum der Wissenschaft geblieben ist.

4. Seelische Eigenschaften in der Außenwelt; Außenlage der Träume, Gesichte, Vorstellungen und Denkgegenstände; der Begriff der „Introspektion". — Noch eine Schwierigkeit, die den Psychologen viel Kopfzerbrechen gemacht hat, löst sich ohne

18

Metzger, Psychologie

weiteres auf: die Tatsache nämlich, daß Gefühle und Stimmungen nicht nur im eigenen Innern, sondern auch draußen, an anderen Menschen und sogar an Dingen, Landschaften, Gebäuden vorkommen. Wenn der Forscher dies einfach nicht wahr haben, sondern irgendwie wegerklären will, so beruht das darauf, daß er alles, was er draußen vorfindet, für Bestandteile der physikalischen Welt (1) außerhalb seines Organismus (2) hält; nachdem wir wissen, daß es sich nur um Bestandteile der anschaulichen Welt (3) handeln kann, deren unmittelbare Grundlage sich im gemeinsamen Feld mit der Grundlage des Ich (4) innerhalb des Organismus (2) befindet, steht der Anerkennung der Ursprünglichkeit gefühlsartiger Beschaffenheiten auch außerhalb des Ich nichts mehr im Wege.

Dasselbe gilt für die Tatsache, daß wesentliche Denkvorgänge sich unter Umständen draußen an den Dingen selbst abspielen (Kap. 7, § 12), und daß man endlich nicht nur solche Gebilde seelischen Ursprungs, die, wie Träume und Gesichte, im Augenblick ihrer Gegenwärtigkeit sich als wirklich geben, im gleichen Außenraum wie die wirklichen Dinge vorfindet, sondern sogar oft auch solche, die, wie die optischen Vorstellungen und auch mancherlei Denkgegenstände, zweifellos durch eigens darauf gerichtete Anstrengungen („Akte") des Subjekts hervorgerufen sind und festgehalten werden. Der Ausdruck „Introspektion", der für die Beobachtung solcher Gegenstände vielfach üblich ist, ist also durchaus irreführend (vgl. Kap. 2, § 6). Daß die Grundlagen all dieser Gebilde, wie auch die Gedächtnisspuren, denen das Meiste davon entstammt, im Großhirn [also innerhalb (2)] zu suchen sind, darüber gibt es keinen Streit. Aber nicht im geringsten folgt daraus, daß sie innerhalb des kortikalen Ichbereichs (4) ihren Ort haben müssen, selbst wenn von dort die Kräfte stammen, die sie ans Licht rufen.

§ 6. Folgerungen (2): Probleme des anschaulichen Ichbereichs.

Wir berühren noch einige weitere Probleme der Ich-Umwelt-Beziehung, für deren Verständnis durch die grundsätzliche Klärung der unmittelbaren physiologischen Grundlagen der Weg geebnet wird.

1. Gegenständlichkeit, Räumlichkeit, Zeitlichkeit. Wenn wir auch die Außenwelt als erlebte mit zum Bereich des Seelischen rechnen, so lösen wir uns ausdrücklich von der cartesischen Annahme eines Ausschließungsverhältnisses zwischen Räumlichkeit und Bewußtheit und ebenso von der neukantianischen bezüglich Gegenständlichkeit und Bewußtheit. Die Möglichkeit, gegenständliche Eigenschaften an Gebilden der physikalischen Welt festzustellen: zu zählen, zu messen und zu berechnen, Aussagen über Ort, Größe, Ausdehnung, Festigkeit und Dichte, über Menge und Zahl und ihre Änderungen und Abhängigkeiten denkend zu erforschen, beruht ganz und gar darauf, daß es sich hier um begriffliche

Fassungen von Grundbestimmungen des im anschaulichen Erleben [im Bereich (3, 4)] unmittelbar Vorgefundenen, d. h. um ursprünglich Seelisches handelt.

Wenn nach der Wahrnehmungsphilosophie der Neukantianer alle gegenständlichen Eigenschaften aus ursprünglich rein subjektiv-qualitativen, aber auch schon nach *Kant* selbst (in der Lehre von den Schematismen) alle gegenständlichen Formen und Kategorien des „äußeren Sinnes" aus der Zeitlichkeit als einziger Form des „inneren Sinnes" nachträglich hervorgegangen sein sollen, so ist neben der Identifikation von „subjektbedingt" und „vom anschaulichen Ich (4) her stammend" die Voraussetzung der Unräumlichkeit des Innen-Erlebens nicht zu verkennen. Dieselbe Voraussetzung muß am Werk sein, wenn man neuere Theoretiker es ohne weiteres als fehlerhaft bezeichnen, wenn man, solange nicht ernsthafte sachliche Schwierigkeiten diese einfachste Annahme ausschließen, die Räumlichkeit des Wahrgenommenen aus der Räumlichkeit ihres psychophysischen Korrelates zu verstehen sucht; indem sie von vornherein eine nicht räumliche Grundlage (nach Art des *Hering*schen Farbqualitätensystems) suchen zu müssen vermeinen.

Aber trifft es denn zu, daß die Innenerlebnisse ohne räumliche und gegenständliche Bestimmungen sind? Sehen wir zunächst von der zweifellosen Räumlichkeit und Gegenständlichkeit des eigenen Körpers ab, so finden wir erstens den Ichkern an sehr wohl bestimmbarer Stelle dieses Körpers (Kap. 6, § 10); wir finden ferner unsere Gefühle in uns und nicht drüben an der Wand, unsere Vorstellungen, wie der Name besagt, vor und nicht hinter oder neben uns, und unsere Akte und Gesinnungen häufig von unserem engeren Ich in klarer Richtung zu einem klar räumlich festgelegten Ziel sich erstrecken. Daß Akte, Gefühle und Gesinnungen keine scharfen Konturen haben, teilen sie mit vielen physikalischen Zuständen, etwa einem Nebel oder einem magnetischen Feld, die man deshalb auch nicht unräumlich nennt.

Die Annahme, daß Zeitlichkeit ursprünglich nur den Innenerlebnissen eignet, ist zwar ebenfalls verständlich: aus der Tatsache, daß nirgends so wie hier, im Warten, im Gespanntsein, in der Langeweile, in der Eile und im Gefühl der Vergänglichkeit, der Zeitablauf als solcher zum brennenden Anliegen wird. Trotzdem genügt auch dies nicht, um den Außenwelterlebnissen deshalb die ursprüngliche Zeitlichkeit abzusprechen.

2. **Ichgrenze und Ichzugehörigkeit.** — Daß die Ichgrenze verrückbar ist, daß sie auch leblose Körperanhänge, wie Haare und Zähne, Kleider und Schmuck, Werkzeug und Fahrzeug umfassen kann, ist nur dann widersinnig, wenn man an die Grenze zwischen Organismus (2) und physikalischer Umwelt (1) denkt. Da es sich aber tatsächlich um die Grenze des Körper-Ich (4) und der anschaulichen Umwelt (3) handelt, ist zu erwarten, daß die Abgrenzung in lebendiger Wechselwirkung, und zwar nach den Grundsätzen des Kap. 4, genau wie alle sonstige Abgrenzung, erfolgt; wobei außer der Besonderheit der Körperempfindungen

(Schmerz) und ihrer Kontinuität vor allem auch das Prinzip des gemeinsamen Schicksals eine Rolle spielt[1]). Das bedeutet, daß vieles davon abhängt, wie die fraglichen Gegenstände sich verhalten, wenn ich mich bewege; aber ebenso von meinem Verhalten, wenn sie es tun.

In diesen Zusammenhang gehört auch die Frage, wie es kommt, daß ein und dieselbe Sinneserregung einmal als „Widerfahrnis", als „Empfindung" im eigentlichen Sinne, ein andermal als im eigentichen Sinn „wahrgenommene" Eigenschaft eines Gegenstandes in das Erleben eingeht: eine rasche mechanische Schwingung beim Berühren und Betasten eines Gegenstands also z. B. einmal als „Erschütterung", das andere Mal als „Rauhigkeit", eine auf den Körper wirkende Last das eine Mal als „Druck", das andere Mal als „Gewicht".

Nicht nur die Konstanzannahme im allgemeinen, sondern vor allem auch die in groben Zügen bestehende formale Ähnlichkeit zwischen der Reizung eines Sinnesorgans (1)→(2) und dem Erleben einer Empfindung, d. h. einer Einwirkung auf das anschauliche Körper-Ich (3)→(4) haben auch dort, wo diese beiden Arten des Geschehens nicht einfach verwechselt wurden, vielfach mit dazu verführt, die „Empfindung" in diesem Sinn als Grundfall des seelischen Erfolgs von Sinnesreizen anzusehen, und das Wahrnehmen von Gegenstandseigenschaften aus einer nachträglichen „Objektivierung" zu erklären. Nachdem die Voraussetzung, daß das Erleben die Vorgänge im Sinnesorgan wiedergeben müsse, gefallen ist, liegt zu solchen Annahmen keinerlei Grund mehr vor, und der Weg ist frei, um in unbefangener Analyse der Gesamtbedingungen (Reizmannigfaltigkeit, Zustand des Organismus, Vorgeschichte, Verhalten des Subjekts) die tatsächlich hier herrschenden Gesetzmäßigkeiten zu erforschen; wie sich hierbei schon inzwischen gezeigt hat, sind Empfindung und Wahrnehmung im eigentlichen Sinn nur zwei unter viel zahlreicheren Möglichkeiten, etwa des „Fühlens", des „Gestimmtseins" (des Ich oder der Umwelt oder beider), deren Aufzählung und Erläuterung hier zu weit führen würde.

Außer auf das Verhältnis der Zugehörigkeit zum Ich als dessen Teil bezieht sich das Gesagte unter anderem auch auf den Zuwendungs- und Beachtungszusammenhang zwischen dem Ich und bestimmten Gegenständen der Umgebung (für den neuerdings der sonst Anderes bedeutende Ausdruck „Kohärenz" vorgeschlagen wurde), und besonders auf den anschaulichen Verursachungszusammenhang zwischen den Zuständen und Verhaltensweisen des Ich und den Zuständen und Erscheinungsweisen des Gegenstands, dem es eben zugewandt ist, und zwar in beiden Richtungen[2]).

3. Ausrichtung und Bewegungszustand des eigenen Körpers. Das Problem der Ausrichtung und des anschaulichen Bewegungszustands des eigenen Körpers und seiner Teile, einschließlich des Blickstrahls, ist ebenfalls von hier aus grundsätzlich lösbar. Wenn die psychophysische

---
[1]) Vgl. schon Kapitel 4, § 16, 1.
[2]) Vgl. Kap. 4, § 16, 2.

Grundlage des Körper-Ich (4) ein natürlicher Teil des psychophysischen Gesamtfelds (3) ist, so gelten hinsichtlich der Ausbildung des Bezugssystems für diesen selbst die gleichen Gestaltgesetze, die sich für das Verhalten anderer Gebilde als maßgeblich erwiesen haben; wie schon oben Kap. 5, § 14, auseinandergesetzt wurde.

Die erstaunliche Tatsache, daß dieselben optischen Reizbedingungen einmal die anschauliche Bewegung von Gegenständen vor dem ruhenden Beobachter, einmal die erlebte Bewegung des Beobachters selbst vor den ruhenden Gegenständen, manchmal auch gegenseitige Bewegungen beider veranlassen, folgt aus dem dort Gesagten ohne weiteres. Daß die bekannten Stellungs- und Drehreflexe am Betrachter nicht aus der Summe der optischen und vestibulären Reize, sondern nur aus dem tatsächlichen Erlebnis einer Änderung der eigenen Lage zu verstehen sind, folgt ebenfalls unmittelbar aus unserer Deutung der reflektorischen Verhaltensweisen aus Gleichgewichtsverschiebungen in zentralen Feldern — die übrigens nicht mit dem psychophysischen Feld (3, 4) identisch sein müssen, sondern ebensogut ihm vorgelagert sein können; vgl. Kap. 8, § 11, 6.

Übrigens tritt in dem obigen Beispiel, selbst wenn die sich drehenden Gebilde fortgesetzt das ganze Gesichtsfeld ausfüllen, auch das anschaulich ruhende Ich nicht etwa selbst als „Bezugssystem" für die erlebte Gesamtumgebung auf, sondern es wird als in dieser Umgebung ruhend erlebt (z. B. auf dem festen Boden stehend) erlebt, während die sichtbaren Gegenstände sich in ihr drehen. Daß wohl nie das Ich zum „ruhenden Pol" wird, nach dem sich die Gesamtumgebung ausrichtet und von dem aus ihr Bewegungszustand sich bestimmt, sondern stets umgekehrt die Umgebung zu dem Ankergrund und Bezugsgebilde für Ausrichtung und Bewegungszustand des Ich, folgt, wie gesagt, aus den in Kap. 5 angeführten Gesetzen. Und daß diese Regelung nicht „zufällig", sondern unserer Natur durchaus gemäß und lebensnotwendig ist, beweisen aufs eindringlichste die unerträglichen Zustände des Schwindels, deren Grundmerkmal der Verlust eines festen äußeren Ankergrundes für die anschauliche Ausrichtung und den Bewegungszustand des Ich ist.

4. **Wirkungszusammenhang zwischen Ich und Umwelt.** Das Problem des Wirkungszusammenhangs zwischen Mensch und Umwelt spielt unter dem Namen „Integration" in der neueren Typologie eine grundlegende Rolle. Da hierfür nicht nur Grade der Beeinflußbarkeit des Gemütszustands und der Streberichtung usw. von der Außenwelt her, sondern vor allem auch Grade der Beeinflussung der Außenwelt durch den Gemütszustand des Menschen — von der allgemeinen Stimmungsfärbung der Umwelt infolge des Gemütszustands des Menschen, über eine gesteigerte Leichtigkeit des Auffassungswechsels, bis zu dem äußersten Fall willkürlicher Halluzinationen — als kennzeichnend angesehen werden, kann es sich auf keinen Fall um den Zusammenhang zwischen Organismus und physikalischer Umwelt (2) und (1), sondern nur um den zwischen Ich und anschaulicher Umwelt (4) und (3) handeln, obgleich dies nirgends ausdrücklich erörtert wird.

§ 7. Klärung der nervösen Vorgänge zwischen Organismus und Körper-Ich:
Die Vorgänge beim Empfang von Einwirkungen.

Wenn wir behaupten, daß die Projektionsannahme sinnlos und zudem überflüssig und daß daher die Rede von den „projizierten Empfindungen" als irreführend aufzugeben sei, so bedeutet das im einzelnen:

1) Es ist falsch, daß jede Gegenstandswahrnehmung ihren Ursprungsort im Inneren des Wahrnehmenden habe und erst nachträglich nach außen verlegt werde; vielmehr ist die Außenlokalisation der Gegenstände — nämlich der Anschauungsgegenstände (3) in bezug auf das anschauliche Ich (4), von der wir allein unmittelbare Kunde haben — ebenso ursprünglich, wie die Innenlokalisation des eigenen Befindens. Da ein rückläufiger Prozeß dabei nicht stattfindet, ist es nicht im geringsten verwunderlich, daß auch solche zentralen Vorgänge im optischen Sektor, die nicht auf Grund der Lichtreflexion von einem physikalischen Objekt, sondern auf Grund unmittelbarer Reizung des Sehnerven oder auch des Sehzentrums künstlich erzeugt werden, und zwar auch wenn der Sehnerv unterbrochen ist, zu Erscheinungen im anschaulichen Gegenstandsbereich außerhalb des Ich führen.

2) Es ist falsch, daß die Erregungen der Körpersinne normalerweise vom Großhirn aus wieder „an die Stelle der Sinnesorgane hinausverlegt" („somatisiert") werden; vielmehr gelangt die Nervenerregung in einsinniger Fortpflanzung normalerweise an eine Stelle des psychophysischen Ichkomplexes (4), die der Stelle des Ausgangsorgans am Organismus (2) zumeist einigermaßen entspricht; wobei freilich die Wechselwirkung benachbarter Erregungen allerlei Abweichungen verursachen kann (Kap. 8). An jener Stelle des Ichkomplexes (4) ist die Grundlage der Schmerzen des Hypochonders zu suchen, denen keine Veränderung an der entsprechenden Stelle des Organismus (2) zugrunde liegt. Sie ist auch die unmittelbare Grundlage der Phantomglied-Erlebnisse. Denn diese Stelle wird auch von den Erregungen des unterbrochenen Körpersinnesnerven erreicht, während man unter der Annahme eines rückläufigen Vorgangs vor unauflösbaren Rätseln steht.

Auch die merkwürdige Beobachtung, daß Nervenerregungen aus dem Körperinnern in der Regel zu Empfindungen an oder dicht unter der Oberfläche führen, erfährt von hier aus eine neue Beleuchtung. Die ganzen Probleme der normalen Ausbreitung jedes stärkeren Schmerzes, des Kitzels usw., der normalen „Fehllokalisation", etwa der Geruchskomponente des Geschmacks in den Mund und die dort befindlichen Speisen, auch der Fehllokalisation bei Störungen der Hautempfindlichkeit („Parästhesien"), unter dem neuen Gesichtspunkt durchzumustern, würde hier zu weit führen.

§ 8. Fortsetzung: Die Vorgänge beim eigenen Wirken.

1. Der motorisch-sensorische Erregungskreis. Die Klärung unserer Vorstellungen über die nervösen Vorgänge muß nun auch auf die Frage des eigenen Wirkens übertragen werden. Nach der naiven Ansicht, auf der die Projektionsannahme beruht, ist der Arm, den ich hier vor mir die Feder führen lasse, ein Teil meines physikalischen Organismus (2), der in physikalischer Wechselwirkung mit den physikalischen Gegenständen: Federhalter, Tinte, Papier, Tischplatte steht. Verwunderlich ist dabei

nur, daß ich meinen Willen, meine Absicht, etwas Bestimmtes zu schreiben, irgendwie unmittelbar in die Finger, ja in die Federspitze leiten kann, während die Physiologie behauptet, alles sei ganz anders: Es müßten zunächst die Pyramidenzellen in der vorderen Zentralwindung meines Großhirns erregt werden, von da aus müßten Leitungsvorgänge durch die Pyramidenbahn ins Rückenmark gelangen, und von dort durch den Arm die beteiligten Muskeln erreichen, um sie in geeigneter Koordination zusammenzuziehen und wieder erschlaffen zu lassen. Dabei ist noch am wenigsten beunruhigend, daß ich von all dem nicht das geringste merke, daß ich „kein Bedürfnis verspüre nach vermittelnden Organen und physiologischen Vorgängen", sondern daß die Stellen, an denen, nach der einfachsten alltäglichen Beobachtung, der Wille angreift, ganz wo anders liegen als die Stellen, wo nach Behauptung der Physiologie die Nervenerregung die Wirkungen ausübt, auf denen der Erfolg der Willenshandlung beruht: Ich „hebe meine Hand hoch", und der Unterarm, vielleicht auch der Oberarm, werden dabei anschaulich genau so mitgenommen, wie wenn der Puppenspieler die Hand seiner Figuren mit einem Faden hochzieht. Der Physiologe dagegen beweist mir, daß die diesen Erfolg vermittelnde Nervenerregung ausschließlich am Oberarm und an der Schultermuskulatur angreift, und daß hierdurch die Hand nur „mitgenommen" wird.

Alle diese Widersprüche entstehen aber nur daraus, daß anschauliches Körper-Ich (4) und Organismus (2) wieder einmal in unerlaubter Weise verwechselt und identifiziert sind. Der Arm vor mir ist eben nicht identisch mit dem ebenso benannten Teil des Organismus (2); dieser ist mir ebenso wenig je im Original gegeben wie jedes andere physikalische Objekt. Meine Absicht, zu schreiben oder die Hand zu heben, kann sich demnach niemals unmittelbar auf den Arm als Teil des Organismus (2) richten, sondern immer nur auf sein kortikales Abbild (4). Die Erregungen der Bewegungsnerven dagegen wirken natürlich nicht auf den anschaulichen Arm (4), und es ist daher kein Wunder, wenn an diesem nichts von ihnen zu verspüren ist; vielmehr wirken sie auf die Muskulatur des physikalischen Armes (2). Aber damit ist schon vorgegriffen.

Wie kommt es aber überhaupt zu Erregungen dieser Nerven, wenn die Bewegungsabsicht nur das zentrale Abbild (4) des Gliedes (2) trifft und treffen kann? Warum wird von dieser Absicht nicht einfach der anschauliche Arm, d. h. das zentrale Abbild (4), an den gewünschten Platz gerückt, während der physikalische Arm (2) an seinem Platz bleibt? Hier liegt ein Problem der Eigenbewegung, das überhaupt erst bei der Ausräumung der Projektionsannahme sichtbar geworden ist.

Die erste Antwort lautet: Es braucht gar nicht zu solchen Erregungen zu kommen. Im Traum bewegt unser Wille unsere anschaulichen Glieder

(4) unmittelbar, ohne daß die wirklichen Glieder (2) auch nur zu zucken brauchen, und bei manchen Gehirnerkrankungen geschieht dies auch im Wachen; man sagt dann, daß die Kranken Bewegungen ihrer Glieder halluzinieren. Wenn der Amputierte sein Phantomglied willkürlich bewegt, so verhält es sich ähnlich. — Für Wachheit und Gesundheit des Nervensystems ist es nun kennzeichnend, daß die eigenen anschaulichen Glieder (4) nicht so nachgiebig sind, sondern daß sie an ihrem Platz im Anschauungsraum (3) festgehalten werden, genau wie das Bild eines gesehenen Gegenstands in einer bestimmten Richtung des Sehraums festgehalten wird[1]). Wodurch wird das anschauliche Glied an seinem Platz festgehalten? Durch die Gesamtheit der sogenannten „propriozeptiven" Erregungen, einschließlich der Hautsinne und oft auch des Gesichts. Eine Verlagerung des in dieser Erregungsgesamtheit wurzelnden anschaulichen Gliedes (4) relativ zum Erregungskomplex (4) des übrigen Körpers, im Sinne des vom Willen ausgeübten Druckes, ist normalerweise nur durch eine geeignete Ortsveränderung des physikalischen Gliedes (2) in bezug auf den Gesamtorganismus möglich, und diese wiederum nur durch eine geeignet verteilte Innervation der zugehörigen Muskulatur. Das heißt: Wir haben bei der Willkürbewegung, genau wie bei der unwillkürlichen Zuwendungsbewegung[1]), zunächst eine Störung des Gleichgewichts im zentralen Feld anzunehmen. Diese Gleichgewichtsstörung ist zwar diesmal nicht von außen, sondern vom Ichkern aus verursacht. Aber nachdem sie einmal besteht, geht alles genau so weiter wie dort: Die entstehenden Spannungen können nicht durch Vorgänge innerhalb des zentralen Felds ausgeglichen werden, da der angegriffene Teil infolge seiner Festgelegtheit durch die Verteilung der Sinnesreize nicht nachgibt. Dadurch wird aber zugleich das Gleichgewicht zwischen dem betreffenden Teil des Wahrnehmungsfelds und den damit kommunizierenden Teilen der motorischen Sphäre gestört, und es setzen darauf solche Innervationen ein, die über eine Lageveränderung des physikalischen Gliedes zu einer Lageveränderung seines zentralen Abbildes in Richtung des auf dieses ausgeübten Drucks führen: Auch hier ein vollkommener, in sich zurückkehrender Kreislauf, der im gesunden Zustand sich so reibungslos vollzieht, daß es ganz so aussieht, als habe das anschauliche Glied (4) dem Druck des Willens unmittelbar nachgegeben. Genau so fassen wir die Veränderung der von uns bearbeiteten Gegenstände (3) als unmittelbare Folge der Einwirkung des anschaulichen Gliedes (4) auf, obgleich sie nur die Folge der Veränderung des physikalischen Gegenstandes (1) durch die Tätigkeit des wirklichen Gliedes (2) sind.

Zu den Beobachtungen, die für diesen Ansatz zu einer Theorie der Willkürbewegung sprechen, gehört insbesondere die Bedeutung des Ziels für die Sicher-

---

[1]) Vgl. Kapitel 8, § 11, 5.

heit und Vollkommenheit der Bewegung; worauf aber hier noch nicht näher eingegangen werden kann. Wir verzichten auch auf eine genauere Besprechung der möglichen Störungen und ihres Verständnisses aus dem Versagen bestimmter Stellen und Abschnitte dieses Kreislaufs.

Nur eines sei noch bemerkt: Während wir auf der Wahrnehmungsseite die Annahme eines gleichzeitig hin- und rückläufigen Leitungsvorganges, wie sie in der Projektionslehre enthalten war, durch die einfachere Annahme einsinnig einwärts verlaufender Vorgänge ersetzten, haben wir auf der Seite des Wirkens genau das Gegenteil getan, also die einfachere Annahme einsinnig auswärts verlaufender Vorgänge durch eine verwickeltere ersetzt. Aber hiermit stimmt, abgesehen von der sachlichen Notwendigkeit, aufs Vorzüglichste der Befund, daß wir in unserem Bewegungssystem durchgehend eine doppelte Leitungsversorgung, nämlich außer den ableitenden motorischen Fasern die zuleitenden propriozeptiven besitzen, während für die Außensinne eine Verdoppelung dieser Art, wie sie zur Projektionsannahme passen würde, nicht besteht.

2. Schlußbemerkung: Gestalt und Gestaltkreis. Wir haben mehrfach gefunden, daß das psychologisch-neurologische Kräftespiel die Form eines in sich zurücklaufenden Kreises annimmt. Daß man hier und in verwandten Fällen, etwa in der Tastwahrnehmung, von einem „Gestaltkreis" spricht, ist der Sache durchaus angemessenen. Nur muß man sich darüber klar sein, daß solcher Kreisverlauf nur ein Sonderfall des freien Kräftespiels im Gestaltzusammenhang ist, wie wir es im 7. Kapitel rein formal und im 8. dann auch dynamisch zu erfassen suchten.

Der motorisch-sensorische Kreislauf spielt erstens in zahlreichen Fällen der Wahrnehmung und Empfindung keine entscheidende Rolle, z. B. wenn man mit zufällig von vornherein richtiger Akkommodation, Konvergenz und Blickrichtung einen kleinen, leicht überschaubaren Gegenstand betrachtet, oder wenn man (nicht allzu) kalte Füße hat. Zweitens ist er unwesentlich auch in einer bestimmten Art von Tätigkeiten und Anstrengungen des Subjekts: in allen denjenigen, die „rein geistig" in die Erscheinungen eingreifen, in den Auffassungsänderungen und Beachtungsverlagerungen in Wahrnehmung und Denken, im rein innerlichen Suchen, sich Besinnen, Vergleichen, Erwägen, Festhalten, ebenso wie in allen rein inneren Phasen des Wollens, in Entschluß, Entscheidung, Vorsatz. Es handelt sich um diejenigen Tätigkeiten, deren Sonderstellung man durch den besonderen Namen „Akt" von der in die physikalische Umwelt (1) eingreifenden „Tat" zu unterscheiden pflegt[1]). Aber auch sonst, bei

---

[1]) Man sollte diesen erfreulich klaren Sprachgebrauch nicht wieder dadurch verwirren, daß man Zuständlichkeiten des anschaulichen Ich oder der Gesamtpersönlichkeit, wie etwa das Gefühl des Kummers oder die Seinsverbundenheit der Liebe, — und zwar diese selbst, nicht etwa nur aus ihnen erwachsende Tätigkeiten — ebenfalls als „Akte" bezeichnet.

allen Gefühls- und Strebensvorgängen, ist der entscheidende Kreisvorgang, der auch das Verhältnis von Organismus (2) und physikalischem Objekt (1) in sinnvoller Weise ändert, erst die Folge einer unmittelbaren, freien, nicht im Kreis geleiteten Wechselwirkung zwischen Ich (4) und Gegenstand (3) im gemeinsamen Feld.

Bei der ganz besonderen Stellung, welche Kreisvorgänge im strengen Sinn des Wortes im nervösen Geschehen einnehmen, scheint es daher unzweckmäßig, in unscharfer Verallgemeinerung das Symbol des Kreises für jede Art von freier Wechselwirkung und gegenseitiger Getragenheit zu verwenden. Da hierfür die allgemeineren Ausdrücke „Gestalt" und „Gestaltzusammenhang" schon im Gebrauch sind, schlagen wir vor, den Ausdruck Gestaltkreis auf jene eigentümlichen und höchst wichtigen Sonderfälle zu beschränken, wo das Spannungsgefüge des zentralen Feldes im Sinne einer echten Kreisbewegung nur durch einsinnige, anatomisch gegeneinander isolierte Wirkungsverläufe über die eigenen Bewegungen in das physikalische Organismus-Umwelt-Verhältnis eingreift und erst infolge der hierdurch von dort aus veranlaßten Änderung der Sinneserregungen, die auf das Zentrum zurückwirken, sich ins Gleichgewicht setzt. Nur wenn man, wie die bisherigen Darstellungen der Gestaltkreistheorie, das physikalische Objekt (1) und das dazugehörige begegnende Ding (3) sowie den Organismus (2) und das zugehörige erlebte Körper-Ich (4) nicht genügend auseinanderhält, mag es den Anschein haben, als widerspräche die Einsinnigkeit der Leitungsvorgänge in Sinnes- und Bewegungsnerven der Wechselseitigkeit der Begegnung. Sowie diese Begriffsverwirrung behoben ist, erweist sie sich als notwendige strukturelle Voraussetzung für das Zustandekommen der Verlaufsform, die den Kern dieser Theorie ausmacht.

§ 9. Biologische Folgerungen. — 1. Zur Frage des Reizbegriffs.

1. Übertragung auf die Tierpsychologie; Belanglosigkeit der Bewußtseinsfrage; das Tier-Umwelt-Verhältnis nach der neuen Annahme. — In den Ansätzen des Kap. 8, § 11, und des vorigen Paragraphen ist die einzige bisher vorliegende Theorie des zielgerichteten und überhaupt des von außen gesteuerten Verhaltens höherer Lebewesen enthalten, d. h. insbesondere auch der „Bezugswendungsreaktionen" und des „Appetenzverhaltens" der Tiere, die im Zusammenhang instinktiver Verhaltensweisen eine entscheidende Rolle spielen. Das bedeutet: Wir müssen im Zentralnervensystem dieser Tiere, ebenso wie in unserem, einen Bereich annehmen, wo ein Analogon unserer Körper-Ich-Vorgänge (4) in unmittelbare Begegnung und Wechselwirkung mit einem Analogon unserer Umweltvorgänge (3) tritt, und im Gefolge dieser Wechselwirkung genau dieselben Kreisprozesse, die dann im äußeren Verhalten der Tiere sich bemerkbar machen.

Ob die Gebilde, Zustände und Vorgänge in diesem zentralen Bereich, wie die unsrigen, bewußt sind, ist für ihre dynamische Funktion gänzlich ohne Belang und kann daher für denjenigen, der von der Unaufweisbarkeit bewußter Erlebnisse in anderen allzu sehr beeindruckt ist, offen bleiben.

Dieser Ansatz ermöglicht zugleich eine längst fällige Klärung der Begriffe des Reizes und der Reaktion: Wird er streng durchgeführt, so bedeutet er (Abb. 41), daß auch beim Tier nicht der Organismus (2) den Gegenständen (1), sondern das Prozeßgebilde (4) dem Prozeßgebilde (3) unmittelbar begegnet und etwa von ihm angezogen wird, und daß erst infolgedessen Bewegungen des Organismus (2) in Gang kommen, die zur Änderung seiner Beziehungen zu (1) führen. Das Prozeßgebilde (3) und nicht das Objekt (1) ist „Triebkomplement" und Sitz der „Aufforderungscharaktere" oder „Valenzen". Und nur das Prozeßgebilde (4) ist „erregt": kampflustig, ängstlich, fürsorglich, verliebt u. dgl., während sich am Organismus (2) nur physikalisch-chemische Vorgänge und Veränderungen feststellen lassen, die zum Teil die unmittelbare Ursache der Erregtheit von (4), zum Teil schon wieder deren Folge als Außenabschnitt sensomotorischer Kreisprozesse darstellen. Unmittelbar reagiert (4) auf (3); wenn wir also bei „Leerlaufreaktionen" eines Tieres im Falle übermäßig aufgestauten Tätigkeitsdranges kein Objekt (1) vorfinden, beweist das nicht, daß auch kein Triebkomplement als zentrales Prozeßgebilde (3) dagewesen ist.

2. Unklarheiten und Widersprüche des Reizbegriffes in der Biologie: Die Variabilität der spezifischen „Reize". — Wichtiger ist eine andere Folgerung: Wenn wir in der Trieb- und Instinktlehre von „Reizen" sprechen, so kann damit — wenigstens bei höheren Tieren — nicht dasselbe gemeint sein wie in der Nervenphysiologie. Diese nämlich versteht unter Reiz eine physikalische oder chemische Einwirkung auf eine Sinneszelle oder ein sonstiges nervöses Organ, also einen Vorgang, der die Grenze von (1) nach (2) [oder von nichtnervösen zu nervösen Teilen von (2)] an einer dazu geeigneten Stelle überschreitet. In der Trieblehre dagegen muß, wie jeder Blick in das Schrifttum bestätigt, „Reiz" etwas völlig anderes bedeuten: Da ist z. B. eine bestimmte Haltung des Gefährten „Reiz" zum Auffliegen; der Anblick eines Weibchens „reizt" zum Hofieren, ein Gegner zum Kampf, das Junge zum Pflegen, ein Nest zum Einkriechen. Weibchen, Junges, Feind, Nest, — das sind aber keine physikalisch-chemischen Einwirkungen auf Sinneszellen, sondern, soweit sie überhaupt „reizen" können, nach den Gesetzen des Kap. 4 ausgesonderte anschauliche Gestalten, d. h. zentralphysiologische Prozeßgebilde im Sinn von (3), die ihrerseits allerdings normalerweise auf Grund von Reizmannigfaltigkeiten

im physiologischen Sinn entstanden sind. Daß dies nicht anders sein kann, darauf wiesen schon längst die zahlreichen Beobachtungen hin, nach welchen die anschauliche Eindeutigkeit dieser „reizenden" Gegenstände sich in eine verwirrende Variabilität auflöst, wenn man die Reize im physiologischen Sinn, d. h. die von den physikalischen Objekten ausgehenden Wirkungen etwa auf die Netzhaut, ernsthaft in Betracht zieht. Man versuchte zunächst dadurch aus der Verlegenheit zu kommen, daß man Reizproportionen, d. h. Farb- oder Figuralstrukturen als maßgeblich ansetzte. Aber so gut der hierin enthaltene Gedanke auch ist, so wenig hilft er über die Uneindeutigkeit der Reizgrundlage im physiologischen Sinn hinweg. Denn die als maßgeblich erkannten Proportionen sind größtenteils in der Reizmannigfaltigkeit auf der Sinnesfläche ebenfalls nicht konstant; sie sind es nur im anschaulichen Erleben des zuschauenden Menschen, infolge von zentralen Gesetzmäßigkeiten im Sinne des Kap. 5[1]); und, wie wir aus der Konstanz und Sicherheit der Reaktionen der beobachteten Tiere folgern müssen, sind sie es demnach auch in deren zentralen Umweltprozessen (3), die wir oben als die unmittelbar „reizenden" Gegenstände angesetzt hatten.

3. Scheidung des physiologischen und des biologischen Reizbegriffs: „Reiz" und „Anreiz". — Wir haben also vielleicht nicht für Tiere vom Bau einer Zecke, aber jedenfalls für alle höheren Tiere zweierlei Reizbegriffe streng zu unterscheiden:

Reiz I: Im physiologischen Sinn, physikalisch-chemische Einwirkung auf Sinneszellen; führt oft nicht unmittelbar zu motorischer Reaktion des Tieres, sondern zu Wahrnehmungsgebilden bzw. ihnen analogen zentralen Prozeßgebilden, nach Gesetzen, wie sie in den Kap. 3—7 dargestellt sind.

Reiz II: Das auf Grund von Reiz I entstandene Wahrnehmungsgebilde bzw. zentrale Prozeßgebilde, das nun zu bestimmtem Verhalten verlockt, im phänomenologischen Sinn der Trieblehre und der Alltagssprache, wenn man von einem „reizenden" Wesen spricht.

Um eine Vermengung der beiden Begriffe für die Zukunft auszuschließen, müssen wir den einen davon umbenennen. Da der erste schon länger wissenschaftlich scharf definiert ist, schlage ich vor, den zweiten Begriff, um weder vom allgemeinen Sprachgebrauch noch von dem bisherigen der Trieblehre allzuweit abzuweichen, durch das Wort „Anreiz" zu bezeichnen. Dieser Ausdruck hat zwar im Augenblick eine leicht abweichende Bedeutung, aber vor vielen anderen den Vorzug, bisher nicht im

---

[1]) Vgl. bes. die §§ 18—21.

Sinn bestimmter theoretischer Auffassungen festgelegt zu sein, und vor allem, nicht so leicht zur Verwendung im ersten, physiologischen Sinn zu verführen.

§ 10. **Biologische Folgerungen. — 2. Zur Frage des Reaktionsbegriffs.**

1. Widersprüche und Unklarheiten des biologischen Reaktionsbegriffs; die Variabilität der spezifischen Abläufe. — Eine entsprechende Zweideutigkeit enthält der Reaktionsbegriff der Trieblehre. Wenn etwa in einer neueren Abhandlung gesagt wird, bei dem tierischen Instinkt im eigentlichen Sinn bestehe ein Bedürfnis nach „Ablaufenlassen einer bestimmten Reaktion", so klingt das, als betreffe dieses Bedürfnis eine bestimmte, raumzeitlich festliegende, Mannigfaltigkeit z. B. von Muskelkontraktionen. Dies trifft auch dann nicht zu, wenn man alles Erlernbare und jegliche Bezugswendung aus dem Instinktbegriff, so weit das möglich ist, reinlich ausgeschieden hat. Denn die Mehrzahl auch der „reinen" Instinktreaktionen besteht in einer bestimmten Behandlung bestimmter Gegenstände, und muß sich daher nach deren Größe, Gewicht, Festigkeit, Form usw. richten. Dasselbe gilt auch für Drüsentätigkeiten: soll z. B. „ein Erdklümpchen befeuchtet" werden, so muß sich die Drüsentätigkeit ganz nach dem Feuchtigkeitsgehalt der zur Verfügung stehenden Erde richten, wenn diese weder zu bröckelig noch zu breiig werden soll. Das heißt: die schöne Eindeutigkeit des „Ablaufs", die für den menschlichen Beobachter anschaulich besteht, löst sich ebenfalls zumeist in eine verwirrende Variabilität auf, wenn man die Reaktion im Sinne des Physiologen als die Gesamtheit der Innervationen, Muskelkontraktionen und Drüsentätigkeiten auffaßt.

2. Scheidung des physiologischen und des biologischen Reaktionsbegriffs: Innervationsablauf und Tätigkeit. — Diese Variabilität der Vorgänge in den Muskeln und Drüsen, bei beträchtlicher Konstanz des äußeren physikalischen und anschaulichen Erfolgs, ist ebenfalls nur dann zu verstehen, wenn man die Vorgänge in den einzelnen Organen als Folgen bestimmter sich gegenseitig ablösender, eigentümlicher Spannungsungleichgewichte in dem von uns geforderten zentralen Ursprungsfeld (3), (4) versteht.

Es gibt kein abstraktes Bedürfnis und keine angeborene Fähigkeit, bestimmte Kontraktionskombinationen der Mund- und Halsmuskulatur „ablaufen" zu lassen, aber z. B. das Bedürfnis und die angeborene Fähigkeit, einen im Mund verspürten Brocken hinunter zu schlucken. Aus dieser, auf Grund einer bestimmten Mannigfaltigkeit von Sinneserregungen (1)→(2) im zentralen Feld zwischen mir (4) und dem Brocken (3) bestehenden Spannung entspringt, nach dem oben beschriebenen Kreisschema, eine der Größe usw. des Brockens angepaßte, bei Mißerfolg in mehr oder weniger verbesserter Anpassung wiederholte (und beispielsweise schon beim Laubfrosch im Notfall durch Nachschieben mit der Vorderpfote unterstützte) Muskelkontraktions-Mannigfaltigkeit (2), worauf infolge des Hinabrutschens des physikalischen Brockens (1) in die Speiseröhre (2) die Mannigfaltigkeit der Sinneserregungen aus der betreffenden Gegend sich so verändert, daß der gespürte Brocken (3) in der erstrebten Richtung im anschaulichen Körper-Ich (4) verschwindet. Nach allem, was sich an Tieren beobachten läßt, sind auch ihre Instinkthandlungen nur in dieser, unserer unmittelbaren Anschauung entsprechenden, Weise richtig beschrieben, und nicht durch Angabe bestimmter, festliegender Innervations-„Abläufe".

Auch hier ist also eine saubere Scheidung vonnöten, die aber leichter durchzuführen ist als auf der Empfängerseite, weil neben dem physiologischen Begriff des Reaktions-„Ablaufs" die phänomenologischen Begriffe der „Tätigkeit", der „Handlung" und des „Verhaltens" gebrauchsfertig zur Verfügung stehen und nur die Restforderung besteht, die Anwendung des Wortes „Ablauf" künftig auf die jeweils zugeordneten Vorgänge in den Nerven, Muskeln und Drüsen zu beschränken.

Was hier von den Muskel- und Drüsenreaktionen, die dem Umgang mit Dingen dienen, gesagt wurde, gilt ebenso von denjenigen, die dem Ausdrucksverhalten zugrunde liegen: Entscheidend dafür sind die Spannungsgefüge innerhalb des anschaulichen Ich (4), deren Gestaltqualitäten unsere Gefühle sind[1]); und am Organismus (2) entsprechen ihnen, als äußeres Verhalten, die sichtbaren (und hörbaren) Gefügeeigenschaften der Haltung, Miene, Gebärde und der Lautäußerungen, deren zugeordnete Wesenseigenschaften in den Anschauungswelten (3) anderer Lebewesen den Gemütszustand des wahrgenommenen Gefährten unmittelbar vertreten[2]). Zwischen diesen beiden biologischen Wirklichkeiten liegt als Vermittler die physiologische Wirklichkeit der zugehörigen Muskel- und Drüsenreaktionen, die wir aber deshalb nicht etwa als „die Ausdrucksgeschehnisse im eigentlichen Sinne" bezeichnen dürfen, wie dies noch in manchen neueren wertvollen Beitrag zur Ausdruckslehre geschieht. So ist etwa beim „seitlichen Blick" nicht die Kontraktion des M. rectus bulbi nasalis im einen und des temporalis im andern Auge, sondern das Abweichen der Blickrichtung von der Ausrichtung des Kopfes das eigentliche Ausdrucksgeschehen, beim Weinen nicht die Arbeit der Tränendrüsen, sondern die Überschwemmung und Verschleierung der Augen, beim Schreien nicht die Kontraktion des Zwerchfells und der Kehlkopfmuskulatur, sondern die Zeitgestalt der Lautäußerung selbst. Grundsätzlich gilt das für sämtliche dem Ausdrucksverhalten dienenden Organe und Vorgänge am Körper. Dies ist der Grund, warum etwa die Besprechung der Gesichtsmuskulatur in den Ausdruckslehren einen Fremdkörper bildet, der zwar die Kenntnisse vermehrt, aber zum tieferen Verständnis der Ausdruckserscheinungen kaum je Wesentliches beiträgt.

§ 11. Zur Frage des Verhältnisses zwischen psychophysischem Prozeß und anschaulichem Erlebnis.

1. Grundlage der „Einsetzung": Annahme der Isomorphie; Sensorium commune; funktionelle Koordinaten. — Wir haben versucht, die Beziehungen zwischen dem unmittelbaren Erleben und der physikalischen Welt als geschlossenen Kausalzusammenhang, ohne Sprung in ein gänzlich anders geartetes Gebiet, zu begreifen und in einem

---
[1]) Siehe auch unten § 12, 3.
[2]) Vgl. oben Kap. 3, § 9.

lückenlosen Gesamtbild darzustellen. Der Kunstgriff, der uns dies ermöglichte, war die Einsetzung des anschaulich Erlebten an die Stelle bestimmter zentralphysiologischer Prozesse (oben § 4).

Die Einsetzung des anschaulich Erlebten für den physiologisch nicht beobachtbaren zentralen Vorgangsbereich hat nur Sinn unter der Voraussetzung einer Gestaltidentität zwischen dem anschaulichen Erleben und jenen kortikalen Vorgängen: unter der Annahme, daß wir an dem anschaulich Erlebten unmittelbar die Gestalteigenschaften, besonders des Aufbaues und des dynamischen Gefüges, jener Vorgänge ablesen kann.

Unter dieser Annahme lesen wir, um noch ein viel besprochenes Beispiel anzufügen, dem anschaulich Erlebten ab, daß die zentralen Wirkungen des Gesichts und des Gehörs in einen und denselben gemeinsamen Bereich einmünden, und daß sie in diesem Bereich untereinander und mit den Empfindungen der Haut- und Körpersinne (Schmerz, Berührung, Druck u. dgl.) in jeder denkbaren räumlichen Beziehung (Nachbarschaft, links von, rechts von, über, unter, zwischen) und auch in Ortsidentität auftreten können. Das heißt: Wir fordern vom Anschaulichen her die Annahme des gemeinsamen zentralen Sinnesfeldes, des sensorium commune, und wundern uns bei dieser engen Verflechtung nicht, daß die Erregungen der verschiedenen Sinne einander in der mannigfaltigsten Weise beeinflussen können.

Eines dürfen wir trotz allem nicht erwarten: daß wir bei genügend vorgeschrittener Technik eines Tages die anschauliche Welt eines anderen Menschen in seinem Großhirn einfach in verkleinertem Maßstab vorfinden. Denn es handelt sich voraussetzungsgemäß nicht um anatomische, sondern ausschließlich um dynamische Strukturen, und was bei dynamischen Strukturen „geradlinig", „rechtwinklig", „kreisförmig", „längengleich" usw. bedeutet, fällt, wie von gestalttheoretischer Seite schon mehrfach auseinandergesetzt, keineswegs notwendig zusammen mit den gleich benannten geometrischen Formen. Bei der verwickelten anatomischen Anordnung der Hirnwindungen, der Unterbrechung der nervösen Substanz durch Gefäße u. dgl., kann die Gestaltidentität nicht in bezug auf ein von außen durch den Kopf gelegtes rechtwinklig-geradlinig-isotropes Koordinatensystem erwartet werden, sondern nur auf ein selbst entsprechend gekrümmtes funktionelles Koordinatensystem, in welchem auch die Längenmaße sinngemäß nicht in Zentimetern, sondern nach der Art von Widerstandsstrecken anzusetzen sind. Dabei kann eine geometrisch sehr lange Strecke (wie die Kommissuren, die über den Balken von einem Hinterhauptslappen zum anderen laufen) bei entsprechend vergrößerter Leitfähigkeit funktional einer sehr kurzen Strecke an anderer Stelle entsprechen. So würde es u. a. verständlich, daß das Sehfeld trotz der Verteilung seiner nervösen Grundlage auf die beiden Hirnhälften anschaulich nicht in die beiden zugehörigen Hälften auseinanderfällt.

2. Der Sinn zentralphysiologischer Annahmen in der Psychologie; „physiologische" und „psychologische" Er-

klärungen; „Physikalismus". — Wer die vorausgehenden Abschnitte verfolgt hat, mag einen Eindruck davon erhalten haben, wie umfassend die Klärung schon jetzt ist, die durch das Verfahren der „Einsetzung" ermöglicht wurde in einem Gebiet, das bisher eine so unerschöpfliche Quelle von unauflösbaren Widersprüchen zu sein schien, daß die meisten bisher darüber vorliegenden Theorien mehr wie Eingeständnisse der Unfähigkeit zur umfassenden Bewältigung des Problems wirken. Unter diesen Umständen kann es, wie von gestalttheoretischer Seite schon öfters dargelegt, keinen ernsthaften Einwand bedeuten, daß im Augenblick noch keine Aussicht besteht, die geforderten zentralphysiologischen Vorgänge demnächst mit den Mitteln der Physik und der Physiologie am tätigen Großhirn von außen zu beobachten. Man wird deshalb diese geforderten Vorgänge so wenig „quasi-physiologisch" nennen, wie man die aus tausend guten Gründen geforderten, aber ebenfalls nicht — und vielleicht nie — unmittelbar zu beobachtenden Vorgänge im Innern des Atomkerns „quasi-physikalisch nennt". Sondern alles wird davon abhängen, ob die Folgerungen, die man aus den Annahmen über das physiologisch heute noch nicht Beobachtbare zieht, sich am psychologisch und physiologisch Beobachtbaren besser bestätigen, und vor allem, ob sie sich mit der immerhin inzwischen nicht mehr ganz unbekannten physikalisch-chemischen Natur des Zentralnervensystems besser vertragen als die Folgerungen aus anderen Annahmen.

Die in experimentellen Untersuchungen bis heute übliche Frage, ob eine Erscheinung „noch physiologisch" erklärbar sei, oder ob es sich schon um „rein psychologische" Gesetzmäßigkeiten handle, wird mit der in der Gestalttheorie vorgeschlagenen Einsetzung des anschaulich Erlebten für die Vorgänge in einem kortikalen Bereich sinnlos. Es gibt danach nirgends eine Grenze, bei deren Überschreitung man den Bereich des Physiologischen verläßt, sondern höchstens eine solche, jenseits derer die dort herrschenden physiologischen Gesetze zugleich psychologische sind; oder in der Ordnung des tatsächlichen Vorgehens gesprochen: jenseits derer die im unmittelbaren Erleben feststellbaren psychologischen Gesetze für uns bis auf weiteres der einzige sichere Hinweis auf die Art der dort herrschenden physiologischen Gesetze sind. Es bleibt also sinnvoll, zu fragen, ob gewisse Seiten einer Erscheinung aus der Natur des äußeren Sinnesorgans, oder der peripheren Leitungsvorgänge, oder schließlich aus der Natur der zentralen, der psychophysischen Vorgänge selbst zu verstehen sind. Über diese soll keinerlei Annahme erlaubt sein, die nicht in jeder Beziehung den Gesetzmäßigkeiten des anschaulichen Erlebens und des Seelischen überhaupt entspricht. — Diese Forderung, die von vereinzelten Forschern schon immer befolgt wurde, ist erst durch die Gestalttheorie in die Psychologie ausdrücklich eingeführt worden.

Auch die rascheste Durchsicht dessen, was sonst bis heute an „physiologischen Theorien" ganz unbefangen vorgetragen wird (man denke nur an die Vorstellungen über die Bedeutung der „Assoziationsbahnen" des Großhirns und die damit zusammenhängende Einschleifungstheorie der Übung), beweist die unerhörte Verdrehung, die in der Behauptung liegt, die Einengung des Blickes auf bekannte physikalische Gesetzmäßigkeiten (der „Physikalismus") verhindere gerade die Gestalttheorie, dem Wesen des Seelischen gerecht zu werden.

§ 12. Beziehungen zu geläufigen Annahmen über das Leib-Seele-Verhältnis.

1. Zur Frage des Parallelismus; kortikaler Vorgang und anschauliches Erlebnis als zwei Ansichten Desselben. — Die in dem erörterten Sinn verstandene Gestaltidentität oder Isomorphie der anschaulichen Welt und ihres zentralphysiologischen Korrelats legt eine parallelistische Deutung um so mehr nahe, als für die Beobachtung das eigene Erleben und die im Großhirn sich abspielenden Vorgänge immer zweierlei bleiben werden. Dabei ist der maßstabsmäßige Widerspruch leicht auflösbar, was aber hier nicht ausführlich dargetan zu werden braucht. Dagegen bleibt der inhaltliche in aller Schärfe bestehen. Im anschaulichen Erleben ist nichts von der atomistischen Struktur der physikalisch-chemischen Prozesse im Nervensystem zu entdecken. Diese scheint, trotz der Enge des verfügbaren Raumes, ihrer Größenordnung nach immer noch weit unterhalb der Korrelate anschaulicher Gestalten zu liegen. Umgekehrt wird man an physikalischen Prozessen höchstwahrscheinlich nie etwas von der Fülle und Buntheit der Sinnesqualitäten und insbesondere der Wesenseigenschaften unserer anschaulichen Welt auffinden.

Trotzdem gehen wir in Anbetracht der bekannten Schwierigkeiten, die jeder parallelistische Ansatz bei strenger Behandlung des Verursachungsproblems macht, bis auf weiteres so vor, als seien die anschauliche Welt und die zugeordnete zentralphysiologische Prozeßgesamtheit nicht zwei in irgendeiner Beziehung zu einander stehende Gegenstände, sondern zwei Ansichten einer und derselben Sache, welche immerhin in bezug auf die Eigenschaften des Gefüges im Großen durchaus übereinstimmen, wenn auch sonst jede ihre besonderen, in der anderen nicht wiederkehrenden Eigentümlichkeiten besitzt. Und wir beschränken diese Annahme einer „zweiten Ansicht" ausdrücklich auf die bewußtseinsfähigen Großhirnvorgänge, ohne jede Extrapolation, dagegen mit dem Vermerk, daß die erlebte Ansicht an den verschiedensten Stellen und in den verschiedensten Richtungen über sich hinausweist und dadurch sich selbst als dynamisch nicht abgeschlossen darstellt.

2. Stelle und Rolle von Verursachungszusammenhängen. — Im übrigen bestehen innerhalb der bewußtseinsfähigen Vorgänge sowie zwischen ihnen und der übrigen Welt ausschließlich Verursachungs-

zusammenhänge normaler Art, auch an Stellen, wo bisher häufig ausdrücklich oder stillschweigend Identität angenommen wurde: nicht Identität, sondern ein Abhängigkeitsverhältnis vor allem zwischen physikalischer und anschaulicher Außenwelt, also zwischen Reizquelle und Sinnesreizung, ebenso zwischen Sinnesreizung und Anschauungsding, also auch zwischen Reizquelle und Anschauungsding; also auch nicht Identität, sondern Wirkungszusammenhänge verschiedener Art zwischen den Anschauungswelten verschiedener Einzelwesen: z. B. (4→2→1→2→4) bei der Wahrnehmung eines fremden Gemütszustands, (3←2←1→2→3) bei der gemeinsamen Beobachtung eines Außenweltgebildes[1]); nicht Identität, sondern Wirkungszusammenhang vor allem zwischen Organismus und erlebtem Ich.

Die Wirkungszusammenhänge aber selbst sind wieder von zweierlei eigentümlich verschiedener Art:

A. **Echte, unmittelbare Wechselwirkung, gegenseitige Einflußnahme und Abhängigkeit besteht innerhalb der psychophysischen Prozesse**: zwischen allen Punkten der anschaulichen Welt und auch des nicht bewußten Psychischen, in besonders folgenreicher Weise zwischen dem Außenbereich und dem Ich.

B. **Einsinnige Verursachungsrichtung besteht**
a. vom Zustand der physikalischen Welt (einschließlich des Organismus) auf die Sinnesorgane;
b. von den Sinnesorganen zur anschaulichen Welt (einschließlich des Körper-Ich);
c. außerdem unmittelbar von dem Zustand des Bereichs des Organismus, in dem die psychophysischen Prozesse sich abspielen, auf diese Prozesse, und zwar sowohl Welt- als Ichprozesse; hier ist besonders an den chemischen, durch Inkretion mitbestimmten Zustand zu denken[2]);
d. von der anschaulichen Welt (besonders dem Ich) auf die Erfolgsorgane (Muskeln und Drüsen, einschließlich der innersekretorischen);
e. von diesen wieder auf die physikalische Welt, einschließlich des Organismus.

Diese einsinnigen Verläufe sind beim wachen Menschen sowohl innerhalb als auch außerhalb des Organismus in der schon geschilderten Weise zu Kreisvorgängen rückgekoppelt; wobei ein äußerer Kreisabschnitt über die Außenwelt, d. h. über die eben genannten Wege d, e, a und b, und ein

---
[1]) Die Zahlen beziehen sich immer auf die Gegenüberstellung oben § 4, 3 dieses Kapitels.
[2]) Vorgänge wie die „psychische Sättigung" und der spontane Auffassungswechsel bei länger fortgesetzter Beobachtung eines und desselben Wahrnehmungsgebildes beweisen, daß hier auch Wirkungen in der entgegengesetzten Richtung stattfinden; doch sind sie, soweit bisher bekannt, mit den obengenannten an praktischer, d. i. biologischer Bedeutung nicht zu vergleichen.

innerer über die Blutbahn, d. h. über die Wege d und c, in den psychophysischen Bereich zurückverläuft. Die unmittelbare intrazentrale Wechselwirkung (A) und die damit dynamisch gekoppelten Kreisverläufe (B) umgreifen alles, was, besonders von ärztlicher Seite, an Belegen für die „Wechselwirkung zwischen Leib und Seele" zusammengetragen wurde.

Einen wichtigen Sonderfall dieses doppelten dynamischen Kreisverlaufs stellt die schon eben berührte lebendige Wechselbeziehung zwischen den Gefühlen und ihrem körperlichen Ausdruck dar. Die Dinge liegen also auch in diesem Fall nicht so einfach, daß es Sinn hat, eine Entscheidung darüber zu fordern, ob diese Beziehung eine kausale sei oder nicht. Was hier zur Bestreitung eines ursächlichen Zusammenhangs und zur Behauptung einer nicht kausalen „koexistenziellen Zusammengehörigkeit", eines „Ineinander-Existierens" in letzter Zeit vorgebracht wurde, trifft durchaus zu, wenn man nach dem Zusammenhang a) zwischen dem Gefühl und dem Spannungs- bzw. Haltungsgefüge des anschaulichen Körper-Ich und b) zwischen den geometrisch beschreibbaren und den Ausdruckseigenschaften einer Menschengestalt in der Anschauungswelt eines Zuschauers fragt. Es handelt sich hier um die ursprüngliche und unlösbare Zusammengehörigkeit von Gefüge und Wesen, die (nach Kap. 3, § 9) allgemein, für jede Art von Gestalten, nicht nur für das Bild des Menschen gilt. Fragt man hingegen nach dem Zusammenhang zwischen den Spannungen und Tendenzen im anschaulichen Körper-Ich und den zugeordneten Vorgängen am physiologischen Organismus, so kann kein Zweifel sein, daß es sich um ein gegenseitiges, genauer: im Kreis rückgekoppeltes kausales Abhängigkeitsverhältnis, also um eine besondere Art von Wechselwirkung handelt, auf welche die allgemeinen Vorstellungen, die in den Naturwissenschaften hierüber entwickelt wurden, durchaus anwendbar sind. Übrigens entspricht dieses Verhältnis nicht dem zwischen den beiden Polen eines Magneten oder eines Leitungsanschlusses, wird daher zweckmäßigerweise auch nicht als „polar" bezeichnet. Diese etwas verwickelte Antwort auf eine scheinbar einfache Frage beruht nicht auf eingewurzelten Denkgewohnheiten; sie ist vielmehr die einzige Antwort, die sämtlichen auf diesem Gebiet zu berücksichtigenden gesicherten Erfahrungstatsachen ohne Zwang und ohne Widerspruch gerecht wird.

3. Die Bedeutung der Gestaltverwandtschaft. — Eine für das ganze Seelenleben grundlegende Eigenschaft der aufgezählten kausalen Beziehungen ist bisher nicht genannt; das ist die Gestaltverwandtschaft zwischen vielen ihrer Hauptglieder: zwischen der physikalischen Umwelt (in ihrer makroskopischen Struktur) und der anschaulichen Umwelt, zwischen dem erlebten Ich und dem physikalischen Organismus. Diese Gestaltverwandtschaft tritt in wichtigen Fällen in ganzen Ketten auf.

Beispiel: 1) Ein Mensch fühlt Kummer, sein erlebtes Körper-Ich strebt in die Kummerhaltung; diese ist verwirklicht, wenn 2) sein physischer Organismus eine einigermaßen gestaltentsprechende Stellung eingenommen hat; von hier entsteht über die (gestaltlich stark abweichende) zweidimensionale optische Projektion auf die Netzhaut eines Mitmenschen 3) die Kummerhaltung im anschaulichen Du [und möglicherweise verlängert sich die Kette noch durch Gefühlsansteckung 4) auf das anschauliche Ich und von hier 5) auf den physikalischen Körper des Zuschauers].

Wie erstaunlich gut die gestaltliche Übereinstimmung von Inhalten der verschiedenen Anschauungswelten mit zugehörigen Inhalten der gemeinsamen physikalischen Umwelt, und infolgedessen auch untereinander, unter günstigen Bedingungen sein kann, beweist am eindringlichsten die Tatsache, daß nicht nur im täglichen Leben, sondern sogar beim wissenschaftlichen Forschen verschiedene Menschen ihre verschiedenen Anschauungswelten im allgemeinen ohne Schaden für eine und dieselbe, und zwar für die eine, gemeinsame, bewußtseinsunabhängige physikalische Welt halten dürfen. Daß es sich trotzdem schon bei den drei ersten Gliedern der Kette in dem angeführten Beispiel um **kausal vermittelte Gestaltverwandtschaft und nicht um Identität** handelt, beweist die Möglichkeit von Ausdrucksverzerrungen (Abweichungen zwischen dem 1. und dem 2. Glied) und von Mißverständnissen des Ausdrucks (Abweichungen zwischen dem 2. und dem 3. Glied), auch bei ungestörter physikalischer Vermittlung. Dieselben Erscheinungen verbieten es auch, für diese angenäherte Gleichförmigkeit den naheliegenden Ausdruck „Parallelismus" zu verwenden; denn hierunter wird herkömmlicherweise erstens eine lückenlose, und zweitens eine **nicht durch natürliche Verursachung vermittelte** Zuordnung verstanden, — abgesehen davon, daß in der philosophischen Erörterung des Parallelismusproblems der Gesichtspunkt der Gestaltverwandtschaft der als gekoppelt angenommenen Gesamtverläufe überhaupt keine Rolle gespielt hat.

4. **Die anschaulichen Mikrokosmen als Teilbezirke des physikalischen Makrokosmos; Ablehnung monadologischer Deutungen.** — Mit dem obigen ist zugleich gesagt, daß wir die der Vielheit der höheren Lebewesen zugeordnete Vielheit der Welten nicht „idealistisch" als in sich geschlossene „Monaden" auffassen, die nur infolge „prästabilierter Harmonie" irgendwie Übereinstimmendes enthalten können, sondern als „Mikrokosmen", die sämtlich von dem **einen** Makrokosmos der allumfassenden physikalischen Welt abgeleitet und als **eigentümliche, selbst physikalische Teilbezirke in diesem enthalten** sind (vgl. schon Kap. 2, § 19). Diese Teilbezirke erhalten innerhalb der physikalischen Gesamtwelt mit fortschreitender Entwicklung **eine immer steigende Bedeutung**, bis zuletzt im Menschen von ihnen aus Veränderungen der **gemeinsamen** physikalischen Welt, des Makrokosmos, veranlaßt werden, die es an Gewalt mit Vulkanen und Gewitterstürmen wohl aufnehmen können, und die es aufs eindringlichste bezeugen, daß der Mikrokosmos **alles andere als** „wesenloser Schein" („Epiphänomen") ist: Während bis dahin ausnahmslos die makrokosmische Umwelt des Organismus „Urbild", die mikrokosmische der Anschauung dagegen in einem guten Sinn „Abbild" bleibt, kehrt sich hier, wenigstens in ausgezeichneten Einzelnen, das Verhältnis um; jetzt tritt **die „Idee" als mikrokosmisches Urbild** auf, das in der makrokosmischen

"Verwirklichung" ein mehr oder weniger getreues und gültiges Abbild findet. Aber wieviele der Änderungen im Makrokosmos geschehen, seit es Menschen gibt, auch schon vorher nur um der damit verknüpften "sekundären Qualitäten" willen.

Um zum Ausdruck zu bringen, daß auch die Anschauungswelten physikalische sind, wurde kürzlich vorgeschlagen, was wir bisher physikalische Welt nannten, lieber geographische Welt zu nennen. Da aber auch die Geographie als Teilinhalt der Anschauungswelten auftritt, also bei dieser Bezeichnung ebenfalls neue Verwirrungen unvermeidlich sind, schlage ich vor, die alten Namen Makrokosmos und Mikrokosmos in diesem Sinn neu festzulegen.

Wenn wir die anschaulichen Welten als eigenartige, verhältnismäßig geschlossene Teilgebiete der physikalischen bezeichnen, so behaupten wir damit zugleich: Es gibt in der physikalischen Welt Eigenschaften und Verhältnisse, die mit physikalischen Verfahren anderswo (d. h. außerhalb der Mikrokosmen) bisher nicht festgestellt wurden und vielleicht zum Teil überhaupt nicht festgestellt werden können; wie etwa die Nichtbeliebigkeit der Bezugssysteme (Kap. 5), wofür die Physiker nur die Gesichtspunkte der Bequemlichkeit oder der Eleganz der Darstellung zu haben behaupten.

Während man in Abweichungen der räumlichen Formen, wo die Erklärung aus Abbildungsfehlern bei der Hand ist, im allgemeinen keine zwingenden Belege für eine Wesensverschiedenheit des makrokosmischen und mikrokosmischen Raumes findet, hat man in letzter Zeit aus Widersprüchen des Ablaufs der Ereignisse eine Unvereinbarkeit der "physikalisch-mathematischen" und der erlebten Zeit folgern zu müssen geglaubt. Von den vielen vermeintlichen Beweisen, die u. a. die Schwankungen der Breite des kürzesten Zeitabstandes, der noch als Folge erlebt wird, und der Schnelligkeit des erlebten Zeitablaufes betreffen, besprechen wir nur den scheinbar schlagendsten, die Umkehr der Folge. Sogar diese kann aufs einfachste aus der Zweiheit von makrokosmischen und mikrokosmischen Vorgang und dem Verursachungsverhältnis zwischen den Gliedern dieser Zweiheit erklärt werden. Es braucht nur von zwei einander sehr rasch folgenden makrokosmischen Ereignissen a und b aus irgendeinem physikalischen oder physiologischen Grund die Wirkungsreihe von a zu dem zugehörigen anschaulichen Ereignis A etwas langsamer zu verlaufen als die von b nach B, so trifft A erst nach B ein, und die anschauliche Folge ist B—A, die Umkehrung der makrokosmischen.

5. Schlußbemerkung zur Umweltlehre. — Die Verwandtschaft der vorgetragenen Ansicht mit der sog. "Umweltlehre" wurde schon oben angedeutet. Aber abgesehen von ihrer mechanistisch-vitalistischen Auffassung von den Ursachen der Ordnung des seelischen Geschehens unterscheidet sich die Umweltlehre von dieser u. a. durch ihre Neigung zu einer "idealistischen", bei der Anerkennung der Vielheit der Welten also notwendig monadalogischen Deutung, wonach der gemeinsame erlebnisjenseitige Makrokosmos, wie auch alle Merkwelten, außer der des jeweiligen Verfassers, bloß gedachte Ableitungen aus der seinigen sein sollen. Hiergegen ist nach unserer Auffassung ein reines Gedankending, dem nichts wirklich in sich Geschlossenes und Ausgesondertes entspricht, die sogenannte "Umwelt", wenn sie diejenige Auswahl aus der Gesamtheit der physikalischen (makrokosmischen) Vorgänge bedeuten soll, auf welche

die Sinnesorgane eines gegebenen Lebewesens ansprechen, und die deshalb zum Aufbau seiner Merkwelt (seines Mikrokosmos) beiträgt. Daß in dem Lebensraum jedes physikalischen bzw. makrokosmischen Organismus, einschließlich des von ihm selbst eingenommenen Bereichs, nicht etwa nur seine so definierte „Umwelt", sondern die lückenlose Gesamtheit der makrokosmischen Vorgänge sich abspielt, beweisen die zahllosen physikalischen Einwirkungen, die, wie die nicht sichtbaren und nicht wärmenden elektromagnetischen Schwingungen oder die Bazillen, nicht durch seine Sinnesorgane in seinen Mikrokosmos eingehen und ihn trotzdem fördern und schädigen, ja töten können.

§ 13. Seele und Welt.

„Der Sitz der Seele ist da, wo sich Innenwelt und Außenwelt berühren" lautet ein romantischer Ausspruch. Wir können nun weiter gehen und sagen: „Die Seele des Menschen ist in seiner Welt". Beseeltheit eines Wesens hat ihre unmittelbare Grundlage in der Art und Bedeutung, in der Struktur und dem Gewicht der Umwelt im Gesamtsystem des Psychischen. Diejenige Welt, in der die eigene Person die einzige oder wenigstens höchste Einheit ist, wo ihr also keine Eigenwesen von gleichem oder höherem Rang, mit ihren eigenen Ansprüchen (Kap. 7, § 13) begegnen, wo sie selbst infolgedessen nie als Glied eines umfassenderen Ganzen auftritt mit den zugehörigen Forderungen des Ganzen (Kap. 7, § 9, Kap. 8, § 11) und den zugehörigen Funktionen und Tendenzen jedes natürlichen Teils (Kap. 3, § 18), wo vielmehr die lebende und leblose Umwelt und Mitwelt aus einem Haufen Material für die Bedürfnisse der Bequemlichkeit, Sicherheit, Sattheit, Wollust usw., und einem Haufen (unbrauchbaren oder verbrauchten) Abfalls besteht, in welcher alles Umfassendere, wie Pflicht, Forderung usw., niemals leibhaft begegnet, sondern immer nur als wesenloses Gedankending — da haben wir den „seelenlosen", den „herzlosen" Menschen im eigentlichen Sinn. Das unmittelbare Bild der Beseeltheit eines lebenden Wesens wächst mit dem erlebten Rang des ihm in seiner anschaulichen Welt Begegnenden, insbesondere mit der durch diesen erst ermöglichten tatsächlichen Gliedhaftigkeit seines anschaulichen Ich (oder des zugehörigen psychophysischen Teilkomplexes), mit der Feinheit und Vielfältigkeit seines Ansprechens auf Mitwesen im Sinne solcher Gliedhaftigkeit, Zusammengehörigkeit und Funktion im umgreifenden Verband.

„Seele" ist demnach keine eigene Wesenheit, sondern der Ausdruck bestimmter Struktureigenschaften des Mikrokosmos, einschließlich der Welt des Vergegenwärtigten (Kap. 2, § 6).

Dasselbe gilt übrigens für „Geist" und „Verstand". Ist „Seele" der Ausdruck des Rangs, Gewichts und dynamischen Gefüges der mikrokosmischen Welt, so ist „Geist" der Ausdruck ihres Reichtums, ihrer Fülle, Weite, Dichte und Tiefe, und „Verstand" (Intelligenz) der Ausdruck der Klarheit, Schärfe und Festigkeit ihrer Struktur, ihrer Unverrückbarkeit im Sinne von Vertuschung und Verdrängung (Kap. 7, § 12) bei zugleich stärkster Tendenz zur größten Ordnung und größter Beweglichkeit im Sinn bestehender Aufgaben.

So ist es kein Wunder, wenn wir Tiergeister gar nicht, tierischen Verstand in bescheidenstem Umfang, Tierseelen aber in reicher Fülle um uns vorfinden.

Und so erhält die charakterologische Forderung: die Struktur der Welten der verschiedenen Menschen zu beschreiben, erst Substanz und handgreiflichen Sinn.

10. KAPITEL.
Die Probleme des Werdens.

§ 1. Einleitung.

Wir haben nun das Werkzeug und das Material in der Hand, um die Probleme des Werdens oder der Entwicklung („Genese") einigermaßen umfassend behandeln zu können. Denn jede der bisher behandelten allgemeinen Voraussetzungen enthält bestimmte Ansätze über den Ursprungszustand und die Richtung seelischer Entwicklung. Sie sollen also unter diesem Gesichtspunkt nochmals durchgegangen werden. Wir halten uns dabei einfach an die Reihenfolge, in der sie oben aufgetreten sind[1]), können es freilich nicht immer vermeiden, etwas schon früher gesagtes zum zweitenmal zu sagen. Wenn wir von seelischer Entwicklung sprechen, so meinen wir damit nicht nur die Entwicklung im Leben des Einzelmenschen oder die Einzelentwicklung („Ontogenese"), sondern darüber hinaus nach der einen Seite die Schlüsse, die man mit mehr oder weniger Sicherheit aus dem Vergleich mit kindlicheren Völkern und auch mit den näheren und entfernteren tierischen Verwandten des Menschen auf die Stammesentwicklung („Phylogenese") ziehen kann, und nach der anderen Seite die Gegenstandsentwicklung in der alltäglichen Wahrnehmung („Aktualgenese"), wie auch die Übung als Entwicklung einzelner Fertigkeiten. Die Beispiele werden wir, soweit sie vorliegen, aus allen drei Gebieten nehmen, ohne aber auf Vollständigkeit Anspruch zu machen.

§ 2. Die Stellung zur Wirklichkeit in ihrer Entwicklung.

1. Die vor-eleatische Welt. Der eleatische Grundsatz entspringt philosophischer Bemühung um das Problem des „eigentlich" Wirklichen, und er ist der schärfste Ausdruck einer verhältnismäßig späten, nicht mehr unbefangenen Geisteshaltung, die nach bestimmten, nicht-phänomenologischen Merkmalen dieses eigentlich Wirklichen sucht. Ihr geht eine

---
[1]) Zur leichteren Übersicht tragen die Paragraphen die Nummern der zugehörigen Kapitel.

Haltung voraus, die sich an das Zeugnis der unmittelbaren Anschauung hält und die Folgerungen zieht, die dann unvermeidlich sind. Es entfällt für sie also zunächst die Unterscheidung einer eigentlichen Wirklichkeit (im 1. Sinn) von der unmittelbar vorgefundenen (der Wirklichkeit im 2. Sinn). Das anschaulich Angetroffene ist die Wirklichkeit.

Aus der genannten Voraussetzung folgt für ein normales menschliches Denken unmittelbar die Wirklichkeit der Träume und Gesichte („Halluzinationen", „Visionen"); denn es entfällt die Forderung, daß „eigentlich" Wirkliches von anderen Beobachtern müsse bestätigt werden können. Kann eine Begegnung eines Menschen von anderen nicht bestätigt werden, so schließen wir, daß es eine „rein subjektive" Erscheinung (infolge einer anlagebedingten oder augenblicklichen „Abnormität") sein muß. Für das vor-eleatische Denken, dem das Zeugnis der Anschauung zunächst unantastbar ist, folgt, daß der Eine, der zu einzigartigen, außergewöhnlichen Begegnungen fähig ist, eine besondere Begabung, daß er schärfere oder andersartige Sinne besitzen muß, und dadurch seine Mitmenschen überragt. Es ist die Frage, ob das vor-eleatische Denken immer Unrecht und das unsere immer Recht hat mit dem Grundsatz, nur das als Wirklichkeit anzuerkennen, was jeder Dummkopf und jeder stumpfe Klotz zu bestätigen imstande ist[1]). Zu den angetroffenen Tatbeständen gehören u. a. die Wesenseigenschaften eines leblosen Bildes: etwa seine Güte oder Unheimlichkeit, und auch der eigentümliche persönliche Charakter eines Bildnisses. Wir sagen: es sieht nur so aus (ist in Wirklichkeit nichts als Papier und Farbe); nach dem Zeugnis der Anschauung sind diese Eigenschaften dort, wo man sie antrifft, auch wirklich vorhanden, d. h. im Bildnis genau so wie im lebendigen Menschen, der darin wiedergegeben ist. Und in unserem persönlichen Verhältnis zu Bildern ist davon noch ein gut Teil vorhanden — glücklicherweise —. Rein nach dem Zeugnis der Anschauung unterscheiden sich ferner diejenigen Änderungen der Umwelt, die durch bloßes geistiges Eingreifen („Akte") zustande gebracht sind, nicht von den anderen, die man durch ein körperliches Eingreifen, also auf dem Weg über eine Änderung der Wirklichkeit im 1. Sinn, bewirkt: beide werden angetroffen und sind in diesem Sinne wirklich. Wenn es nun im Verkehr mit anderen Menschen und mit Tieren zu den alltäglichen Erfahrungen gehört, daß man durch Anreden und oft schon durch bloßes Auftreten, einfach durch geeignete Haltung und Verhalten (auch durch unabsichtliches in der sogenannten Gefühlsansteckung) die auffallendsten und nachhaltigsten Beeinflussungen erzielt, so liegen für die frühmenschliche Verallgemeinerung dieser Möglichkeit auch auf die außerlebendige Welt, die uns in der Beschwörung und anderen Verfahren der sogenannten Magie entgegentritt, mindestens sehr eindrucksvolle anschauliche Gründe vor.

---
[1]) Siehe hierzu u. a. Kapitel 3, § 8, 8.

2. Die Stellung des Vergegenwärtigten. Ob und wieweit das bloß Vergegenwärtigte (im Gegensatz zum Vorgefundenen: der Wirklichkeit im dritten Sinn des 2. Kapitels) ursprünglich als nicht wirklich erlebt wird, darüber wissen wir nicht genug, um sichere Behauptungen aufstellen zu können. Zweifellos kommt ihm aber in ausgeprägten Fällen der Seinsabhängigkeit vom Subjekt von allem Anfang mindestens ein geringerer Wirklichkeitsgrad zu, entsprechend seiner Stellung im Ganzen des Erlebens.

Eine Entwicklungsstufe, auf welcher das unmittelbar Gegebene noch nicht in Wahrnehmung und Vorstellung geschieden, sondern allgemein und einheitlich von der Art des „Anschauungsbildes" im heute gebräuchlichen Sinn gewesen wäre, kann es jedenfalls als Stufe der Stammesentwicklung nicht gegeben haben, einfach weil die Menschheit eine solche Entwicklungsstufe nicht überlebt hätte.

Ein auffallendes und folgenreiches Merkmal früher Stufen der Einzelentwicklung ist es, daß Vergegenwärtigtes (Wissen und Erinnerung) überhaupt, als stammesgeschichtlich jüngste und anscheinend nur vom Menschen erreichte Erwerbung, vor den älteren Leistungen des Gedächtnisses, dem Kennen, dem Können infolge von Übung und der „assimilativen" Vervollständigung und Färbung des Gegebenen usw. stark zurücktritt und infolgedessen auf das jeweilige Verhalten im Vergleich mit späteren Stufen einen sehr viel geringeren Einfluß ausübt als das im Augenblick unmittelbar Angetroffene, einschließlich der eigenen Körperverfassung. Das „Triebhafte", „Unbeherrschte" und Sprunghafte kindlichen Verhaltens, das man auch etwas schief als Mangel an „Integration nach innen" und noch viel schiefer, im Hinblick auf das Vorwiegen einfacher körperlicher Bedürfnisse, als „kindliche Ichhaftigkeit" bezeichnet hat, hängt hiermit unmittelbar zusammen.

3. Die Gleichsetzung von Wirklichkeit und Stofflichkeit (4. Sinn von Wirklichkeit) ist eine philosophische Behauptung, die erst im Zusammenhang mit der eleatischen Sicherheitssorge aufgestellt wurde, deren zweitausendjährige Wirksamkeit aber immerhin deutlich genug zu verspüren ist in der bei uns verbreiteten Neigung, die Wirklichkeit des als unwahrnehmbar gegenwärtig Erlebten in jedem Sinne ohne weitere Begründung zu leugnen, — und in dem Hinschwinden des Sinnes für alles Unwägbare, Ungreifbare, des allgemeinen Form- und Stilgefühls, über das beim Überblicken besonders des letzten Jahrhunderts kein Zweifel sein kann. — Das physiologistische Vorurteil hat, wo man vom Bau und der Tätigkeit der Sinnesorgane nichts weiß, keinen Platz; sein Alter geht erst in wenige Jahrhunderte; es ist infolgedessen der Wissenschaft vorbehalten geblieben, und hat auf die Welt des unbefangenen Menschen kaum nennenswerten Einfluß gehabt.

Um so folgenreicher war es — zusammen mit dem materialistischen — für die wissenschaftliche Deutung des frühmenschlichen Weltbildes: Es gibt wenig allgemeine Darstellungen dieses Problems, die nicht ausdrücklich oder stillschweigend voraussetzen, daß die Reizung der Sinnesorgane auf ein Kind oder einen Buschmann genau dieselbe Wirkung haben müsse wie auf uns; daß das, was sie antreffen bzw. vorfinden, sich nicht im geringsten von dem unsererseits Angetroffenen oder Vorgefundenen unterscheide, und daß sie dieses Selbe nur anders **beurteilen**, anders **deuten** und **erklären**, daß sie andere Glaubensinhalte, andere erklärende „Vorstellungen" und andere Gefühle damit verbinden. Mit den Folgen dieser Voraussetzung werden wir uns im folgenden immer wieder zu beschäftigen haben. Unter den inzwischen schon zahlreichen Ansätzen zu ihrer Überwindung sind bisher nur die gestaltpsychologischen zu der grundsätzlichen Aufstellung gelangt, daß wir auf verschiedenen Stufen der Entwicklung nicht nur einen Wandel der Vorstellungen, Deutungen und Gefühle, sondern auch schon einen Wandel der anschaulichen **Außenwelt selbst** zu erwarten haben, und daß über den Anteil der Außenwelt und des Innerlebens an der Entwicklung im einzelnen nur die Tatsachenforschung entscheiden kann.

4. **Der anschauliche Schein.** Wiеweit die Unterscheidung zwischen anschaulich Wirklichem und anschaulichem Schein ursprünglich oder erst ein Entwicklungsergebnis ist, muß mangels genügend eindeutiger Zeugnisse offen bleiben. Sicher ist erstens, daß auf frühen Stufen der Gegensatz, d. h. der Unterschied des Wirklichkeitsgrades, vielfach geringer ist als beim erwachsenen Europäer, daß aber andererseits in jedem Fall die **Möglichkeit** dieses Unterschieds am unmittelbar anschaulich Vorgefundenen zu den geistigen Anlagen des Menschen gehört, — und übrigens auch schon zu dem der höheren Wirbeltiere; wie etwa ihr Verhalten vor dem Spiegel: ihre Gleichgültigkeit gegenüber dem als „unwirklich" erkannten Spielgefährten, der doch nach wie vor sinnlich gegeben sein muß, deutlich beweist. Sicher ist ferner, daß der Bereich des anschaulich Wirklichen sich im Verlauf der Stammes- und Einzelentwicklung **nicht** nur im Vergleich mit dem des anschaulichen Scheins **einengt**, sondern daß auch die mannigfaltigsten **Verschiebungen** der beiden Bereiche stattfinden.

Befaßt sich also ein beobachteter Mensch mit einer Sache, die in der Welt des Beobachters zweifellos unwirklich ist, so muß man, wie schon oben (Kap. 2, § 16) betont, um Fehlschlüsse zu vermeiden, in jedem Fall besonders untersuchen, ob sie nicht in der Welt des Beobachteten trotzdem zu den (vielleicht selbstverständlichsten) Wirklichkeiten gehört, und ebenso umgekehrt — eine Forderung, die auch in neueren Arbeiten zur Entwicklungspsychologie nicht immer genügend beachtet ist.

§ 3. Die Eigenschaften in ihrer Entwicklung.

1. **Der genetische Vorrang der Wesenseigenschaften.** Aus der atomistischen Voraussetzung folgen ganz bestimmte Annahmen über die Reihenfolge des Auftretens der verschiedenen Eigenschaften in der äußeren Welt:

Am Anfang stehen die einfachen Sinnesqualitäten; diese verknüpfen sich nach dem Berührungsprinzip zu Komplexen; vermittels Ortsbestimmungen erhalten diese bestimmte Eigenschaften des Gefüges. Weiter kommt durch Assoziation des Namens, durch Assimilation des Gebrauchswertes u. dgl. ein bestimmter Bedeutungsgehalt hinzu; und ganz zum Schluß — als subjektive Zutaten, infolge Analogieschluß, Deutung, Einfühlung, Objektivierung, Projektion eigener Seelenzustände — manchmal auch noch Wesenseigenschaften. Das ist der oft genug beschriebene Weg von der Sinnesempfindung über das unbeseelte, gleichgültige Ding zu dem beseelten, gefühlbegabten Wesen, wie er in der Lehre vom frühmenschlichen Animismus wohl seinen verbreitetsten und wirksamsten Ausdruck gefunden hat.

Wie schon Kap. 3 angedeutet, ist der tatsächliche Weg der Entwicklung, im ganzen genommen, genau umgekehrt. Im Anfang der Entwicklung stehen die Ganzeigenschaften, und unter diesen wieder die Wesenseigenschaften an erster Stelle, wofür aus allen Gebieten der Entwicklung zahlreiche, zum Teil schon ältere Zeugnisse vorliegen. Hier ist zunächst die größere Stärke, Wärme und Lebhaftigkeit des frühmenschlichen Gefühlslebens zu nennen, die man im Rahmen des genetischen Vorrangs der Wesenseigenschaften durchaus erwarten muß, wenn man die Gefühle als die Wesenseigenschaften betrachtet, die dem augenblicklichen Spannungsgefüge und -verlauf des anschaulichen Ich zugeordnet sind[1]). Ebenso ist man heute darüber einig, daß Gestalteigenschaften und insbesondere Wesenseigenschaften (z. B. „freundlich") in der kindlichen Wahrnehmung sehr viel früher eine Rolle spielen als einfache Sinnesqualitäten (z. B. „blau"). Besonders sind auch im Bereich des Nichtlebendigen Ausdruckseigenschaften viel verbreiteter und lebhafter als später.

Der Schreiber erinnert sich noch lebhaft daran, wie in den ersten Schuljahren ein und dieselbe Zahl, z. B. die 3, einmal stolz, einmal demütig, einmal lustig, einmal müde, einmal sogar verschnupft aussah, während heute davon nur noch eben merkliche Spuren geblieben sind. Dieselbe Eigentümlichkeit früher Entwicklungsstufen äußert sich bei den Naturvölkern in der mannigfaltigsten Weise. Zunächst in der Begriffsbildung: Wo wir von „gehen" sprechen, gebraucht ein afrikanischer Stamm an 80 verschiedene Ausdrücke, die den Charakter des Gehens, wie er vom Gemütszustand, dem Wuchs und der Haltung des Gehenden mitbestimmt ist, in ihrer Lautgestalt unmittelbar (zum Teil schon uns ohne besondere Eingewöhnung auch für uns) enthalten. Zwar stehen auch uns wohl gegen zwei Dutzend beschreibende Ausdrücke, wie „schreiten", „schlendern", „trippeln" usw., zur Verfügung; aber entscheidend ist, daß wir sie nur in besonderen Fällen verwenden, während der Ewe-Mann vom Gehen überhaupt nicht redet, ohne dessen Eigenart jedesmal sprachlich mit abzubilden. Wo wir kaum vergleichbare Gegenstände des verschiedensten Materials, Baues und Gebrauchszweckes sehen und dementsprechend verschiedene Namen haben, sieht der Eingeborene vor allem die Gestalteigenschaften etwa des Verhaltens, beispielsweise das Fliegen und Flattern, und hat dann für Vogel und Schmetterling nur einen Namen.

Wo die Wesenseigenschaft über alle sonstigen Eigenschaften der Dinge den unbestrittenen Vorrang besitzt, da sind vor allem auch die Identifikationen möglich und sinnvoll, wie etwa die eines Menschen mit seinem

---

[1]) Über einen weiteren Faktor vgl. die folgende Seite.

Totemtier, denen wir, angesichts des ganz andersartigen Eigenschaftsreliefs unserer Anschauungsdinge, oft beim besten Willen nicht zu folgen vermögen.

Wenn dem Menschen früher Entwicklungsstufen zunächst auch alles Unbelebte von vornherein als „Wesen" gegenüber tritt, so ist es nicht verwunderlich, daß die Wirkung, die es auf ihn ausübt, eine viel tiefere ist. Wenn in seinen Beziehungen zu den Dingen Gefühle und Gemütserregungen eine viel größere Rolle spielen als bei uns, so besteht bei näherem Zusehen doch wenig Grund zu der vielfach vertretenen Annahme, daß seine stärkeren Gefühle die Ursache der andersartigen Erscheinungsweise auch der Dinge seien. Im Gegenteil: selbst, wenn in der frühmenschlichen Welt die Gefühle nicht schon an sich, wie jede andere Wesenseigenschaft, lebhafter wären, müßten wir eine durchschnittlich stärkere Erregung der Gefühle schon als Folge der andersartigen Erscheinungsweise der Dinge erwarten. Und ebenso notwendig folgt aus ihr, daß er auch das Unbelebte zunächst als Wesen zu behandeln sucht: also es nicht nur mit Werkzeugen bearbeitet, sondern zugleich sich müht, es geistig zu beeinflussen; in den sogenannten magischen Verfahren der verschiedensten Art.

Wesensträger zu sein ist im Anfang nicht nur Grundeigenschaft alles Gestalteten; auch der Stoff ist da noch nicht etwas bloß Raumerfüllendes, allenfalls Schweres und Festes, sondern ebenfalls in erster Linie „Essenz", Träger eines Wesens, das mit ihm weggetragen, ausgesät, übermittelt werden kann. Gerade hierbei handelt es sich um eine Verallgemeinerung weithin gültiger Erfahrungen, die wir täglich wiederholen können; und zwar nicht nur um psychologische Erfahrungen etwa über die erhebenden, tröstenden, beglückenden, stärkenden Wirkungen von Besitztümern eines fernen Menschen, von Erbstücken und Heiltümern, sondern auch physikalische und biologische: in der Übertragung ansteckender Krankheiten, in der Wirkung von Rauschgiften und Beruhigungsmitteln, nicht zuletzt in der sehr allgemeinen Wirkung bestimmter vitaminhaltiger Stoffe. Die Wachstumsförderung durch den Harn Schwangerer, ein Musterfall von „Analogiezauber" oder „Partizipation", wurde erst unlängst als gute sachliche Beobachtung bestätigt.

Es steht also nicht, wie die Lehre vom Animismus meint, ursprünglich einem gefühls- und willensgeladenen Subjekt eine Außenwelt gleichgültiger toter Dinge und Stoffe gegenüber, die er hinterher, aus irgendeinem, etwa dichterischen („mythischen") Bedürfnis, mit den Eigenschaften schmückt, die er aus seinem Inneren kennt. Noch weniger nimmt er, wie man aus schon spielerischen Spätstufen antiker Religiosität entnehmen könnte, die Dinge und Stoffe für Gehäuse, die er mit Phantasiegeschöpfen von seiner Gestalt und Art (Geistern, Gespenstern und sonstigen „Personifikationen") bevölkert. Ganz im Gegenteil bietet sich zunächst auch das, was nicht Menschengestalt und Menschenantlitz aufweist, unmittelbar als Wesensverkörperung, als begabt mit Kräften, Neigungen, Strebungen und mit mehr oder weniger Macht dar, und es gehört die Erfahrung vieler Geschlechter dazu, um zu lernen, daß, im Gegensatz zur unmittelbaren Anschauung, Dinge und Stoffe nicht im gleichen Maß wie Tiere und Menschen Wesensverkörperung sind: daß nicht alles, was freundlich aussieht, sich auch gelegentlich freundlich benehmen kann. Es muß gelernt werden, daß Spiegelbild, Schatten und Namen, wenngleich in ihnen anschaulich „der Mensch" enthalten ist, doch nur so aussehen wie er, daß sie bloß Abbilder und nicht andere, allenfalls etwas weniger ins Einzelne gehende Verkörperungen („Inkarnationen") desselben Wesens sind. Und ebenso muß es gelernt werden, daß nicht jeder Stoff in jedem Zusammenhang eine Essenz ist, daß nicht jeder abgetrennte Teil eines Körpers das (ganze) Wesen seines Besitzers enthält, und daß nicht jede Berührung, in jeder Hinsicht, ansteckt.

Wo dieses Umlernen erfolgreich war, hat es dann allerdings das Aussehen der Welt in der folgenreichsten Weise verändert. Was eine Weile noch so aussah, als habe es ein Gesicht, verlor zuletzt auch dieses Aussehen, und es blieben als Endergebnis die „Naturdinge" des erwachsenen Normaleuropäers, an denen nichts als ein bestimmtes Material in einer bestimmten Raumverteilung bemerkt wird.

Freilich ist es von hier bis zu der „reinen Empfindung" des Fachpsychologen von 1890, bei der auch noch alle Gefügeeigenschaften und gestaltbedingten Beschaffenheiten beseitigt sein sollten, immer noch ein beträchtlicher Weg, den wohl nie jemand bis zu Ende gegangen ist.

2. Die Ganzbestimmtheit der Teile. Hinsichtlich der Ganzbestimmtheit verläuft die Entwicklung ganz entsprechend: Im großen gesehen besteht sie in einer fortschreitenden Abschwächung. Beim Eingehen in umfassendere Ganze werden Teilgebilde um so stärker geändert, d. h. gewisse optische Täuschungen fallen um so kräftiger aus, je jüngere Kinder man zu Beobachtern wählt[1]; wofür besonders im Leipziger Kreis zahlreiche Belege gesammelt wurden. Aus diesem Grund ist auch das Herausfinden von Teilen aus einem geordneten Ganzen schwerer. Hierher gehört es auch, daß die Wechselwirkung zwischen der körperlichen Verfassung und dem Gemütszustand sowie der Wirkungszusammenhang zwischen Außenwelt und Innenwelt (die „Integration") mit dem Alter schwächer wird. All dies scheint entsprechend für die Stammesentwicklung zu gelten.

3. Die Funktion der Teile im Ganzen. Genau wie die anderen nur im Ganzen auftretenden Eigenschaften scheint auch die Funktion der Teile auf früheren Entwicklungsstufen erhöhte Bedeutung zu besitzen.

---

[1] Für solche Täuschungen, die mit der Auszeichnung der Senkrechten zusammenhängen, gilt das nicht; siehe unten § 5.

Wenn hier von Ganzen die Rede ist, sind nicht nur figurale Ganze, Dinge u. dgl., sondern ebenso Handlungs- und Lebenszusammenhänge, vor allem auch soziale Gruppengebilde und Einrichtungen gemeint. Zusammenfassende Untersuchungen sind nicht veröffentlicht, so daß wir uns mit etwas zufälligen Hinweisen begnügen müssen.

Aus der Kinderpsychologie ist u. a. die bekannte Beobachtung zu vermerken, daß kleinere Kinder Definitionsfragen typisch nicht mit Dingbeschreibungen, sondern mit der Angabe des Gebrauchszwecks beantworten. Noch deutlicher wird das Gemeinte in der Beobachtung, daß das Kleinste aus einer Geschwisterreihe seinen eigenen Namen zur Bezeichnung des kleinsten Gliedes jeder beliebigen Gruppe verschieden großer Gegenstände der gleichen Art (z. B. Striche) benutzt; hier ist die Deutung ausgeschlossen, daß der Nutzen der entscheidende Gesichtspunkt sei.

Aus der Stammesentwicklung wurde schon oben (Kap. 3) erwähnt, daß auf frühen Stufen des Denkens die Funktion des Teiles im Ganzen oder in der Gruppe weithin die Zahl ersetzt. Sonst gehört zweifellos vieles hierher, was üblicherweise unter dem Titel „mangelnde Abstraktionsfähigkeit" der Naturvölker geht. Wenn sie etwa ein und dasselbe Muster am Heiligtum als bedeutungsschwere Sachdarstellung, an alltäglichem Platz als bedeutungslosen — oder ganz anderes bedeutenden — Zierat erklären und aufs hartnäckigste bestreiten, daß es dasselbe sei, so ist die Bedeutung durchaus von dem Ort und Zusammenhang bestimmt, und nicht von den eigenen Merkmalen des Gebildes. Das Gegenstück dazu, das man bezeichnenderweise niemals als Zeichen „erhöhter Abstraktionsfähigkeit" deutet, sind diejenigen Fälle der Identifikation (Hirsch—Kaktus—Stern usw. bei mexikanischen Eingeborenen), die nicht mehr durch eine Gestaltverwandtschaft verständlich werden, sondern nur durch die Entsprechung des Orts und der Rolle in einem wirklichen oder sagenhaften Handlungszusammenhang (Jagd), in dem die betreffenden Dinge auftreten. — Die Übertragung auf die Rolle des Einzelnen in der Gruppe ist ein Problem, das sicher auf Grund der schon vorhandenen völkerkundlichen Unterlagen gelöst werden könnte, auf das wir aber hier nur hinweisen.

Das über die Ganzbestimmtheit und die Funktion der Teile Gesagte enthält schon eine Warnung vor einer gedanklichen Fortsetzung des Rückganges von den „Empfindungen" über die geformten „Dinge" zu den „Wesen", die in manchen Formen der neukantianischen „Objektivierungs"-Hypothese nahegelegt ist: vor der Annahme, daß am Anfang der Entwicklung ein Bewußtsein stehe, in dem es überhaupt nur Wesenseigenschaften und keinerlei Eigenschaften des Gefüges, keine Grenzen, keine Teile und unterscheidbare Einzelheiten gebe. Ein solches Urbewußtsein würde seinen Besitzer verhindert haben, die dringendsten Lebensbedürfnisse zu stillen, und hätte infolgedessen auch bei geringer Dauer, zur Ausrottung des Menschen geführt.

§ 4. Die Zusammenhangsverhältnisse in ihrer Entwicklung.

1. Gegenstandszusammenhang: Die Zusammensetzungsannahme. Über die Entwicklung der Zusammenhangsverhältnisse war nicht nur in der Psychologie, sondern im gesamten griechisch-europäischen wissenschaftlichen Denken kein Streit. Es war selbstverständliche Grundannahme:

Der Urzustand alles Seienden ist das beziehungslose Nebeneinander unverbundener Bestandstücke. Alles Umfassendere ist notwendig zugleich ein Späteres, Abgeleitetes. Der Grundvorgang alles Werdens ist die Zusammensetzung des ursprünglich Vereinzelten zu allmählich immer umfassenderen Verbänden: beim Spiel der Vorstellungen die „Assoziation", beim Aufmerken die „synthetische" oder „kollektive" Tätigkeit, beim Dichten die „Komposition", beim Denken die „Kombination", bei der Charakterentwicklung die „Integration", beim Verhältnis der Menschen untereinander der „Kontrakt" der zuvor, im „Naturzustand", nur hemmungslos für sich selber sorgenden Einzelgänger.

Man kann sich kaum ein schlagenderes Beispiel dafür denken, wie eine bestimmte Grundannahme einer Wissenschaft schon in ihrem Wortschatz unausrottbar festgelegt ist[1]), — aber zugleich keines, das eindrucksvoller zeigt, wie — ganz im Gegensatz zu allerlei zum Teil berühmten und ehrwürdigen Sprachphilosophien, die in der Sprache nichts Geringeres als die Wurzel des Geistes zu finden vermeinen — die tiefere Einsicht durch solche „Vorurteile des Sprachgebrauchs" auf die Dauer nicht verhindert werden kann.

2. Übergang zur Ausgliederungsannahme. Obwohl wir hier sonst auf geschichtliche Fragen nicht näher eingehen, ist an dieser Stelle darauf hinzuweisen, daß die ersten klar begründeten und grundsätzlich gemeinten Zweifel und Einwände gegen diese Annahme von *I. G. Fichte* stammen, und zwar nicht nur hinsichtlich der gesellschaftlichen Entwicklung, in welcher er den Individualismus und Krieg aller gegen alle, im ausdrücklichen Widerspruch zu *Hobbes*, als Endergebnis des Zerfalls ursprünglich fester organischer Gruppen bezeichnet (1793, 1804), sondern auch hinsichtlich des natürlichen Lernens: in der Forderung, daß das Lesen- und Schreibenlernen natürlicherweise beim Buchstaben aufhöre und nicht anfange (1808); eine Forderung, als deren Urheber man bei uns meist einen späteren französischen Verfasser zu nennen pflegt. In die Psychologie als Lehre vom Bewußtsein tritt der Gedanke, daß die Entwicklung möglicherweise vom Ganzen zum Einzelnen gehe, im Jahr 1893 ein, in der Annahme, daß am Anfang ein mehr oder weniger, vielleicht sogar gänzlich ungegliedertes Gesamterleben stehe, welches sich erst allmählich auflöse und in Gebilde von immer geringerem Umfang zerfalle.

---

[1]) Hierauf hat wohl zuerst *Goethe* in aller Klarheit hingewiesen.

Der Übergang von der Zusammensetzungsannahme zur Ausgliederungsannahme wurde in der Psychologie nicht sofort und ohne Vorbehalt vollzogen, ja in der ersten Darstellung der Bewußtseinslehre war bei näherem Zusehen gar keine Ausgliederung im eigentlichen Sinn gemeint.

Die Gesamtheit des Bewußtseins sollte danach, streng genommen, ein atomistisches Mosaik oder Bündel sein, dessen Elemente nur anfänglich aneinanderhängen und später dann ganz auseinanderbrechen, wie Brote, die man aus dem Ofen nimmt. Immer wieder schimmert die Vorstellung durch, daß die Eigenschaften des noch nicht zerteilten „Ganzen" weiter nichts als etwas unklare Mischempfindungen seien, und daß auch in dem unzerlegten Erlebnisinhalten das eigentlich Wirkliche die Mannigfaltigkeit der einzelnen Bestandteile (und allenfalls dazu die ihrer einfachen Beziehungen) sei — daß es nämlich dem unentwickelten und ungeübten Menschen nur an der Kraft der Aufmerksamkeit fehle, diese Mannigfaltigkeit als das zu erfassen, was sie wirklich ist. Bei rücksichtslos strenger Durchführung würde diese Ansicht z. B. besagen, daß Ganzeigenschaften eines Gesichts, wie „freundlich", bei wachsender Kraft der Aufmerksamkeit allmählich nicht mehr gesehen, sondern ersetzt würden durch eine scharfe Auffassung der besonderen räumlichen Form des ehedem als „freundlich" angesehenen Gesichts; aber auch diese würde schließlich nicht mehr gesehen, sondern ersetzt durch die vollständige Erfassung all der einzelnen Farb- und Helligkeitswerte, aus denen ein impressionistischer Maler das Gesicht zusammensetzen würde (einschließlich etwa ihrer Beziehungen). — Tatsächlich kann aber, wie schon vordem bemerkt wurde, die wachsende Kraft und Übung der Aufmerksamkeit ebensogut, und für den Umgang mit Menschen und Kunstwerken zweckmäßiger, zur Erfassung immer zarterer Spuren und immer feinerer Abschattungen von Eigenschaften des Ganzen, wie Freundlichkeit, und etwa auch zu immer größerer Unabhängigkeit dieses Erfassens von dem zufälligen Material der gerade vorliegenden Gestalten führen. Es gehört zu den Voraussetzungen künstlerischen Schaffens, daß man in beiden Richtungen zugleich sich in übergewöhnlichem Maß vervollkommnet.

Aber auch wo diese Verflüchtigung ins Uneigentliche überwunden ist, finden wir vielfach noch mehr oder weniger verworrene Vorstellungen über den eigentlichen Sinn der Ausgliederung. Weit verbreitet ist im jüngsten entwicklungspsychologischen Schrifttum ist die unklare Vermengung von Zusammenhangsfestigkeit (Einheit) und Ungegliedertheit (Verschwommenheit), das ist, die Verwechslung der Durchgliederung bei erhaltenem Zusammenhang mit dem Zerfall in wechselseitig unabhängige Einzelinhalte. Wenn dann noch die Verschwommenheit zum fast ausschließlichen Erklärungsprinzip früher Entwicklungsstufen des Seelenlebens gewählt wird, kann man sich die Folgen leicht ausmalen. Es folgt dann unmittelbar, daß man ausgeprägte Ganzeigenschaften (im Sinn der frühesten Fassung der Theorie der Komplexqualitäten) nur an anschaulich ungegliederten oder verschwommenen Gebilden erwartet und glaubt, daß das anschauliche Hervortreten von Gliedern oder Teilen notwendig zur Schwächung und im Grenzfall zum Verlust der Ganzeigenschaften führen müsse. Scharfe Durchgliederung, Aussonderung von abgesetzten Teilen ist zwar eine notwendige Bedingung und Vorstufe des eigentlichen Zerfalls, darf aber auf keinen Fall damit verwechselt werden. Solange nämlich eine Gesamtheit von Teilen unmittelbar als „Eines" gegeben ist, sind alle Bedingungen für die Ausbildung ausgeprägtester Gestalteigenschaften (des Gefüges, der Beschaffenheit und des Wesens) erfüllt, auch wenn die Teile — wie etwa bei einer Melodie in Staccato — noch so scharf gegeneinander abgesetzt sind.

3. **Bestätigungen der Ausgliederungsannahme.** In seiner folgerichtigen Durchführung wurde der Ausgliederungsgedanke in den verschiedensten Gebieten der Entwicklungspsychologie und der angrenzenden biologischen und soziologischen Gebiete fruchtbar. Mittelbar ist er schon durch die Befunde über den genetischen Vorrang der Ganzeigenschaften bestätigt. Aber auch unmittelbar läßt sich z. B. zeigen, daß der Aufbau gesehener oder getasteter Gebilde bei Kindern vielfach einheitlicher und weniger durchgegliedert ist als bei Erwachsenen (Abb. 42). Lehrreich in dieser Beziehung ist die Entwicklung der Be-

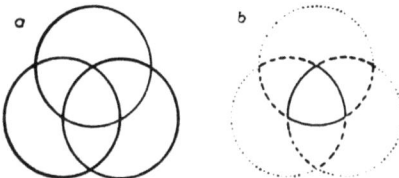

Abb. 42. Kinder neigen dazu, die drei sich durchkreuzenden Kreise in der einheitlicheren Kern-Mantel-Fassung zu sehen, wobei das Ganze wie eine Art Stern oder Rosette aussieht. (Aus W. Metzger, Gesetze des Sehens, Frankfurt a. M. 1936.)

zeichnungen für die Teile des menschlichen Körpers: für jedes kleine Kind ist zwischen Kopf und Beinen nur ein Teil, der „Bauch" genannt wird; auch zwischen „Bein" und „Fuß" wird zunächst nicht unterschieden. Eine umfassende Prüfung der Gewichtsverschiebungen zwischen den verschiedenen Zusammenhangsfaktoren steht noch aus; einiges hierüber unten § 7. In der Wahrnehmung höherer Tiere (Menschenaffen) scheinen die Verhältnisse ähnlich zu sein wie bei menschlichen Kindern. Je weiter man dann in der Entwicklung zurückgeht, um so eindeutiger wird die Wahrnehmung ein Problem der Aussonderung und nicht der Zusammenfassung von Einzelnem:

Wenn schließlich nur noch Bewegtes wahrgenommen wird (beim Sehen des Frosches), so ist das nicht, wie man gelegentlich lesen kann, ein Zeichen besonderer Spezialisierung des Auges, sondern lediglich dafür, daß nicht beim Zusammenwirken mehrerer der stärksten Faktoren (im Sinn des Kap. 4, § 8) Aussonderung erfolgt; ein Zustand, dem sich u. a. auch der weniger entwickelte menschliche Tastsinn nähert. — Wichtig ist der Befund, daß die Bewegungen herbnwachsender Tiere und auch des Menschen in seiner vorgeburtlichen Entwicklung nei der allmählichen Ausbildung des Nervensystems und des übrigen Körpers aicht etwa zunächst in „Reflexen" einzelner Muskelgruppen oder gar Einzelfasern bestehen, die sich erst nachher zu Gesamtverhaltensweisen zusammenfügen („integrieren"), sondern daß am Anfang der Entwicklung einheitliche Bewegungen des Gesamtkörpers stehen, aus denen sich erst nach und nach selbständige Bewegungen einzelner Glieder herauslösen.

Nach zahlreichen Selbstzeugnissen entsteht das Kunstwerk im Geist seines Schöpfers in der Regel im wesentlichen durch fortschreitende Ausgliederung, nicht durch „Komposition"; dasselbe gilt für die allmähliche Umbildung einzelner historischer Kunstwerke (Nibelungenlied) sowie für die Entwicklungsphasen von Stilen, wofür das Fortschreiten von der Renaissance über den Barock zum Rokoko immer das eindrucksvollste Beispiel bleiben wird. Ebenso besteht nach mehreren neueren Arbeiten verschiedener Herkunft der natürliche Gang der Entstehung eines **Wissensganzen** beim **Lernen** nicht in der Zusammenfügung kleinster Teilchen, sondern in der allmählichen Ausgestaltung, Durchgliederung und Durchformung zunächst ziemlich ungefährer Gesamtvorstellungen. Die Wiederholung beim Auswendiglernen dient also nicht hauptsächlich der Herstellung von Assoziationen, das ist Verknüpfungen von vorher Unverknüpftem, auch nicht der „Einschleifung von Bahnen", sondern vor allem eben dieser **Klärung der Einzelheiten**, die das Ganze schließlich wortgetreu aussprechbar macht. Sogar von jedem beliebigen **alltäglichen Wahrnehmungsgebilde** sind, wenn man es bei tachistoskopischer, d. i. Augenblicksdarbietung im unentwickelten Zustand ertappt, wie er einer Einwirkungsdauer von Sekundenbruchteilen entspricht, nach zahlreichen voneinander unabhängigen Beobachtungen **zunächst** meist nicht zerstreute Einzelheiten, sondern die **Gesamtanordnung in großen Zügen** da; die Einzelheiten sind noch nicht oder erst unvollkommen ausgesondert.

Auch für die menschlichen **Gemeinschaften** hat der seinerzeit unerhört kühne Gedanke *Fichtes* inzwischen eine Fülle von Bestätigungen erhalten und ist heute wohl allgemein anerkannt. — Dementsprechend sind die grundlegenden Eigenschaften des **Einzelmenschen** ursprünglich solche der **Funktion** in der Welt, besonders in der Gemeinschaft, und alle Gebote und Erziehungsversuche beziehen sich nur auf solche. Erst um die Wende des 16. Jahrhunderts, im Süden etwas früher, wird bei uns die Möglichkeit entdeckt, den einzelnen Menschen als selbständiges, durchaus vereinzeltes „**Ganzes**" zu betrachten, den äußeren Menschen als schönes Schaustück, die eigene Persönlichkeit als „Kunstwerk", an dessen „Vollendung" man selbst arbeitet wie der Bildhauer an einem Steinblock. Die Wirkungen dieses Wandels sind am Ausdruck der zeitgenössischen Menschendarstellungen leicht aufzuweisen.

4. **Fortsetzung: Die Rolle der Identität im frühmenschlichen Weltbild.** Auffallender noch und folgenreicher als die durchschnittlich geringere Durchgegliedertheit und größere Festigkeit der Anschauungsganzen ist insbesondere für die **stammesgeschichtlichen** Frühstufen der außerordentlich erweiterte Wirkungsbereich der **Identitätskategorie**, und zwar **schon im unmittelbar Gegebenen**, nicht erst in seiner Deutung. Während für uns diese Kategorie vor allem noch für das Verhältnis zwischen den verschiedenen aufeinanderfolgenden Phasen der **Fortdauer** eines und desselben Dinges maßgebend ist, beherrscht sie in der frühmenschlichen Welt ebenso das anschauliche Verhältnis der verschiedenen **Teile eines Ganzen**, der verschiedenen **Glieder einer Gruppe**, ja aller **Exemplare einer Gattung**, und füllt auch den Platz aus, den später die Beziehung des Abbilds, Symbols, Zeichens und Namens, des Vorzeichens und der Spur usw. einnimmt.

Es handelt sich um diejenige Eigentümlichkeit der frühmenschlichen Welt, die zu der immer wiederkehrenden Behauptung geführt hat, das Denken der Naturvölker sei **noch nicht logisch** („prälogisch"), da in ihm der Satz vom Widerspruch nicht gelte, sofern dasselbe nicht nur entweder hier oder dort, sondern „sowohl hier als dort" sein könne [was aber, wie schon *Kant* bemerkt hat, für unseren im wesentlichen auf die Zeitfolge bezogenen Identitätsbegriff ebenso zutrifft, da nach ihm dasselbe nicht nur jetzt oder später, und vor allem nicht nur A oder non-A (z. B. weiß oder nicht weiß), sondern sowohl A als non-A (z. B. jetzt weiß und später schwarz) sein könne].

Trifft es wirklich zu, daß für unseren logischen Verstand eine Welt dieser Art mit der zugehörigen Begriffsbildung und Denkweise völlig unzugänglich ist? Sehen wir zu. Angenommen, es würden an einem Tag an hundert Stätten Deutschlands 100 Ehrenmale eingeweiht, so werden dabei 100 Deutschlandlieder gesungen, — so wenigstens müßten wir sagen, wenn die Behauptung zuträfe; tatsächlich sagen wir: an 100 Stellen zugleich erklingt „das" Deutschlandlied. Ebensowenig sagt der Buchhändler, er habe noch drei Kritiken der reinen Vernunft auf Lager, sondern: er habe die Kritik der reinen Vernunft noch dreimal. Genau so trifft der Wilde nicht 3 Löwen, sondern den Löwen dreimal; und ebenso fühlt er auch sich selbst nicht nur als Mitglied einer bestimmten Sippe, sondern als eine der „Ausgaben", der Verwirklichungen oder Verkörperungen eines und desselben Wesens, z. B. des Totems. Bei dieser Auffassung hat er gar nicht die eigene Einzelseele, die in der Lehre vom Animismus als Grundtatbestand vorausgesetzt wird. Auch wir sprechen noch von verschiedenen Verkörperungen Desselben überall dort, wo es uns ausschließlich auf die Gestalt und den darin verkörperten geistigen Gehalt ankommt, und nicht auf Material, Ort usw. Wir können es daher als eine unmittelbare Folge des unbestrittenen Vorrangs von Gestalt und Wesen des Ganzen verstehen, wenn auf frühen Entwicklungsstufen diese Auffassung nicht nur bei Schöpfungen des menschlichen Geistes, sondern bei jeder Art von Wesen und Gegenständen vorherrscht.

Damit ist aber noch nicht die ganze Bedeutung des Identitätsverhältnisses in der frühmenschlichen Welt erfaßt: Wirft man ein Exemplar der Kritik der reinen Vernunft ins Feuer, so werden dadurch die übrigen, in ihren Regalen verbliebenen, nicht beschädigt. Nach der Erwartung des Eingeborenen hingegen stehen die verschiedenen Verkörperungen eines Wesens untereinander im Beeinflussungszusammenhang. Das fragliche Wesen kann grundsätzlich in jeder seiner Verkörperungen ganz gegenwärtig sein, es ist dann in allen erreichbar und angreifbar. Was eine davon trifft, verspüren infolgedessen alle anderen: beschädige ich das Bild, so treffe ich den Abgebildeten; verletze ich ein Mitglied der Sippe, so alle übrigen. Die Pflege, die der Ehemann genießt, kommt der Wöchnerin zugute. Es gilt da wirklich: Hans trinkt, und Heinz wird betrunken. Darum besteht auch keine Schwierigkeit, sich die „Seele", d. h. den Träger des Lebens, irgendwo außerhalb des Körpers, in einem beliebig weit entfernten Versteck, vorzustellen.

Nach dem Verhalten im Einzelfall zu schließen, wird die Stärke des Wirkungszusammenhangs — oder, wie man in diesem besonderen Fall sagt, der „Partizipation" — nicht als unter allen Umständen gleich, manchmal sogar gleich Null angesetzt; sonst gäbe es keine Verfahren zu seiner Wiederherstellung und Stärkung, wie u. a. die sog. Intichiuma-Zeremonien. Auch wird, wie das Beispiel von der Außenseele besagt, vielfach ein nur einseitiger, in der umgekehrten Richtung fehlender Beeinflussungszusammenhang angenommen.

Doch sehen wir von all diesen Verwicklungen ab, fragen auch nicht nach der empirischen Bewährung, sondern nur danach, ob sich im Bereich unseres Denkens vielleicht auch hierfür ein Gegenstück findet. Dies ist tatsächlich der Fall, und zwar in dem Verhältnis der verschiedenen mikrokosmischen Verkörperungen desselben makrokosmischen Gegenstandes in den Anschauungswelten der verschiedenen Wesen, denen er begegnet; wie wir es im vorigen Kapitel beschrieben haben. Die Zahl der Verkörperungen eines Gegenstands ist danach so groß wie die Zahl der Menschen und höheren Tiere, die ihn kennen. Jedes dieser Wesen kann unmittelbar nur auf die seiner Welt zugehörige Verkörperung des betreffenden Gegenstandes einwirken; aber durch diese Einwirkung auf eine der Verkörperungen wird normalerweise wirklich „er" und nicht nur die zufällige Verkörperung selbst getroffen: was ihm in der einen an Gutem oder Bösem widerfährt, hat seine Wirkungen in allen anderen, und grundsätzlich kann er in jeder vernichtet werden.

Ob und wieweit der hier entscheidende Unterschied zwischen echter und unechter, genauer: zwischen gebundener und freier Verkörperung (zwischen Wahrnehmung und Traum) auch in dem frühmenschlichen Weltbild seine Entsprechung findet, kann hier unerörtert bleiben. Es genügt, gezeigt zu haben, daß man mit der Behauptung von Widersprüchen gegen die Logik in diesem Gebiet äußerst vorsichtig sein muß.

5. **Fortsetzung: Die Entwicklung des Verursachungsbegriffs.** Urzustand des Erlebens wäre nach der noch vielfach geglaubten *Hume*schen These das beziehungslose Nacheinander von Ereignissen; die häufige Wiederholung gewisser Aufeinanderfolgen würde mit der Zeit für diese zu der Annahme einer Verursachung führen; die Zahl so gedeuteter Folgen würde allmählich zunehmen, bis man am Schluß zu der Annahme der Allgemeingültigkeit des Kausalgesetzes, zum strengen Determinismus gelangte. Wie bei den übrigen Zusammenhangskategorien ist auch hier ungefähr das Gegenteil richtig. Genau wie das Zueinander sachlicher Beschaffenheiten unmittelbar natürliche figurale Zusammenhangsverhältnisse veranlaßt, so hat auch das Zueinander von Ereignissen und Vorgängen im anschaulichen Erleben natürliche Zusammenhänge der Wirkung zur Folge, und die Anschauungswelt ist von allem Anfang von diesen ebenso erfüllt und geprägt wie von jenen. Der substanzielle Ursachbegriff (Kap. 8), der Besessenheitsbegriff, der Satz „causa aequat effectum", der Ansteckungsbegriff gehören zu dem — durchaus nicht in jeder Hinsicht unbrauchbaren — Nachlaß der altertümlichen Verursachungsauffassung, die sich ausschließlich auf das Zeugnis der Anschauung stützt. — Hierzu kommen die Erweiterungen des Bereiches der für möglich gehaltenen Beeinflussung, die erstens in der Behandlung alles Gegebenen als „Wesen", d. h. in der Möglichkeit seiner Beeinflussung durch Anreden,

Beschwören oder auch durch bloßes Auftreten, und zweitens in dem frühmenschlichen Identitätsverhältnis zwischen allem Gestaltverwandten begründet ist: darunter u. a. die Möglichkeit, einfach durch bestimmt gestaltetes Verhalten (Tanz, Gebärde, Maskierung, Analogiezauber aller Art) die Gegenwart eines Wesens zu bewirken und es dadurch jeder Zeit und jeden Orts zu der ihm eigentümlichen Wirksamkeit zu veranlassen.

Die Entwicklung der Verursachungsauffassung besteht also zweifellos in den seltensten Fällen im Hinzukommen der Annahme einer Verursachung, wo man zunächst nur eine zufällige Aufeinanderfolge sah; sondern beispielsweise in der Erkenntnis, daß ein ursprünglich sich darbietender anschaulicher Verursachungszusammenhang nur scheinbar und der wirkliche noch unbekannt, jedenfalls aber ganz anders ist. In und auf Grund dieser fortgesetzten Bildung einzelner Hypothesen vollzieht sich zugleich ein allgemeiner Wandel in der Auffassung von der Natur von Verursachungszusammenhängen überhaupt, über den einiges Wesentliche schon in Kap. 8 gesagt ist. Diese Entwicklung ist heute noch in vollem Gang. Die Zahl der Menschen, in deren Denken der wissenschaftliche Begriff des Bedingungskomplexes die kindlichen, der unberichtigten Anschauung entnommenen Verursachungsbegriffe in aller Reinheit ersetzt und abgelöst hat, kann, wie sich aus den Erörterungen des Kap. 8 nebenbei ergibt, auch unter uns noch nicht sehr groß sein.

6. **Geltungsbereich der Ausgliederungsannahme.** Die Ausgliederungsannahme gilt im Seelischen **nicht unbeschränkt**. Die Prüfung ihres Geltungsbereichs ergab zunächst für die **Gegenstandsentwicklung**: Es ist in der Wahrnehmung und auch im Denken ein alltäglicher Vorgang, daß ein Ganzes beim Auftreten bereits gegliedert ist oder sogar durch den Zusammenschluß vorher selbständiger, mindestens nicht **miteinander** zusammenhängender Einzelgebilde erst nachträglich neu entsteht. Beim Lernen ist das notgedrungen überall dort der Fall, wo der Stoff nur stückweise dargeboten wird; was bei sehr ausgedehnten Lehrgegenständen vielfach gar nicht zu umgehen ist. Dabei handelt es sich nach den Merkmalen, die in den vorigen Kapiteln behandelt wurden, in der Regel durchaus **nicht** um atomistisch begreifbare Bündel, sondern um Gestalten im strengsten Sinn des Wortes.

Die Entwicklung des Ch̭arakters ist ebenfalls nicht in jeder Hinsicht eine reine Entfaltung aus einem einzigen Kern: Eine der Grundschwierigkeiten der Reifezeit besteht bekanntlich darin, daß der „Geschlechtstrieb" und die „Liebe" im allgemeinen zunächst mehr oder weniger selbständig auftreten, also nicht von vornherein ein harmonisches Verhaltens-Ganzes bilden, sondern erst allmählich, und oft unter allerlei Schwierigkeiten oder sogar überhaupt nicht endgültig, sich zu einem solchen fügen.

Auch bei der Entwicklung von Kunstwerken kommt die Zusammenfügung ursprünglich selbständiger Einzeleinfälle oder Einzelwerke vor. Auch hierbei ist es leicht, zu unterscheiden, ob sie sich als lebende Gestalten im Geist eines Künstlers vereinigt haben oder nur als toter Stoff auf dem Papier eines Schreiberknechtes aneinandergestückt wurden; denn im ersten Fall wird die Zusammenfügung erstens nur auf Grund innerer Gefordertheit erfolgen und zweitens stets von bezeichnenden inneren Umlagerungen und Veränderungen der so vereinigten Teilgebilde begleitet sein, wie es besonders klar am Nibelungenlied bei der Vereinigung der beiden Hälften: Siegfrieds Tod und Kriemhilds Rache, zu beobachten ist. Man denke ferner an die Möglichkeit der Neubildung nichtindividualistischer menschlicher Gemeinschaften; wobei wiederum das „Zusammenpassen" der Einzelnen und vor allem ihre sinngemäße Umbildung in dem Ganzen, dessen Glieder sie geworden sind, das entscheidende Merkmal ist. Ja sogar bei der Entwicklung von Lebewesen kann man künstlich eine Entstehung aus Einzelbestandteilen herbeiführen und beobachtet dann, daß sie sich trotz dieser Umkehrung des Entwicklungswegs ganz wie Gestalten im strengen Sinn verhalten. Amerikanischen Forschern gelang es, Schwammtiere in einzelne Zellen aufzusplittern, ohne diese zu töten, worauf sie die Vereinigung solcher Einzelzellen zu unvollkommenen, aber durchaus organischen, bestimmte Strukturgesetze der betreffenden Tierart befolgenden Gebilden beobachten konnten. Auch Beobachtungen über das Zusammenwachsen von Bäumen sind hier zu nennen.

Man könnte einwenden, daß in allen diesen Fällen (vielleicht sogar auch beim Charakter) der Entwicklung durch Änderungen der äußeren Bedingungen eine ihr unnatürliche Richtung aufgezwungen worden sei: In der Wahrnehmung durch Änderungen in der Reizverteilung, beim Denken und Dichten durch das Bekanntwerden neuer Tatsachen und Stoffe, bei der menschlichen Gruppenbildung durch das Zusammentreffen von Einzelnen, die vorher getrennt lebten und daher gar keine Beziehungen haben konnten. Aber genau dasselbe läßt sich gegen zahlreiche Untersuchungen über die „Aktualgenese" einwenden, aus denen erschlossen wurde, daß die natürliche Entwicklung der einzelnen Wahrnehmungsgegenstände im Sinn der Ausgliederungsannahme von der ungegliederten, aber trotzdem charakteristischen, spannungsgeladenen „Vorgestalt" zu der klar durchgegliederten Endgestalt oder Gruppe führe.

Denn auch in diesen Versuchen ist die Richtung der „Entwicklung" vielfach von außen, durch die Reihenfolge der Beobachtungen, vorgeschrieben, indem man z. B. dieselbe Figur zunächst im kleinsten und dann in immer größerem Maßstab oder zunächst in Schwellenstärke und dann fortschreitend stärker abgehoben darbot. Daß die Darbietungsfolge gerade so und nicht umgekehrt festgelegt wird, hat gute sachliche Gründe: bei ihrer Umkehrung verhindert die Kenntnis des durchgegliederten Gefüges bei den meisten Beobachtern die Ausbildung oder zum mindesten die unbefangene Beschreibung der „Vorgestalt"-Erlebnisse.

Völlig unberührt von dem obigen Einwand bleiben nur die schon (erwähnten tachistoskopischen Versuche, bei denen ausschließlich die Entwicklungszeit abgewandelt wird, im übrigen aber die Reizmannigfaltigkeit vom ersten Augenblick an in jeder Hinsicht unverändert dieselbe bleibt, also die Entwicklungsrichtung von außen in keiner Weise festgelegt ist. Die übrigen Versuchsverfahren haben nur mittelbare Bedeutung, sofern ihre Befunde mit den tachistoskopischen übereinstimmen. — Hierbei ist nun folgendes wichtig: Geht man von den kürzesten Darbietungszeiten zu etwas längeren über, bis zu einer und mehreren Sekunden, so beobachtet man häufig Änderungen an den Wahrnehmungsgebilden, die der Ausgliederungsannahme zuwider verlaufen. So lassen sich bei ruhenden Reizgruppen in den Randgebieten der Netzhaut (etwa bei Beobachtungen über das „*Aubert-Förster*sche Phänomen") und auch bei ruhenden Gruppen von Druckreizen (etwa bei Beobachtungen über das *v. Frey*sche Anziehungsphänomen) leicht Verhältnisse finden, unter denen man im ersten Augenblick klar geformte, abgegrenzte, durchgegliederte Gestalten hat, die erst nachträglich in verwaschene Komplexe (Flecken, Wolken) verschwimmen, die man nur noch qualitativ beschreiben kann: eine gleichmäßige Reihe von 4 Punkten verwandelt sich dann in ein „länglich ausgebreitetes Geprickel". Sind die gesehenen Gebilde klein (fern) genug, so ist dieselbe Entwicklung auch in der Blickrichtung unschwer zu beobachten: jede Schießübung gibt Gelegenheit dazu.

Diese spätere Phase der Gegenstandsentwicklung verdient die Bezeichnung „natürlich" genau so wie die erste Phase, die man bei Augenblicksdarbietung festhält; und sie verdient sie zweifellos eher als die durch den (vom V I. festgesetzten) Fortgang der Beobachtungen hervorgebrachte „Entwicklung" bei Abwandlung der Größe, Abhebung u. dgl.

Stammes- und Einzelentwicklung ergänzen diese Einschränkung noch in einem andern Sinn. Es ist richtig, daß komplexe Gefüge mit Ausdruckseigenschaften (Gesichter, nicht Farbflecken) am Anfang aller Entwicklung stehen. Aber es wäre völlig falsch, die Urgebilde im Sinn der zu Ende gedachten Ausgliederungsannahme als allumfassend zu betrachten. Das „Urwir", das der Ansammlung der Einzelnen vorausgeht, besteht nicht aus 80 Millionen, sondern aus einigen wenigen Menschen, allenfalls aus ein paar Dutzend oder ein paar hundert Einzelnen (Familie, Sippe, Stamm); alles andere sind irgendwelche Fremde, Barbaren, Feinde, mit denen anschaulich kein Zusammenhang besteht. Auf dem Gebiet der Wahrnehmung im engeren Sinn sind zwar die sprachlichen Ureinheiten nicht Laute, sondern Worte mit Satzbedeutung, die musikalischen nicht Töne, sondern Weisen; aber was über den Satz und die Weise hinausgeht, (ein Roman, eine Symphonie) ist zunächst nicht charakteristische höhere Einheit, sondern uncharakteristisches, chaotisches, praktisch beziehungsloses Neben- und Nacheinander; was manchem Leser von seinen ersten Versuchen der Beschäftigung mit solch weitschichtigen Ganzen noch in Erinnerung sein wird. Man spricht hier üblicherweise von „Grenzen der Fassungskraft", ohne sich darüber klar zu sein, daß damit zugleich die Grenzen der Ausgliederungstheorie der seelischen Entwicklung angegeben sind; denn sachlich bedeuten diese Beobachtungen: die natürliche Entwicklung geht nicht einsinnig vom Umfassendsten zum Einzelnen, sondern von einem Neben- und Nacheinander verhältnismäßig einfacher Gestalten **sowohl abwärts** im Sinn einer Aufgliederung (die schließlich zum Zerfall und Verlust der Einheit führen **kann, aber nicht muß**), **als auch aufwärts** im Sinn des Zusammenschlusses zu immer umfassenderen, reicheren und verwickelteren Gestalten. Hierzu stimmt, daß in den Beobachtungen, die zur Aufstellung der sogenannten Assoziationsgesetze geführt haben, als „Elemente" der Verknüpfung ausschließlich mehr oder weniger komplexe Ganzheiten („Ideen", d. i. Vorstellungen) und niemals wirklich einfache Qualitäts- oder Ortbestimmungen, also Elementargebilde im strengen Sinn des Wortes auftreten.

7. **Die Stellung der Ausgliederungsannahme im Aufbau der Psychologie.** Der Fehler des Zusammensetzungssatzes war also nur, daß er von den zwei natürlicherweise gleichzeitig verfolgten Entwicklungsrichtungen die eine — zur atomistischen Voraussetzung passende — für die einzige ansah, daß er einen Sonderfall **voreilig verallgemeinerte**; allerdings ausgerechnet denjenigen Sonderfall, der bei der ungestörten Entwicklung lebender Wesen keine, und bei geistiger Schöpfung im eigentlichen Sinn bestimmt keine **grundlegende** Rolle spielt. Im Gegensatz zu einer in letzter Zeit wiederholt geäußerten Ansicht ist daher die Ausgliederungsannahme, die diese Fehler einfach umkehrt, nicht geeignet, als Grundannahme einer neuen Psychologie zu dienen; und dies, abgesehen von den Grenzen ihrer Gültigkeit, noch aus einem tieferen Grund: Es ist nicht möglich, die funktionellen Eigentümlichkeiten seelischer Ganzer, wie sie in den Kap. 3 ff. behandelt wurden, aus dieser Annahme **abzuleiten**; die funktionelle und die genetische Eigentümlichkeit des Seelischen sind voneinander **logisch unabhängig**.

Es ist grundsätzlich möglich, eine Entwicklungstheorie aufzustellen, die sich von den hergebrachten atomistischen, empiristischen und mechanistischen Lehren durch nichts als die Richtung unterscheidet; nach der die ursprünglichen Ganzen keine spezifischen Eigenschaften haben, Ausgegliedertes niemals als Glied oder Teil, sondern ausnahmslos als beziehungsloser Einzelinhalt gegeben sein soll, ohne Wechselwirkung und vor allem ohne Funktion; nach welcher vor allem der Verlauf der entstehenden Grenzen ganz äußerlich aus Zufällen oder subjektiver Willkür hervorgehen und nichts mit der Natur der Sache zu tun haben soll.

Die funktionellen Gesetzmäßigkeiten des Seelischen, die oben als Gestaltgesetze beschrieben und belegt wurden, wären daher als **selbständige** Kennzeichen der Natur des Seelischen unentbehrlich, auch wenn die Ausgliederungsannahme **uneingeschränkt** zuträfe.

§ 5. Bezugssystem.

1. **Die Theorie der „unkorrigierten Empfindungsmannigfaltigkeit" und ihre Widerlegung.** Die Aufmerksamkeit der Entwicklungspsychologie war bisher so ausschließlich auf das Problem des Zusammenhangs (und allenfalls noch der Ganzeigenschaften) gerichtet,

daß zum Problem des Bezugssystems kaum ausdrückliche und gar keine umfassenden Untersuchungen vorliegen. Wir können daher nur einige zerstreute Hinweise geben. Auch auf diesem Gebiet ist von der herkömmlichen Theorie ein bestimmter Anfangszustand der Entwicklung klar vorgezeichnet.

Es ist die unkorrigierte Empfindungsmannigfaltigkeit: eine Anschauungswelt, die in ihrem Maß-, Stärke- und Qualitätsverhältnissen genau mit denjenigen auf den äußeren Sinnesorganen übereinstimmt; das Gesicht als photographische Platte ohne die Beständigkeit der Sehgröße, der Form, der Farbe, womöglich ohne Tiefe, das Ohr als Phonographenwalze, ohne Beständigkeit der Lautstärke usw.

— Erst lange Erfahrung und Übung soll dann die Fähigkeit vermitteln, die Empfindungsmannigfaltigkeit derart zu berichtigen, daß das unmittelbar Gegebene sich mehr oder weniger der Form und der Farbgestalt der wirklichen Gegenstände annähert, welche die Quelle jener Reizmannigfaltigkeiten sind: daß beispielsweise an Stelle der „physikalisch richtigen" die „Gedächtnisfarben" treten.

— Man ist wohl nie soweit gegangen, für den allerfrühesten Ausgangszustand auch die Adaptation etwa des Auges zu leugnen, obwohl dies im Zuge der Konstanzannahme gelegen wäre, sichtlich weil hier von vornherein die Erklärung aus einer besonderen Einrichtung des äußeren Sinneswerkzeugs zu nahe lag. — Trotzdem beginnen wir bei der Erörterung des tatsächlichen Entwicklungsverlaufs schon hier.

Wie schon oben (Kap. 5, § 9) bemerkt, scheint Stärke und Geschwindigkeit der Lokaladaptation (Umstimmung) auf früheren Entwicklungsstufen der organischen Entwicklung bedeutend größer zu sein als später, und die Eigenart und besondere Leistungsfähigkeit der zuletzt ausgebildeten, der „höheren" Sinne, beruht gerade darauf, daß bei ihnen die Geschwindigkeit der örtlichen Adaptation außerordentlich herabgesetzt, die Adaptationszeit also praktisch unendlich geworden ist.

Dementsprechend ist bisher, trotz einiger scheinbar positiver Befunde, weder hinsichtlich der Stammesentwicklung noch der Einzelentwicklung irgendeine gesicherte Beobachtung gemacht worden, die auf eine allmähliche Ausbildung der Beständigkeitserscheinungen schließen läßt, wohl aber um so zahlreichere, die das Gegenteil bezeugen: daß die Wahrnehmung im Sinn der Beständigkeitserscheinungen, die den physikalischen Objekten sehr viel besser entspricht als den vermittelnden Reizverteilungen, in dem Augenblick, wo das Sinnesorgan ausgereift ist, in aller überhaupt erreichbaren Vollkommenheit arbeitet.

Das „perspektivische" Sehen der Verzerrungen, der Verkürzungen und Konvergenzen sowie das „impressionistische" Sehen der „Valeurs" ist, wie die Geschichte der Kunst genugsam bezeugt, eine ganz späte Erfindung die, wie das Zeichnen der Kinder beweist, von jedem Menschen neu gelernt werden muß und zunächst nur unter Befremden und Widerspruch aufgenommen wird, aber selbst dort, wo sie gut gelernt ist, und wo man stolz darauf ist, nun wirklich „richtig", d. h. in Übereinstimmung mit den Reizverhältnissen im äußeren Sinnesorgan zu sehen, wie genauere Prüfungen immer wieder ergeben, ausnahmslos mehr oder weniger weit vor dem Ziel stecken bleibt, das nach herkömmlicher Auffassung den vermeintlichen Urzustand des Wahrnehmens wieder herstellen sollte.

2. Beispiele tatsächlicher Entwicklungsvorgänge an seelischen Systemen. Trotzdem findet man in diesem Bereich Entwicklung: Doch sieht sie in Wirklichkeit, wo unmittelbar oder durch Hinweise vergleichender Untersuchung Feststellungen darüber möglich sind, auch bei den Bezugssystemen ganz anders aus. Sie besteht vor allem in einer zunehmenden **Durchformung** und **Bereicherung** vorhandener Systeme.

Hierzu gehört u. a. der Übergang vom einfachen „Gebiet" zum „Gerüst". So ist der Frequenzreihe der Luftschwingungen auf früheren Stufen der Entwicklung nur die einfache Reihe der Klanghelligkeiten zugeordnet. Auf dieser Stufe gibt es zwar Sprachverständnis, aber keine Musikalität. Die Tonigkeit mit der Wiederkehr der Oktaven, auf der die Möglichkeit der Ausbildung tonaler Gerüste beruht, und die die Grundlage der eigentlichen Musikalität bildet, stellt erst eine spätere Entwicklungsstufe dar, die von einer' erheblichen Zahl von Menschen nicht erreicht wird. , Entsprechendes gilt für den Takt, das zeitliche Gerüst der Musik, der ebenfalls erst eine Erwerbung des Menschen zu sein scheint: der Reitermarsch folgt den Schritten des Pferdes, nicht umgekehrt.

Eine andere Form der Entwicklung von Bezugssystemen ist die Zunahme der Dimensionszahl, die vor allem im System der Farben vorliegt.

Man nimmt heute an, daß das Farbensystem ursprünglich nur eine Dimension: hell—dunkel, besitzt, daß dann die Gelb—Blau-Dimension hinzugekommen, und daß die Rot—Grün-Dimension, mit welcher erst der Ring der bunten Farben entsteht, die jüngste und daher störbarste Erwerbung ist; obwohl der naheliegende Schluß von der Störbarkeit auf das geringe Alter gewisse Voraussetzungen enthält, zu denen die physiologische Chemie noch einiges zu sagen hätte. Freilich muß es sich nach allem, was wir über das Farbensehen der höheren Tiere wissen, hier um Entwicklungen handeln, die lange vor der Menschwerdung stattgefunden haben. Es kann keine Rede davon sein, daß das Farbsystem geschichtlicher Völker, wie der Griechen zur Zeit Homers, im Vergleich mit dem unsrigen irgendwelche Lücken aufgewiesen habe; wie man gelegentlich aus Eigentümlichkeiten der Benennung erschließen zu müssen glaubte.

Eine jüngere Entwicklung, die man nicht nur in dieser Weise aus Störungen (die man als Rückschläge deutet) erschließen, sondern noch unmittelbar beobachten kann, betrifft die **Differenzierung** der Dimensionen bei gleichbleibender Zahl, also das Anisotrop-Werden eines mehrdimensionalen „Gebietes".

Diese Art der Entwicklung kann man noch im Einzelleben leicht verfolgen, und zwar an der anschaulichen Senkrechten und dem Gegensatz von oben und unten unter den Hauptrichtungen des Raumes: an der allmählichen Verstärkung der optischen Täuschungen, die mit dieser Sonderstellung zusammenhängen (im Gegensatz zur Abschwächung aller sonstigen, nur auf der Stärke des Wirkungszusammenhangs der Sehfeldstellen beruhenden), und an der gleichzeitigen Abnahme der Fähigkeit, schräg oder gar auf dem Kopf stehende Gegenstände wiederzuerkennen, also beispielsweise in einem umgekehrten Buch zu lesen.

In anderer Beziehung ist eine Änderung der räumlichen Ordnung, die gelegentlich erwartet und befürchtet wurde, nach unseren Kenntnissen in Wirklichkeit **nicht** zu erwarten: Trotz der kopernikanischen Weltauffassung wird die Erde anschaulich nie zu einem Kreisel werden, der schwindelnd durch das All wirbelt, sondern die Erdoberfläche wird der feste ruhende Grund unseres Daseins bleiben.

Denn die Gestaltgesetze, denen sie diese Auszeichnung verdankt, sind so durchschlagend, daß sie durch keinerlei Wissen in ihrer Wirkung beeinträchtigt werden können. Und selbst wenn dem kopernikanischen Wissen viel durchschlagendere Wirksamkeit zukäme, würde der Übergang zwischen der alltäglichen und der astronomischen Auffassung im Grund keine größeren Ansprüche an das menschliche Umstellungsvermögen stellen, als etwa das Abspringen von der Straßenbahn oder (um auch ein Beispiel aus älterer Zeit zu geben) von einem treibenden Floß[1]); was freilich nicht jedermanns Sache, aber für andere um so verlockender ist.

Die Entwicklungsgeschichte der Verhaltensmaßstäbe der Sitten und Gebräuche bestätigt, wie schon die vorläufigste Übersicht zeigt, das oben über die allgemeine Entwicklungsrichtung gesagte: nichts von ursprünglicher Wirrnis und nachträglicher, etwa subjektiv beliebiger Festsetzung, — so sehr die Buntheit und Vielfältigkeit des hier und dort Gebräuchlichen auf den ersten Blick zu dieser Annahme verleitet; sondern je weiter man zurückgeht, um so größere Unerbittlichkeit des „Man", an dem das eigene Verhalten gemessen wird. Der „autonome", aus freiem Ermessen „das Maß aller Dinge" festsetzende Mensch ist eine in ausdrücklichem Widerspruch zur „öffentlichen Meinung" spät aufgestellte philosophische Forderung.

Vieles, was in völkerkundlichen Schriften unter dem Namen „Kollektivvorstellung", „kollektives Denken" geht, wäre hier zu nennen. Doch muß hier dieser kurze Hinweis genügen.

§ 6. Zentrierung.

Hierzu müssen, da das Problem kaum in Angriff genommen ist, unsere Bemerkungen noch lückenhafter ausfallen. Wir besprechen aber kurz, was aus einigen geläufigen Voraussetzungen diesbezüglich folgt.

1. **Vermutete und tatsächliche Entwicklung.** Ist alle anschauliche Gewichtsverteilung erworben, so folgt, daß die anschauliche Welt in ihrem Ursprung ohne Gewichtsunterschiede gewesen sein muß. Hiergegen stehen alle diejenigen Eigentümlichkeiten des frühkindlichen und tierischen Verhaltens, aus denen man sogar folgern zu müssen glaubte, daß in den Frühstufen der Wahrnehmung überhaupt nur dasjenige vorzufinden sei, was mit irgend einem natürlichen Trieb, genauer sogar nur das, was mit einem augenblicklich bestehenden Bedürfnis unmittelbar zu tun habe: also nur die Triebkomponente (Kap. 8), alles übrige dagegen einfach unwahrgenommen bleibe, für das betreffende Wesen nicht da sei. Wir gehen in unserer Folgerung nicht ganz so weit; denn jedes höhere Tier ist auch fähig, sich in seiner Umgebung zurechtzufinden, wozu alle möglichen, zufällig vorhandenen Gegenstände behilflich sein müssen und können; ferner können bei der Wahldressur alle möglichen Eigenschaften der Wahrnehmung, die ursprünglich nicht triebkomplementär

---
[1]) Vgl. Kapitel 5, § 12.

sind (in einem Vorgang, der den Wandlungen des Eigenschaftsreliefs, noch genauer: dem Heraushören eines Teiltones aus einem Klang in der menschlichen Wahrnehmung entspricht), nachträglich dazu gemacht werden. Ebenso wie das Lebensnotwendige ist aber in der kindlichen Welt das Prägnante, u. a. das durch besonders regelmäßige und einfache Form ausgezeichnete (Kugel, Kreis, Quadrat usw.) in sehr viel stärkerem Maß als später aus der Mannigfaltigkeit des Gleichgültigen, Unregelmäßigen herausgehoben. Das so Herausgehobene wird am frühesten benannt; was aber wieder nicht, wie kürzlich geschehen, umgekehrt so verstanden werden darf, als ob es seine Herausgehobenheit der zuvor erfolgten Benennung verdanke.

Nicht zufällig bedeutet noch für den Zehnjährigen und übrigens für jeden einfachen erwachsenen Menschen das Wort Viereck nicht das beliebige, sondern das besonders ausgezeichnete Viereck, das Quadrat. Erst kürzlich wurde auf die erzieherischen Vorteile hingewiesen, die das Ausgehen von solchen anschaulich ausgezeichneten Gestalten vor dem Ausgehen von „beliebigen", irgendwie logisch „einfacheren", an Merkmalen oder Teilen ärmeren Figuren im Geometrieunterricht mit sich bringt.

Auf jeden Fall folgt, daß das Eigenschaftsrelief und Gewichtsprofil in der ursprünglichen Wahrnehmung schroffer und nicht flacher ist, und daß es im Zusammenhang damit dem subjektiven Belieben weniger unterworfen und überhaupt starrer festgelegt ist als später. Die Möglichkeit der Wandlung des Eigenschaftsreliefs nicht nur in langwierigen Übungsvorgängen unter dem fortgesetzten Druck von Erfolg und Mißerfolg, sondern schon unmittelbar unter dem Druck einer anschaulich vorgefundenen neuartigen Lage, so daß das Verhalten im voraus zweckentsprechend angelegt werden kann, zeigt sich erst bei den höchsten Tieren: als die ersten Ansätze des praktischen Verstandes.

2. Das Gewicht des Ichbereichs. Wären alle nicht rein räumlichen und stofflichen Eigenschaften in die Umwelt „projiziert" (Kap. 9), so würde für den Ursprungszustand ein ungeheures Übergewicht desjenigen Erlebensbereichs folgen, in dem dann allein seelische Eigenschaften vorzufinden wären, nämlich des anschaulichen Ich. Auch diese Folgerung entspricht den Tatsachen ganz und gar nicht, den stammesgeschichtlichen so wenig wie den einzelgeschichtlichen. Nicht nur ist „das Du (und auch das Wir) älter als das Ich"; sondern überhaupt ist die Fähigkeit „sich zu vergessen", sich hinzugeben, zu gehorchen, in der Sache aufzugehen, außer sich zu sein, bis zu den verschiedenen Formen der mystischen und der rauschhaften Entrückung, wenigstens bei den „fortschrittlichsten" Teilen der Menschheit bis zur Stunde nicht im Zunehmen, sondern im Abnehmen begriffen.

§ 7. Ordnung.

Man hört es immer wieder als neuen und umwälzenden Gedanken verkünden, das Seelenleben könne nur in und aus seiner Entwicklung verstanden werden. Am Problem der Ordnung kommt es vielleicht am deutlichsten zum Ausdruck, wie wenig dieser Gedanke ohne nähere Bestimmungen über die Art der Entwicklung besagt, und was für untereinander und zum Teil auch mit den Tatsachen unverträgliche Ansichten unter dieser Forderung begriffen sein können.

1. **Die Theorie des Urchaos und die Tatsachen.** — Der Weg von der freien Ordnung zur Zwangsordnung.

Unter den mechanistischen Auffassungen muß die empiristische eine mehr oder weniger lange Entwicklungszeit fordern, damit sich auf Grund häufig genug wiederholten Zusammentreffens und infolge genügender Mengen von Erfolgs- und Mißerfolgserlebnissen alle die Maschinen (isolierten Leitungen) ausbilden können, die am ausgewachsenen Organismus durch äußeren Zwang eine halbwegs sachgemäße Wahrnehmung und ein entsprechend zweckmäßiges Verhalten sicherstellen. Am Anfang aller Entwicklung müßte sowohl im Reizempfang wie auch im Verhalten das Chaos herrschen, das durch die angenommene Ausbildung jener Maschineneinrichtungen allmählich verringert würde. Das vielleicht reinste Beispiel dieser Auffassungsweise bietet die Psychoanalyse, nach welcher alles, was im späteren Leben an Sach- oder Wirkungszusammenhängen vorkommt, daraus „erklärt" wird, daß das später Zusammenhängende (oder etwas mehr oder weniger ähnliches) schon früher einmal zusammen vorkam.

Der tatsächliche Verlauf hat seinen ältesten und ehrwürdigsten Ausdruck im Tao-te-king des *Laotse* gefunden: Er geht vom „Weichen" zum „Harten", d. h. von einem Höchstmaß an „freier", „natürlicher" Ordnung zu immer stärkerer Festlegung und Bindung, d. h. auch von einem Höchstmaß an Umstellungs-, Regulations-, Heilungsfähigkeit zu immer stärkerem Angewiesensein auf einen Normalzustand, auf den die schließliche Selbstfestlegung des Ansprechens und Verhaltens zugeschnitten ist. Dies gilt nicht nur für das Einzelwesen, sondern bekanntlich ebenso für Gruppen und Einrichtungen jeden Ausmaßes.

Die stärkere Wirksamkeit der Prägnanztendenzen in der kindlichen Wahrnehmung ist von verschiedenen Seiten festgestellt worden. Unter anderem sei auf die Beobachtungen an eidetischen Anschauungsbildern des seinerzeit sogenannten B-Typs hingewiesen.

Wenn freilich auf Grund dieser Gruppe von Beobachtungen eine Theorie aufgestellt wurde, nach welcher die etwas schwächere Wirksamkeit der Prägnanztendenzen in der Wahrnehmung des Erwachsenen eine Nachwirkung ihrer ehemals stärkeren Wirksamkeit, also gewissermaßen ein Atavismus sei, so ist nicht zu sehen, was damit erklärt sein soll. Denn die Frage ist, wieso Prägnanztendenzen überhaupt bestehen und eine Wirkung haben können; und diese Frage gilt für die frühere, stärkere Phase nicht minder als für die spätere schwache und kann nicht durch den Hinweis auf wieder andere Entwicklungsphasen, sondern nur durch tieferes Eindringen in die Natur des seelischen Geschehens im allgemeinen beantwortet werden; wie wir es in dem vorigen Kapitel versucht haben. Dies ist auch der Grund, warum wir die Frage der Entwicklung nicht an den Anfang, sondern an den Schluß unseres Berichtes gestellt haben.

2. **Die Zunahme der Verwickeltheit.** Ein zweiter bekannter Zug auch der seelischen Entwicklung ist die Zunahme der Verwickeltheit und Vielschichtigkeit der gestalteten Ganzen, die noch als einheitlich erfaßt

und verwirklicht werden können. Daß diese Entwicklung nicht von einem Nebeneinander einfachster Elemente („Empfindungen") ausgeht, braucht nicht noch einmal betont zu werden. Man pflegt in diesem Zusammenhang auf den Übergang von dem einfachen Nebeneinander (der „Koordination"), der Reihung der Gestalten in altertümlichen Bildern und dem Und-Satz einfachster Sprachen, zu verwickelteren Unterordnungsverhältnissen, etwa in der kunstvollen Verschachtelung der Perioden, hinzuweisen. Aber es gibt nach den Befunden in der einfachen Wahrnehmung noch mindestens zwei weitere Urformen des Zusammenhangs natürlicher Teile: das einfache Ineinander (gemeinsamer Kern, gemeinsamer geschlossener Außenrand) und das einfache Gegenüber (einfachste Spiegelbildlichkeit).

Im Vergleich damit sind sowohl diejenigen Strukturen, die [nach den Gesetzen des glatten Verlaufs[1])] zu Durchkreuzungen und Überschneidungen führen, als auch diejenigen mit Seitenvertauschung (Drehfiguren, wie das Hakenkreuz, oder wie das Zueinander zweier Menschen, die einander die rechte Hand geben) erst in späteren Entwicklungsstufen zu verwirklichen. Daher rührt die Hilflosigkeit höherer Tiere und kleiner Kinder allen, auch den einfachsten Verschlingungen und Verknotungen gegenüber, sowie die Selbstverständlichkeit, mit welcher der dargebotenen rechten Hand ursprünglich die dazu spiegelbildliche eigene linke entgegengestreckt wird.

Hierher gehört besonders auch die Ausweitung des bewußtseinsfähigen eigenen Lebens- und Handlungszusammenhangs in die Breite sowohl wie in die Vergangenheit und vor allem in die Zukunft, und im Zusammenhang damit die Absetzung des Willens von den Neigungen, die Abnahme der Augenblicksbestimmtheit, d. h. die Zunahme der Geradlinigkeit und Unbeirrbarkeit des Verhaltens (der „Integration nach innen").

3. Die Vermehrung der Prägnanzstufen. Als dritter auffallender Zug der Entwicklung ist die schon einmal erwähnte Vermehrung der Prägnanzstufen[2]) zu nennen, wovon das im vorigen Abschnitt gesagte nur einen Ausschnitt darstellt. Denn diese Zunahme findet nicht nur auf Kosten bisher gleichgültiger, wirrnisartiger Sachgebiete statt, sondern auch in solchen Sachgebieten, die bisher schon zu bestehenden Prägnanzstufen gehört haben. Im letzten Fall ist eine entsprechende Einengung der zugehörigen Prägnanzbereiche die notwendige Folge.

Da die Begriffe des natürlichen Denkens vielfach nicht, wie die der Schullogik, Merkmalsgesamtheiten sind, sondern den Bereich einer Prägnanzstufe bezeichnen[3]), folgt hieraus ganz Bestimmtes für den natürlichen Gang der Begriffsentwicklung.

Noch in jüngst erschienenen Darstellungen der Kinderpsychologie kann man lesen, daß die Allgemeinbegriffe der Erwachsenen durch fortschreitende „Abstraktion", durch die Streichung immer weiterer Merkmale und die dadurch ermöglichte Erweiterung des Umfangs, aus ursprünglichen „Individualbegriffen"

---

[1]) Kapitel 4, § 8.
[2]) Kapitel 3, § 9, 3.
[3]) Kapitel 7, § 9, 3.

entstehen, d. h. aus Begriffen, die sämtliche Merkmale eines wohlbekannten Einzelgegenstandes ohne Abstrich enthalten, also tatsächlich Eigennamen sind, die nur diesen einen Gegenstand bezeichnen. Diese Darstellung kann nicht der Beobachtung von Kindern, sondern nur dem Studium von Lehrbüchern der Logik entstammen, das auch noch zahlreichen neueren Darstellungen des Denkens und des Verstandes überhaupt zugrunde liegt.

Zwar lassen sich auch Beispiele von ursprünglich zu engen Begriffsfassungen aufweisen; so, wenn ein zwischen bewaldeten Bergen aufwachsendes Kind die Worte „Berg" und „Wald" gleichbedeutend für den Begriff „Waldberg" gebraucht und erst später zu seinem Erstaunen erfährt, daß es auch unbewaldete Berge und Wälder in der Ebene gibt. Aber im ganzen sind die Anfänge des Sprechens gerade durch Begriffsfassungen von erstaunlicher — über den Sprachgebrauch der Erwachsenen vielfach hinausgehender — Weite gekennzeichnet. Als ein Beispiel von vielen sei hier nochmals der Begriff „abbutz" eines nicht ganz zweijährigen Kindes genannt, der Beschädigung und Beschmutzung umfaßte; als weiteres die (nicht nur lautlich begründete) Schwierigkeit, „Fisch" und „Schiff" zu unterscheiden, die auf einen gemeinsamen Urbegriff „Schwimmendes" hinweist. Wenn es auch vorkommen sollte, daß eine Begriffsbezeichnung von kleinen Kindern als Eigennamen verstanden wird, so beobachtet man jedenfalls viel häufiger, daß Eigennamen von ihnen als Allgemeinbegriffe verwendet werden. So verwendete ein anderes Kind, als es mit etwa anderthalb Jahren außer seinem eigenen Namen den des älteren Bruders und eines Nachbarkindes gelernt hatte, sofort jeden der drei Namen zur Bezeichnung sämtlicher Kinder der betreffenden Altersstufen. Und noch viel später wird nach dem Kennenlernen etwa des Vesuv jeder andere feuerspeiende Berg ohne weiteres „ein Vesuv" genannt[1]).

Die Abstraktionstheorie der natürlichen Begriffsentwicklung konnte sich angesichts solcher Tatsachen nur halten, indem sie all das am frühkindlichen Sprachgebrauch ihr kraß Widersprechende einfach beiseite geschoben wurde durch den Zusatz, daß kleine Kinder „natürlich keine scharfen Beobachter" und ihre Wahrnehmungen deshalb noch „verschwommen" seien (s. o. § 4); eine Behauptung, die der tatsächlichen Eigenart der kindlichen Begriffsbildung nicht gerecht wird. Von Verschwommenheit könnte man allenfalls sprechen, wenn ein Kind die Kirche in seinem Spielzeugdorf „wauwau" nennt, aber nicht bei dem schon genannten Wort „abbutz", auch nicht, wenn es das von einer Wasserfläche an eine Wand gespiegelte flimmernde Sonnenlicht sieht und sagt „es dindelt" („klingelt"): hier liegt eine logisch klare Abstraktion vom Material vor, in dem eine bestimmte Geschehensstruktur sich verwirklicht.

Wenn, wie gesagt, der Umfang natürlicher Begriffe zunächst mit Prägnanzbereichen zusammenfällt, so ergibt sich mit der Einengung zahlreicher Prägnanzbereiche im Verlauf der Entwicklung notwendig eine Abnahme der zugehörigen Begriffsumfänge, also vielfach das Gegenteil eines Abstraktionsvorgangs; ganz wie es die Beobachtung bestätigt. Die natürliche

---

[1]) Vgl. auch schon oben § 3 dieses Kapitels.

Entwicklung der Begriffe verläuft demnach so wenig wie die Entwicklung der Zusammenhangsverhältnisse einfach in einer Richtung, sondern es erfolgen zu gleicher Zeit Erweiterungen, Verengungen und Verschiebungen des Umfanges, je nach dem Verhältnis zwischen dem ursprünglichen Begriffsbereich und dem des allgemeinen Sprachgebrauchs, in den das Kind hineinwächst.

§ 8. Wirkung.

1. Die Rolle der Kraft im frühmenschlichen Weltbild. — Als wir im Kap. 8 von den Kräften verschiedenster Art sprachen, von denen die anschauliche Welt nach allen Richtungen erfüllt und durchzogen sein muß, wenn wir das Verhalten der höheren Lebewesen richtig verstehen wollen, lag die Frage nahe, warum man davon nicht viel mehr bemerkt. Die alltägliche Umgebung ist für viele von uns das Urbild einer summenhaften Ansammlung beziehungsloser Einzeldinge ohne jede Wechselwirkung.

Dazu ist zu sagen: Was hier alltägliche Umgebung genannt wird, ist ein willkürlicher und dazu unzweckmäßiger Ausschnitt der anschaulichen Welt; es ist die „harmlose" Welt der Tische und Bänke, kurz des toten Geräts und Materials. Man braucht sich nur zu entsinnen, wie die Welt aussieht, wenn man sich von geliebten Menschen trennen oder eine gefürchtete Amtsperson aufsuchen muß, oder auch, wenn man auf eine Brücke zugeht, die höchstwahrscheinlich eine Sprengladung enthält, so wird man eher zugeben, daß von den vermuteten Kräften etwas zu spüren ist. Daß wir solche äußersten Fälle als Beispiele heranziehen müssen, hängt zweifellos damit zusammen, daß die Kräfte zwischen den anschaulichen Dingen und Wesen und dem Ich zu denjenigen Inhalten des Erlebens gehören, die es nach der materialistischen (und erst recht nach der physiologistischen) Voraussetzung[1]) in der unmittelbaren Wahrnehmung „nicht geben darf". Wir werden also vermuten, daß überall, wo diese Voraussetzungen noch nicht gemacht werden, die Kraft auch als unmittelbar angetroffener Inhalt des anschaulichen Erlebens eine viel größere Rolle spielt.

Dies ist tatsächlich einer der am besten gesicherten Befunde der neueren Völkerkunde. Die Welt ist im frühmenschlichen Erleben „ein Kontinuum geistiger Kräfte". — Mit Kräften, nicht mit individuellen Geistern, Seelen, Gespenstern oder sonstigen Personifikationen operiert die frühe Magie. Dies ist das übereinstimmende Urteil, zu dem die verschiedensten Vertreter der Völkerkunde bei unvoreingenommener Prüfung gekommen sind.

Nach dem im § 4 Gesagten können diese Kräfte sich gelegentlich auch einer Menschen- oder Tiergestalt als Träger bedienen; aber daß eine solche Gestalt

---

[1]) Kapitel 2, §§ 7, 8.

ihnen notwendig und ständig zugehört, also ihre eigentliche Natur ausmacht, wie sich das unsere Geister beschwörenden Zeitgenossen wohl vorstellen, ist, wie ebenfalls schon angedeutet, Ausdruck einer späteren Zerfallsstufe dieser ursprünglichen Weltauffassung.

2. Zwei Arten von Übung. Was die Gegenstandsentwicklung in der Wahrnehmung und im Wissen ist, das ist im Bereich des Verhaltens die Entwicklung eines Könnens, d. h. die Übung. Wo der Grundsatz der äußeren Festlegung das Leben beherrscht, da wird man unter Üben ohne weiteres die Erwerbung neuer „Techniken", den Aufbau und das „Einfahren" neuer Spezialmaschinen, also die Zufügung neuer Teile zu der Ausrüstung an geistigen Geräten und die Sicherung eines möglichst schwankungsfreien Arbeitens dieser Geräte verstehen; wobei die Wiederholung ihres Gebrauchs beim Üben als Gelegenheit zu einer „Einschleifung von Bahnen", d.h. zu einer immer starreren Festlegung eines ganz bestimmten Ablaufs gedeutet wird. Dies ist der Übungsbegriff, wie er im Westen ganz selbstverständlich ist.

Aus der Annahme von Fernkräften zwischen Ich (bzw. tätigem Glied) und Ziel, ohne maschinelle Festlegung, ergibt sich eine völlig andersartige Möglichkeit von Übung, in der die Erwerbung von Techniken nur eine dienende Rolle spielt, der wesentliche Vorgang aber in einer Änderung der Gesamtperson und darüber hinaus der anschaulichen Gesamtwelt gesehen wird. Hierbei ist das Hauptbemühen darauf gerichtet, zu erreichen, daß alles, was das reine Kräftespiel zwischen Ich und Ziel stören könnte, nach und nach ausscheidet, bis zuletzt das Ich in dem Ziel bzw. in dem bearbeiteten Gegenstand „aufgeht". Für diese Art von Übung sind bisher nur im fernen Osten umfassende Anleitungssysteme durchgebildet[1]). Ihr für uns auffallendstes äußeres Merkmal ist der große Anteil, welcher der Anleitung zu innerer Sammlung und Versenkung zugemessen wird, selbst bei Tätigkeiten, die, wie Schwimmen oder Fechten, von uns leicht für reine Angelegenheiten der „Technik" gehalten werden; so daß die handwerkliche und sportliche Ausbildung der Japaner auf uns großenteils den befremdlichen Eindruck geistlicher Exerzitien macht. Außer einem wertvollen Aufsatz über das Bogenschießen liegen bisher leider keine an Ort und Stelle entstandenen Untersuchungen vor.

Auch bei uns fehlt es nicht ganz an Ansätzen zur zweiten Art des Übens. Allgemeinste Vorbereitungen dazu stellen die Übungen im „Entspannen" und „Loslassen" dar, die außer in manchen Schulen der Gymnastik auch in der *Jung*schen Psychotherapie und in dem sogenannten „autogenen Training" gepflegt werden. Als äußerlich ganz andersartigen, höchst erfolgversprechenden Versuch in derselben Richtung nennen wir (trotz aller Bedenken gegen große Teile ihrer bisher einzigen zusammenfassenden Darstellung) die sogenannte „psychokritische Methodik" der Arbeitsschulung.

---

[1]) Andeutungen siehe schon oben Kap. 2, § 3, und Kap. 6, § 9.

Derselbe Gegensatz wie bei der Anleitung zu einzelnen Fertigkeiten besteht übrigens auch bei der **sittlichen Erziehung** und Führung des ganzen Menschen; etwa als der Gegensatz zwischen „neuem und altem Bund" ebenso wie zwischen *Laotse* und *Konfuzius*. Die Sicherung des gewünschten Verhaltens durch starre äußere Festlegung tritt hier auf in der Form der Vermittlung von **Einzelgeboten** oder vielmehr von **Verboten**, die, wie v. *Clausewitz* sagen würde, als undurchdringbare Wände zu beiden Seiten aufgestellt, den Lebensweg auf die schmale Linie des Erlaubten einschränken; mit allerlei Zusatzvorschriften für außergewöhnliche Lagen, die aber, genau wie die Zusatzmechanismen der biologischen Maschinentheorie, doch den Wandlungen der Wirklichkeit nie zu folgen vermögen. Das **Verbot** ist demnach nicht ein Zeichen **jeder**, sondern nur der „mechanistischen" Ethik.

Die **dynamische** Sicherung des rechten Tuns (für die das Wort „Sicherung" eigentlich gar nicht paßt) besteht in der Vermittlung eines oder einiger weniger ganz allgemeinen — und zwar positiven — Sätze, die das Wesen des rechten Verhaltens grundsätzlich klarstellen, im übrigen aber in dem Bemühen, den Blick aufs Ganze (d. i. den Anteil des Wissens an der Tugend) zu vermitteln, und alle Starrheit, allen „Eigensinn", der ein sachliches, den Forderungen der Sache folgendes Verhalten vereiteln könnte, aufzulösen; wie es von großen Vertretern echter Mystik immer wieder versucht wurde, mit einem in die Breite gehenden und eine lebendige Überlieferung begründenden Erfolg bisher freilich wieder nur im fernen Osten, wo der Glaube an den Ursprung des Menschen aus der Natur und vor allem an die Ordnung natürlichen Geschehens auch dort, oder gerade dort, wo sie nicht durch starre Festlegung gesichert ist, niemals verlorengegangen war.

§ 9. Mikrokosmos und Seele.

Zur Entwicklung des Mikrokosmos und der Seele ist wenig zu sagen. Jedenfalls ist ein Urzustand, wie er der Projektions- und Somatisierungsannahme entspräche, also ein Bewußtsein, das aus der „unprojizierten" und „unsomatisierten" Empfindungsmasse besteht, ein unvollziehbarer Gedanke. Die Fragen, die auf diesen Gebieten wirklich bestehen: wie und wo es im Verlauf der Entwicklung des Lebens zur Ausbildung der mikrokosmischen Großhirnprozesse mit ihrer „Vertretung" von Organismus und Umwelt gekommen ist, wie und wann diese Prozesse bewußtseinsfähig geworden sind, also gewissermaßen das Licht des Geistes zum ersten Male aufgedämmert ist, wie und wo innerhalb des Mikrokosmos das Ich zum erstenmal sich aus der Umwelt ausgesondert hat, wie und wo zu der Gesamtheit des unmittelbar Vorgefundenen das weitere ungeheure Reich des Vergegenwärtigten hinzukam und wohl zugleich damit das Leben in ewiger Gegenwart zum Leben in der Zeit, zwischen Vergangenheit und Zukunft, geworden ist, also Herkunft und geschichtliche Bindung auf der einen, Plan, Frist, Aufgabe und Sorge auf der anderen den bewußten Wesen zugewachsen sind, alle diese Fragen, die, wie man sieht, großenteils sich um wesentliche Züge der Menschwerdung bewegen, müssen wir unbeantwortet lassen. Der unersättlich grübelnde menschliche Geist wird sich zwar nie verbieten lassen, immer wieder um diese Fragen zu kreisen; aber sie liegen an und zum Teil schon über der Grenze des Bereiches, in welchem strenge Entscheidungen möglich sind.

Zusammenfassende Darstellungen und Übersichten
(ausgenommen rein polemische).

1. *W. Köhler*, Gestaltprobleme und Anfänge einer Gestalttheorie. Übersichtsreferat. Jahresbericht über die gesamte Physiologie **1922**, 512—539 (Berlin 1923).
2. *F. Sander*, Experimentelle Ergebnisse der Gestaltpsychologie. Ber. 10. Kongr. exper. Psychol. (Bonn 1927), S. 23—88.
3. *R. Matthaei*, Das Gestaltproblem (München 1929). Sonderausgabe aus „Ergebnisse der Physiologie", hrsg. von *Asher* und *Spiro*, Band 29.
4. *K. S. Lashley*, Basic neural mechanisms in behavior. Psychol. Review 37, 1—24 (1930).
5. *A. Bethe* und *E. Fischer*, Die Anpassungsfähigkeit (Plastizität) des Nervensystems; in *Bethe*, Handbuch der norm. u. path. Physiologie XV, 2 (Berlin 1931), S. 1045—1130.
A. Bethe, Plastizität und Zentrenlehre, Handbuch der norm. u. path. Physiologie XV, 2 (Berlin 1931), S. 1175—1220. — Nachtrag dazu: Bd. XVIII (Berlin 1932), S. 390—407.
6. *W. Köhler*, Psychologische Probleme (Berlin 1933).
7. Ganzheit und Struktur, Festschr. f. *Felix Krueger*, Neue Psychol. Stud., Bd. 12, Heft 1 (München-Berlin 1934).
8. *W. Ehrenstein*, Einführung in die Ganzheitspsychologie (Leipzig 1934).
9. *K. Koffka*, Principles of Gestalt Psychology (New York und London 1935).
10. *W. Köhler*, The place of value in a world of facts (New York 1938).

* * *

Ausführliche Literaturzusammenstellungen in den unter 1., 2., 3., 9. aufgeführten Veröffentlichungen.
Zahlreiche Hinweise (auch auf kritische und polemische Veröffentlichungen) in 5. und 6. Für die Zeit nach 1929 ist besonders auf die seither erschienenen Bände bzw. Hefte der „Psychologischen Forschung" und der „Neuen Psychologischen Studien" zu verweisen.

Sach- und Namenverzeichnis.*)

Abbild, s. a. Bild 42, 301, 306
Abbildung, unscharfe, fehlerhafte 203, 293
Abendland 184, 228
Abfärben 24, 54, 251
Abgeleitetes Sein 42
Abgrenzung s. a. Grenze 31, 102—116, 275f.
Abhebung 64, 180, 198, 203
Abläufe, spezifische 285f.
Ableitungsverhältnis 134, 184, 188f.
Absicht s. a. Wille, Willkür 18, 39, 42
— End- 186
Absolutheit der anschaulichen Eigenschaften 134f.
Abstand s. a. Nähe 103—110, 134
Abstoßung 24, 60, 243—246
Abstraktion 218f., 302, 318ff.
Abweichungen von der Reizordnung 190—231
Achse 170, 174f., 181
Adaptation 136, 161ff., 313
— Lokal- 161ff., 313
Ähnlichkeit s. a. Gleichartigkeit 52, 59, 87, 95, 98f., 105, 107f., 117 bis 125, 127f.
Änderung 120, 139, 177, 193
— Real- 71
Äquivalenzprinzip 165
Aerodynamik 83
Ästhetik s. a. Kunst 198, 228
— transzendentale 45ff.
Affekt s. a. Gemütserregung 49, 260
Aggregat s. Ansammlung
Ahnenverehrung 33
Ahnung 15, 18
Akkord 53, 68
— -Farbe 57
Akt, Aktpsychologie s. a. geistiger Eingriff, Tätigkeit 2f., 20, 75, 79, 97, 99ff., 112, 273ff., 281, 296
Aktualgenese 295, 310f.
Allegorie 62
Allgemeingültigkeit 2, 233ff.
Althochdeutsch 73, 251

Amblyopie 115
Amerika 48, 184
Amputationsversuche 166
Amputierte 36, 80, 256, 269, 280
Amt 58, 90
— Träger eines 58
Analogie-Schluß 25, 299
— -zauber 300, 309
Analyse 92, 114
— zerlegende 92
Analytik, transzendentale 47
Anatomisch-physiologische Verhältnisse 22, 162, 195f., 249, 252, 266—270, 277—288
Angetroffenes 18—38, 43ff., 62, 76, 229
Angleichung 116, 255
Anhang, anhängender Teil 172, 175
Anima 258
Animismus 299ff., 307
Animus 258
Anlage, Anlagetypen 26, 74, 78, 118, 239
Annahme, Angenommenes 21, 25f.
Anordnung, Anordnungseigenschaften 60—69, 83
Anpassung s. a. Regulation 156f., 161—168, 238, 285
Anreden 296, 308f.
Anreiz 284f.
Ansammlung, ungeordnete 7, 48f., 74, 113f.
Anschauung s. a. Wahrnehmung
— -Bild, eidetisches 21, 36, 203, 297
— -Formen 45ff., 275
— -Raum 46, 127f., 143, 160f., 210, 256f., 266—295
— Zeugnis der 295f., 308f.
Anschluß am Ort 113, 123
Ansicht der Dinge 32, 180
Ansteckung 120, 296, 298—301, 308f.
Anteilnahme 179, 182, 239, 272
Anthropologie, philosophische 2, 10f., 265
Antreffbarkeit 21—27

*) Verfassernamen sind durch *Kursivdruck* hervorgehoben.

Sach- und Namenverzeichnis

Antrieb, Antriebsgehalt 60, 204, 245
Anziehung 24, 60, 243—246, 254f., 311
Anziehungsphänomen, v. *Frey*sches 311
Apperzeption s. a. Auffassung 53, 97, 123
Appetenzverhalten 282—286
Apprehension 47
Apriorisch 46f., 160
Arbeit 37, 141
— lebenswichtige 37
— -Schulung, psychokritische 321
— Unterteilung 141
— unvollendete 221f.
Aristoteles 95f., 167, 220, 233f.
Asozial 102
Assimilation, A.-Theorie 19, 66, 71, 76, 297f.
Assoziation 3, 49f., 85, 93—101, 121—124, 129, 263, 298, 303, 306
— äußere 98
— -Bahnen 249, 289
— innere 98
— -Regeln, *Aristotelische* 95f.
— Simultan- 95
— -Theorie 1, 3, 94—101, 121—124, 312
Atmosphäre 69, 92
Atome 202, 232, 288
Atomismus s. atomistische Voraussetzung
Atomistische Betrachtungsweise 92
— Erklärungen und Beweise 5, 48 bis 51, 70, 78f., 91f., 94, 102, 246
— Struktur 50f., 81, 289, 304
— Voraussetzung 26, 48—59, 70ff., 75, 83f., 93ff., 129, 191f., 298—312
Aufbau s. a. Gefüge, Struktur 57, 60, 85, 168—177, 179—184, 188—231, 286—289, 305
Auffallen, Auffälligkeit 123, 180f.
Auffassung, A.-Theorie 20, 60, 78f., 93, 98—101, 106, 135f., 197, 222—226, 228—231, 247, 273, 281
— -Wechsel 106, 150, 222—226, 228—231, 272, 277, 290
— — spontaner 106, 290
Aufforderungscharakter 260f., 283ff.
Aufklärung 26, 45, 94
Aufmerksamkeit, A.-Theorie 53, 78ff., 96, 98—102, 104, 110, 112, 123, 168, 179, 183, 186ff., 193f., 223, 239, 247, 273, 304
— -Bestimmtheit 187
— Brennpunkt 186ff.
— Enge 53

Aufmerksamkeit, kollektive 49, 96 bis 101, 303
— Lenkung 99ff.
— Umfang 53
— unwillkürliche 187
— willkürliche 187, 194
Aufregung 78, 272
Aufspaltung 78
Auftreten 296, 308f.
Augen-Hüllenlicht 149
— -Muskel-Lähmungen 168
— — -Überkreuzung 262
Ausbreitung örtlicher Zustände 251, 278
Ausbruch 190, 202
Ausdruck 37, 67, 70, 259, 286, 291f.
— -Charakter, -Eigenschaften 15, 60f., 291, 311
— Gesichts- 67, 286, 291
— -Lehre 15, 25, 37, 48, 58, 61, 68f., 90, 156, 189, 286, 291f.
— Mißverständnisse 292
— Verzerrungen 292
— Zuverlässigkeit 15
— Zwiespältigkeit 63
Auseinandersetzung zwischen Subjekt und Objekt 238, 263, 265
Ausfall von Reizkomponenten 54
Ausfüllung 33, 141
Ausgezeichnete Gestalt, Beschaffenheit 62f., 104—108, 117, 196—231, 240—246, 316
— Stellen, Richtungen 127, 170, 183
Ausgleich von Druckempfindungen 157, 255
— Qualitäts- 248
— Spannungs- 255
— von Störungen 196—202, 238
Ausgliederungsannahme 303—312
Ausklinken 262
Auslöser 258, 261
Auslösung 238ff., 261f.
Ausnahme 234
Ausrichtung s. a. Orientierung 52, 105, 134, 143, 164—168, 212, 276f.
— -Reaktionen 261
Ausschleifung s. Bahn
Außenbedingungen 239
Außenlokalisation 264—295
Außenseele 306ff.
Außenwelt 20f., 26, 69, 101, 264—295, 298
— Mitbestimmtheit vom Organismus 272—274

Außerörtliche Bedingungen 73, 246 bis 258
Außerseelische Forschungsbereiche der Psychologie 14, 18, 273
Außersichsein 267, 273, 316
Außerwirkliches 38
Aussonderung s. a. Ausgliederung 31, 43, 100, 102—114, 124, 305f.
Austausch von Teilen 52, 72
Autobiographie s. Lebenserinnerung
Autochthon s. a. natürlich, innenbedingt 102
Automat 238
Automatische Rhythmen 249f.
Autonomie des Einzelmenschen 315
— der Wahrnehmung 28

Bach, J. S. 221
Bacon, Fr. 245
Bahn, Bahnung 80, 122, 190—198, 319, 321
Barbaren 149f., 311
Barock 65, 306
Basso continuo 144
Baustein s. a. Element 48—126
Bazillen 294
Beachtung, B.-Theorie s. a. Aufmerksamkeit, Auffassung 79, 99ff., 179, 182, 276, 281
— -Lenkung 99ff.
— -Relief 168
Bedeuten 17f., 62
Bedeutung 62, 96, 103, 170
— -Gehalt, erworbener 66, 299
— -Geschichte 66f.
Bedingtheit, seelische 98—101
Bedingung, außerörtliche 72—79, 246—258
— -Komplex 238ff., 308
— Rand- 239f.
— System- 239f.
— -Zusammenhang 234
Bedrohung 51
Bedürfnis 40, 43, 78, 239, 246, 285f., 294, 297, 300, 315
— körperliches 297
Beeinflußbarkeit s. a. Betrachter, Beliebigkeit 152
Beeinflussung, geistige 296, 300, 307ff.
— wechselseitige, s. a. Ganzbestimmtheit, Getragenheit 89
— -Zusammenhang 308
Befinden 21, 278
Befragung 2

Begabung 185
Begegnendes s. a. Angetroffenes 18, 21, 69, 294
Begegnung s. a. Auseinandersetzung 263—295
Begreifen 185
Begriff, begriffliches Wissen 17f., 25, 27, 103, 185, 218f., 299, 306—312, 318ff.
— Individual- 318f.
Behaviorismus 2, 9, 48
Beherrschbarkeit seelischer Bedingungen 236
Beherrschung 195, 259
Beiwerk 171
Bekanntheit 28, 131
Bekenntnis 2
Beleuchtung 28, 59, 65, 130f., 139, 149, 153, 161, 164, 167, 212
— -Feld 167, 212
— Sichtbarkeit 139
— -Wechsel 28
Beliebigkeit, subjektive 106, 129, 145, 316
— -Satz 92—102, 124, 129
Benehmen 37
— gezwungenes 37
— künstliches 42
— natürliches 37
Benennung 39
Beobachter s. a. Betrachter
— fremde 28
Beobachtungsbedingungen, ungünstige 203ff.
Berechnen 274
Bericht 39
Berkeley, G. 1, 46, 49, 95
Berücksichtigung 16, 28
Berührung, gegenseitige 213
— -Sinn 203, 213
Beruhigungsmittel 300
Beschaffenheit, ganzbedingte 61—66, 68, 106, 304
Beschleunigungsorgan 148, 153
Beschwörung 296, 309
Beseeltheit 294
Besessenheit 308
Besinnen 281
Bessern 228—231
Beständigkeit der Wahrnehmungsdinge s. a. Festigkeit, Konstanz 28, 56, 72—75, 105, 117—120, 131, 139, 151f., 162—168, 212, 283f., 313ff.

Sach- und Namenverzeichnis

Beständigkeit der Farbe 28, 130—134, 163—168, 212, 313
— der Form 105f., 117, 130—133, 164—168, 315
— des Gewichts 165
— der Größe 42, 130—133, 164—168, 212
— größte 120
— der Helligkeit 77, 130
— der Lage 165
— der Raumrichtungen 165
Bestandteile, -stücke s. a. Bausteine, Teile 48, 57, 70, 92—126, 303—312
— tragende 172f., 175
Bestimmtheit anschaulicher Gegebenheiten, s. a. Festigkeit 127—168, 252
— kategoriale 47
Betonung 73, 214, 251
Betrachter s. a. Subjekt 16, 19, 61, 70, 75f., 78f., 113, 152—165, 177ff., 182ff., 186ff., 198, 264—277
Beurteilung 25—30, 298
Bewegung 24, 41, 44, 60, 70, 80, 88, 134, 139, 145, 152, 157, 165, 203
— ausgeführte 117, 145, 239, 256ff., 262f., 278—282
— -Bahn, glatte, als Identitätsfaktor 120
— -Bild 50
— eigene 165
— -Empfindungen 23, 24, 52
— Gamma- (γ-) 56, 177, 256
— gesehene s. a. Schein- 88
— induzierte 135, 152, 162, 168
— -Kontrast, s. induzierte B., B.-Nachbild
— -Nachbild 77, 157f., 162
— reine 34
— -Reize 165
— Schein- 34, 44, 88, 110, 117f., 251, 254
— Schreib- 195
— -Sehen 31, 34, 41, 44f., 56, 88, 110ff., 117, 120, 134, 152, 164, 167, 174—177, 239, 251, 254f., 276f., 305
— Sicherheit der 280f.
— stroboskopische 34, 44f., 72, 88, 110, 117f., 251, 254
— Teil-, duale und singulare 56
— virtuelle 239, 257
— Willkür- 279ff.
— -Zentren 51, 195f., 239
Beweisen 185

Bewußt 39, 173
Bewußtheit, leibhaftige 33
Bewußtlosigkeit 267
Bewußtsein 2, 9, 21, 48, 50, 53, 69, 94, 97, 126, 232, 266—295, 303f., 322
— Bereiche 69
— Einheit 97, 101
— -Element 24
— -fähige Vorgänge 266—272, 286 bis 295, 322
— Gesamt- 69
— -Grad 168, 173
— -Inhalte 18, 267—295
— Selbst- 267
— -Strom 94, 100, 113
— -transzendent s. erlebnisjenseitig
— unanalysiertes 100
— -Zustände 186
Beziehung 57—60, 87, 107f., 112f., 127, 170
— -Atomismus 58ff., 107f.
— -Gesamtheit, -Gefüge 57, 59, 87
— System der 57—60
Beziehungswahn 19, 125
Bezogenheit 24, 26
Bezugspunkte 140ff., 145—148
Bezugssystem 127—168, 170, 174ff., 178, 210, 277, 293, 312—315
— Ausbildung 146—160
— Bereicherung 314f.
— Differenzierung 314
— Dimensionszahl 140, 142ff., 314
— Durchgehen 137f.
— Einheit, Tendenz zur 151, 167, 212
— Erhaltung, Tendenz zur 152
— geschlossene 144f., 161
— Nichtbeliebigkeit 133—168, 293
— offene 145, 160f.
— Stufenordnung, -zahl 144f., 151ff., 110
— übergeordnete und untergeordnete 144f.
— Überlagerung, Überschiebung, Überschneidung 144f., 161
— Unscheinbarkeit 139, 147
— Verschiebung 155—168
— Vertreter des 151
— Wechsel 153ff.
— Wettstreit d. Bildungsfaktoren 152f.
— Wirklichkeit 136f.
Bezugswendung 282—286
Bild 17, 25, 35, 129, 296f., 307ff.
— inneres 258
— Stillungverheißendes 246

Bild, Wirklichkeit der B. 25
Bildhaftigkeit 18, 230
Bildkunst s. a. Kunst 57, 67, 72
Bindeglied 96ff.
Bindung, starre, s. a. Festlegung 190 bis 202, 236—246, 317, 321f.
Binokular s. zweiäugig
Biographie s. Lebensbeschreibung
Biologie, -isch 4f., 80, 91, 101, 190 bis 196, 202f., 207, 218, 229ff., 282 bis 286, 290, 293, 300, 302, 305f., 310
Blick-Bewegung 130f., 153,, 165, 168, 178f., 262f.
— -Richtung 178f., 183, 186ff., 262f., 276, 286
— -Weite 109
Blinde 138, 267
Blinder Fleck 206, 211
Blutbahn 193, 290ff.
Brillenversuch, *Stratton*scher und *Rohracher*scher 213f.
Bruchstück 85f.
Brutpflege 222
B-Typ 317
Bündeltheorie 48—57, 303—312
Bund, alter und neuer 321
Buridans Esel 258

Chaos s. a. Durcheinander, Wirrnis 103, 114, 190—198, 317—320
Charakter im allgemeinen Sinn 53f., 59, 61, 156, 169—172, 177, 296, 299ff.
— eigener 20f., 126, 150
— menschlicher 15, 24f., 48, 90, 93, 114, 139f., 156, 188f., 222, 235, 296, 303, 309f.
— -Eigenschaften, unechte 189
— -Gefüge 61
— -Kunde 26, 93, 139f., 204, 295
— Dominante 188f.
— -Züge 20f., 48
v. Clausewitz 7f., 89f., 321
Crescendo 57

Dämmerung 131
Dante 258
Darbietungsdauer, verkürzte 203
Darlegung 39
Dauerbeobachtung 209, 290
Delayed s. aufgeschoben
Demokratie 49, 51
Demokrit 245

Denken 13, 33, 90f., 117, 123, 126, 185, 218f., 237, 274, 281, 296, 302, 306—312, 315f., 318ff.
— natürliches 218f., 237, 318ff.
— prälogisches 306
— schlußfolgerndes 8
— theoretisch-wissenschaftliches 18
— Teilinhalte beim 90
Denk-Ergebnisse 39
— -Gegenstände 20, 273f.
Descartes 1, 245, 275
Determinismus 233—242, 308
Deutlichkeitszentrum 186
Deutsch 7, 51, 62, 73, 194, 214, 245f.
Deutung 30, 36, 298f.
Dichte, anschauliche 29, 74, 105, 107, 141, 174, 181
Dichterisches Bedürfnis 300
Dichtung 62, 73, 305, 310
Dienst 227
Diffusion 24, 191, 251—254
Dimension s. a. Bezugssystem, Raum
— überzählige 206—212
Ding 29—32, 35, 37, 164f., 263—274, 299—302
— anschauliches 18ff., 28, 30, 33, 58, 73, 86, 203—231, 264—295
— — Doppelgänger 20
— an sich 45ff., 125f.
— -Eindruck s. -Wahrnehmung
— -Einheit s. -Zusammenhang
— -Farbe 130f., 139, 164, 212
— -Grenzen 138
— Schein-, Scheinkörper 41, 45, 208ff.
— Seh-, s. a. Ding, Beständigkeit 28, 255
— -Wahrnehmung 30f., 61, 114ff., 119ff., 137f., 162—168, 180, 207 bis 211, 255, 266ff., 274, 300f., 313, 315f., 320f.
— Inneres der D. 32, 180
— -Zusammenhang 24, 92—126
Disparation 129, 167, 206, 255f.
Doppelorgane 55f., 213f.
Drang 60
Drehung, anschauliche 30f., 145, 174f.
Dreidimensional s. a. Körper 137f.
Dreikörperproblem 253
Dressate, Abbau der 195
Dressur, Drill 51, 84, 245, 315f.
Druck 60, 165, 254—258
— -Ausgleich 243, 255
— -Empfindungen 24, 157, 165, 276

Sach- und Namenverzeichnis

Druck, Innen- 255f.
— -Punkte der Haut 51
Drüsen, innersekretorische 290
— -Tätigkeiten 285f., 290ff.
Du 60, 316
Dunkelauge 162
Dunkelheit 24, 31, 146
Duplizitätsprinzip 75
Durcheinander 103, 106, 252
Durchgehen als Gestaltfaktor 105, 112, 120f., 182, 318
Durchgestaltung, -gliederung 64, 304 bis 312, 314
Durchschneidung von Nerven 241
Durchsichtigkeit 59, 61, 78, 106f., 165, 212, 215
Dynamik, lebendige, s. a. freies Kräftespiel 240—263, 273, 282—286
Dynamische Gefüge und Qualitäten 60f., 69f., 141, 260, 287
— Rückkoppelung 263
— Wechselwirkung 243—263

Ebenbreite als Gestaltfaktor 105, 120, 150
Echtheit 15, 37, 42
Eckhart, Meister 227
Ehe 189
*Ehrenfels*qualitäten 57
Eigenart des Einzelwesens 233—235
Eigengesetzlich 102
Eigennamen 66, 318ff.
Eigenschaft s. a. Beschaffenheit, Charakter, Funktion, Ganz-, Gefüge, Gestalt, Komplex, Wesen 48—92, 134, 172f., 227, 298—302
— abgeleitete 134, 173, 185
— absolute, s. a. mitgebrachte 84f., 89, 133—137, 139f., 142, 145—148, 155—160
— Folge- 173, 182f., 189
— -Gefüge 134, 172f., 182f.
— primäre 173
— -Profil 163—168
— -Relief 172f., 182f., 300, 316
— systembedingte 136f.
— überörtliche 52—69, 251—254
— vorherrschende 182f.
Eigensinn 227, 322
Eigentätigkeit des Organismus 239
Eigenwertstreben 139f.
Eigenwesen, andere 294
Eile 275
Einbildung 19, 21

Eindeutigkeit, scheinbare, der Reizgebilde 284
— — der instinktiven Reaktionen 285
Eindringen in den Sachverhalt 224ff., 228—231
Eindringlichkeit 151ff., 180f.
Eindruck, E.-Qualität 61, 286, 291
Einebnung 157, 162f., 177, 255
Einfache Empfindungen 14
— Reizvorgänge 49
— Gefühle 50
Einfachheit als Gestaltfaktor 105, 216
Einfall 38f., 123
Einfangen eines Rhythmus 250
Einförmige Gebilde 64, 74, 105, 107, 122
Einförmigkeit des Geschehens 233
Einfügung von Teilen 70—83
Einfühlung, E.-Theorie 25, 60, 70, 179, 299
Eingewöhnung 155—159
Eingreifen, handelndes, s. a. Tätigkeit 226, 229f.
Eingriff, geistiger 20, 99, 103, 112, 193f., 197, 272ff., 296, 308f.
Einheit 24, 45, 82, 92—126, 303—312
— funktionelle und strukturelle 196, 252
Einheitlichkeit als Gestaltfaktor 104f., 107f., 111, 117f., 167, 212, 305
Einklinken 262
Einmaligkeit 233—235
Einschleichen 158
Einschleifung s. a. Bahn 195f., 289, 306, 321
Einsetzungsverfahren 270—277, 286 bis 295
Einsicht, einsichtig 10, 51, 90, 231ff., 236
Einstellung 15, 99, 118, 136, 166, 239
— motorische 157
— objektive 105, 117f.
Eintönigkeit 181
Einzel-Beziehung 58ff., 107f.
— -Inhalt 4, 50, 83—92, 113f.
— -Mensch, -Subjekt 46, 48f., 52, 110, 113, 124f., 135, 235, 258—261, 306ff.
— -Organismus 113
— -Seele 307
— -Stoß, makroskopischer 242
Eleaten 22, 29
Eleatischer Grundsatz 8—14, 29, 295—298

Elektrische Verschiebungen 255
Elektrodiagnostik 26
Elektromagnetische Wellen 250, 294
Elektronen 50, 202
Elektrostatik 202
Element s. a. Bestandteil, Teil, Komponente 24, 48f., 52f., 57—60, 69, 71, 78f., 82f., 85, 87, 89, 92—126, 202, 246, 303—312
— asoziales 102
— Empfindungs-, Auffinden von 78
— gemeinsame 98
— -Paar 58ff., 107f.
— psychisches 53
— Sinnes- 112
— Zahl in einem Ganzen 71
Empedokles 245f.
Empfangsorgan 23, 51
Empfindlichkeit s. a. Schwelle 166
— -maximum 147f., 155
Empfindung, empfinden 2, 14, 21—24, 30, 36, 44f., 49f., 71, 78f., 110, 113, 130f., 165f., 186, 238f., 246, 256, 264f., 276ff., 281, 301f., 318
— Augenbewegungs- 10
— Bewegungs- 23f., 52
— Druck- 24, 157, 165, 276
— Glas- 23
— Innervations- 10, 52
— -Komplex 17, 19, 312—315
— Lage- 24
— -Mannigfaltigkeit, unkorrigierte 312f.
— Organ- 49
— Orts- 24, 52
— Raum- 247
— reine 14, 21, 36, 71, 301
— Richtungs- 24, 52
— Schall- 50, 55
— Sinnes- s. a. Empfindung 95, 299
— Spannungs- 24
— Tast- 52
— Temperatur- 65
— unbemerkte 71
— Vestibular- 10, 23
Empirismus, empirisch s. a. Erfahrung, Gewohnheit 1, 46, 93, 97, 99, 126, 193, 225, 317
Endzustand, ausgezeichneter 193–263
Englisch 1, 46, 51, 61, 95
Entelechie 5, 192ff., 220
— -Begriff, *Aristoteli*scher 220
Entfernung 38, 164—168, 212
Entoptische Erscheinungen 41

Entrücktheit 267, 273, 316
Entscheidbarkeit 11
Entscheidung, Entschluß 281
Entspannung 321
Entstehen, anschauliches 120
Enttäuschung 38
Entwicklung 3, 91, 295—322
— gesellschaftliche 303
— -Mechanik 80, 91, 190, 202
— seelische 295—322
— Stammes- 295—322
Entwirrung 198—205
Entwurzelung 154
Entzerrung 198—205
Enzyklopädisten 7
Epikuräer 49
Epiphänomen 292f.
Erbbild 124
Erdachtes 38
Erfahrung s. a. Gewohnheit 39, 76f., 79, 94ff., 123, 129, 135, 152, 160, 167, 184, 193, 197f., 208—211, 225
— Lebens- 39
— psychologische 300
— -widrige Erlebnisse 135, 152, 209
Erfassung, intentionale 30
Erfinden 90, 185
Erfolg 7, 229ff., 240—263, 316
— End- 7
Ergänzung, anschauliche 33, 71, 178, 198—202, 211
Erinnerung, Erinnertes 18, 38f., 43, 85f., 122, 203, 297
— -Bilder, optische 203f., 267, 274
Erkennen 27, 45ff., 122, 258
Erkenntnis, apriorische 47
— -Geschichte 44
— -Theorie 9, 13, 15, 17, 19, 22, 26, 29, 32, 36, 43—47, 121, 125f., 203, 228—231
Erklärung, psychologische und physiologische 287f.
Erleben, Erlebnis, Erlebbares, Erlebtes 14—18, 45ff., 69, 80f., 90f., 235, 264—277, 286—295
Erlernbarkeit von Wahrnehmungseigenschaften 77
Ermüdung 99f., 156f.
Ernst 37
Erregtheit 283
Erregung, reizbedingte 79, 180, 236 bis 240, 254
— -Einheiten 196, 252
— -Konstellation 80

Erregungs - Kreis, motorisch - sensorischer, sensomotorischer 278—283
— -Leitung 122, 190—194, 262, 264 bis 270, 278—286
— Sinnes- 282
— -Strukturen 65, 252
Ersatz-Funktion 80
— -Gegenstand 261
— -Handlung 42
— -Prinzip 165
Erscheinung, erscheinen 14—47, 78
— gemeinsame verschiedener Einzelwesen 46, 291—295
— schwellennahe 21
Erschütterung 51
Erkrankung, seelische s. a. Seelenheilkunde 223
Erwachsen 298
Erwägung 15, 281
Erwartung, Erwartetes 15, 18, 38, 57
Erziehung 39, 188, 195, 235f., 306
— psychokritische 321
Essenz 65, 300f.
Ethik, mechanistische 321f.
Ethos 61
Etwas 29ff.
Etymologie 66f.
Etymologismus 12
Europäer 33, 184, 194, 228, 298—322
— Normal- 301
Exemplar 306
Experiment s. a. Versuch, Verfahren 2, 13f., 90ff., 229f.
Extrapolation s. a. Ergänzung 86

Fade 146
Fähigkeiten 48
Faktor der durchgehenden Kurve 105, 107, 118, 120, 318
— des gemeinsamen Schicksals 41, 105, 111, 117, 120, 275f.
— der Geradlinigkeit 105ff., 118, 120
— der Geschlossenheit 105, 107, 123, 150
— des glatten Verlaufs 105, 107, 118, 120, 123, 318
— der Gleichheit, der Gleichartigkeit 104f., 107f., 111, 117f., 120, 122ff., 150
— der Nähe 105, 107f., 120, 122ff., 150
— der Symmetrie 105ff., 150
Familie 311
Farb-Angleichung s. a. Einheitlichkeit 70, 116, 255

Farb-Beständigkeit, -Konstanz 28, 130—134, 163—168, 212, 313
— -Durchschnitt 162, 212
— -Ermüdung 157
— -Halb 71
— -Kontrast 14, 70, 82, 116, 178, 247f.
— -Kreis 62, 143
— -Lehre, Heringsche 82, 146
— -Nachbild 157
— -Profil, -Struktur 60, 106, 157, 163—168
— -Schwelle 255
— -System 143, 146, 212, 275, 314
Farbe, reine 71
— Flächen- 37
— Gedächtnis- 71, 313
— Gegen- 71
— Haupt- 65
— Körper- 28
— Oberflächen- 167
— Optimal- 71
Fassungsvermögen, -Kraft 106, 109, 197, 311
Fehler, Übersehen von 19, 76
Fehllokalisation 278
Feind 311
Feinfühligkeit 166
Feldgrößensätze 153, 162
Feld-Kräfte 24, 246—263
— -Stärkensummation 253
— -Zustände, Fortpflanzung von 254
Fernkräfte, -Wirkung 242—263, 321f.
Fertigkeiten 49, 51, 295
Festigkeit, anschauliche 30f., 36, 74f., 105, 115, 124, 126, 138, 255f.
Festlegung 194f., 200f., 231
— unvollständige 204—214
Festsetzung, willkürliche 129, 201f., 315
Fichte, J. G. 221, 227, 303, 306
Figur-Grund-Verhältnis 4, 29, 59, 114, 128, 137—140, 144, 149ff., 180
Figuralstruktur s. a. Aufbau, Gefüge 60, 90
Film 31, 34
Finalität 240ff.
Finden 123
Finte 126
Flächenfigur 54, 74
Flimmern 203
Fluchtlinien 41f.
Fluidum 65
Folgetrieb 189
Forderung 15, 258—261, 294

Forderungs-Gestalt 260f.
— — sachliche 261
— — Ursprungsglied und Zielglied 260f.
— -Hierarchie 261
— der Sache 221—228, 259ff.
Form 9, 24f., 30f., 59, 83, 130—133, 164—169, 199—231, 243f., 248
— -Änderung 34, 115
— -Beständigkeit 105f., 117, 130 bis 133, 164—168, 315
— -Elemente 49, 68
— getastete 9, 137f.
— organische, als Gestaltfaktor 105
— Raum-, räumliches Gefüge 60, 70, 167
— zufällige 244
Fortbestehen, -dauer 24, 86, 119ff., 126, 306ff.
Fortschritt 316
Fortsetzung, anschauliche 33
Fourier-Analyse 216
Fovea 211
Französisch 1, 7, 245
Frei geordnetes Geschehen 242—246
Freiheit 188, 200ff., 223f., 226ff., 235f.
— -Grad 200f.
Fremdbedingtheitssatz 191, 201
Fremde 145, 156, 311
Frische 272
Fruchtbarkeit des Tuns 224—228
Führung 201
— kulturelle 217
Führungssysteme, Unvollkommenheit von 197
Fürsorglichkeit 125, 227
Funktion, F.-Eigenschaft 83—91, 113f., 137, 175ff., 294, 301f., 306
— Stellen- 83—92, 177
— Struktur- 84—92, 177
Funktionen, Wandelbarkeit der 235
Fusion 213
— -Tendenz 255
Fußschreiben 166, 195

Gabelungsprinzip 163—168
Galilei 191
Ganz-Beschaffenheit, -Qualität 61—65, 165f.
— -Bestimmtheit, -Bedingtheit 41, 72—83, 89, 91, 108—114, 246 bis 258, 301
Ganz-Eigenschaften s. a. Gestalt-Eigenschaften, Komplexqualitäten 3, 52—70, 82, 251, 304f.
Ganz-Eigenschaften, Verblassen von 64
— -Feld, homogenes 111, 256
— -Funktionen der Teile s. a. Funktion, Rolle 83—91, 301f.
Ganzes 3ff., 7f., 24, 49, 52—92, 102—126, 168—186, 251—254, 294, 298—312
— anschaulicher Vorrang 58
— gegliedertes 52—92, 172, 182
— genetischer Vorrang 303—312
— nicht-summatives 74
— ungegliedertes 57, 64f., 86, 304
— unteilbares 7f.
— Wechsel 72
— weitschichtiges 311
Ganzheit, ganzheitlich 5, 58, 81f., 92, 113f.
— Betrachtungsweise 92
— -Biologie s. a. Umweltlehre, Vitalismus 4f.
— -Psychologie 4ff., 51, 74
Gattung 306
Gebärde 39, 90, 286, 291, 309
Gebiete 140, 142—148, 155—160, 314
— der Innenwelt 20
Gebot 306, 321f.
Gebräuche 315
Gedachtes 18, 33, 43, 46
Gedächtnis 2, 33, 43, 58, 66, 80, 85, 115, 121—124, 138, 201, 203—205, 258, 297
— -Spuren 15, 71, 75ff., 99f., 177, 203f., 274
Gedanken 2, 15, 24, 38, 41
Gefälle 255
Gefordertheit, innere 220, 261, 310
Gefüge, -Eigenschaften 60—70, 85, 178, 286f., 289, 291, 298f., 304
— lineares 68
— räumliches 60, 70, 167
— Spannungs-, anschauliches 60f., 67, 142, 282, 291
— zeitliches 60, 117—121
Gefühl 15, 20, 24, 39, 49f., 61, 67—70, 96, 165f., 227, 245, 260, 274f., 281f., 286, 291, 298—301
— -Ansteckung 258, 296
— -artige Erlebnisse 61, 69, 274
— -Wert 61, 66
— — angenommener 66
Gegebenes, Gegebenheit 8f., 11—14, 18, 27, 61

Sach- und Namenverzeichnis

Gegensatz als Assoziationsfaktor 95, 98
Gegenstand s. a. Ding 264—286
— dienender 72
— -Entwicklung 295, 306, 309ff.
— -Komplex, kortikaler 266—273
— -Theorie 97
— -Vermengung 16
— -Zusammenhang 102—116, 303 bis 306
Gegenständliche Daten 61, 274f.
Gegenständlichkeit 274f.
Gegenstücke 170
Gegentypus 198
Gegenüber als Ordnungsprinzip 318
Gegenwart 38, 322
Gegenwärtiges 31—34, 76, 119, 297
Gegenwelt 273
Gehalt 307
Gehen 80
Gehirn-Krankheit 280
— -Vorgänge, s. a. psychophysischer Prozeß 81
Gehör 67, 84, 117
— absolutes 58, 68, 84, 132
— -Erscheinungen, subjektive 41
Gehorsam 226ff., 316
Geist, menschlicher 4, 12f., 114, 235f., 294f., 303, 315, 322
— ordnender, überwachender 23, 190 bis 194, 197, 200
— -Willen 13, 194, 228
Geister 15, 300f., 320
Geistes-Geschichte 1f., 7, 73
— -Wissenschaften 6, 10f., 231—236, 251
Geistige Einwirkung 20, 37, 112, 272, 296, 300
— Neuschöpfung 235f.
— Verarbeitung 130f., 180, 246
Geistiger Gehalt 307
Geltungsstreben 139f.
Gemeinsame Elemente als Ähnlichkeitsursache 98
— Mitte als Gestaltfaktor 105, 305, 318
Gemeinsames Schicksal als Gestaltfaktor 41, 105, 111, 117, 275f.
Gemeinschaft, -wesen 49, 51, 90, 93, 102, 108ff., 124f., 135, 189, 258f., 294, 303, 306, 310
— nicht-individualistische 310
— Wirklichkeit 51, 294f.
Gemeinsinn 125
Gemisch 83

Gemütserregung 49, 260
— gespielte 37
— *James-Lange*sche Theorie 49
Gemütszustände 15, 25, 165f., 277, 286, 299ff.
Genese s. a. Entwicklung, Entstehung 295—322
Genetischer Vorrang der Ganz- bzw. Wesenseigenschaften 66, 298—301, 305
Genotypus 124
Geometrie 46, 90, 216—219, 316
Geradlinigkeit 105, 144, 158, 210
Geringste Verschiebung als Identitätsprinzip 120
Geruch 278
Gerücht 204
Gerüste 140ff., 144, 147, 153ff., 314
— Zeit- 141
Gesamt-Anordnung 306
— -Charakter s. a. Gestalteigenschaft 85
— -Feld, anschauliches 144f., 160f., 181, 186ff., 256f.
— -Gestalt, raumzeitliche 117—121
— -Sehfeld, Stabilität 256
— -Sehraum, Schrumpfung 256
— -System, Umlagerung 251—254, 310
— -Zustand des Organismus 78, 80, 290f.
Gesamtheit von Bestandstücken 70
Gesang, einstimmiger und vielstimmiger 68
Geschehensstruktur, Unabhängigkeit von der anatomischen 195
Geschichte, -Philosopie 141, 194, 235
Geschlechtstrieb 309
Geschlossenheit als Gestaltfaktor 105, 123, 150, 182
Geschmack 146, 278
Geschwindigkeit 120, 143, 159f.
Geschwisterreihe 90
Gesellung 258
— -Streben 125
Gesetz 2, 9f., 200f., 231—236
— der guten Gestalt 104—108, 199 bis 221
— Natur- 232—236
— physiologisches und psychologisches 238f.
— *Weber*sches 132, 147, 255
Gesicht (Antlitz) s. a. Ausdruck, Gebärde 48, 58

Gesichte s. a. Visionen 273, 296
Gesinnung 40, 42, 125, 166, 258—261, 275
— erzwungene 42
— mitmenschliche 125
— Schein- 42
— soziale 125
Gespenster 300f., 320
Gestalt 7f., 25, 50, 57—92, 102—126, 168—186, 281ff., 307, 309, 316
— -Eigenschaften, -Qualitäten 9, 25, 50, 57—70, 78, 85, 90, 93, 96f., 104—108, 165f., 177, 260, 286f., 299ff., 304
— Verschwinden von 78
— End- 310
— -Faktoren 105—108, 120, 123f., 182, 305f.
— flaue 105
— Forderungs- 260f.
— gesehene 9, 52, 102—116
— -Gesetze 3, 104—112, 117—125, 150—153, 166ff., 183, 277
— -Gleichheit, -Identität 81, 270f., 287ff.
— gute 198—231, 244, 316
— -Kreistheorie 165, 198, 239, 263, 265, 276, 281f.
— Menschen- 29
— physische 202
— -Psychologie s. a. Gestalttheorie 14, 246, 298
— schlechte 63, 197f.
— schwache 73f.
— starke 73f.
— -Theorie 4—8, 52, 57f., 68, 71f., 74f., 77ff., 81ff., 87, 98, 102—112, 117, 125, 135f., 199—202, 207—210, 245, 260, 266—271, 281f., 287ff.
— -Verwandtschaft 81, 291f.
— Vor- 64, 310f.
— Zeit- 60, 117—121, 141
— -Zusammenhang 248—258, 262f., 280ff.
Gestaltung, nachträgliche 100f.
Geste 90
Gesundheit 52, 218
Getragenheit, wechselseitige 248—258
Getue, gesellschaftliches 37
Gewicht, anschauliches 24, 37, 72, 165, 174, 179ff., 276
— -Beständigkeit 165
— -Täuschung 159f.

Gewicht-Verteilung 26, 60, 168—190, 210f., 315f.
Gewirktes 18
Gewissen 259
Gewohnheit 10, 93—96, 118, 129, 135, 194, 201
Gewußtes s. a. Wissen 31—34, 38, 41
Glanz 35, 64
Glasempfindung 23
Glatter Verlauf als Gestaltfaktor 105, 112, 118, 120f., 123, 318
Glaube 33, 298, 300f.
Gläubige 150
Gleichheit, Gleichartigkeit, als Gestaltfaktor 88, 99, 104f., 107, 111, 117f., 120, 122ff.
Gleichgewicht 4, 240ff., 257f., 262f., 280ff.
— fließend-beständiges (stationäres) 58, 241
— stabiles 241
— -Sinn 148
Gleichmäßigkeit 157
Glied (im allgemeinen Sinn) 7f., 53—57, 88, 172, 175, 177, 258—261, 294, 306, 310
Gliederung 100, 102—126, 206, 210f., 303—312
— natürliche 100, 103
— zweideutige 106f.
Gliedhaftigkeit 294, 306
Gliedmaßen 15, 258, 278—282
Goethe, J. W. 12, 62, 103, 246, 303
Göttlichkeit 23
Gott 33, 46, 227
Graphologie 189
Grau, kritisches 147
Gravitation 253
Greifen 80
Grenze 51, 88, 108, 113f., 116, 120, 137f., 149, 252
— Ding-, Einseitigkeit 137f.
— natürliche 51, 103
— zeitliche 120
Grenz-Bildung 102—126
— -Fläche 83, 252
Griechen 94, 245, 314
Größe, anschauliche, scheinbare 130, 132, 155, 164—168
— -Änderung 175
— -Beständigkeit 42, 130—133, 164 bis 168, 212
Großhirn, -rinde 48, 51, 190, 196, 210, 264—293

Grund (im Gegensatz zu Figur) 137 bis 141, 144f., 149ff.
— Formlosigkeit 138
Grundfunktion 26, 189
Grundsätze des Handelns 195, 201
Grundsatz, atomistischer 48—60
— eleatischer 8—14
— der Kontingenz oder Beliebigkeit 92—102
— der gegabelten Wirkung 163—168
— der Ordnung 199—231
— der punktuellen Ortsbestimmtheit 127—133
— der Ranglosigkeit 179
— der Rangstufung 184
— der Relativität 133ff., 139
— der Sachfremdheit 97, 129, 179, 191
— der seelischen Bedingtheit 98
— der Sparsamkeit 9
— der Unordnung 190—198
— der Vieldeutigkeit 238f.
— der wechselseitigen Getragenheit 248ff.
— der Wiederholbarkeit 9
Grundton 53, 141f.
Gruppe, anschauliche 72, 74, 92—124, 181, 306
— menschliche und tierische 48f., 51, 97, 108ff., 124f., 135, 189, 294, 303, 306, 310
— — Dauerhaftigkeit 51, 124
— vielgliedrige 74
Gruppierung 92—126
— natürliche 103
— -Möglichkeiten 104
Güte 125
Gute alte Zeit 204, 223
— Gestalt 62f., 104—108, 197—231
— Vorsatz 20
Gymnastik 188, 321

Habitus 59, 61
Hackliste 189
Häufigkeit 10, 94ff., 308, 321
Haftfähigkeit 102
Halbbilder 55, 213, 256
Halluzination 19, 21, 35, 261, 267, 277, 280, 296
— Pseudo- 35
Halt 32f.
Haltung 90, 179, 286, 291, 296
— geistige 10
Hamann, I. G. 12
Handfestigkeit 36

Handlung 15, 90, 172, 186ff., 226 bis 230, 285f.
— andeutende 37, 42
— -Einheiten 117
— Kern 179
— -Störungen, nervöse 187
Harmonie 221, 259
— prästabilierte 126, 292
— -Lehre 154
Haupt-Achse 143, 170, 174, 181
— -Bereich 169f.
— -Beziehung 170
— -Ebene 143
— -Eigenschaft 170—173
— -Erstreckung 105, 169f., 174, 181f.
— -Glied 177
— -Grenze 170
— -Komponenten 172
— -Punkt 170f.
— -Richtung 169—172, 174, 176
— -Sache 185
— -Stelle 170f.
— -System 140
— -Teil 169—173, 177f., 181f.
— -Ton 169
Haut-Empfindlichkeit, Störungen 278
— -Sinne 51, 132, 287f.
Hedonismus 49
Heiden 150
Heilung 80, 187, 194f., 202, 236
— -Fähigkeit 202, 317
Heimat 145, 154, 156
Hellauge 162
Helligkeit 55, 57, 59, 65, 130, 164 bis 168, 183, 314
— -Durchschnitt 162, 167, 212
— -Gleichheit 203
— -Konstanz 77, 130
— -Kontrast 75, 116, 153
— -Profil 60
— -Schwelle 111, 203
— -Sprung 111
v. Helmholtz 130
Hemianopsie 211
Hemmung 80
Herausfassen 100
Heraushören 54, 78, 212
Herbart, I. F. 123, 193
Herdentrieb 125
Herrscherhaus 97
Hervortreten gesuchter Gegenstände 123
Hervortretende Züge 172
Herzlosigkeit 294

Heuchelei 36
Hier 145, 147f.
Himmelskörper 168
Hindernis 40
Hineinverlegung 70
Hingabe 227f., 316
Hirn-Erkrankung, -Verletzung 46, 115, 252
— -Rindengifte 269
— -Stamm 48
— -Masse, Zerstörung von 252
Hobbes, Th. 1, 49, 303
Hören, zweiohriges 55f., 213
Hörzellen 51
Homogen s. a. ungegliedert, einförmig 64, 107
Horizont 42, 109, 148
Horizontal s. waagrecht
Humanitätsschwärmer 93
Hume, D. 1, 46, 49, 95, 97, 121, 245, 308
Hypnose 79
Hypochondrie 19, 278

Ich 16f., 49, 60f., 69, 76, 78, 97, 117, 165f., 186—189, 245, 259, 264—295, 299, 316, 321
— anschauliches 78, 264—295
— eigentliches 188, 280
— -Bereich, anschaulicher 69, 101, 117, 274—277, 316
— -Bewußtsein 267
— -Grenze 117, 275f.
— -Komplex, kortikaler bzw. psychophysischer 268—272, 274, 278, 290f.
— -Koordinaten 145
— -Mitte, -Kern 186ff., 275, 280
— — räumliche 187f.
— -Prozesse s. a. Ichkomplex 290f.
— -Umwelt-Beziehung 264—295
— -unabhängig 17
— -Zugehörigkeit 275f.
— -Zustände 61, 69
Ichhaftigkeit 227, 297
— kindliche 297
Ideal (d. h. vorstellungsartig) 45
Ideale Gebilde der Geometrie 217f.
Idealisierung 62
Idealismus, empirischer und transzendentaler 45
— erkenntnistheoretischer 45ff., 292ff.
Idealtyp 220

Idee 199, 220f., 227, 259, 292f., 312
— Leben in der 227
Identifikation, frühmenschliche 299f., 302
— Prinzip der 52—57
— -Produkt 55f.
Identität, anschauliche 24, 26, 56, 58, 81, 88, 114, 119ff., 126, 175, 306—309
— -Faktoren 120
— -Verhältnisse, psychophysische 289 bis 294
Imperialismus 93
Impressionismus 304, 313
Improvisationstendenz 198
Individualismus, -istisch 51, 135, 155, 303
Individualpsychologie 51
Individuum s. a. Einzelmensch, Einzelner 48f., 51, 124f.
Induktion, gegensinnige 136, 162
Ineinander als Gestaltfaktor 318
— -Existieren 291
Inhomogenität 181
Inkarnation s. a. Verkörperung 301, 307
Inkretion 290f.
Innen und Außen 264—295
— -Welt 20, 26, 37—40, 61, 69, 267, 274—277, 294, 298
— -Erleben, Unräumlichkeit 275
Inneres, eigenes s. a. Innenwelt 101
Innerlich notwendig 10, 310
Innervationen 49, 285f.
— isolierte 252
— -Ablauf 285f.
— -Empfindungen 10, 52
Instanzen 51
Instinkt, -Verhalten 7, 48f., 199, 258, 261ff., 282—286
— -Reaktion, reine 285
Intelligenz, praktische 123, 184, 316
— -Prüfung 123, 184, 295
Integration 26, 74, 277, 297, 301, 303, 318
— nach innen 297, 318
Intendieren, Intentional 17f., 20, 30, 32f.
Interessen, -richtung s. a. Anteilnahme 61, 182, 239, 272
Internationalismus 51
Interpolation s. a. Ausfüllung 33
Interpretation s. a. Deutung 68
Intervall s. a. Tonschritt 58, 85

Sach- und Namenverzeichnis

Intervall-Charakter 52
Intichiuma-Zeremonie 307 f.
Intrazentrale Einwirkungen 272 ff.
Introspektion 273 f.
Inversion, räumliche 35, 41, 158, 198
Irradiation 80, 191, 251
Irrationalismus 9
Irritabilität 166
Irrtum 228
Isomorphie s. a. Gestaltgleichheit 81, 286—292

Jahreslauf 62
Japan 33, 195, 321 f.
Jenseits 33
Jetzt 145, 147 f.

Kältepunkte 51
Kameradschaftsehe 189
Kant, I. 1, 45 ff., 97 f., 101, 120 f., 199, 275, 306
Kantianer, Neu-K. 46, 125, 226, 233, 274 f., 302
Kategoriale Formung 25 ff., 45 ff., 275
Kategorien 45 ff., 275
Kausal, Kausalität s. a. ursächlich 81, 90, 95, 119 ff., 126, 235—246, 289—294, 308 f.
— -Kette 237
— -Kohärenz, lokale und universale 82 f., 89
Keimentwicklung 80, 91, 202
Kennenlernen 156
Kenntnisse s. a. Wissen 32, 51, 123
— Eingliederung 123
Kern der Handlung, der Sache 172, 185
Kettentheorie 104 f., 107—110
Kierkegaard, S. 140
Kind, kindlich 28, 37, 63 f., 67, 297 ff., 301 f., 305, 311—320
Kinder, Definitionsfragen bei 302
— -Zeichnungen 313
Kindheitsträume 43
Kinematographie s. a. Film, Stroboskopie 31, 34
Kippfiguren 30, 106, 169
Kitzel 278
Klärung 198
Klang 50, 52 ff., 57 f., 71, 78, 212
— -Farbe 50, 52 f., 57 f.
— -Gefüge 62
— Gesamtlautheit, Gesamthelligkeit 57

Klang-Helligkeit 57, 314
— -Schwerpunkt 214
Klasse, logische 218 f.
Klassifikation von Erlebtem 39
v. Kleist, H. 188
Klinkentheorie 273
Können 321
Körper, eigener s. a. Körper-Ich 268–281
— gesehener, getasteter 29—32, 41, 88, 183
— menschlicher 23
— -Bau 57
— -Empfindungen 256, 268—272, 275 f., 278
— -Ich 165 f., 187 f., 256, 268—272, 275—282, 285 f., 290 f.
— -Schema 269 f.
— -Stellung 153, 277
körperliche Vorgänge 80 f.
Kohärenz 95, 276
— -Faktoren 98—101
Kollektiv-Disposition 99
— -Vorstellung 315
Kolloidphysik 83
Kombination 303
Kommissuren 287
Komplex 48, 53—57, 64 f., 70, 92 f., 124, 298 f.
— -Qualität, -qualitätstheorie 53 f., 56 f., 64 f., 84, 304
Komponente s. a. Teil, Bestandteil 52, 54 f., 70, 172, 174 f.
— begründende 54 f.
— färbende 54, 70
— natürliche 174 f.
Komposition 303, 305 f.
Konflikt 258 f., 261
Konfuzius 321
Konstanz s. a. Beständigkeit
— -Annahme 70 ff., 74, 130 f., 193, 246, 313
— größte, als Gestaltfaktor 120
— -Problem, erweitertes 72, 160
— der Reaktionen 284 ff.
— der Wahrnehmungsdinge s. a. Beständigkeit d. W. 75, 77, 162—168, 212
Konstellation 72, 80
Kontaktbedürfnis 125
Kontiguität 94—97
Kontingenz 92—97, 191
Kontrakt 303
Kontrast 74, 81, 116, 153, 246 ff., 255
— Rand- 111, 248, 255

Metzger, Psychologie

Kontur 99, 116, 252, 275
Konvergenz der Fluchtlinien 41
Konzentrischer Aufbau als Gestaltfaktor 105
Koordinaten s. a. Raum
— funktionelle 286 f.
— Schiefwinkligkeit, Gekrümmtheit, Maßungleichheit 160 f.
Koordination der Gliedmaßen 7, 80, 166, 201, 239, 249 f., 258, 261 ff., 279
Koppelung, mechanische 238, 245
Korrelat, psychophysisches 58, 266 bis 295
Kortikale Vorgangseinheiten 195 f., 252, 266—277
Kosmopolitismus 93
Kovarianz 70
Kräftespiel, freies 244—263, 271 f., 278—286, 321 f.
Kraft, anschauliche 320 f.
— äußere 244, 248
— Berührungs- 242—246
— innere 244, 248
— Oberflächen- 255 f.
— treibende und steuernde 243—246, 248 ff.
— -Übertragung 242—246, 251—254
Krankheit, krankhaft 33, 218, 223, 234, 300
Kreisform, Tendenz zur 256
Kreisverläufe, dynamische, motorisch-sensorische 262 f., 278—282, 285 f.
Kreuz-Dreieck-Versuch, *Benary*scher 116, 248
Kreuzung, anschauliche 113
Krieg 7 f.
— aller gegen alle 303
Kriterium 16
— Verwertung 16
Kritik der reinen Vernunft 2, 45 ff.
Kulturelle Führung 217
Kulturphilosophie 194 f., 235 f.
Kunst 49, 57, 62 f., 67 f., 72 f., 93, 124, 171, 185, 218, 304 ff., 310, 313, 318
— Ton- s. a. Musik 57
Kurzschluß, physiologischer 4, 254

Labyrinth 148 f., 153
Lähmung des Augenmuskels 168
Lageempfindung 24
Langeweile 275
Lao-Tse 317, 321
Launen 15

Laut-Äußerung 286
— -Gestalt 67
— -Stärke, Lautheit 55, 57, 132, 164, 212, 313
Leben, Lebensgeschehen s. a. Biologie 82, 191—195, 218, 236, 240
— -Beschreibung 2
— -Erinnerung 2, 38, 223
— -feindlich 194 f.
— -fern 122
— -Form 61
— -Lagen, unfaßbare 36
— -Lauf 26, 90, 141
— -notwendig 316
— -Tüchtigkeit 218
Lebendige Dynamik 244—264
— Ordnung 194
Lebewesen 5, 14, 25, 28, 262, 272 f., 293 f.
Leere 24, 29 ff., 43 f.
Leib s. a. Körper 15
— -Seele-Problem 264—295
Leibhaftige Bewußtheit, Leibhaftigkeit 18, 33, 43 f.
Leidenschaften 2
Leistung 240 f., 265
Leitpunkt 176 f.
Leitung, L.-Bahn 122, 190—196, 210, 214, 264—291
— doppelte 281
— isolierte 190—194, 317
— -Netz 249
— -Prinzip 190—199, 231, 242 f., 263, 265, 317, 321
— -Vorgänge 210, 265—291
Lernen 122 f., 303, 306, 309
— Auswendig- 306
— natürliches 303
Lesen 100
Liebe 281, 309
Licht, buntfarbiges 131
— einwelliges (monochromatisches) 71
— -Figuren 35
Lichtenberg, G. C. 12
Linkshänder 190
Literaturwissenschaft 72 f.
Loch 138
Locke, J. 1
Lösung 194
Logik 12, 185, 218 f., 229, 306 ff., 318 ff.
Lokal s. örtlich
Lokalisationstendenz, orthogonale 168, 207
Lokalzeichen 23

Loslassen 321
Lotze, H. 260
Lücke 54f.
Lüge 37
Luft 69
— -Lichthypothese 149
— -Schlösser 39
Lustprinzip 1, 49

*Mach*sche Ringe 112
Machttrieb 189
Mächtigkeit 44
Magie 37, 296, 300, 308f., 320f.
Magische Einwirkung 37
Magnet-Effekt 250
— -Feld 275
Magnetismus 202
Makrokosmos 271, 292—295, 308
Man 140, 315
Mangelzustände 78
Mannigfaltigkeit, summenhafte 113 bis 174
Maschine s. a. Mechanismus 192, 242f., 317
Maskierung 309
Maß 24, 127—166, 315
— -Bestimmtheit, punktuelle und sachfremde 127—133
— -Gleichheit 159, 210
— -Grundlagen 128—166
— — innerseelische 129f.
— -Stab 42, 142—166
— — -Anpassungen 161—166
— -Stäbe, gekoppelte 159f.
— — Verhaltens- 135, 139f., 315
— -Verhältnisse 143, 159ff.
Masse, anschauliche 179f.
— geringe 241
— träge 30
— -Mittelpunkt 174, 176, 179
Material, ungestaltetes 83, 100, 251 bis 254
— -Funktion 114
— -Qualität 23, 61, 66
— -Verschiebung 251—254
Materialismus, materialistische Voraussetzung 23—27, 29, 139f., 237f., 252, 297f., 320
Materie 29
Materielles Getriebe 193
Mathematik 217ff.
Mathematische Deutung der Einfachheit 216
— Formel 231ff.

Mechanismen 193, 238
Mehr-Deutigkeit 98—101, 106, 152, 206—210
— -Klang 53, 68
— -Stimmigkeit 117
Meinung, öffentliche 140, 315
Melodie 52, 57f., 60, 85, 100f., 117, 121, 142, 144
— Mikro- 87
Menschen-Kenner 63
— -Verstand, gesunder 26, 32, 94
Menschliche Natur 222, 322
— Geist 4, 12f., 114, 235f., 294f., 303, 315, 322
Menschwerdung 322
Merkmal s. a. Eigenschaft
— kennzeichnendes 177
Merkwelt 273, 293f.
Meskalin 269
Messen, Messung 13, 274f.
Metapher 62, 306
Methode s. Verfahren
Mienenspiel 57, 90, 286
Mikrokosmos 271, 292—295, 308, 322
Mikropsie 168
Milieutheorie 93
Mischbarkeit 252
Mischempfindung, -qualität 57, 71, 304
Mischung 26, 48f., 251f.
Mißerfolg 229f., 316f.
Mitglieder 49, 307
Mitmensch 49, 294
Mitteilung 39, 68, 90
Mittel 103
Mittenlage des Schwerpunkts 182
Mitwelt 40, 78, 294
Mode 134f., 153
Modulation 68, 154
Monadologie 292ff.
Monoton 107
Mosaik s. a. Bündel 48—52, 248f., 303f.
Motiv s. a. Faktor 15, 126
— -Konflikte 258, 261
— -Zusammenhang 126
Motorische Einstellung 136, 157
Müdigkeit 78
Musik, musikalisch 54, 57, 59, 68, 73, 85, 100, 141f., 144, 153ff., 216f., 221, 311, 314
— absolute 73
— atonale 142
— *Bach*sche 221
— *Beethoven*sche 65

22*

Musik, Neger- 155
— Viertelton- 142
— Zigeuner- 155
Musikalität 314
Muskel-Kontraktion 279f., 285f.
— -System 80, 257, 278—282, 285f., 290f., 305
Muster s. a. Figur
Mystik 227, 316, 322
Mythisches Bedürfnis 300

Nachahmung 42
Nachbild 15, 35, 41, 77, 157ff., 203
— negatives 157ff.
Nachdenken 20
Nachfühlen, -erleben, -empfinden 231ff.
Nachwirkungen 77
— gegensinnige 157ff., 161ff.
Nähe als Gestaltfaktor 99, 105, 108f., 118, 120, 122ff., 127
Nahewirkungsprinzip 120
Namen 35, 39, 50, 66, 96, 306
Nationalismus 93
Nationen, führende 189
Nativismus 193f.
Natur, natürlich 126, 190—194, 228, 245f., 322
— außerseelische 4, 47, 62, 231—263
— unbelebte 82f., 191, 202, 231—264
— -Beherrschung 13
— -Dinge 301
— -Fremdheit 231—236, 245f.
— -Philosophie 245f., 321
— -Völker 219, 295—321
— -Wissenschaft, -lich 2, 6, 10, 13f., 50, 68, 91, 191—194, 231—246, 291
— — aristotelische 233f.
Nebel 31, 111, 275
Neben- s. Haupt-
Nebeneinander 249, 303, 318
Neigungen 15, 20, 318
Nerven-Bahnen, periphere 194
— -Erregung 58, 80, 210, 278—286
— -Gabelung 193
— -Kranke s. a. Seelenheilkunde 36, 201
— -Leitungen 48, 190—194, 210, 264 bis 291
— -Physiologie 283—286
Nerven-System 22, 80, 195f., 249f., 252, 262, 277—294
Nervöse Organe 283
— Vorgänge 277—282

Nestbau 222
Netzhaut 22, 111, 129—133, 210f., 266ff.
— -Bilder 16, 19, 55, 129—133, 164—168, 206—214
— Breitenwerte 129
— -Element 128
Neunzehntes Jahrhundert 78, 91, 110, 217, 297, 301
Neurose 125
Neuschöpfung 235ff.
Neuverbindungen, nervöse 80
Neuzeit 228
Nibelungenlied 73, 251, 305, 310
Nicht-antreffbar 24f.
— -erzwingbar 235f.
— -passen 261
— -Wirkliches, -Seiendes 29, 38
Nichtig 35—40
Nichts 29, 43
Niederschläge 251f.
Nihilismus 231
Niveau, geistiges 106
— psychophysisches 254f., 267—295
Nivellierung 113, 177
Nominalismus 46
Nordischer Mensch 125
Normal-Verhalten 234
— -Zuordnung 131ff.
— -Zustand 317
Notwendig 10, 171
Nullfall, anschaulicher 157—161
Nullpunkt, -niveau 140—148, 176, 210 212, 256
— Innenlage 145—148, 152, 155 bis 161, 167, 182, 210, 246
— Kennzeichen, anschauliche 146
— — funktionale 146ff.
— -Verschiebung 155—168, 256

Oberflächencharakter 59
Objekt, intentionales 32, 46
— physikalisches 266—294, 313f.
Objektiv 9, 61, 78, 101
Objektivierung 272ff., 299, 302
— -Versuch 21
Öffentliche Meinung 140, 315
Örtliche Bedingungen 70—83
— Verkittung 244
Oktave 141f., 314
Ontogenese 295
Optisch s. a. Seh-
— Sektor 266f., 278
Ordnen von Gegenständen 107

Ordnendes Eingreifen 190—194, 197, 200
Ordnung 24, 104—110, 190—231, 251, 293f., 316—320, 322
— abgeleitete 197
— äußere 190—202
— aufgezwungene 190—202, 310f.
— Ausbildung, Erhaltung 190—263
— freie 190—263, 317
— -Gesichtspunkte, fehlende 206, 210f.
— größte als Gestaltprinzip 104, 251
— -Index 217
— innere 200
— natürliche 194—228
— nicht-erzwungene 194—264
— sachliche 200
— -Schema, angeborenes 199
— schlechte 197f.
— soziale 135
— ursprüngliche 196ff.
— Verbesserung 197—231
— Zwangs- 194, 200ff., 317
Organ 10, 22f., 48, 283—286
— Erfolgs- 285f., 290f.
— -Vertretung 80
Organisator 80, 190
Organismus 45, 78, 80, 101, 237f., 250, 268—295, 317
Orientierung s. a. Ausrichtung 32, 52, 136, 143
— -Verlust 187
Ort 127—168
— -Bestimmtheit 127—168
— — punktuelle 127—133
— -Bestimmungen 50
— -Sinn 132
— -Veränderung 145
Orthogonale Lokalisationstendenz 168, 207
Osten, ferner 195, 321f.

Paar 58ff., 107f., 257f.
— -Bildung 122f.
Pädagogik s. Erziehung
Paradox s. a. widersinnig
— Erscheinungen 145
Parästhesien 278
Parallaktische Verschiebungen 35, 207
Parallaktoskopie 207
Parallelismus 81, 289—292
Parlamentarismus 51, 189
Parmenides 23
Partizipation 300, 306ff.

Pathologisch 234
Pause 119, 141
Peripher-physiologische Tatbestände 22
Persönlichkeit, -bild, eigenes 223, 259, 306
Person 188
Personifikation 300, 320f.
Perspektive 35, 41, 144, 147f., 313
Phänomen, *Aubert-Förster*sches 311
— *Aubert*sches 148, 167
— *Emmert*sches 168
— *Gelb*sches 205
— Phi- 34
— *Ranschburg*sches 214
— Schattenfeld- 168
— Tau (τ-) 205
— Tunnel- 34
Phänomene, physische 16
Phänomenal s. anschaulich, erlebt
— Primat s. anschaulicher Vorrang
Phänomenologie 10—13, 46, 264—295
Phantasie 124
— -Bild, -Vorstellung 41
Phantome 267
— -Glied 36, 256, 269, 278, 280
Philosophie 1, 9—12, 19f., 23, 26, 29, 40, 44—47, 58, 90f., 121, 125f., 140, 198, 220, 231—242, 260, 265 bis 268, 289—297
— Mittelalterliche 29
Photismen 65
Phrasierung 93, 97
Phrenologie 26, 48
Phylogenese 295
Physik, physikalisch 4, 44, 80—83, 191, 202, 231—234, 238—246, 264 bis 294, 300, 313f.
— System 82f., 239f.
Physikalismus 81, 202, 288f.
Physiognomische Eigenschaften 61, 90
Physiologie, -isch 15, 22, 80, 128, 190, 193f., 196, 239, 261—294
— Erklärung 131, 287ff.
Physiologismus 21f., 25ff., 29f., 33, 37, 56, 111, 128, 297f., 320
Plagiat, unfreiwilliges 38
Planen 17
Pläneschmieden 38
Platon 199, 259
Platz 30, 43
Pointe 185
Pointierung 177
Politische Theorie 124f., 194
Polyphon 100

Pose, angelernte 37
Positivismus 6, 46
Prägnanz 61—64, 67, 104—110, 124, 181, 196—231, 251, 316
— -Stufen, -Bereiche 63ff., 217ff., 317—320
— -Theorie, nicht-platonische 220
— -Tendenz 151—156, 167, 196—231, 251, 259, 317
— -Vermehrung 63f., 318ff.
Praxis 230
Primär s. ursprünglich
Primat s. Vorrang
Prinzip s. a. Grundsatz
— der Äquivalenz, der gegenseitigen Vertretung 165
— der Nahewirkung 120
— Produktions- der Identifikation 52—57
Produktionstheorie 71, 79, 97, 247
Profil 60, 163
Projektion, exzentrische 179, 264 bis 270, 277f., 281, 299, 316, 322
Propriozeptive Erregungen 280f.
Prozeß s. a. Vorgang
— psychophysischer 266—295
Pseudofovea 211, 256
Psychoanalyse 2, 48f., 51, 317
Psychoid 5
Psychokritisch 321
Psychologie, beschreibende 13
— empiristische s. a. Erfahrungstheorie 225
— Entwicklungs- 3, 295—322
— erklärende 10, 231ff.
— geisteswissenschaftliche 2, 81, 90f., 231—236
— Individual- 51
— Struktur- 2
— Tiefen- 2, 39, 48f., 51
— verstehende 2, 90f., 231ff.
Psychologische Erklärung 131, 287ff.
Psychologismus 10ff.
Psychopathologie 124
Psychophysik, -isch 4, 44, 58, 68, 81, 83, 183, 246—258, 264—295
Psychophysischer Bereich 290ff.
Psychotherapie s. a. Seelenheilkunde 39f., 51f., 187, 321
Punkt 110ff.
— -Figuren 53f., 72
— -Wandern 132

Qualität s. a. Beschaffenheit, Eigenschaft
— dynamische 141
— primäre und sekundäre 61, 268f., 293
— -Sprung 255
— tertiäre 61
— -Transport 34
Quantentheorie 50
Quasiphysiologisch 288
Quellpunkt 175
Querkräfte 248—258

Rang 24, 168—190, 294
— -Losigkeit 179, 184
— -Ordnung 184
— -Stufen 170—177, 184
Rassentheorie 124
Rationalismus, dogmatischer 9
Räumlichkeit 52, 274ff.
Raum 30, 42, 45ff., 127f., 131, 144f., 160f., 257
— Anschauungs-, Anisotropie 314
— -Element 52
— -Erfüllung 29
— Gesamt-, Blasenform 256
— Hauptrichtungen 105, 143, 145
— -Koordinaten, natürliche 160f.
— — Krümmung 144, 160
— Lebens- 40, 294
— Rechtwinklichkeit 143f., 160f., 210
— -Richtungen s. Richtung
— -Schwelle 203, 255
— -Stellen, doppelte Besetzung 137, 150
— -Struktur, cartesische 160f., 210, 256
— — elliptische 42
— — euklidische 42, 160f., 210, 256f.
— — unkorrigierbare Störungen 257
— Tast- 22
— -Tiefe 22f., 31, 35, 56, 111, 158, 166f., 206—210, 293
Rausch-Erlebnisse 38, 316
— -Gift 300
Reaktion 80, 84, 195, 237f., 262f., 282—286
— -Ablauf 285f.
— aufgeschobene 84
— Bezugswendungs- 282—286
— Folge- 263
— gerichtete 262f.
— Leerlauf- 283
— motorische 284ff.

Sach- und Namenverzeichnis

Reaktions-Zentrum 195
Realisierung s. Verwirklichung
Realismus, empirischer und transzendentaler 45
— naiver 17, 262, 295ff.
Realität s. a. Wirklichkeit
— -Schichten 40
Realsystem, konkretes 128
Rechnen 142
Rechtserziehung 190
Receptor s. Sinnes-, Empfangsorgan
Rede, gebundene 141, 144
Reflex 48f., 51, 93, 195, 237, 251, 262, 277, 305
— bedingter 48, 51, 77, 93, 195
— -Bogen 48, 237, 262f.
— Dreh- 277
— Eigen- 166
— Ketten- 49
— Stellungs- 277
— -Zentren 239
Reflexologie 2, 48
Regel, *Derworts*che 160
— empirische 10, 232
— induzierte 10, 231ff.
Regulation 80, 202, 261, 317
Reibungswiderstand 241
Reifezeit 309
Reihe, anschauliche 100
Reihung als Ordnungsprinzip 318
Reinlichkeit 222
Reiz, reizen 16, 22, 24, 30, 49, 54f., 79f., 111, 131ff., 166, 195, 207, 237ff., 282—286
— Aufsuchen 261
— -Bindung, gelockerte 203ff., 223
— falscher 16
— -Feld 206
— -Grundlage, mehrfache 55, 213f.
— — uneindeutige 284
— -Konstellation, -Mannigfaltigkeit 19, 53—57, 196, 203, 210f., 238f., 277, 280, 283f., 313
— -Ordnung 197, 207—210
— -Proportion 284
— -Quelle 290
— Schlüssel- 262
— spezifischer 283f.
— -Stärke 179f., 238
— System- 136, 156f.
— Tast- 165
— -Verteilung s. -Konstellation
— Vestibular- 277
— -Vorgänge 128, 166, 267

Reiz-Wirkungen 54—57
Reizbarkeit 166
Relation s. a. Beziehung
— Real- 26, 97, 112, 247
Relativität 133ff., 140
Renaissance 306
Reproduktion 19, 47, 71, 85f., 96, 121ff.
— additive 19
— assimilative 19, 66, 71, 76, 297f.
— Berührungs- 123
Resonanz, -artige Vorgänge 123, 237, 246, 257f.
Rest, Aufgehen ohne 105, 120
Resultante, schöpferische 53
Rezitativ 144
Rhythmus 26, 60, 87, 117, 141f., 155, 249f.
— automatischer 249f.
— Einfangen 250
Richtigkeit 33, 228—231
Richtung 131, 136, 152
— -Beständigkeit 165
— -System 152
Rokoko 306
Rolle s. a. Funktion, Teil 83—92
— individuelle 84
— -Spiel 37
Romandichten 39
Rückkoppelung, dynamische 263, 278 bis 282, 285f.
Rückschlußhypothese 264
Rückseite der Dinge 32, 180
Rücksicht 125
Rückverlegungshypothese 264f.
Ruhe 56, 131, 134, 139, 152, 165
Russisch 48, 51

Sachbedingtheit 102—113, 136, 199 bis 228
Sachfremdheit 92—97, 127—133, 179
Sachliche Beschaffenheit 102—113, 120f., 128
— Forderung 221—228, 261
Sachlichkeit 224—228
Sachverständnis 185
Sättigung, psychische 152, 209, 290
Sauerbruch-Arm 80
Schall-Energie 55
— -Intensität 132, 146, 164
— -Lokalisation, -Richtung 55f., 207
Schaltstellen 196
Schatten 35f., 41f.
— -Feldphänomen 168
Schein 13ff., 35ff., 40—45

Schein, anschaulicher, angetroffener 35—45, 298
— bloßer 44
— -Charakter, Scheinbarkeit 35ff., 40—45, 298
— erkenntnistheoretischer 44f.
— falscher 44
Scheinbar s. anschaulich
Schema, angeborenes 199, 258
— visuelles 142
Schematismus 275
Scherz 37
Schicksal 90, 120f.
— gemeinsames 41, 105, 111f., 117, 276
— -Linie 57
Schieben 242, 245
Schlankheit 60
Schließung 4, 123
Schlucken 285f.
Schlüsselreiz 262
Schmerz 275f., 278
— -Punkte 51
Schmuck 49
Schnellösung, kurzfristige 198
Schnörkel 171
Schönheit 24, 49, 72, 134f.
Schöpferkraft 56, 238f.
Schöpfung, geistige 2, 10, 68, 194f., 235f.
Schopenhauer, A. 12, 19f.
Schrägheit 145
Schreien 286
Schrift 171
— Fuß- 166, 195
— Hand- 48, 57, 166, 171, 189
— Spiegel- 158
Schrumpfen 88, 175
Schule, Berliner 6
— Grazer s. a. Produktionstheorie 97, 131, 247
— Leipziger 259, 301
— österreichische, s. Grazer
— Würzburger 24
Schwelle 110ff., 138f., 177, 255
— qualitative 255
— Raum- 203, 255
Schwerkraftrichtung 149
Schwerpunkt 173—190
— Gestalt- 173—184
— -Lage 179—184, 211
— Sach- 186—188
— Sinn- 214
— -Zusammenfall 186ff., 214

Schwindel 277
Seele, -isch 4f., 23, 81ff., 188, 194, 231—295, 307f., 320, 322
— -blind 267
— -Heilkunde 39f., 51, 126, 187, 194f., 223, 227, 232, 235f., 291
— -Leben, höheres 91
— -los 294
— Sitz 188
seelische Bedingtheit 98—101, 272ff.
Sehen 30, 55f., 196ff., 266ff., 313
— *Berkeley*sche Theorie 49, 129
— einäugiges 129, 206—210
— impressionistisches 313
— peripheres 99f., 151, 203
— perspektivisches 313
— zweiäugiges 50, 54f., 129, 213, 255f.
Seh-Feld 31, 99, 186, 206—214, 247ff., 252, 287
— -Größe 130—133, 164, 313
— -Nerv 211, 266ff., 278
— -Raum 22f., 111, 128f., 148, 256
— -Richtung 130—133
— -Schärfe s. a. Raumschwelle 132, 203
— -Tiefe 22, 50, 55, 111, 206—210, 255, 313
— -Zellen 22, 51
— -Zentrum, -Rinde 266ff., 278
Seiendes s. a. Gegenwärtiges, Angetroffenes 38
Sein, abgeleitetes 42
— beharrendes 12
— -Abhängigkeit 41ff., 297
— -Selbständigkeit 42
— -Verbundenheit 281
Sektor, optischer s. Sehzentrum
Selbst-Betrug 15
— -Bewußtsein 267
— -Festlegung 317
— -Herrlichkeit 223, 226, 228
— -Prüfung 150
— -Tätigkeit 238f.
— -Täuschung 15, 232
— -Vergessenheit 267, 316
— -Wertstreben 139
Senkrechte 131, 143, 148f., 151, 154, 314
Sensibilität 166
Sensorisch s. Sinnes-
Sensorium commune 286f.
Sensualismus 22, 29, 33
Sicherung 195

Sach- und Namenverzeichnis 345

Signal 258
Silben, sinnlose 122
Simplifikationsprinzip 198
Sinn, sinnvoll 24, 67, 81, 84—92, 103f.,
 107, 109, 193, 245
— äußerer und innerer 275
Sinnbild 35, 62, 67, 90
Sinne, höhere 162f., 313
— -Elemente 112
— -Feld 186, 246
— — -Zentrum 187
— -Fläche 122, 151, 195, 247ff.
— Körper- 275f., 278, 287
— -Organe 22, 33, 122, 166, 266—294,
 298
— -Punkte 128
— -Qualität, -Stoff 10, 23, 41, 52,
 61f., 65ff., 81, 253, 289, 298
— -Reizung s. a. Reiz 265, 282, 290
— -Zellen 49, 283
— -Zentren 51
Sinnleer, -los 51, 94, 121f.
Sinnlich erfüllt 43
— -sittliche Wirkung 62
Sinnwidrig 103f.
Sippe 311
Sitte 153, 201, 315
Skala s. Maßstab
Skeptiker 231
Skeptizismus, agnostischer 9
Solidarität 125
Sollen 259ff.
Somatisierung 264, 278, 322
Sophisten 49, 94
Soziale Gebilde s. a. Gruppen, menschliche 189, 303, 306
— — unzentrierte 189
Spaltbilder, Zoellnersche anorthoskopische 115
Spaltung von Keimen 80
— von Nerven 241
Spannung 24, 60f.
— (Gemütszustand) 275
— Druck- und Zug- 258
Spannweite 106
Sparsamkeitsprinzip 9
Spezifizierung 72
Spiegelbilder 35, 42
Spiegelbildlichkeit s. a. Symmetrie 318
Spiel, -erisch 37, 42
Spontaneität s. Selbsttätigkeit
Sprache 12, 28, 63f., 66f., 73, 90, 172,
 214, 220, 251, 299, 303, 305, 311,
 316, 319

Sprache, Alltags- 26
Sprach-Gebrauch 12, 303
— — Vorurteile des 303
Sprung, Qualitäts- 255
Sprunghaftigkeit 297
Spur (im allgemeinen Sinn) 306
— Gedächtnis- 19, 57, 71, 76ff., 119,
 121—124, 177, 203ff., 255
— Absinken 205
— -Feld 76f.
— Projektion 204f.
— ruhende 101
Staat 97, 189
— dynastischer 97
— -Mann 222, 227
— Zwerg- 189
Stamm (Volks-) 311
Stammbetonung 214, 251
Standort 145
Starrheit s. a. Bindung 244, 322
Stationäre Zustände 58, 241
Statische Zustände 241f.
Stauung 202
Stehen 263
Stelle 54—57, 72—75, 83—92, 128,
 170—177
Stellungnahme 27, 36
Stereoskopie s. a. Sehtiefe, Tiefensehen 50, 55, 129
Stetigkeit 107, 120f.
Stil 24, 49, 57f., 156, 306
Stilisierung 62
Stille 24, 146
Stillungverheißendes Bild 246
Stimmung (Gemüts-) 20, 61, 67, 69
— musikalische 68, 85, 263f., 277
— reine 68, 85
— temperierte 68
Störung 99f., 182, 193, 234, 261
Stoff, -lich, -artig 23f., 26, 37, 58, 61,
 66, 297f., 300f.
— -Wechsel 58, 267
Stoß 242—246
*Stratton*scher Brillenversuch 213f.
Strebung 15, 20, 25, 40, 277
Strömung 254
— -Lehre 202
Stromlinienbildung 243
Struktur, anatomische 195f.
— angeborene 61, 199, 220
— -Anpassung 80
— anschauliche s. a. Gefüge 5, 15,
 26, 46f., 51, 57, 60—70, 81, 83, 106
— Geschehens- 195f.

Struktur, Verlaufs- 60, 117—121
Subjekt 2, 16, 19, 41f., 45ff., 61, 75, 78f., 98—101, 177ff., 198, 238ff., 247, 297, 316
— -Abhängigkeit 41f., 78f., 98—101, 106, 109, 118, 145, 152, 182ff., 186ff., 247, 258—261, 263, 273f., 276f., 297
— Allgemein- 46
Subjektiv 33, 36, 41, 61, 78f., 98—101, 103, 106, 109, 118, 129, 145, 152, 178f., 296, 316
Substanz 24, 35, 120, 126, 251—254
— -Losigkeit 40ff.
Substrat, anatomisches 162, 195f.
Suchen 20, 123, 187, 258, 281
Suggestion 79, 188
— Auto- 188
— Heil- 188
Summation, Vorgangs- und Feldstärken- 253
Summe, summenhaft 3, 7f., 48—52, 57, 74, 83, 86, 113f., 247—250
Surrogat s. a. Nachahmung 42
Symbol s. a. Sinnbild 48, 306
Symmetrie 99, 105
Sympathie 246
Synästhesie 65
Synallaxe 249
Synthese, Synthesis 47, 49, 53, 97, 303—312
— schöpferische 53
System, Bezugs- 127—168
— Qualitäts- 128—168
— Real-, konkretes 128—168
— -Verschiebung 156—160

Tabula rasa 78f., 238
Tachistoskopie 204, 256, 306, 310f.
Tätigkeit 99ff., 172, 186ff., 221—228, 278—282, 285f.
— abschließende 172
— -Drang, aufgestauter 283
— vorbereitende 172
— -Ziel 186ff.
Täuschung 14, 27, 60, 70—79, 126, 129f., 167, 197, 203, 205f., 268, 301, 314
— Aristotelische 167
— Charpentiersche 72, 159f.
— geometrisch-optische, -haptische 60, 70—75
— Gewichts- 159f.

Täuschung, haptische 70
— optische 14, 70—73, 158, 301, 314
— Renvallsche 209
— Richtungs- 158
— Ringsektoren- 158
— Sandersche 158
— Sinnes- s. Täuschung
— Trapez- 158
— Uhrzeiger 209
— Urteils- 25, 70f., 74, 130f.
— Windmühlen- 209
— Zoellnersche 158
Tageslicht, normales 131ff.
Tagtraum 38f., 42
Takt (Zeitmaß) 141, 153ff., 314
Tanz 141, 309
Taoismus 12, 317
Tao-te-king 317
Tarnung 31, 126
Taschenspieler 126
Tastsinn 32, 117, 213, 305
Tat 281
Tauglichkeiten 189
Technik 321
Teil 3, 8, 24, 70—126, 178, 246—261, 300—312
— Abänderung 52, 70—82, 89
— Abtrennung 70, 86
— -Bereich 73
— -Eigenschaften 69, 72f., 83—92
— entbehrlicher 171f.
— -Erregung 53
— — Aufgehen im Ganzen 53
— -Funktion 84—92, 114, 137, 177
— — Verlust 113f.
— -Gebiete, unversorgte 211
— -Gebilde s. a. Teil 310
— getragener 172f.
— — Selbständigkeit 121
— — Wandlungen 70—83
— Herausfinden 301
— Hinzufügung 52
— -Inhalte 52—57, 64f., 70f., 75f., 79
— natürlicher 86
— -Schwingung 50
— -Ton 54, 78, 212
— tragender 172f., 175
— Überführung in andere Ganze 70
— unentbehrlicher 171f.
— Untergehen 70
— Verlagerung 52
— Weglassen 52
— zugeordneter 170

Sach- und Namenverzeichnis

Tektonik s. a. Gefüge, Struktur, Aufbau 60f.
Telegramm-Argument 238
Temperament 26
Tendenz zur Einheit des Beleuchtungsfeldes 167, 212
— — des Bezugssystems 151f.
— zur euklidischen Struktur 160f., 256f.
— des Farbdurchschnitts zur Mittelfarbe 167, 212
— zur Farbeinheit zusammengehöriger Oberflächen 167, 212, 255
— zur guten Gestalt 198—228, 251
— des Helligkeitsdurchschnitts zur Mittelhelligkeit 167, 212
— zur Improvisation kurzfristiger Schnellösungen 198
— zur Kreisform 256
— zur Mittenlage des Nullpunkts 155, 210, 256
— Prägnanz- s. — zur guten Gestalt
— zum Zusammenfall von Schwerpunkt und Nullpunkt 176
Test 219
Thema, musikalisches 59
Theorie 230
Therapie s. a. Heilung 187
Tiefe s. a. Sehtiefe
— -Faktoren 206—210
— -Kriterien, empirische 129, 207 bis 210
— -Sehen 22f., 31, 42, 50, 55, 111, 129, 166f., 206—210, 254, 256, 313
— — Heringsche Theorie 50, 129, 188
— -Sprung, negativer 138
— -Werte 129
Tiere 15, 25, 27f., 84, 90, 117, 149, 189, 273, 282—286, 295, 298, 305, 314f., 318
— -Geist 295
— -Seele 295
— -Verstand 295, 316, 318
Ton 50, 63, 84f.
— -Art 52, 84f., 87, 141f., 153ff., 314
— — Wechsel 142
— -Folge s. a. Melodie 53, 87, 100f.
— -Höhe 52, 58, 68, 128, 132, 141f.
— Ober- 53
— -Schritt 58, 63, 84f., 87
Tonus-Asymmetrie 257
— -Labilität 257
— -Schwankungen 115

Tonus-Störungen 257
— -Tal 193
— -Verteilung 257
Totem 300, 307
Tränendrüsen 286
Träumerei 38f.
Training s. a. Übung 321
— autogenes 321
Transfer s. a. Übertragung 195
Transformation 136, 162, 168
— -Annahme 130—133
Translokal s. außerörtlich, Umgebungs-
Transponierung, -barkeit 52, 57—60, 68, 85—88, 159
Transzendental 45ff.
Traum 15, 19, 36, 38, 43, 48, 214, 269, 273f., 279f., 296, 308
— -Bild 267
— -Bücher 48
— Flüchtigkeit 43
— Wunsch- 42f.
Trick 126
Trieb 2, 10, 48, 189, 283—286, 315
— -Anlage, menschliche 222, 258
— -Feder 194f.
— -haftigkeit 297
— -Komplement 199, 246, 258, 261, 283—286, 315
— -Objekt 49
— Partial- 48, 51
Trotzalter 188
Tugend 321f.
Tun, als ob ... 37
Typisch 156
Typologie, -isch 2, 40, 74, 91, 107, 119, 159, 198, 216f., 233ff., 277
Typus (im allgemeinen Sinn) 219

Überbrückung 113f.
Überflüssiges 171
Überkreuzung von Nerven und Muskeln 241, 262
Überlagerung 246—250, 253
Überlebtheit 39
Überlieferung 66
Übermüdung 36
Überschaubarkeit 109f., 178f.
Überschneidung 34, 86, 215, 318
Überspitzung 177
Überzeugung 36
Übung 37, 194f., 295, 316, 321f.
Uhrzeigerversuch, *Renvall*scher 209
Umbildung, sinngemäße 310

Umfassende Gebilde 48—126
— Bereiche 109f.
Umgangsformen 57
Umgebung, anschauliche (Umraum) s. a. Grund 138f., 256f., 277
Umgebungs-Bedingungen 17, 40, 43, 70—83
— — Wechsel 75
Umgewöhnung 155—161
Umkreiswirkung 251—254
Umpflanzung 154
Umschaltung 192
Umschließendes als bevorzugtes Bezugssystem 151 ff.
— Reizbereiche 151
Umsetzung 254
Umstellungsfähigkeit 317
Umstimmung 156f., 161 ff., 313
Umweghandlung 90
Umwelt 15, 40, 60, 78, 262, 264—295
— Bildungsgesetze 48—231, 273
— -Lehre 273, 292 ff.
Umzentrierung 185
Unabhängiger Vorgang 173
Unanschaulich 24
Unantreffbar 32f.
Unausgedehnt 54
Unbeeinflußbarkeit von Wahrnehmungsgestalten 79
Unbeherrschtheit 297
Unbestimmtheitsrelation, *Heisenberg*sche 235
Unbewußtes 2, 9, 15, 39, 126, 173
Und-Satz 318
— -Verbindung s. Ansammlung
unecht 37, 42, 66
Unfallneurose 232
Unfaßbare Lagen 36
Ungebrochenheit als Gestaltfaktor 105
Ungleichartigkeit der Menschen 233
Unheimlichkeit 27
Unmittelbar Gegebenes 8, 11—14, 17—43
— Vergangenes und Bevorstehendes 21, 76
Unmöglich 8f., 12, 43
Unnatürlich 42, 234
Unordnung 215—230
— erzwungene 200
— -Prinzip 190—198
Unprägnantes 215—230
— Erscheinungsweise 215—221
Unscharfe Abbildung 203

Unscheinbarkeit der Bezugssysteme und ihrer Vertreter 139, 147
Unselbständiges Sein 42
Unsichtbar 32 ff., 43, 89, 152, 180, 215
Unstarre Gebilde 190f.
Unstetigkeit 54 ff., 120f.
— Verlaufs- 120
Unstimmigkeit der Sache 226—231, 261
Unterbrechung nervöser Verbindungen 80
Unterricht 303, 316
Unterscheidungsvermögen s. a. Schwelle 132f.
Unterschieds-Empfindlichkeit 67, 132, 147
— -Schwelle 203
Unterschwelligkeit 31
Untertan 97
Unversorgte Teilgebiete des Wahrnehmungsfelds 211
Unvollendet 221 f.
Unvollkommen 215—230
Unwiederholbarkeit des Erlebens 233 ff.
Unwiderruflichkeit 39
Unwirklich s. a. Schein 35—45
— Gebiete des Seelischen 20, 39
— Sphären 39
— anschaulich 36, 41
Urbewußtsein 295—322
Urchaos 317
Ureinheiten, sprachliche 311
Ursache 120f., 235—264, 308f.
— -Begriff, substantieller 236 ff., 308
— — vorwissenschaftlicher 237—240
Ursprache 67, 311
Ursprüngliche Bestimmungen 173
Ursprungszustand 295—322
Urteil 21—27, 36, 70f., 185
— -Theorie 130f., 183
— -Vermögen 80
Urvölker 295—322
Urwir 311
Urworte 67, 299, 319

Valenz 260, 283
Valeurs 313
Variabilität der spezifischen Reize und Reaktionen 283—286
Variation, musikalische 59, 87
Veränderung, anschauliche 56, 60, 71, 120, 139, 310
Verankerung 33, 128—168
— außerseelische 128f.

Sach- und Namenverzeichnis 349

Verankerungs-Punkt 174—177, 183
— — Außenlage und Innenlage 176
Veranlagung 90
Verarmung des Wahrnehmungsfelds 113f.
Verbesserung, spontane 203—214
Verbindung 52, 58, 72, 92—126
Verbot 201f., 321f.
Verdecktes, Verdeckung 24, 31f., 34, 43, 137, 175, 180, 215
Verdichtung 214
— -Bereiche 171f., 174, 176
Verdrängung 223
Vereinigung der Wirkungen verschiedener Sinne 213f.
— -Druck 255
Vererbungslehre, *Mendel*sche 50
Verfahren 3, 43, 45, 50, 67ff., 73, 76—79, 92, 94, 96, 110, 114, 171, 179, 182, 187, 189, 204, 229, 265, 288, 295, 298
Verfolgungswahn 125
Verführung 188
Vergänglichkeit 275
Vergangenes 21, 38f.
Vergangenheit 322
Vergegenwärtigt 18—47, 86, 229, 267, 297, 322
Vergehen, anschaulich 120
Vergessen 197, 205, 223
Vergiftung 78
Vergleich 112f., 281
— Simultan- 56
— Sukzessiv- 205, 255
Verhältniswahrnehmung 55f., 111ff., 133ff.
Verhalten 2, 15, 37—40, 49, 75f., 78f., 101, 199, 234ff., 245, 258—263, 277—282, 285f., 296f., 305
— -Änderungen 75f., 78f.
— erzwungenes 235
— Gesamt- 305
— gesteuertes s. a. gerichtete Reaktion 282—286
— -Kreis 262
— strebendes 259ff., 282
— werten des 259ff.
Verhüllung 31
Verkittung 244
Verkörperung 62ff., 67, 221, 301, 307f.
— freie und gebundene 308
— unmittelbare 62, 67
Verkoppelung 51, 92—98
Verläßlichkeit 14f., 22, 36, 40f., 44

Verlagerung, anschauliche 30f., 115
Verlauf 56, 117—121
— -Abschnitte 56
Verlockung 261, 284
Verlust von Gliedmaßen 80
Vermögen 48
Vermutung 18, 25, 38
Vernunft, -igkeit 259
Versäumen 223
Verschärfung 198
Verschiebung, anschauliche 30f., 120
— Material- 254
Verschmelzungsprodukt 52—57, 70
Verschwommenheit 304, 319
Verslehre 62
Verstand 17, 160, 214, 257, 264, 294f., 307
— Menschen- 26, 32, 94
Verständlich s. a. Verstehen 10, 245
— unmittelbar 10, 67
Verstehen 76, 90f., 185f., 224ff., 228 bis 233
Verstellung 37
Verstümmelte Wörter 76
Versunkenheit 267
Vertikal s. senkrecht
Vertretungsprinzip 165
Vertuschung 223
Verursachung, erlebte, s. a. Ursache 24, 26, 120f., 134, 308f.
— -Richtung 251
— — Umkehrbarkeit 251
— -Zusammenhang s. a. Ursache 120f., 235—264, 276, 289—294, 308f.
Verwandtschaft, assoziative 98
— gestaltliche 58, 291—294
Verwickeltheit 317f.
Verwirklichung 39, 292f.
— soziale 39
Vieldeutigkeit der Reizmannigfaltigkeit 238f.
Vielfältig s. a. komplex 48
Vision s. a. Gesichte 214, 296
Visuell s. Seh-, gesehen
Vitalismus 4f., 191—195, 200, 214, 238, 242f., 245
Völker, geschichtliche 314
— -Bund 189
— -Psychologie 295—322
Vogel-Strauß-Politik 223
Volkstumsgrenzen 108
Voll 29
Vollkommenheit 215—231
Vollständigkeit als Gestaltfaktor 105

Vorausbestimmtheit 235f.
Voraussage 222, 235f.
— leichtfertige 236
— Unsicherheit 235f.
Voraussetzung s. a. Grundsatz
— atomistische 26, 48—60, 71, 83, 298, 312
— materialistische 23—27, 237
— physiologistische 21—27, 320
Vorbild 62
Vordringen von Umsetzungsvorgängen 254
Voreilige Verallgemeinerung in der Wahrnehmung 16
Vorfindbar, vorgefunden 18—38, 297, 322
Vorgang, abhängiger 173, 185f., 249f.
— anschaulicher 57, 173, 308f.
— -Einheiten, -Gebilde s. a. Prozeßgebilde 254, 267—294
— nervöser 246—295
— primärer 173
Vorgeschichte 76
Vorgestalt 64, 310f.
Vorhanden (Angetroffen) 18—34, 89, 152
— unwahrnehmbar 24, 31—34, 297f.
Vorliebe 67
Vormenschliche Zeit 46
Vornahme 118
Vorrang, anschaulicher, des Ganzen 58, 66—69, 298—312
— anschaulicher und genetischer, der Wesenseigenschaften 66ff., 298 bis 301
— methodischer, des Gefüges 68—70
Vorsatz 20, 201f., 236, 281
Vorstellung 2, 17f., 20, 24, 32f., 38, 41, 44f., 49f., 59, 180, 205, 229, 267, 273f., 298, 312
— -Bild 203ff., 267
— -Inhalte, positive 59
— Ober- 97
— optische 203f., 267, 274
— religiöse 33, 300f.
— -Spiel 38
— -Verknüpfung s. a. Assoziation 92 bis 101, 245
Vorsubjekt 16
Vorwissenschaftliche Zeit 46
Vorzeichen 306

Waagrechte 148f.
Wach-Erlebnisse 38

Wachheit 101, 239
Wachsen, anschauliches 175
Wachstumsvorgänge 267
Wärme 65
— -Lehre, mechanische 50, 191
— menschliche 65
— -Punkte 51
— -Unterschiede 157
Wagner, R. 154
Wahldressur 84, 315
Wahnerlebnisse 38
Wahrheit 45, 228—231
— äußere und innere 228—231
Wahrnehmung 2f., 13—37,. 40—47, 49, 52—79, 81, 83—91, 93, 98—121, 125—184, 196—231, 238f., 246 bis 249, 253—258, 262—321
— -Ding, -Gebilde, -Inhalt, -Komplex 3, 17, 52—79, 92—127, 136ff., 144f., 151ff., 159f., 163—184, 196 bis 231, 283—284, 306
— — Umbildungen 75f., 79
— Eigen- 269, 274—277
— -Feld 31, 82, 127—168, 186ff., 205 bis 219, 246—249, 251—258, 262 bis 295
— Innenbedingungen s. a. Subjekt 239
— -Lehre 4, 17, 21, 46f., 52ff., 90, 196—231, 238f., 254—258
— -Zeit 203
Wandelbarkeit der Funktionen 235
Wechsel-Beeinflussung 89, 248—263
— -Beziehung, dynamische 243—258
— -seitige Bedingtheit 248—254
— -Wirkung 7, 24, 26, 79, 82f., 89, 246—258, 271f., 278—282, 290f., 301
Wegnahmeverfahren 171
Weinen 286
Welt, anschauliche, Anschauungs- 14 bis 38, 40f., 44—47, 61, 69, 80, 101, 125f., 134f., 228—231, 264—295, 297f., 308
— -Anschauung 44—47, 114, 231
— -Auffassung, *Kopernikani*sche 314f.
— -Bild, *Heraklit*isches 12, 233
— — mechanistisches 1, 191—195, 200, 242f., 245f., 293f., 317
— dingliche 25
— erlebnisjenseitige 14—18, 26, 44 bis 47, 101, 264—295
— frühkindliche, frühmenschliche 295 bis 322
— geographische 293

Welt, immanente s. anschauliche
— -Linie 117ff., 121
— phänomenale s. anschauliche
— physikalische 14—18, 45ff., 125f., 128, 228—231, 264—295
— -Revolutionäre 93
— -Subjekt-Beziehung 271—295
— transzendente s. erlebnisjenseitige
— vor-eleatische 295—298
— -Vorgänge, physiologische 270 bis 293
Wenn-Dann-Sätze 235f.
Werden 12, 295—322
Wert, Wertung 24, 295ff.
— -Theorie 198, 260f.
Wesen, -Eigenschaft, -Gehalt s. a. Charakter 61—70, 221, 289, 291, 296, 298—302, 304, 307ff.
— anschaulicher Vorrang 66
— -Äußerung 57
— Feinfühligkeit für 63, 68
— -Verkörperung 301, 307f.
Wesenheiten, unwahrnehmbare 32f.
Westlicher Geist 1, 245
Wichtigkeit 37, 43, 171ff.
Widerspruch 8f., 43
— -Freiheit 229
— -Satz 306f.
Widerstands-Größe in der Psychologie 204
— -Strecke 287
Wieder-Erkennen 52, 59, 122f., 205
— -Gabe 85f.
— -Herstellung 200, 202, 231, 256f.
Wiederholbarkeitsprinzip 9
Wiederholung 77, 306, 308
Willen 49, 70, 186ff., 194, 197f., 226ff., 259, 279ff., 318
— -Änderung 21
— Angriffspunkt 186ff., 279ff.
— -Energie 259
— -Erlebnisse 24, 49
— -Freiheit 201f.
— Gottes 227
— ohne Eigenschaft 227
Willkür 94—101
Willkürlich 21, 103, 179, 187
Winkligkeit 143f., 158
Wir 125, 140
— -Teil 125
Wirken, eigenes, s. a. Handlung, Tätigkeit 278—282, 285f.
Wirklich, eigentlich 13f.

Wirklichkeit 8—47, 124ff., 173, 228 bis 231, 295—298
— anschauliche 35—45, 298
Wirklichkeits-Charakter 35—45, 173
— -Grade 36—43
— — Wandlungen 39
— physikalische 14—18, 22, 26, 45ff., 101, 125f., 128, 264—294
— im 1. Sinn 14—20, 22, 25—28, 30, 32f., 35ff., 44—47, 124ff., 206 bis 210, 228—231, 264—296
— im 2. Sinn (anschaulich gegeben) 14—47, 228—231, 264—296
— im 3. Sinn (angetroffen, begegnend) 18—36, 38, 43, 45, 180, 270, 296f.
— im 4. Sinn (raumerfüllend) 29ff., 35, 43, 297f.
— im 5. Sinn (Wirklichkeitscharakter) 35—45, 173, 228—231, 298
— im 6. Sinn (Ding an sich) 45ff.
— -Sphären 40
— -Suggestion 16
— Übereinstimmung mit 125f., 228 bis 231
— Vertauschung mit Schein 36
Wirksamkeit, funktionale, des Angetroffenen 27—30
— — der Hauptrichtung eines mehrdimensionalen Gebiets 151
— — des unwahrnehmbar Vorhandenen 34
— — des Wirklichkeitscharakters 40
— — der Zentrierung 177ff.
— — des Zusammenschlusses 114ff.
Wirkstoffe 78
Wirkung 120f., 231—263, 320ff.
— Folge, einsinnige 271f., 290f.
— funktionale s. Wirksamkeit
— gegabelte 128, 163—168, 206, 212
— -Überlagerung 247—254
— -Zusammenhang 24, 26, 72—83, 113, 120f., 126, 236—263, 276f., 301, 306—309, 321f.
— — Abgestuftheit 113
— — natürlicher 308
Wissen 18, 21, 27f., 32ff., 36, 39, 123, 152, 167, 230, 297, 322
— besseres 27ff., 230
— gedankliches 28, 32f., 46
— praktisches 39
Wissenschaft 86, 229, 292
— -Theorie 3, 47 ·
Wort 65ff., 76, 103
— -Bedeutung, übertragene 67

Wort-Gebrauch, uneigentlicher 65, 67
— -Kunst 73
— -Stamm 172, 251
Wundt, W. 66, 159
Wunsch 39, 42f.
— -Erfüllung 42f.
Zähigkeit 244
Zählung 13, 274f.
Zahl, zählen 84, 142, 302
— -Gebilde 90
— -Reihe 142
— -System, dekadisches 142
Zauberkünstler 126
Zeichen 103, 306
Zeichnung 35, 171, 313
Zeit 13, 45ff., 117—121, 128, 144f., 293, 322
— -Fehler, negativer* 205, 255
— -Folge, Umkehrung 293
— gute alte 204, 223
— -Maß 52
— -Spanne 39
— -Unterschiede, kleinste 55
— -Vertreib 37
Zeitlichkeit 121, 274f.
Zellteilung 202
Zen-Lehre 188, 321
Zentralnervensystem s. a. Nervensystem 194, 242, 249f., 264—293
— zusammenführende Funktion 249
Zentral-nervöses Geschehen s. a. psychophysisch 196, 242, 264—293
— -physiologische Annahmen 287ff.
Zentrierung 168—190, 315f.
— natürliche 179—184, 210f.
Zentrum s. a. Schwerpunkt, Mitte
— Augenbewegungs- 263
— motorisches 51, 196, 239
Zerfall 304
Ziel 7, 39, 177, 240—246, 280f., 321f.
— -Bestimmtheit 240—246
— -Gerichtetheit 239
— -Scheiben-Argument 268f.
Zierat 171
Zivilisation, abendländische 184
Zueinander 92—127, 252, 308
Zufall 10, 94—101, 129

Zug 243—246
— lebensmagnetischer 246, 258
Zukunft, zukünftig 21, 38f., 322
Zurechtfinden 315
Zurückschließen 17
Zusammenfall, raumzeitlicher 120
Zusammenfallen der Wirkungen mehrerer Sinnesorgane 213f.
Zusammenfassung 49, 92—127
Zusammengehörigkeit 102—109, 117 bis 125, 294
— koexistenzielle, polar-k. 291
Zusammenhalt, innerer 243
Zusammenhang 7, 24ff., 48, 74, 86, 92—127, 206, 210f., 245, 276, 303 bis 312
— -Faktoren 104—108
— — Widerstreit 105f., 109f.
— — Zusammenwirken 105—108
— -Festigkeit 304
— Geschehens- 117—121, 173
— sinnvoller, verständlicher 245
Zusammenleben s. a. Gemeinschaft, Gruppe 97, 108ff., 124f., 189, 294
— Dominanz 189
Zusammenpassen 102—105, 310
Zusammenschluß s. Zusammenhang
Zusammensetzungsannahme 303f.,312
Zusammentreffen 94—98, 120, 310
— räumlich-zeitliches 94ff., 98, 120
Zusammenwachsen 310
Zurückführung 9, 11
Zustand i. e. S. 172f.
— -Fortpflanzung 253f.
Zutat 49
Zuwendung 101, 179f., 186ff., 261ff., 276, 280
— -Bewegung, unwillkürliche 280
— -Zusammenhang 276
Zwang 188, 200ff., 317
Zweck 103
— Gebrauchs- 96, 107, 299
Zweckmäßigkeit 94, 245
Zwilling, eineiiger 80
Zwischenfeld 123
Zwischenraum 7, 31, 137ff.
Zykloide 175
Zyklopenauge, *Hering*sches 188

MIX
Papier aus verantwortungsvollen Quellen
Paper from responsible sources
FSC® C105338

If you have any concerns about our products,
you can contact us on
ProductSafety@springernature.com

In case Publisher is established outside the EU,
the EU authorized representative is:
**Springer Nature Customer Service Center GmbH
Europaplatz 3, 69115 Heidelberg, Germany**

Printed by Libri Plureos GmbH
in Hamburg, Germany